抗菌薬 パーフェクト ガイド

基礎から臨床まで

東北大学加齢医学研究所
抗感染症薬開発研究部門 教授
渡辺 彰 編

ヴァン メディカル

はじめに

　人類は長い間，病原微生物に苦しめられてきた。近々の過去数千年に限っても，人類の歴史に大きな影響を及ぼした30の疾患中27疾患が感染症であるともいう（Mary Dobson　著，小林　力　訳：Disease ─人類を襲った30の病魔，医学書院，2010年）が，20世紀半ばからの抗菌薬の登場によって人類の平均寿命は飛躍的に延びた。抗菌薬が「魔法の弾丸（magic bullet）」と言われるゆえんでもある。人類の寿命を延ばすのに最も大きな貢献を果たしてきたのが抗菌薬なのであり，その恩恵を忘れてはならない。

　ところが今，この抗菌薬の効かない薬剤耐性菌が問題となっている。耐性菌自体は，ペニシリンの登場前後から報告されているが，臨床で今も大きな問題となっているのは1961年に報告されたメチシリン耐性黄色ブドウ球菌（MRSA）が最初である。その後も各種の耐性機構を有する様々な耐性菌が出現したが，耐性菌増加の最大原因は，抗菌薬適正使用の不徹底である。また，出現・増加した新しい耐性菌を迎え撃つ新たな抗菌薬の創出が停滞していることも困難に拍車をかけている。新しい抗菌薬がなかなか登場しない現況下，抗菌薬適正使用の徹底が喫緊の課題であり，本書はそれを念頭において企画されたものである。

　本書の前版の「抗菌薬　臨床ハンドブック」は，多くの執筆者のご協力を賜りながら2006年5月に発行された。幸いに好評をいただいて版を重ねたが，既に10年近い歳月が流れ，この間，停滞しているとはいえ，何種類もの抗菌薬が新たに実用化されている。抗菌薬の使い方に対する考え方も少しずつ変化しているが，それは新しい知識が増えたからである。例えば，現代の抗菌薬開発の理論的支柱ともなり，既存の抗菌薬をさらに適正に使用する際の理論的根拠ともなっている「PK-PD理論」は，前版ではわずか8行で解説されているに過ぎなかった。実際，これまでにいくつかの既存の薬剤で，その用法・用量が改められ，欧米で先行していた高用量投与や，薬剤によっては少数回での投与が現実のものとなっているが，これもPK-PD理論に基づく改変・改善である。感染症・化学療法に関連する複数の学会からの抗菌薬使用の最適化に関するいく度もの要望によって実現したものでもあるが，製剤側からの抗菌薬適正使用の実現ともいえよう。

　本書は，抗菌薬適正使用におけるこのような最近の進歩を踏まえつつ，前版をさらに充実させる形で編集されたものである。ほぼ全系統の抗菌薬の「開発の歴史」から「実際にどう使うか」にまで言及し，対象としては全科の感染症を取り上げている。最終章では，現在話題となっている耐性菌や，PK-PD理論，その他を分かり易く解説し，より理解を深められる構成としている。本書が，現場の若手医師の座右の書となることを願うものである。

2016年3月

編者　渡辺　彰

編者・執筆者一覧

〈編者〉

渡辺　彰　　東北大学加齢医学研究所抗感染症薬開発研究部門　教授

〈執筆者一覧〉 ※執筆順

渡辺　彰　　東北大学加齢医学研究所抗感染症薬開発研究部門　教授

前田　光一　医療法人厚生会奈良厚生会病院　副院長・感染制御室長

宮良　高維　関西医科大学附属枚方病院感染制御部　部長・診療教授

吉田　正樹　東京慈恵会医科大学附属病院感染制御部　診療副部長

髙田　徹　　福岡大学病院感染制御部　部長・診療教授

徳江　豊　　群馬大学医学部附属病院感染制御部　部長・診療教授

新里　敬　　中頭病院感染症・総合内科　部長

中村　匡宏　独立行政法人地域医療機能推進機構大阪病院　内科感染症担当部長

健山　正男　琉球大学大学院医学研究科感染症・呼吸器・消化器内科学講座　准教授

山口　敏行　埼玉医科大学医学部感染症科・感染制御科　副診療部長・講師

笠原　敬　　奈良県立医科大学感染症センター　准教授

藤村　茂　　東北医科薬科大学薬学部臨床感染症学教室　教授

宮下　修行　川崎医科大学総合内科学 1　准教授

賀来　敬仁　長崎大学大学院医歯薬学総合研究科病態解析・診断学　助教

栁原　克紀　長崎大学大学院医歯薬学総合研究科病態解析・診断学　教授
　　　　　　長崎大学病院検査部　部長

田代　将人　長崎大学大学院医歯薬学総合研究科感染免疫学講座臨床感染症学分野　助教
　　　　　　長崎大学病院感染制御教育センター　助教

泉川　公一　長崎大学大学院医歯薬学総合研究科感染免疫学講座臨床感染症学分野　教授
　　　　　　長崎大学病院感染制御教育センター　センター長

山岸　由佳　愛知医科大学大学院医学研究科臨床感染症学　准教授
　　　　　　愛知医科大学病院感染症科／感染制御部　准教授

三鴨　廣繁　愛知医科大学大学院医学研究科臨床感染症学　教授
　　　　　　愛知医科大学病院感染症科／感染制御部　教授

光武耕太郎	埼玉医科大学国際医療センター感染症科・感染制御科　診療部長・教授
亀井　聡	日本大学医学部内科学系神経内科学分野　主任教授
三木　誠	日本赤十字社仙台赤十字病院第一呼吸器科　部長
関　雅文	東北医科薬科大学病院感染症内科　病院教授 東北医科薬科大学医学部感染制御部　部長
石田　直	公益財団法人大原記念倉敷中央医療機構倉敷中央病院呼吸器内科　主任部長
野口　真吾	産業医科大学若松病院呼吸器内科　助教
迎　寛	産業医科大学医学部呼吸器内科学　診療科長・教授 （現 長崎大学大学院医歯薬学総合研究科展開医療科学講座呼吸器内科学分野　教授）
永井　英明	独立行政法人国立病院機構東京病院　呼吸器センター部長
菊地　利明	新潟大学大学院医歯学総合研究科呼吸器・感染症内科学分野　教授
中嶋　一彦	兵庫医科大学感染制御部　講師
竹末　芳生	兵庫医科大学感染制御学　主任教授
坂本　光男	川崎市立川崎病院感染症内科　部長
細田　智弘	川崎市立川崎病院感染症内科　副医長
石川　清仁	藤田保健衛生大学医学部腎泌尿器外科　教授
渡邉　学	東邦大学医療センター大橋病院外科　准教授
矢野　寿一	奈良県立医科大学微生物感染症学講座　教授
松下　和彦	川崎市立多摩病院(指定管理者:聖マリアンナ医科大学)整形外科　部長・病院教授
宇野　敏彦	医療法人明世社白井病院　院長
渡辺　晋一	帝京大学医学部皮膚科　主任教授
坂本　春生	東海大学医学部付属八王子病院口腔外科　教授
岩破　一博	京都府立医科大学医学部看護学科医学講座産婦人科学　教授
福田　陽子	川崎医科大学小児科学講座　助教
尾内　一信	川崎医科大学小児科学講座　教授
丸山　貴也	独立行政法人国立病院機構三重病院　呼吸器内科
石井　良和	東邦大学医学部微生物・感染症学講座　教授
矢野　邦夫	浜松医療センター　副院長 兼 感染症内科長 兼 衛生管理室長

目　次

◎はじめに …………………………………………………… 渡辺　彰 （3）
◎編者・執筆者一覧 ……………………………………………… （4）

◎序章 ……………………………………………………… 渡辺　彰 19
　①抗菌薬と感染症 ………………………………………………… 19
　②新薬開発状況と抗菌薬適正使用 ……………………………… 19

第一章　系統別抗菌薬の特徴

1　ペニシリン系抗菌薬　　　　　　　　　　　　　前田光一 22

　①開発の歴史 ……………………………………………………… 22
　②化学構造―基本骨格と各製剤の構造 ………………………… 22
　③臨床的分類 ……………………………………………………… 22
　④抗菌作用点 ……………………………………………………… 24
　⑤実際に有効な疾患・菌種 ……………………………………… 25
　⑥耐性動向 ………………………………………………………… 25
　⑦常用量と一日最大投与量 ……………………………………… 27
　⑧体内動態の特徴 ………………………………………………… 28
　⑨臨床で使える領域 ……………………………………………… 28
　⑩小児・高齢者・妊婦への投与の注意点 ……………………… 29
　⑪副作用・相互作用 ……………………………………………… 29

2　セフェム系抗菌薬　　　　　　　　　　　　　　宮良高維 32

　①開発の歴史 ……………………………………………………… 32
　②化学構造と薬理作用 …………………………………………… 32
　③抗菌作用点と耐性機序 ………………………………………… 35
　④臨床的分類 ……………………………………………………… 36
　⑤セフェム系薬が選択される状況と菌種 ……………………… 38
　⑥耐性動向 ………………………………………………………… 41
　⑦体内動態の特徴 ………………………………………………… 42
　⑧副作用・相互作用と注意点 …………………………………… 43

3　カルバペネム系抗菌薬
吉田正樹　45

①開発の歴史および化学構造　……………………………………　45
②臨床的分類　…………………………………………………………　45
③抗菌作用点　…………………………………………………………　47
④実際に有効な疾患・菌種　…………………………………………　47
⑤耐性動向　……………………………………………………………　47
⑥常用量と一日最大投与量　…………………………………………　50
⑦体内動態の特徴　……………………………………………………　50
⑧臨床で使える領域　…………………………………………………　53
⑨腎臓機能低下患者，小児・高齢者・妊婦への投与の注意点　……　53
⑩副作用・相互作用　…………………………………………………　53

4　β-ラクタマーゼ阻害薬配合剤
髙田　徹　55

①β-ラクタマーゼとは　………………………………………………　55
②β-ラクタマーゼ　……………………………………………………　56
③開発の歴史　…………………………………………………………　57
④化学構造—基本骨格と各製剤の構造　……………………………　57
⑤実際に有効な疾患・菌種　…………………………………………　57
⑥耐性動向　……………………………………………………………　60
⑦常用量と一日最大投与量　…………………………………………　62
⑧臨床で使える領域（適応症）　……………………………………　62
⑨副作用・相互作用　…………………………………………………　62

5　ペネム系抗菌薬
徳江　豊　64

①開発の歴史　…………………………………………………………　64
②化学構造—基本骨格と製剤の構造　………………………………　64
③抗菌作用点　…………………………………………………………　64
④実際に有効な疾患・菌種　…………………………………………　65
⑤耐性動向　……………………………………………………………　65
⑥常用量と一日最大投与量　…………………………………………　67
⑦体内動態の特徴　……………………………………………………　67
⑧臨床で使える領域　…………………………………………………　68
⑨小児・高齢者・妊婦への投与の注意点　…………………………　68
⑩副作用・相互作用　…………………………………………………　69

6 モノバクタム系抗菌薬
新里　敬　71

①開発の歴史 …………………………………………………… 71
②化学構造—基本骨格と製剤の構造 ……………………… 71
③抗菌作用点 …………………………………………………… 71
④実際に有効な疾患・菌種 …………………………………… 72
⑤耐性動向 ……………………………………………………… 72
⑥常用量と一日最大投与量 …………………………………… 73
⑦体内動態の特徴 ……………………………………………… 73
⑧臨床で使える領域 …………………………………………… 76
⑨小児・高齢者・妊婦への投与の注意点 ………………… 77
⑩副作用・相互作用 …………………………………………… 77

7 アミノグリコシド系抗菌薬
中村匡宏　79

①開発の歴史 …………………………………………………… 79
②化学構造—基本骨格と各製剤の構造 …………………… 79
③臨床的分類 …………………………………………………… 79
④抗菌作用点 …………………………………………………… 79
⑤実際に有効な疾患・菌種 …………………………………… 80
⑥耐性動向 ……………………………………………………… 82
⑦常用量と一日最大投与量 …………………………………… 82
⑧体内動態の特徴 ……………………………………………… 82
⑨臨床で使える領域 …………………………………………… 83
⑩小児・高齢者・妊婦への投与の注意点 ………………… 84
⑪副作用・相互作用 …………………………………………… 84

8 マクロライド系抗菌薬
健山正男　86

①開発の歴史 …………………………………………………… 86
②化学構造—基本骨格と各製剤の構造と特徴 …………… 86
③抗菌作用点 …………………………………………………… 87
④実際に有効な疾患・菌種 …………………………………… 87
⑤耐性動向 ……………………………………………………… 90
⑥常用量と一日最大投与量 …………………………………… 90
⑦体内動態の特徴 ……………………………………………… 90
⑧臨床で使える領域 …………………………………………… 91
⑨高齢者・妊婦への投与の注意点 ………………………… 91
⑩副作用・相互作用 …………………………………………… 92

9 リンコマイシン系抗菌薬　　　　　山口敏行　94

①開発の歴史 ……………………………………………… 94
②化学構造―基本骨格と各製剤の構造 ………………… 94
③抗菌作用点 ……………………………………………… 94
④実際に有効な疾患・菌種 ……………………………… 95
⑤耐性動向 ………………………………………………… 95
⑥常用量と一日最大投与量 ……………………………… 96
⑦体内動態の特徴 ………………………………………… 97
⑧臨床で使える領域 ……………………………………… 98
⑨小児・高齢者・妊婦への投与の注意点 ……………… 98
⑩副作用・相互作用 ……………………………………… 99

10 テトラサイクリン系抗菌薬　　　　　笠原　敬　100

①開発の歴史 ……………………………………………… 100
②化学構造―基本骨格と各製剤の構造 ………………… 100
③抗菌作用点 ……………………………………………… 100
④実際に有効な疾患・菌種 ……………………………… 101
⑤耐性動向 ………………………………………………… 102
⑥常用量と一日最大投与量 ……………………………… 102
⑦体内動態の特徴 ………………………………………… 103
⑧臨床で使える領域 ……………………………………… 104
⑨小児・高齢者・妊婦への投与の注意点 ……………… 105
⑩副作用・相互作用 ……………………………………… 105

11 グリコペプチド系抗菌薬　　　　　藤村　茂　108

①開発の歴史 ……………………………………………… 108
②化学構造―基本骨格と各製剤の構造 ………………… 109
③抗菌作用点 ……………………………………………… 109
④実際に有効な疾患・菌種 ……………………………… 110
⑤耐性動向 ………………………………………………… 110
⑥常用量と一日最大投与量 ……………………………… 111
⑦体内動態の特徴 ………………………………………… 112
⑧臨床で使える領域 ……………………………………… 113
⑨小児・高齢者・妊婦への投与の注意点 ……………… 113
⑩副作用・相互作用 ……………………………………… 114

12 キノロン系抗菌薬

宮下修行　115

- ①開発の歴史 ……………………………………………………… 115
- ②化学構造—基本骨格と各製剤の構造 ……………………… 115
- ③臨床的分類 …………………………………………………… 116
- ④抗菌作用点 …………………………………………………… 117
- ⑤実際に有効な疾患・菌種 …………………………………… 118
- ⑥耐性動向 ……………………………………………………… 118
- ⑦常用量と一日最大投与量 …………………………………… 119
- ⑧体内動態の特徴 ……………………………………………… 119
- ⑨臨床で使える領域 …………………………………………… 120
- ⑩小児・高齢者・妊婦への投与の注意点 …………………… 121
- ⑪副作用・相互作用 …………………………………………… 122

13 オキサゾリジノン系抗菌薬

賀来敬仁，栁原克紀　124

- ①開発の歴史 …………………………………………………… 124
- ②化学構造—基本骨格と製剤の構造 ………………………… 124
- ③抗菌作用点 …………………………………………………… 124
- ④実際に有効な疾患・菌種 …………………………………… 126
- ⑤耐性動向 ……………………………………………………… 126
- ⑥常用量と一日最大投与量 …………………………………… 126
- ⑦体内動態の特徴 ……………………………………………… 128
- ⑧臨床で使える領域 …………………………………………… 128
- ⑨小児・妊婦への投与の注意点 ……………………………… 130
- ⑩副作用・相互作用 …………………………………………… 130

14 ストレプトグラミン系抗菌薬

田代将人，泉川公一　131

- ①開発の歴史 …………………………………………………… 131
- ②化学構造—基本骨格と製剤の構造 ………………………… 131
- ③抗菌作用点 …………………………………………………… 132
- ④実際に有効な疾患・菌種 …………………………………… 133
- ⑤耐性動向 ……………………………………………………… 133
- ⑥常用量と一日最大投与量 …………………………………… 134
- ⑦体内動態の特徴 ……………………………………………… 134
- ⑧臨床で使える領域 …………………………………………… 134
- ⑨小児・高齢者・妊婦への投与の注意点 …………………… 135
- ⑩副作用・相互作用 …………………………………………… 135

15 その他の抗菌薬
山岸由佳，三鴨廣繁　138

1. クロラムフェニコール系抗菌薬（クロラムフェニコール） ……………… 138
　①開発の歴史 …………………… 138　②化学構造と抗菌作用点 ………… 138
　③実際に有効な疾患・菌種 ……… 138　④臨床で使える領域，注意点 …… 139

2. ホスホマイシン系抗菌薬（ホスホマイシン） ……………………………… 139
　①開発の歴史 …………………… 139　②化学構造と抗菌作用点 ………… 140
　③実際に有効な疾患・菌種 ……… 140　④臨床で使える領域，注意点 …… 140

3. ポリペプチド系抗菌薬（コリスチン，ポリミキシンB，バシトラシンなど） … 141
　①開発の歴史 …………………… 141　②化学構造と抗菌作用点 ………… 141
　③実際に有効な疾患・菌種 ……… 142　④臨床で使える領域，注意点 …… 142

4. 環状リポペプチド系抗菌薬（ダプトマイシン） …………………………… 143
　①開発の歴史 …………………… 143　②化学構造と抗菌作用点 ………… 144
　③実際に有効な疾患・菌種 ……… 144　④臨床で使える領域，注意点 …… 144

5. グリシルサイクリン系抗菌薬（チゲサイクリン） ………………………… 146
　①開発の歴史 …………………… 146　②化学構造と抗菌作用点 ………… 146
　③実際に有効な疾患・菌種 ……… 146　④臨床で使える領域，注意点 …… 147

6. ST合剤 ……………………………………………………………………… 148
　①開発の歴史 …………………… 148　②化学構造と抗菌作用点 ………… 148
　③実際に有効な疾患・菌種 ……… 148　④臨床で使える領域，注意点 …… 149

7. メトロニダゾール …………………………………………………………… 149
　①開発の歴史 …………………… 149　②化学構造と抗菌作用点 ………… 150
　③実際に有効な疾患・菌種 ……… 150　④臨床で使える領域，注意点 …… 150

8. リファンピシン ……………………………………………………………… 152
　①開発の歴史 …………………… 152　②化学構造と抗菌作用点 ………… 152
　③実際に有効な疾患・菌種 ……… 152　④臨床で使える領域，注意点 …… 153

第二章　各科感染症と抗菌薬療法
〔全身性〕

1 敗血症・感染性心内膜炎
光武耕太郎　158

　①疾患の定義 …………………………………………………………………… 158
　②臨床症状 ……………………………………………………………………… 159
　③原因菌 ………………………………………………………………………… 159
　④必要な検査 …………………………………………………………………… 160
　⑤診断 …………………………………………………………………………… 160
　⑥治療―抗菌薬の選択と使い方 ……………………………………………… 162

〔中枢神経系〕

2 中枢神経系感染症—細菌性髄膜炎を中心に— 亀井 聡 164

①疾患の定義 ……………………………………………………… 164
②臨床症状 ……………………………………………………… 164
③原因菌 ……………………………………………………… 165
④必要な検査 ……………………………………………………… 166
⑤診断 ……………………………………………………… 166
⑥治療—抗菌薬の選択と使い方 ……………………………… 167
⑦合併症対策 ……………………………………………………… 170

〔呼吸器〕

3 呼吸器感染症 気道感染症 三木 誠 172

①気道感染症の定義 …………………………………………… 172
②咽頭扁桃領域の感染症の臨床症状と原因微生物 ………… 172
③急性・気管支炎の臨床症状と原因微生物 ………………… 174
④必要な検査 ……………………………………………………… 174
⑤診断 ……………………………………………………… 177
⑥治療—抗菌薬の選択と使い方 ……………………………… 178

4 呼吸器感染症 市中肺炎 関 雅文 181

①疾患の定義 ……………………………………………………… 181
②臨床症状 ……………………………………………………… 181
③原因菌 ……………………………………………………… 181
④必要な検査 ……………………………………………………… 181
⑤診断 ……………………………………………………… 182
⑥治療—抗菌薬の選択と使い方 ……………………………… 185
⑦予防 ……………………………………………………… 185

5 呼吸器感染症 院内肺炎 石田 直 187

①疾患の定義 ……………………………………………………… 187
②臨床症状 ……………………………………………………… 187
③原因菌 ……………………………………………………… 187
④必要な検査 ……………………………………………………… 188
⑤診断 ……………………………………………………… 189
⑥治療—抗菌薬の選択と使い方 ……………………………… 190
⑦予防 ……………………………………………………… 194

6 呼吸器感染症　医療・介護関連肺炎（NHCAP）　　野口真吾，迎　寛　195

①疾患の定義 ………………………………………………………………… 195
②臨床症状 …………………………………………………………………… 195
③原因菌 ……………………………………………………………………… 195
④検査と診断 ………………………………………………………………… 197
⑤治療―抗菌薬の選択と使い方 …………………………………………… 198
⑥予防 ………………………………………………………………………… 201

7 呼吸器感染症　肺結核　　永井英明　203

①疾患の定義 ………………………………………………………………… 203
②臨床症状 …………………………………………………………………… 203
③原因菌 ……………………………………………………………………… 204
④必要な検査 ………………………………………………………………… 204
⑤診断 ………………………………………………………………………… 206
⑥治療―抗菌薬の選択と使い方 …………………………………………… 206
⑦予防 ………………………………………………………………………… 210

8 呼吸器感染症　非結核性抗酸菌症　　菊地利明　211

①疾患の定義 ………………………………………………………………… 211
②臨床症状 …………………………………………………………………… 211
③原因菌 ……………………………………………………………………… 211
④必要な検査 ………………………………………………………………… 211
⑤診断 ………………………………………………………………………… 212
⑥治療―抗菌薬の選択と使い方 …………………………………………… 214
⑦予防 ………………………………………………………………………… 216

〔消化器〕

9 肝・胆道系感染症，細菌性腹膜炎　　中嶋一彦，竹末芳生　217

1. 胆道系感染症 ……………………………………………………………… 217

①疾患の定義 …………… 217	②臨床症状 …………… 217	
③原因菌 ………………… 218	④診断 ………………… 218	
⑤治療―抗菌薬の選択と使い方 …… 219		

2. 肝膿瘍 ……………………………………………………………………… 220

①疾患の定義 …………… 220	②臨床症状 …………… 220
③原因菌 ………………… 220	④診断 ………………… 222
⑤治療―抗菌薬の選択と使い方 …… 222	

3. 細菌性腹膜炎 222
①疾患の定義 .... 222　②臨床症状 223
③原因菌 .... 223　④診断 223
⑤治療—抗菌薬の選択と使い方 224

10　腸管感染症　　　　　　　　　　　坂本光男, 細田智弘　226

①疾患の定義 226
②臨床症状 226
③原因菌 227
④必要な検査 227
⑤診断 228
⑥治療—抗菌薬の選択と使い方 229

〔泌尿器〕

11　尿路感染症　　　　　　　　　　　　　　　石川清仁　234

1.（急性）単純性膀胱炎 234
①疾患の定義 .... 234　②臨床症状 234
③原因菌 .... 234　④必要な検査 234
⑤診断 .... 235　⑥治療—抗菌薬の選択と使い方 ... 235
2.（急性）単純性腎盂腎炎 236
①疾患の定義 .... 236　②臨床症状 236
③原因菌 .... 237　④必要な検査 237
⑤診断 .... 237　⑥治療—抗菌薬の選択と使い方 ... 237
3. 複雑性尿路感染症 239
①疾患の定義 .... 239　②臨床症状 240
③原因菌 .... 240　④必要な検査 241
⑤診断 .... 241　⑥治療—抗菌薬の選択と使い方 ... 241

〔外科〕

12　外科感染症—治療　　　　　　　　　　　　　渡邉　学　245

①はじめに 245
②疾患の定義 245
③臨床症状 246
④原因菌 246
⑤必要な検査・診断 247
⑥治療—抗菌薬の選択と使い方 247

13 外科感染症─予防 　　　　　　　　　　　　　　　　　　　　渡邉　学 251

①抗菌薬予防投与の基本的考え方 　……………………………… 251
②想定する原因菌 　…………………………………………………… 252
③予防投与の適応 　…………………………………………………… 253
④予防投与における抗菌薬の選択と使い方 　……………………… 253

〔耳鼻咽喉科〕

14 耳鼻咽喉科領域感染症 　　　　　　　　　　　　　　　　　　　矢野寿一 256

1. 急性中耳炎 　………………………………………………………… 256
①疾患の定義 　……………… 256　②臨床症状 　……………… 256
③原因菌 　…………………… 256　④必要な検査 　…………… 257
⑤診断 　……………………… 258　⑥治療─抗菌薬の選択と使い方 … 258

2. 急性鼻副鼻腔炎 　…………………………………………………… 259
①疾患の定義 　……………… 259　②臨床症状 　……………… 259
③原因菌 　…………………… 259　④必要な検査 　…………… 260
⑤診断 　……………………… 260　⑥治療─抗菌薬の選択と使い方 … 260

3. 急性扁桃炎 　………………………………………………………… 260
①疾患の定義 　……………… 260　②臨床症状 　……………… 260
③原因菌 　…………………… 261　④必要な検査 　…………… 261
⑤診断 　……………………… 261　⑥治療─抗菌薬の選択と使い方 … 261

4. 扁桃周囲炎・扁桃周囲膿瘍 　……………………………………… 262
①疾患の定義 　……………… 262　②臨床症状 　……………… 262
③原因菌 　…………………… 262　④必要な検査 　…………… 262
⑤診断 　……………………… 262　⑥治療─抗菌薬の選択と使い方 … 263

〔整形外科〕

15 骨・関節感染症 　　　　　　　　　　　　　　　　　　　　　松下和彦 264

1. 化膿性骨髄炎 　……………………………………………………… 264
①疾患の定義，病態 　……… 264　②臨床症状 　……………… 264
③原因菌 　…………………… 264　④必要な検査 　…………… 265
⑤診断 　……………………… 265　⑥治療─抗菌薬の選択と使い方 … 265

2. 化膿性関節炎 　……………………………………………………… 267
①疾患の定義，病態 　……… 267　②臨床症状 　……………… 267
③原因菌 　…………………… 268　④必要な検査 　…………… 268
⑤診断 　……………………… 268　⑥治療─抗菌薬の選択と使い方 … 268

〔眼科〕

16 眼感染症
宇野敏彦　270

- ①疾患の定義 ……………………………………………………… 270
- ②臨床症状 ………………………………………………………… 271
- ③原因菌 …………………………………………………………… 272
- ④必要な検査 ……………………………………………………… 272
- ⑤診断 ……………………………………………………………… 273
- ⑥治療―抗菌薬の選択と使い方 ………………………………… 274

〔皮膚・軟部組織〕

17 皮膚・軟部組織感染症
渡辺晋一　279

- ①疾患の定義 ……………………………………………………… 279
- ②臨床症状 ………………………………………………………… 279
- ③原因菌 …………………………………………………………… 280
- ④必要な検査 ……………………………………………………… 281
- ⑤診断 ……………………………………………………………… 281
- ⑥治療―抗菌薬の選択と使い方 ………………………………… 283

〔歯科・口腔外科〕

18 歯科・口腔外科感染症
坂本春生　287

- ①疾患の定義 ……………………………………………………… 287
- ②臨床症状 ………………………………………………………… 287
- ③原因菌 …………………………………………………………… 288
- ④必要な検査と診断 ……………………………………………… 288
- ⑤治療―抗菌薬の選択と使い方 ………………………………… 290

〔産婦人科〕

19 産婦人科感染症
岩破一博　293

- **1. 骨盤内炎症性疾患** …………………………………………… 293
  - ①疾患の定義 ………………… 293
  - ②臨床症状と診断 ………………… 293
  - ③原因菌 ……………………… 294
  - ④必要な検査 ……………………… 294
  - ⑤治療―抗菌薬の選択と使い方 …… 295
- **2. 子宮頸管炎** …………………………………………………… 297
- **3. 外陰腟感染症** ………………………………………………… 298
  - ①細菌性腟症 ………………… 298
  - ②トリコモナス腟炎 ……………… 299

③性器カンジダ症 ……………… 299

4. 妊婦感染症の治療 ……………………………………………… 300

〔小児科〕

20 小児感染症 　　　　　　　　　　　　　福田陽子, 尾内一信　302

①小児感染症の特徴と抗菌薬療法 ………………………………… 302

②敗血症 ……………………………………………………………… 302

③呼吸器感染症 ……………………………………………………… 306

④細菌性腸炎 ………………………………………………………… 310

⑤尿路感染症 ………………………………………………………… 310

〔高齢者〕

21 高齢者感染症 　　　　　　　　　　　　　　　丸山貴也　314

①高齢者感染症の特徴 ……………………………………………… 314

②臨床症状 …………………………………………………………… 315

③原因菌 ……………………………………………………………… 315

④診断と検査 ………………………………………………………… 318

⑤治療—抗菌薬の選択と使い方 …………………………………… 319

⑥高齢者肺炎の予防 ………………………………………………… 322

第三章　抗菌薬関連の基礎知識と最新知見

①抗生物質と抗菌薬 ………………………………………… 渡辺　彰　330

②抗菌薬の殺菌作用と静菌作用 …………………………… 渡辺　彰　330

③組織内移行 ………………………………………………… 渡辺　彰　330

④ Drug lag（使い方を含めて） ………………………… 渡辺　彰　331

⑤ De-escalation …………………………………………… 渡辺　彰　331

⑥細胞壁合成阻害薬 ………………………………………… 健山正男　332

⑦蛋白合成阻害薬 …………………………………………… 健山正男　332

⑧ DNA・RNA 合成阻害薬 ………………………………… 健山正男　333

⑨細胞質膜障害薬 …………………………………………… 健山正男　333

⑩ PK-PD …………………………………………………… 藤村　茂　333

⑪ AUC ……………………………………………………… 藤村　茂　334

⑫ TDM ……………………………………………………… 藤村　茂　334

⑬ MIC ……………………………………………………… 石井良和　335

⑭ time above MIC ………………………………………… 石井良和　335

⑮ MBC …………………………………………………… 石井良和 336

⑯ MPC …………………………………………………… 石井良和 336

⑰ MIC creep ……………………………………………… 石井良和 336

⑱ ブレイクポイント ……………………………………… 石井良和 337

⑲ 薬剤感受性検査成績の読み方 ………………………… 石井良和 337

⑳ 耐性プラスミド ………………………………………… 石井良和 338

㉑ トランスポゾン ………………………………………… 石井良和 338

㉒ バイオフィルム ………………………………………… 石井良和 338

㉓ エンピリック・セラピー ……………………………… 前田光一 339

㉔ サイクリング療法 ……………………………………… 前田光一 339

㉕ スイッチ療法 …………………………………………… 前田光一 340

㉖ 発熱性好中球減少症（febrile neutropenia：FN） …… 徳江　豊 340

㉗ COPD の急性増悪 ……………………………………… 徳江　豊 340

㉘ 輸入感染症 ……………………………………………… 徳江　豊 341

㉙ 耐性菌とは ……………………………………………… 矢野邦夫 341

㉚ VAP ……………………………………………………… 矢野邦夫 342

㉛ MRSA 感染症 …………………………………………… 矢野邦夫 342

㉜ ESBL 産生菌感染症 …………………………………… 矢野邦夫 342

㉝ MDRP 感染症 …………………………………………… 矢野邦夫 343

㉞ MDRA 感染症 …………………………………………… 矢野邦夫 343

㉟ VRE 感染症 ……………………………………………… 矢野邦夫 344

㊱ PRSP 感染症 …………………………………………… 矢野邦夫 344

㊲ CRE 感染症 ……………………………………………… 矢野邦夫 344

◎抗菌薬略号一覧 …………………………………………………………… 346

◎索引 ………………………………………………………………………… 349

序 章

渡辺 彰

❶ 抗菌薬と感染症

　抗菌薬の投与対象は感染症であり，細菌性のものである。感染症なのか？　否か？　感染症なら，細菌性なのか？　ウイルス性なのか？　鑑別する必要がある。

　「カゼはウイルス感染症だから抗菌薬は不要」とよく言われる。そうであろうか？「カゼ」の原因病原体の全てがウイルスではない。マイコプラズマや溶連菌を含む細菌がカゼ症状を起こすことはよく知られている。初診時に，患者のカゼの原因が細菌である可能性が高く，しかもその時点までに改善がなく増悪の傾向にあるのなら抗菌薬は投与すべきであり，そうした経過を辿りやすいのは慢性呼吸器疾患や糖尿病・慢性腎疾患その他の基礎疾患・合併症を有する例である。例えて言えばインフルエンザワクチンや肺炎球菌ワクチンの優先接種対象とされている患者群であり，であるからワクチンの優先接種対象になっているともいえる。

　抗菌薬を使わないに越したことはないが，使うべき時は思い切って使うことも必要であり，それも適正使用である。

❷ 新薬開発状況と抗菌薬適正使用

　わが国の抗菌薬開発は，世界をリードしていた。**図1**は，わが国の抗菌薬の開発品目数を5年ごとにまとめたものである。海外からの導入品も含まれるが，多くがわが国の創製した薬剤である。1960年代から1980年代までは抗菌薬開発の黄金期であったが，1990年代からは開発が停滞している。この停滞状況は海外も同じであり，2010年代の現在は抗菌薬開発の冬の時代と言ってもよい。使える抗菌薬は限られているのである。

　米国では「The 10 × '20 Initiative」プロジェクトが始まったが，これは2020年までに10個の新しい抗菌薬を創出することを目標にし，米国感染症学会（IDSA）を中心に，製薬企業，行政，アカデミアが一体となって新薬の開発に取り組む活動である。これをサポートする行政施策として，GAIN法（The Generating Antibiotic Incentives Now Act of 2011）という法律も施行された。GAIN法は，耐性菌に有効な抗菌薬を開発した企業には，市場独占期間を5年間延長することを骨子とし，診断とセットで開発した薬剤では，さらに追加で6ヵ月間の独占期間の延長を認めるものである。GAIN法が新薬開発にいか

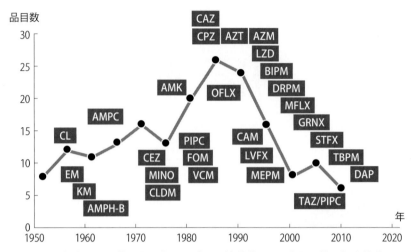

図1　海外からの導入品を含むわが国の抗菌薬*の開発品目数の年次推移
*抗菌薬の略号は日本化学療法学会の制定した略号
（東邦大学医学部微生物・感染症学講座　舘田一博教授よりご供与頂いた図を改変）

なるインパクトをもたらすのか十分な検証はまだないが，欧州においても米国同様，新規抗菌薬の開発を促進するための企業・行政・学会間の連携が加速している。

　わが国はどうか？　少し遅れたが，NDM－1産生腸内細菌や多剤耐性アシネトバクターのわが国への流入に対処した2010年の4学会提言を機に，さらに多くの学会と主要な製薬企業，厚生労働省・文部科学省・経済産業省などの省庁が加わった「創薬促進検討委員会」が日本化学療法学会を中心に発足し，欧米を超えた産・官・学の活動を目指して始動したところである。しかし，欧米を含めてその効果が実現するのはしばらく先である。それまでは，限りある抗菌薬を大事に使って耐性菌の増加を抑え，かつ臨床効果も確保しなければならない。抗菌薬の適正使用が求められているのである。

第一章

系統別抗菌薬の特徴

第一章　系統別抗菌薬の特徴

第一章　系統別抗菌薬の特徴

1 ペニシリン系抗菌薬

前田光一

❶ 開発の歴史

1928 年にイギリス人医師の Alexander Fleming が，ブドウ球菌の培地で生息したアオカビ（*Penicillium notatum*）の周囲で細菌の発育が阻止されていることに気づき，その後の研究でアオカビの培養濾過液中に抗菌作用を持つ物質があることを見出した。これをこの真菌の属名にちなんで「penicillin」と名づけたが，結局その精製には成功しなかった。しかし，1940 年に Oxford 大学の Howard Florey と Ernst Chain が，Fleming の論文を参考にしてペニシリンの精製に成功した。さらに 1943 年には大量生産にも成功し，第二次世界大戦においてペニシリンは多くの兵士を救命した。Fleming は Florey，Chein とともに 1945 年にノーベル医学・生理学賞を受賞している。その後，側鎖を変化させた多くの新たなペニシリン系薬が開発され，抗菌スペクトラムが拡大されていった。

❷ 化学構造─基本骨格と各製剤の構造

ペニシリンの基本骨格は，4 員環の β-ラクタム環と 5 員環のチアゾリジン環，および側鎖によって構成される[1]。このうち，β-ラクタム環がペニシリンの抗菌活性の基本となり，側鎖は抗菌スペクトラムと薬理的性質に関与する。**図 1** に主なペニシリン系薬の構造式を示す。

❸ 臨床的分類（表1）

i．天然ペニシリン

最初のペニシリンであるベンジルペニシリン（PCG；ペニシリン G カリウム®）が代表的薬剤であり，主にグラム陽性菌に対して抗菌活性がある。耐性菌の出現により無効となった菌種も多いが，現在でも PCG が第一選択となる感染症がある。グラム陰性桿菌に対しては抗菌活性がない。その他，胃酸に対して安定で経口薬として用いられるものとして，海外ではフェノキシメチルペニシリン（ペニシリン V）があるが，わが国では販売さ

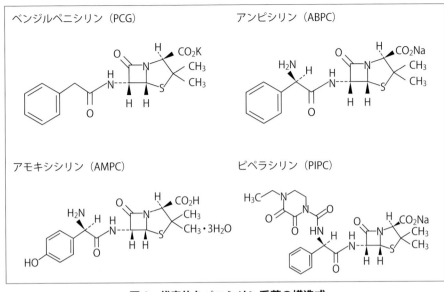

図1 代表的なペニシリン系薬の構造式

表1 主なペニシリン系薬の種類と抗菌スペクトラム

分類	代表的抗菌薬（略号）	商品名	主な抗菌スペクトラム
天然ペニシリン	ベンジルペニシリン（PCG）	ペニシリンGカリウム	連鎖球菌，肺炎球菌，梅毒トレポネーマ，髄膜炎菌など
ペニシリナーゼ耐性ペニシリン	ナフシリン（NFPC）	日本での販売なし	黄色ブドウ球菌（MRSAを除く），連鎖球菌
	オキサシリン（MPIPC）	日本での販売なし	
	クロキサシリン（MCIPC）	ABPCとの合剤のみ（ビクシリンS）	
アミノペニシリン	アンピシリン（ABPC）	ビクシリン	PCGのスペクトラムに加えて，インフルエンザ菌，大腸菌，プロテウス・ミラビリス，サルモネラ属菌，リステリア，腸球菌など
	アモキシシリン（AMPC）	サワシリン，パセトシン	
抗緑膿菌ペニシリン	ピペラシリン（PIPC）	ペントシリン	ABPC/AMPCのスペクトラムに加えて，緑膿菌，エンテロバクター，クレブシエラ属菌など
β-ラクタマーゼ阻害薬配合ペニシリン	アンピシリン/スルバクタム（ABPC/SBT）	ユナシン-S	それぞれのペニシリンのスペクトラムに加え，β-ラクタマーゼ産生菌
	アモキシシリン/クラブラン酸（AMPC/CVA）	オーグメンチン，クラバモックス	
	タゾバクタム/ピペラシリン（TAZ/PIPC）	ゾシン	

れていない。PCGの経口薬として，わが国ではベンジルペニシリンベンザチン（DBECPCG；バイシリン®G）のみが販売されている。

第一章　系統別抗菌薬の特徴

ⅱ．ペニシリナーゼ耐性ペニシリン

　ペニシリナーゼを産生することでPCGに耐性化した黄色ブドウ球菌に対して，それに抵抗性を持たせて有効にしたペニシリンである。ナフシリン（NFPC），オキサシリン（MPIPC），クロキサシリン（MCIPC）などがあり，欧米ではメチシリン感受性黄色ブドウ球菌（MSSA）に対する第一選択薬として用いられる。しかし，わが国ではMCIPCのみABPCとの合剤がある以外は販売されておらず，使用できない。

ⅲ．アミノペニシリン

　側鎖にアミノ基を付け，PCGの抗菌スペクトラムに加えてインフルエンザ菌や大腸菌などのグラム陰性桿菌にまでスペクトラムを拡大したものである。アンピシリン（ABPC；ビクシリン®）とアモキシシリン（AMPC；サワシリン®，パセトシン®）があり，両者は抗菌スペクトラムは同じだが，消化管からの吸収の違いから，AMPCは内服薬，ABPCは注射薬として主に用いられる。いずれも，緑膿菌に対しては無効である。

ⅳ．抗緑膿菌ペニシリン

　アミノペニシリンを修飾して緑膿菌や腸内細菌科の細菌にまで抗菌スペクトラムを拡大した広域ペニシリンで，わが国で販売されているものにピペラシリン（PIPC；ペントシリン®）がある。緑膿菌感染が想定される状況で広域抗菌薬としての投与が適応となるが，β-ラクタマーゼ産生菌には無効であるため，実際のエンピリック治療には後述のPIPCとβ-ラクタマーゼ阻害薬の配合薬が用いられることが多い。

ⅴ．β-ラクタマーゼ阻害薬配合ペニシリン

　ペニシリン系薬にβ-ラクタマーゼ阻害薬が配合されたもので，わが国ではアンピシリン／スルバクタム（ABPC/SBT；ユナシン®-S），アモキシシリン／クラブラン酸（AMPC/CVA；オーグメンチン®，クラバモックス®），タゾバクタム／ピペラシリン（TAZ/PIPC；ゾシン®）がある。それぞれのペニシリンの抗菌スペクトラムに加えてβ-ラクタマーゼ産生菌に対しても活性を有し，各種原因菌に幅広く対応できるため，エンピリック治療などで使用される場面が多い。

❹ 抗菌作用点

　ペニシリン系薬をはじめとするβ-ラクタム系薬の作用機序は細胞壁の合成阻害であり，細菌に対して主に殺菌的に作用する。細胞壁を構成するペプチドグリカンは，前駆体のD-アラニン-D-アラニン（D-Ala-D-Ala）に，トランスペプチダーゼを含むペニシリン結合蛋白（penicillin-binding protein：PBP）が作用して，架橋し合成される。その際，D-Ala-D-Ala構造とβ-ラクタム環の構造が似ているため，トランスペプチダーゼが誤認識してβ-ラクタム環と結合することで，ペプチドグリカンの合成が阻害され細胞壁が脆

弱となり，細胞内外の浸透圧差により溶菌を起こすと考えられている。

ペニシリン系薬の耐性機序として，不活化酵素である β-ラクタマーゼによる抗菌薬の失活と，作用部位である PBP の変化による親和性低下が特に重要である。前者は β-ラクタマーゼが PBP よりも親和性が高いため，抗菌薬と結合して β-ラクタム環が加水分解され，効果を失うものである。後者は β-ラクタム系薬の標的となる PBP が変化し，抗菌薬との親和性が低下することにより耐性化する。PBP の変化にはいくつかの種類があり，たとえばメチシリン耐性黄色ブドウ球菌（methicillin resistant *Staphylococcus aureus*：MRSA）は *mecA* 遺伝子によりコードされる PBP2' の産生により，ペニシリン系薬だけでなく全ての β-ラクタム系薬に耐性となる。ペニシリン耐性肺炎球菌（penicillin-resistant *Streptococcus pneumoniae*：PRSP）は，PBP のうち PBP1A，2X，2B に変異が起こったものである。インフルエンザ菌では，β-ラクタマーゼを産生しないにもかかわらず ABPC に対して耐性を示す BLNAR（β-lactamase non-producing ampicillin resistant）があるが，これは PBP3 の変異が機序となる。

❺ 実際に有効な疾患・菌種

主なペニシリン系薬の各細菌に対する最小発育阻止濃度（MIC）を**表2・3**に示す。

PCG は肺炎球菌，連鎖球菌などをはじめとするグラム陽性球菌（β-ラクタマーゼ産生ブドウ球菌や PRSP を除く），淋菌や髄膜炎菌などの *Neisseria* 属菌（β-ラクタマーゼ産生菌を除く），嫌気性菌（*Bacteroides* 属などを除く）に抗菌力を有し，その他に，梅毒トレポネーマ，*Clostridium perfringens*，炭疽菌，放線菌，レプトスピラなどに有効である。経口薬の DBECPCG は A 群溶連菌による咽頭炎の治療に用いられる。

ABPC と AMPC は，PCG の抗菌スペクトラムに加えて，インフルエンザ菌，大腸菌，*Proteus mirabilis*，サルモネラ属菌，赤痢菌などのグラム陰性菌にも，β-ラクタマーゼ非産生株であるならば有効である。ABPC の注射薬は *Listeria monocytogenes* や *Enterococcus faecalis* による感染症の治療に第一選択で用いられる。

PIPC は，これらのスペクトラムに加えて緑膿菌をカバーし，さらに腸内細菌科の細菌にもある程度の抗菌活性を有する。

β-ラクタマーゼ阻害薬配合ペニシリン系薬は，β-ラクタマーゼを産生する MSSA やインフルエンザ菌，淋菌，*Moraxella catarrhalis*，*Bacteroides fragilis*，大腸菌，*Klebsiella pneumoniae* などにも有効である。ただし，数ある β-ラクタマーゼの種類のうち AmpC β-ラクタマーゼやメタロ β-ラクタマーゼなどに対しては無効である。

❻ 耐性動向

わが国での臨床分離菌における β-ラクタマーゼ産生株の比率は，*M. catarrhalis*，大腸菌，*K. pneumoniae*，*Enterobacter cloacae*，緑膿菌，*B. fragilis* では 96 ～ 100 %，黄色ブドウ球菌では約 60 %，インフルエンザ菌では約 10 %程度を占める[2]。

第一章　系統別抗菌薬の特徴

表2　各細菌に対するペニシリン系薬の薬剤感受性

	MIC (μg/mL)		
	PCG	ABPC，AMPC	PIPC
Streptococcus pneumoniae[*]	0.03	0.03	0.05
Streptococcus pyogenes	0.015	0.03	0.2
Viridans group *streptococci*	0.06	0.12	0.25
Enterococcus faecalis	2	1	4
Enterococcus faecium	>16	8	>16
Listeria monocytogenes	0.25	0.5	2
Neisseria gonorrhoeae[*]	0.015	0.2	0.03
Neisseria meningiditis	0.03	0.12	0.01
Haemophilus influenzae	1	0.25	0.1
Proteus mirabilis	3.1	6.3	1
Proteus vulgaris	400	>200	4
Escherichia coli	200	>200	32
Klebsiella spp.	50	50	16
Enterobacter spp.	>200	>200	4
Pseudomonas aeruginosa	>200	>200	32
Bacteroides fragilis	32	16	20
Clostridium perfringens	0.5	0.1	0.25

＊ペニシリン感受性菌のみ

（文献1より抜粋）

表3　各細菌に対するβ-ラクタマーゼ阻害薬配合ペニシリン系薬の薬剤感受性

	MIC (μg/mL)		
	ABPC/SBT	AMPC/CVA	TAZ/PIPC
Staphylococcus aureus（MSSA）	1	1	1
Escherichia coli	2	4	2
Klebsiella spp.	4	2	4
Enterobacter spp.	2 - >16	8 - >16	1 - 8
Bacteroides fragilis	2	0.5	2
Proteus vulgaris	8	4	0.5
Moraxella catarrhalis	0.06	0.006	0.015

（文献1より抜粋）

　耐性機序がPBPの変化によるものとして，MRSAは入院患者から分離されている黄色ブドウ球菌の50〜70％をかつては占めていたが，近年は院内感染対策により減少傾向にある[3]。PRSPについては，2008年の米国臨床検査標準委員会（CLSI：Clinical and Laboratory Standards Institute）による改訂で，肺炎を含む，髄膜炎以外の感染症については耐性の基準となるMIC値が引き上げられたため，ペニシリン耐性と判定される肺炎球菌による肺炎は少なくなっている。呼吸器検体でのBLNARインフルエンザ菌の頻度

は，施設により異なるが 20 ～ 40 ％に認められる。

❼ 常用量と一日最大投与量（表 4）

わが国の保険で認められている用法・用量は，欧米の投与量に比べて少ないことが多かったが，近年，条件によっては高用量の投与が承認される動きとなっている。

成人での最大量として，PCG は感染性心内膜炎および細菌性髄膜炎に対しては 1 回 400 万単位を 1 日 6 回の点滴静注，梅毒に対しては 1 回 300 ～ 400 万単位を 1 日 6 回の点滴静注が認められている。

ABPC は敗血症，感染性心内膜炎，細菌性髄膜炎の場合は通常用量より大量を投与するようにされており，わが国のガイドラインでは 1 日 12g を 6 回に分けて投与するようになっている。AMPC は 1 回 250mg 1 日 3 ～ 4 回経口投与であり，これは米国で用いられる量より少ない。ただし，*Helicobacter pylori* 感染症の除菌療法では，AMPC の投与は 1 回 750mg を 1 日 2 回まで認められている。PIPC は難治性または重症例には 1 日 16g まで増量できる。

TAZ/PIPC については 2008 年に TAZ と PIPC の力価比がそれまでの 1：4 から 1：8 とな

表 4　主なペニシリン系薬の成人での投与量

抗菌薬（略号）	投与経路	日本で承認されている投与量（添付文書より）	
		通常量	最大量
ベンジルペニシリン（PCG）	筋注,点滴静注	（化膿性髄膜炎・感染性心内膜炎・梅毒以外の場合）1 回 30 ～ 60 万単位を 1 日 2 ～ 4 回筋注	感染性心内膜炎や化膿性髄膜炎では 1 回 400 万単位を 1 日 6 回点滴静注，梅毒は 1 回 300 ～ 400 万単位を 1 日 6 回点滴静注
ベンジルペニシリンベンザチン（DBECPCG）	経口	1 回 40 万単位を 1 日 2 ～ 4 回内服	梅毒では 1 回 40 万単位を 1 日 3 ～ 4 回内服
アンピシリン（ABPC）	内服，筋注,静注,点滴静注	（敗血症,感染性心内膜炎,化膿性髄膜炎以外で点滴静注の場合）1 日量 1 ～ 4g を 1 ～ 2 回に分けて投与	敗血症，感染性心内膜炎，化膿性髄膜炎では通常用量より大量を使用する*
アモキシシリン（AMPC）	経口	1 回 250mg を 1 日 3 ～ 4 回内服	左に同じ（*H. pylori* 感染症では 1 回 750mg を 1 日 2 回）
ピペラシリン（PIPC）	筋注，静注,点滴静注	1 日 2 ～ 4g を 2 ～ 4 回に分けて投与	重症感染症では 1 日 16g まで
アンピシリン／スルバクタム（ABPC/SBT）	静注,点滴静注	（肺炎，肺膿瘍，腹膜炎の場合）1 回 3g を 1 日 2 回	重症感染症では 1 回 3g を 1 日 4 回まで
アモキシシリン／クラブラン酸（AMPC/CVA）	内服	AMPC として 1 回 250mg を 1 日 3 ～ 4 回（6 ～ 8 時間毎）	左に同じ
タゾバクタム／ピペラシリン（TAZ/PIPC）	静注,点滴静注	1 回 4.5g を 1 日 3 回点滴静注	肺炎では 1 回 4.5g を 1 日 4 回まで

＊ガイドラインなどでは 1 回 2g を 1 日 6 回点滴静注が推奨されている

第一章　系統別抗菌薬の特徴

り，PIPC として 1 日最大 16g の投与が可能となった。また，ABPC/SBT は 1 日最大量が 6g（ABPC として 4g）から，2012 年に 1 日 12g（ABPC として 8g）にまで引き上げられている。

❽ 体内動態の特徴

ⅰ．血中濃度

ペニシリン系薬の半減期は，多くは 1 時間以内と比較的短い。経口のペニシリン系薬では内服後 1 ～ 2 時間で血中濃度がピークに達する[1]。ペニシリン系薬を含む β-ラクタム系薬は共通して時間依存性の抗菌薬で，抗菌作用と関連する PK/PD パラメータは各投与間隔のなかで MIC を上回る時間の比率（%T > MIC）であり，4 時間毎や 6 時間毎などに分割投与した方が有利である。細菌の増殖抑制作用を示すための %T > MIC は 30 ％以上が必要で，さらに，最大殺菌作用を得るための %T > MIC はグラム陽性菌に対しては 50 ％以上，グラム陰性菌では 70 ％以上が必要とされる[4,5]。

ⅱ．組織移行性

投与後，速やかに全身に分布し，胸腔・腹腔内，心膜腔，関節液，胆汁，尿中へ移行する。炎症があれば髄液への移行も良好であるが，前立腺，眼球，脳実質への移行は不完全である[6]。

ⅲ．代謝と排泄

主に腎排泄であり，腎機能低下例では用法・用量の調節が必要である。たとえば，ABPC/SBT の成人での投与（最大量）において，クレアチニンクリアランスが > 50 ～ 90 mL/ 分では 1 回 3g を 6 時間毎だが，10 ～ 50 mL/ 分では同量を 8 ～ 12 時間毎，< 10 mL/ 分では 24 時間毎に投与する[7]。

❾ 臨床で使える領域

呼吸器や皮膚軟部組織感染症，心内膜炎，髄膜炎，腹膜炎，胆嚢炎など幅広い領域において，感受性がある細菌が原因となる感染症に対して用いられる。

呼吸器感染症では，特に β-ラクタマーゼ阻害薬配合ペニシリン系薬が市中肺炎の原因菌を広くカバーする。したがって，基礎疾患のない成人の市中肺炎に対して，外来治療での経口薬としては AMPC/CVA，入院治療での注射薬としては ABPC/SBT が，わが国のガイドラインで第一選択薬の一つに挙げられている[8]。また，ペニシリン感受性の肺炎球菌肺炎に対する標的治療では，外来治療での経口薬としては AMPC，注射薬では PCG または ABPC（いずれも高用量）が第一選択となる。院内肺炎や医療・介護関連肺炎では，耐性菌のリスクがない場合は ABPC/SBT が，緑膿菌など耐性菌のカバーが必要な状況や重

28

症度によっては TAZ/PIPC が，エンピリック治療での選択肢の一つに挙げられる。

感染性心内膜炎の標的治療では，原因菌が *Viridans streptococci* の場合は PCG が MIC 値によってはゲンタマイシン（GM；ゲンタシン®）と併用で用いられ，*E. faecalis* の場合は ABPC が GM との併用で用いられる。髄膜炎では，ペニシリン感受性の肺炎球菌または髄膜炎菌が原因菌の場合は PCG または ABPC が，*L. monocytogenes* が原因菌の場合は ABPC が，標的治療で用いられる。A 群溶連菌による壊死性筋膜炎および *C. perfringens* によるガス壊疽の標的治療では，PCG がクリンダマイシン（CLDM；ダラシン®）との併用で用いられる[8]。

医療関連感染や免疫不全者，敗血症，発熱性好中球減少症などにおける緑膿菌を含む広域のカバーが必要な状況では，TAZ/PIPC がエンピリック治療，あるいは標的治療に用いることができる。

その他に，*H. pylori* 感染症での除菌療法には AMPC がクラリスロマイシン（CAM；クラリス®，クラリシッド®），プロトンポンプ阻害薬との併用で用いられる。

❿ 小児・高齢者・妊婦への投与の注意点

低出生体重児，新生児に対する安全性は確立していない薬剤が多い。高齢者では生理的腎機能の低下例が多いため，前述のような用量調節が必要な場合がある。妊婦に対する投与は，米国食品医薬品局（FDA）でのペニシリン系薬のリスクカテゴリーは B（動物実験では胎児への危険性は否定されているが，ヒト妊婦に関する対照比較研究は実施されていないもの，あるいは動物実験で有害作用が証明されているがヒト妊婦の対照比較研究では実証されなかったもの）で，安全性は確立しておらず，治療上の有益性が危険性を上回ると判断された場合にのみ使用する。

⓫ 副作用・相互作用

ペニシリン系薬は比較的副作用は少なく，安全性が高い抗菌薬であるが，そのうち最も頻度が高いものはアレルギー反応である。これには即時型反応によるアナフィラキシー，蕁麻疹や，遅延型反応による血清病や発疹がある。なかでも，特にペニシリン系薬によるアナフィラキシーは他の系統に比べて頻度が高いが，重篤なアナフィラキシーが生じる割合は 1/5,000 〜 1/10,000 とされる[9]。その他に，紅斑，発熱，下痢，*Clostridium difficile* 関連腸炎，好中球減少，間質性腎炎などが起こり得る（**表5**）。また，EB ウイルスによる伝染性単核球症に対するアミノペニシリンの投与で約 90 ％に遅発性の斑状丘疹を生じる[10]。さらに，PCG には 100 万単位あたり 1.53 mEq のカリウムを含有するため，大量投与の場合は腎機能の悪化や血清カリウム値の上昇に注意が必要である。

相互作用として，プロベネシドは多くのペニシリン系薬の尿細管での分泌を減少させ，血中濃度を高める。ABPC や PIPC ではメトトレキサート（MTX）との併用で，MTX のクリアランスが減少し，毒性が増強する可能性がある。また，AMPC ではワルファリンと

第一章　系統別抗菌薬の特徴

表5　ペニシリン系薬の副作用

	頻度の高い抗菌薬	頻度
アレルギー反応		
IgE 抗体関連	PCG	0.015 〜 0.04 %
アナフィラキシー		
蕁麻疹（72 時間以内）		
細胞障害性抗体	PCG	稀
溶血性貧血		
抗原 - 抗体複合体病	PCG	稀
血清病		
遅発性過敏症	ABPC, AMPC	2 〜 5 %
接触性皮膚炎		
特発性	ABPC, AMPC	2 〜 5 %
紅斑		
発熱		
遅発性蕁麻疹		
消化器		
下痢	ABPC, AMPC	3 〜 11 %
C. difficile 関連腸炎	ABPC	稀
血液		
溶血性貧血	PCG	稀
好中球減少	PCG, nafcillin, oxacillin	10 〜 17 %*
肝障害		
血清 AST 上昇	oxacillin, flucloxacillin	0.01 〜 22 %
電解質異常		
急性低 K 血症	PCG	稀
神経系		
痙攣	PCG	稀
腎臓		
間質性腎炎	すべてのペニシリン	さまざま

＊長期投与例

（文献 1 より改変）

の併用でプロトロンビン時間の延長が報告されている。

文献

1）Doi Y, Chambers HF：Penicillin and β –lactamase inhibitors. Mandell, Douglas, and Bennett's principles and practice of infectious diseases, 8th ed. Elsevier Saunders, Philadelphia, 2014, p263–277

2）山口惠三，石井良和，舘田一博ほか：各種細菌の tazobactam/piperacillin に対する耐性化状況の調査．日化療会誌 61：514–525, 2013

3）MRSA 感染症の治療ガイドライン作成委員会編：MRSA 感染症の治療ガイドライン–改訂版–2014．日本化学療法学会・日本感染症学会，東京，2014

4）Craig WA：Pharmacokinetic/pharmacodynamic parameters: rationale for antibacterial dosing of mice and men. Clin Infect Dis 26：1–10, 1998

5）Drusano GL：Prevention of resitance：A goal for dose selection for antimicrobial agents. Clin Infect Dis 36

（Suppl 1）：S42-50, 2003

6 ）青木　眞：βラクタム系抗生物質．レジデントのための感染症診療マニュアル 第3版．医学書院，東京，2015, p102-143

7 ）Gilbert DN, Chambers HF, Eliopoulos GM et al：The Sanford Guide to antimicrobial therapy, 44th ed. Antimicrobial therapy, Sperryville, 2014

8 ）JAID/JSC 感染症治療ガイド・ガイドライン作成委員会編：JAID/JSC 感染症治療ガイド 2014．日本感染症学会・日本化学療法学会，東京，2014

9 ）Gruchalla RS, Pirmohamed M：Clinical practice. Antibiotic allergy. N Engl J Med 354：601-609, 2006

10）Pullen H, Wright N, Murdoch JM：Hypersensitivity reactions to antibacterial drugs in infectious mononucleosis. Lancet 2：1176-1178, 1967

第一章　系統別抗菌薬の特徴

2 セフェム系抗菌薬

宮良高維

❶ 開発の歴史

　1940年代に Giuseppe Brotzu がイタリアのサルジニアの下水から分離した真菌 *Cephalosporium acremonium* の培養濾液にグラム陽性菌，グラム陰性菌に対する抗菌活性があることが判明した。そしてこの最初の発見から10年以上を経て，Florey と Abraham がこの培養濾液中の抗菌作用成分の分析を行い，Cephalosporin C がグラム陽性菌，グラム陰性菌の両方に対する抗菌活性を有することを見いだしている[1]。本物質は酸やペニシリナーゼに対する安定性も有しており，以降のセフェム開発の歴史の中で基本構造となった。1964年には最初のセフェム系薬であるセファロチン（CET；コアキシン®）が創薬され，以降は20以上の本系薬が化学的に半合成され，臨床応用されている（**表1**）。

❷ 化学構造と薬理作用

　セフェム系薬は，βラクタム環と隣接する7-アミノセファロスポリン酸（7-ACA）が基本骨格で，C7とC3部分の修飾可能部分がそれぞれR1とR2となり，ペニシリン系薬よりも修飾可能構造が一つ多い（**図1**）。このR1部分の構造は一般に抗菌活性に影響し，βラクタマーゼに対する安定性やムレイン架橋酵素（penicillin-binding protein：PBP）への親和性と関連する。また，元来は *Streptomyces lactamdurans* 由来の代謝物で，R1部分がメトキシ置換されたセファマイシン系薬は，グラム陰性の嫌気性および好気性菌が産生するβラクタマーゼに対する抵抗性を増したが，グラム陽性菌に対する抗菌力は低下した。一方，R2部分の構造は，薬理学的特性に関連し，体内動態や組織移行度に影響する。R2修飾の例としてセフトリアキソン（CTRX；ロセフィン®）の場合，C3位のチオメチル複素環基の置換で胆汁排泄と蛋白結合率上昇による長い半減時間（7.5〜8.1時間；日本人健常成人）という特徴を得ている。また，同部のこれらのチオメチルテトラゾール環（MTT）置換は，抗菌活性は増強するが，vitamin K活性に対する拮抗と関連して凝固異常を生じることと，嫌酒薬（disulfiram）様の副作用も生じる。この他にC7位のアミノベンジル基置換は経口セフェム系薬の消化管からの吸収性と関連し，C3位に陽性荷電の4級アンモニウム基が付加された第4世代セフェム系薬のセフェピム（CFPM；マキシピーム®），セフピロム（CPR）の場合は，グラム陰性菌の外膜透過性が増強されている[2]。

表1　本邦で上市されている主なセフェム系薬の分類

注：いずれの場合も腎機能等により投与量や投与間隔の調整は必要。また用法は用量の範囲内で PK-PD 理論に基づいた投与法を選択することが望ましい。

世代分類	剤形	構造分類	抗菌薬名	略号	先発品商品名	常用量 （注射剤は点滴静注の用量・用法のみ抜粋）	重症・難治性や分離菌の感受性が低い場合などの 1 日最大用量等
第 1 世代	注射	セファロスポリン	セファゾリン	CEZ	セファメジン®	成人：1g を 2 回に分割投与 小児：20 ～ 40mg/kg を 2 回に分割投与	成人：5g 小児：100mg/kg を分割投与
	経口	セファロスポリン	セファクロル	CCL	ケフラール®	成人と 20kg 以上の小児：750mg を 3 回に分割投与 小児：1 日量 20 ～ 40mg/kg を 3 回に分割投与	成人：1,500 mg を 3 回に分割投与
			セファレキシン	CEX	ケフレックス®	成人と 20kg 以上の小児：1 回 250mg / 6hr 毎投与 小児：1 日量 25 ～ 50mg/kg を 6hr 毎に分割投与	成人：1 回 500mg / 6hr 毎投与 小児：1 日量 50 ～ 100mg/kg を 6hr 毎に分割投与
第 2 世代	注射	セファロスポリン	セフォチアム	CTM	パンスポリン®	成人：0.5 ～ 2g を 2 ～ 4 回に分割投与 小児：1 日量 40 ～ 80mg/kg を 3 ～ 4 回に分割投与	成人：4g まで 小児：160mg/kg まで
		セファマイシン	セフメタゾール	CMZ	セフメタゾン®	成人：1 ～ 2g を 2 回に分割投与 小児：1 日量 25 ～ 100mg/kg を 2 ～ 4 回に分割投与	成人：4g まで 小児：1 日量 150mg/kg を 2 ～ 4 回に分割投与
		オキサセフェム	フロモキセフ	FMOX	フルマリン®	成人：1 ～ 2g を 2 回に分割投与 小児：1 日量 60 ～ 80mg/kg を 3 ～ 4 回に分割投与	成人：4g まで 小児：1 日量 150mg/kg を 3 ～ 4 回に分割投与
	経口	セファロスポリン	セフロキシム・アキセチル	CXM-AM	オラセフ®	成人：250mg/ 回を 3 回 / 日で投与	成人：500mg を 3 回 / 日
			セフォチアム・ヘキセチル	CTM-HE	パンスポリン T®	成人：300 ～ 600mg を 3 回に分割投与 慢性呼吸器病変の二次感染の場合：600 ～ 1,200mg を 3 回に分割投与	成人：1,200mg を 3 回に分割投与
第 3 世代	注射	セファロスポリン	セフォタキシム	CTX	クラフォラン® セフォタックス®	成人：1 ～ 2g を 2 回に分割投与 小児：1 日量 50 ～ 100mg/kg を 3 ～ 4 回に分割投与	成人：4g までを 2 ～ 4 回に分割投与 小児：1 日量 150mg/kg までを 3 ～ 4 回に分割投与
			セフトリアキソン	CTRX	ロセフィン®	成人：1 ～ 2g を 1 ～ 2 回に分割投与 淋菌感染症：1g，咽・喉頭炎，尿道炎，子宮頸管炎，直腸炎は単回 小児：1 日 20 ～ 60mg/kg を 1 ～ 2 回に分割投与 未熟児・新生児；生後 0 ～ 3 日齢：20mg/kg を 1 日 1 回 生後 4 日齢以降：20mg/kg を 1 日 2 回に分割投与	成人：4g を 2 回に分割投与 小児：120mg/kg まで増量し，1 日 2 回 未熟児・新生児：80mg/kg まで増量し，2 回に分割投与。ただし，生後 2 週間以内の増量は 1 日 50mg/kg まで
			セフォペラゾン	CPZ	セフォペラジン® セフォビッド®	成人：1 ～ 2g を 2 回に分割投与 小児：25 ～ 100mg/kg を 2 ～ 4 回に分割投与	成人：6g まで 小児：150mg/kg までを 2 ～ 4 回に分割投与
			セフタジジム	CAZ	モダシン®	成人：1 ～ 2g を 2 回に分割投与 小児：40 ～ 100mg/kg を 2 ～ 4 回に分割投与 未熟児・新生児：生後 0 ～ 3 日齢：1 回 20mg/kg を 1 日 2 ～ 3 回投与 生後 4 日齢以降：1 回 20mg/kg を 1 日 3 ～ 4 回投与	成人：4g までを 2 ～ 4 回に分割投与 小児：150mg/kg までを 2 ～ 4 回に分割投与 未熟児・新生児：150mg/kg までを 2 ～ 4 回に分割投与

第一章　系統別抗菌薬の特徴

表1（つづき）

世代分類	剤形	構造分類	抗菌薬名	略号	先発品商品名	常用量（注射剤は点滴静注の用量・用法のみ抜粋）	重症・難治性や分離菌の感受性が低い場合などの1日最大用量等
第3世代	注射	セファロスポリン	セフォジジム	CDZM	ケニセフ®	成人：1〜2gを2回に分割投与 小児：60〜80mg/kgを3〜4回に分割投与	成人：4gまで 小児：120mg/kgまでを分割投与
		オキサセフェム	ラタモキセフ	LMOX	シオマリン®	成人：1〜2gを2回に分割投与 小児：40〜80mg/kgを2〜4回に分割投与	成人：4gまで 小児：150mg/kgまでを2〜4回に分割投与
	経口	セファロスポリン	セフジニル	CFDN	セフゾン®	成人：1回100mgを1日3回投与 小児：9〜18mg/kgを3回に分割投与	記載なし
			セフジトレン・ピボキシル	CDTR-PI	メイアクトMS®	成人：1回100mgを3回投与 小児：（肺炎，中耳炎，副鼻腔炎の場合）1回3mg/kgを1日3回食後に投与（上記以外の疾患の場合）1回3mg/kgを3回食後に投与	成人：1回200mgを3回投与 小児：1回6mg/kgまで投与できるが，成人での上限用量の1回200mg1日3回（1日600mg）を超えないこと
			セフテラム・ピボキシル	CFTM-PI	トミロン®	成人：150〜300mgを3回に分割投与 小児：1日量9〜18mg/kgを3回に分割投与	成人：肺炎，慢性呼吸器病変の二次感染，尿道炎，中耳炎，副鼻腔炎，歯周組織炎，歯冠周囲炎，顎炎の場合：300〜600mgを3回に分割投与
			セフポドキシム・プロキセチル	CPDX-PR	バナン®	成人：1回100mgを2回，食後に投与	成人：1回200mgを2回食後に投与
			セフカペン・ピボキシル	CFPN-PI	フロモックス®	成人：1回100mgを3回，食後に投与 小児：1回3mg/kgを3回，食後に投与	成人：1回150mgを3回，食後に投与
第4世代	注射	セファロスポリン	セフォゾプラン	CZOP	ファーストシン®	成人：1〜2gを2回に分割投与 小児：40〜80mg/kgを3〜4回に分割投与 新生児（低出生体重児を含む）：1回20mg/kgを0日齢（生後24時間未満）は1日1〜2回，1（生後24時間以降）〜7日齢は1日2〜3回，8日齢以降は1日3〜4回投与	成人：4gまでを2〜4回に分割投与 小児：160mg/kgまでを3〜4回に分割投与 小児の化膿性髄膜炎：1日200mg（力価）/kgまで増量できるが，成人における1日最大用量4gを超えない 新生児（低出生体重児を含む）：1回40mg/kgまで
			セフェピム	CFPM	マキシピーム®	1日1〜2g（力価）を2回に分割投与	1日量を4gまで増量し分割投与 発熱性好中球減少症：1日4gを2回に分割投与
			セフピロム	CPR		成人：1日1〜2gを2回に分割投与 小児：1日60〜80mg/kgを3〜4回に分割投与	成人：1日4gまで増量し2〜4回に分割投与 小児：160mg/kgまで増量し3〜4回に分割投与 小児の化膿性髄膜炎：1日200mg/kgまで増量可

（各薬剤インタビューフォームより作成）

また，本邦ではセファロスポリン，セファマイシン，オキサセフェムの構造を有する薬剤を抗菌力，抗菌スペクトラムの点から同等のものをまとめて，○世代セフェムと通称されてきた。

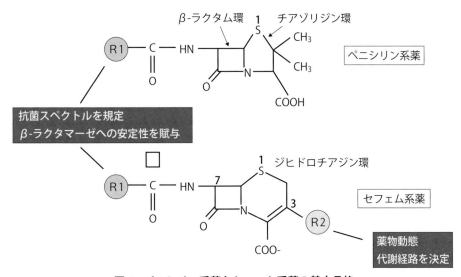

図1 ペニシリン系薬とセフェム系薬の基本骨格

❸ 抗菌作用点と耐性機序

i．作用点

βラクタム薬全般の作用点は，細胞壁合成酵素であるPBPであり，本酵素に共有結合してその活性を失わせ，細胞壁合成を阻害し，溶菌させるのが本系薬の抗菌作用である。βラクタム薬が作用点である細胞質膜のPBPに到達するまで，グラム陽性菌の場合は，細胞壁を通過さえすれば良いが，グラム陰性菌の場合は，まず，最外層にあるリポ多糖（LPS）の外膜を通過した後に細胞壁を通過しなければならない。また，本系薬は殺菌的に作用するが，殺菌作用の発現には最小発育阻止濃度（MIC）の4倍程度の濃度が必要とされている。PBPは1菌種に複数存在し，分子量順にナンバーが付されているが，βラクタム薬の中でセフェム系薬はグラム陰性桿菌に対して，二分裂時の細胞間隔壁形成を担うPBP3に対して親和性が高く，低濃度で本系薬に接した場合には隔壁が形成されずに菌体のfilament化を生じる。

ii．耐性機序

βラクタム薬に対する細菌の耐性機序は，大きく4つに分類され，①βラクタマーゼによる薬剤の分解，②グラム陰性菌のLPS外膜のporin（重合した蛋白分子により膜に形成されるチャンネル）の変化による薬剤透過性低下，③LPS外膜下のperiplasm腔から菌体外への薬剤排出ポンプによる排出促進，④薬剤の作用点であるPBP自体の変異となる。グラム陽性菌のβラクタム薬に対する耐性化機序のほとんどが，④のPBP親和性低下によるものであるのに対して，グラム陰性菌のβラクタム薬耐性は，①～④の複数の機序で耐性化が生じ得るが，最大の要因はβラクタマーゼによるものである。

❹ 臨床的分類

ⅰ．世代分類

セフェム系薬は，開発時代順に大きく第1世代から第4世代まで分類されている。本系薬は，βラクタマーゼによる加水分解にペニシリン系薬よりも強く抵抗するが，一般に世代が進むにつれβラクタマーゼに対する安定度が増している。しかし，抗菌スペクトラムに関しては同じ世代に属するセフェム系薬でも大きく異なり，対象疾患や標的病原体も異なる。したがって，使いこなすための選択のポイントは，抗緑膿菌作用の有無，肺炎球菌などグラム陽性球菌類への抗菌力，セフェム系薬が一般に弱い*Bacteroides*属などの嫌気性菌にも抗菌活性を有する薬剤，肝排泄分画の大きい薬剤などがあり，これらの特徴がある薬剤について把握しておく必要がある（**表2**）。また，現時点では世代とは分類されていないが，5番目のグループとしてMRSAに活性を有するセフェム系薬が開発されている。

ⅱ．第1世代セフェム系薬

最初のセフェム系薬は，1960年代から70年代初頭に開発された。ペニシリンを分解するペニシリナーゼには安定であるが，セファロスポリナーゼには分解されてしまう。代表薬のセファゾリン（CEZ；セファメジン®など）は黄色ブドウ球菌と感受性のあるグラム陰性桿菌に抗菌力を有するので，術創の黄色ブドウ球菌や本剤に感受性のグラム陰性桿菌による手術部位感染（SSI）に対する術中予防投与などに用いられている。

ⅲ．第2世代セフェム系薬

主に1970年代に開発された。セファロスポリナーゼへの安定性は，後述するセファマイシン系薬代表薬のセフメタゾール（CMZ；セフメタゾン®）などでは高いが，本酵素と不可逆的に結合してしまうために，本酵素を産生する肺炎桿菌以外の*Klebsiella*属，*Enterobacter*属や*Citrobacter*属では効果が低下する。

ⅳ．第3〜4世代セフェム系薬

1980年代から開発され，セファロスポリナーゼへの安定性を増したが，基質拡張型βラクタマーゼ（ESBL）により分解される。肺炎球菌への抗菌力の有無，緑膿菌への抗菌力の有無などで大きく特性が分かれる。1990年代に入ってから開発されたグラム陰性桿菌にもグラム陽性球菌へも抗菌力を併せ持つ，第4世代セフェム系薬は，抗緑膿菌作用もある程度の球菌類に対する活性も併せ持つ広域スペクトラム系薬なので，原因菌未確定の好中球減少時の発熱（FN：febrile neutropenia）などにも用いられる。

ⅴ．セファマイシン系薬

抗菌力の点で第2世代セフェム系薬に分類されるCMZなどが本系薬に属する。セファロスポリン系薬の基本骨格の中にメトキシ基が導入されてβラクタマーゼに安定となり，

表2 代表的セフェム系薬の特徴

世代分類	主な代表薬	主な特徴
第1世代	セファゾリン；CEZ （セファメジン®）	グラム陽性球菌（GPC）と一部のグラム陰性桿菌（GNR）に有効。 MSSA に対しては，VCM よりも治療効果は高い。
第2世代	セフォチアム；CTM （パンスポリン®）	GPC には第1世代と同等の抗菌力。 第1世代よりもβラクタマーゼに安定化し，インフルエンザ桿菌や *Moraxella catarrhalis* にも当初は有効であった。現在のインフルエンザ桿菌には，BLNAR もあるため注意を要する。
第2世代 セファマイシン系	セフメタゾール；CMZ （セフメタゾン®）	C7 にメトキシ基導入でβラクタマーゼに安定化。 ⇒同酵素を大量産生する嫌気性菌の *Bacteroides* 属にも抗菌活性を持つ ⇒本基の導入で，GPC への活性は低下。
第2世代 オキサセフェム系 抗緑膿菌活性（−）	フロモキセフ；FMOX （フルマリン®）	・MSSA, 連鎖球菌, 肺炎球菌にもある程度活性が有る。 ・緑膿菌，アシネトバクターには有効でない。 ・ペプトストレプトコッカスの様な嫌気性 GPC にも有効。 ・*Bacteroides* 属にも有効であったが，近年耐性化が進行。 ・ESBL 産生菌の多くに活性を残す。
第3世代 肺炎球菌活性（＋） 抗緑膿菌活性（−）	セフトリアキソン；CTRX （ロセフィン®） セフォタキシム；CTX （クラフォラン®，セフォタックス®）	R1 にアミノチアゾリル基導入。 ⇒ GNR の菌体外膜透過性亢進，PBP への親和性も増す。 *Enterobacter, Citrobacter, Morganella, Serratia* の腸内細菌は，誘導性 AmpC β-ラクタマーゼ遺伝子を染色体上に持つので使用中に耐性度の上昇があり得る。
第3世代 抗緑膿菌活性（＋）	セフタジジム；CAZ （モダシン®）	R1 にアミノチアゾリル基導入＋カルボキシプロピル基 ⇒抗緑膿菌活性を持ったが，グラム陽性球菌への活性は低下。
第4世代 肺炎球菌活性（＋） 抗緑膿菌活性（＋）	セフェピム；CFPM （マキシピーム®） セフォゾプラン；CZOP （ファーストシン®） セフピロム；CPR	・R2 側鎖修飾で緑膿菌の外膜を透過しやすい。 ・CAZ 耐性 GNR（嫌気性菌以外）にも抗菌力あり。 ・CAZ の様な R1 側鎖修飾が無いので，GPC にも有効。
抗 MRSA 活性を有するセフェム系薬	Ceftobiprole Ceftaroline	・MRSA, *E. faecalis* への抗菌活性あり。PRSP にも有効。 ・*E. faecium* には抗菌活性なし。

グラム陰性菌の一部に耐性はあるものの *Bacteroides fragilis* のような横隔膜下の嫌気性菌感染症にも有効である。したがって，腸管，肝，胆道系などの腹部領域の感染症が主な対象疾患となる。

vi. オキサセフェム系薬

　セファロスポリン系薬の5位のSがOに置換されたもので，グラム陰性桿菌への抗菌

力が増し，βラクタマーゼに安定となった。フロモキセフ（FMOX；フルマリン®）がこれに属し，ESBL 産生菌に対しても良好な MIC を示す。

vii. 抗 MRSA 活性を有するセフェム系薬

本邦では未承認だが，Ceftaroline と Ceftobiprole が開発されている。これらは C3 位と C7 位の修飾で β ラクタマーゼへの安定性が増し，PBP2a' への結合親和性が増している。

❺ セフェム系薬が選択される状況と菌種

i. 中耳炎・副鼻腔炎

成人，小児共に上気道のウイルス感染症に引き続く細菌感染で発症する。原因菌は，肺炎球菌，インフルエンザ桿菌，*Moraxella catarrhalis* が主要である。抗菌薬治療が必要となるのは中等症以上で，一次治療の第一選択はアモキシシリン（AMPC；サワシリン®）であるが，ほかに経口セフェム系薬のセフジトレン ピボキシル（CDTR-PI；メイアクト MS®），セフカペン ピボキシル（CFPN-PI；フロモックス®），セフテラム ピボキシル（CFTM-PI；トミロン®）の常用量，重症例では高用量も治療選択肢となる。治療効果判定は 3 ～ 5 日以内に行い，目安となる治療期間の単位は 5 日間である。

ii. 細菌性気道感染症

気管支拡張症や慢性閉塞性肺疾患（COPD）の様な慢性気道疾患に重複する細菌性感染症による急性増悪は，上気道感染症の原因菌と共通する肺炎球菌，インフルエンザ桿菌，*M. catarrhalis* などによる部分が大きい。これに加えて，緑膿菌やメチシリン耐性黄色ブドウ球菌（MRSA）も気道分泌物からの分離頻度は高いが，いずれも常在しているのみの場合もあり，治療対象にする必要が無い場合もある点に注意が必要である。原因菌の主要三菌種の内，インフルエンザ桿菌は 10 ～ 20 ％程度が β ラクタマーゼを産生すること，20 ％程度が β ラクタマーゼ非産生でありながら PBP の親和性低下による ABPC 耐性（BLNAR）株であること[3]，*M. catarrhalis* はほぼすべての株が β ラクタマーゼを産生することなどから，β ラクタム薬で治療を行う場合には，β ラクタマーゼ阻害薬の配合剤か高世代セフェム系薬の注射剤を使用する。また，気管支領域は肺胞領域よりも血流に乏しいこと，前述の β ラクタマーゼ産生菌の頻度の点からも，経口薬では組織移行度の良好なキノロン系薬を選択する。また，感受性病原体であった場合は，同様の理由でマクロライド系薬も選択可能である。

iii. 市中肺炎

市中肺炎の原因菌で β ラクタム薬が有効な一般細菌では，頻度や重症化の点から最もカバーが必要なものは肺炎球菌であり，次いでインフルエンザ桿菌である。一般細菌性肺炎が疑われ，入院を要する症例へ経験的治療を行うに際して，セフェム系薬を選択する場合

表3　晩期発症の院内肺炎，あるいは多剤耐性菌のリスクがある場合の治療薬選択

CFPM：点滴静注 1 〜 2g・1 日 2 〜 4 回
CZOP：点滴静注 1 〜 2g・1 日 2 〜 4 回
TAZ/PIPC：点滴静注 1 回 4.5g・1 日 3 〜 4 回
MEPM：点滴静注 1 回 1g・1 日 3 回
DRPM：点滴静注 0.5 〜 1g・1 日 3 回
LVFX：点滴静注 500mg・1 日 1 回
CPFX：点滴静注 1 回 300mg・1 日 2 回

（文献 4 より）

は，肺炎球菌にも感受性を有する第 3 世代セフェム系薬である CTRX か，セフォタキシム（CTX；セフォタックス®，クラフォラン®）が用いられる。CTRX の場合はその長い半減期を生かして，一日一回投与による外来通院治療の選択肢もある。肺炎は，一般に口腔内などの嫌気性菌が関与する頻度も高いと考えられており，肺膿瘍の存在や肺炎随伴性胸水を伴うなど嫌気性菌の関与が考えられる場合は通常ペニシリン系薬かカルバペネム系薬が選択され，嫌気性菌への抗菌力が前二者よりも劣るセフェム系薬は，通常は選択されないので注意が必要である。

iv．院内肺炎，医療・介護関連肺炎

院内肺炎，医療・介護関連肺炎では，入院・入所後早期などで耐性菌による発症リスクが低いと考えられる状況では市中肺炎と同様の選択を行う。一方，晩期院内肺炎など多剤耐性菌による発症リスクを想定すべき症例では，緑膿菌などのブドウ糖非発酵菌群と ESBL 産生菌群を念頭に選択する。この場合の，抗菌薬の選択と用法・用量は，日本感染症学会および日本化学療法学会による感染症治療ガイド 2014[4] では，**表 3** に示す選択を推奨しており，セフェム系薬では第 4 世代が選択されている。

v．発熱性好中球減少症（FN）

FN では黄色ブドウ球菌などのグラム陽性球菌，緑膿菌などのグラム陰性桿菌が原因菌となるが，緑膿菌などのグラム陰性桿菌が原因菌の場合の死亡率は 40 ％と高く，緑膿菌をカバー可能な抗菌薬を選択する。この場合，わが国で FN に適応を有する抗菌薬は，CFPM とカルバペネム系薬のメロペネム（MEPM；メロペン®），ペニシリン系薬のタゾバクタム / ピペラシリン（TAZ/PIPC；ゾシン®）である[5]。

vi．細菌性髄膜炎

かつて市中発症の本症の標準的治療には，ペニシリン系のアンピシリン（ABPC：ビクシリン®）と CTX あるいは CTRX が選択されていた。しかし，原因菌として最も頻度が高く重要な肺炎球菌はペニシリン耐性肺炎球菌（PRSP）の比率が高くなり，わが国の PRSP における MIC_{90} が CTX と CTRX で 1 μg/mL，ABPC が 4 μg/mL である一方，カルバペネ

ム系のパニペネム / ベタミプロン（PAPB/BP；カルベニン®）が 0.125 μg/mL，MEPM と
バンコマイシン（VCM；塩酸バンコマイシン®）が 0.5 μg/mL とカルバペネム系薬の方が
良好となっている。したがって，神経学的後遺障害や重篤な予後につながる本疾患の経験
的治療は，わが国の「細菌性髄膜炎治療ガイドライン 2014」[6]では，16 ～ 50 歳の成人の
場合は，PAPB/BP or MEPM を選択と，効果が得られない場合に VCM 追加。VCM が使用
出来なければリネゾリド（LZD；ザイボックス®）を追加と記載されている。50 歳以上で
はリステリアの可能性を考え（CTX or CTRX）+VCM に ABPC が追加されるが，ESBL 産
生菌が想定される場合は MEPM ＋ VCM（or LZD）とされている。また，脳室シャントを
含む外科的手技実施後の髄膜炎では，MRSA と緑膿菌を含むグラム陰性桿菌の可能性も想
定して（カルバペネム系薬＋ VCM）あるいは〔セフタジジム（CAZ；モダシン®）＋
VCM〕の選択が勧められている。この部分は，「日本版敗血症診療ガイドライン」[7]では
セフェム系薬部分が CFPM となっているが，考え方は同じである。

vii. 胆道系感染症

　胆道系感染による菌血症の分離菌は，頻度の高い順に挙げると *Escherichia coli*，*Klebsi-
ella pneumoniae*，*Enterococcus* 属等と続く。そして，「急性胆管炎・胆嚢炎診療ガイドラ
イン 2013」[8]では，推奨される抗菌薬は，セフェム系薬を挙げると軽症例では第 1 世代セ
フェム系薬も含まれ，昇圧剤を要するような重症例では第 4 世代セフェム系薬を選択する
とされている。しかし，海外でもわが国でも *E. coli* や *K. pneumoniae* の ESBL 産生菌が急
増し，中でも *E. coli* の ESBL 産生株は 1 割を超えていること，同株はオキサセフェム系薬
の FMOX，LMOX 以外の高世代セフェム系薬も分解してしまうことに加えて，キノロン
耐性を示す株の比率が高いことなどから，重症例ではカルバペネム系薬を初期治療に選択
すべき状況に来ていると考えられる。

viii. 腹膜炎

　腹膜炎では，腸管由来では *E. coli* などの腸内細菌科の原因菌，*Enterococcus* 属に加え
て，*Bacteroides* 属などの嫌気性菌が関与し，婦人科臓器関連ではこれに嫌気性連鎖球菌
などが原因菌に加わる。また，術後など医療関連腹膜炎では，これらに加えて緑膿菌など
の耐性度の高いグラム陰性桿菌（*Enterobacter*，*Serratia*，*Acinetobacter* など），*Candida*
属が関与する比率も高くなる。この場合は，軽症～中等症では，嫌気性菌に活性を有する
セファマイシン系薬の CMZ を選択するか，セフェム系薬の CTRX にメトロニダゾール
（MNZ；アメネトロ®）静注薬を併用する。また耐性菌リスクの高い例や重症例では，第 4
世代セフェム系薬に MNZ を併用する[9]。ただ，胆道系感染症の項で述べたように ESBL
産生 *E. coli* の急増の問題があり，重症例の初期治療には同様の考慮が必要になると考え
られる。

ix. 尿路感染症

(1) 膀胱炎 [10]

閉経前の女性の膀胱炎の場合は，第一選択には尿路排泄型キノロン系薬が選択され，第二選択では経口セフェム系薬，ホスホマイシン（FOM；ホスミシン®），ペネム系薬が選択される。閉経後の女性では閉経前の女性と比較して *E. coli* のキノロン耐性率が高いとされることから第一選択に経口セフェム系薬の選択が勧められている。セフェム系薬を用いる場合の治療期間は5～7日間である。

(2) 腎盂腎炎 [10]

この場合も軽症であれば，膀胱炎と同様の選択肢であるが，重症の場合は第2～3世代のセフェム系薬の経静脈投与が選択される。この場合，治療開始前に尿培養を実施しておく必要があり，3日間の経験的治療で効果に乏しい場合は，尿培養の結果を見て抗菌薬の選択を再検討する必要がある。

(3) 複雑性尿路感染症や敗血症を伴う尿路感染症 [10]

第3～4世代のセフェム系薬の選択が推奨されているが，胆道系感染症の項で述べたように尿路感染症全般でも ESBL 産生 *E. coli* の急増の問題があり，重症例の初期治療に関する問題は同様である。

(4) 淋菌感染症 [11]

アジスロマイシン（AZM；ジスロマック®）徐放製剤2gの単回投与はクラミジア感染と併せて本感染症の適応があるが，AZM 耐性 *Neisseria gonorrhoeae* の報告も増加している。セフェム系薬では，本菌感染症の第一選択に点滴静注製剤ではあるが CTRX が挙げられている。投与は尿道炎の場合であれば単回で治療可であり，精巣上体炎や播種性感染症では重症度によりそれぞれ，1～7日間，3～7日間の投与が勧められている。

x. 皮膚軟部組織感染症 [12]

黄色ブドウ球菌と化膿性連鎖球菌が主に想定される原因菌であり，軽症で経口セフェム系薬を選択するならば第一世代のセファレキシン（CEX；ケフレックス®），セファクロル（CCL；ケフラール®）も治療選択肢となるが，中等症までは黄色ブドウ球菌にも感受性のある CEZ の点滴静注が選択される。

❻ 耐性動向

セフェム系薬の主要な耐性機序は β ラクタマーゼである。**表4** の中で classA に属する酵素は，名称はペニシリナーゼであるが，本酵素の変異により第3～4世代セフェム系薬まで分解し，KPC 型に至ってはカルバペネム系薬まで分解する様に変化している。ESBL 産生菌は，この class A に属する TEM，SHV，CTX-M 型の酵素を産生するが，2000年以降，市中で ESBL 産生菌の保菌者が急増している。また，このタイプの *E. coli* は高率にキノロン耐性を示し，治療選択肢が限定されるため注意が必要である。

表4　βラクタマーゼの分類

Ambler 分類	別　名	代表的酵素型
Class A	ペニシリナーゼ	TEM 型，SHV 型，CTX-M 型，KPC 型
Class B	メタロ - βラクタマーゼ	IMP 型，VIM 型，NDM 型
Class C	セファロスポリナーゼ	AmpC CMY 型，MOX 型，FOX 型，LAT 型，MIR 型
Class D	オキサシリナーゼ	OXA 型

❼ 体内動態の特徴

ⅰ．PK-PD パラメータと投与方法

　βラクタム薬では投与終了後，血中濃度が MIC 値以下になっても数時間の増殖抑制効果（post-antibiotic effect：PAE）がグラム陽性菌に対しては認められる。一方，グラム陰性菌に対してはこの効果は全く無いか，ほとんど認められない。このためセフェム系薬の PK-PD パラメータとしては，% Time above MIC（% TAM）が抗菌効果と関連する。つまり，感染部位において投与間隔時間の 60 ～ 70 ％以上，MIC を超える濃度を維持することで最大殺菌作用が得られる。同様の効果はペニシリン系薬であれば 40 ％以上，カルバペネム系薬であれば 40 ～ 50 ％以上であり，両系薬と比較するとセフェム系薬では，用法・用量や MIC のより低い薬剤を選択することで %TAM を長く確保する必要がある。

ⅱ．経口薬

　経口投与時の本系薬の生物学的利用率は，C7 位にアミノベンジル基や類似基をもつ経口抗菌薬の CEX，CCL の場合は，85 ～ 90% と良好である[2]。これらの類似基を有しないセフィキシム（CFIX；セフスパン®），セフジニル（CFDN；セフゾン®）では利用率に大きく幅がある。また，経口投与での吸収率向上のためにエステル化された prodrug は，セフロキシム アキセチル（CXM-AX；オラセフ®），セフポドキシム プロキセチル（CP-DX-PR；バナン®），CDTR-PI などがあり，腸管壁でエステラーゼにより脱エステル化された後に吸収されるが，他の非エステル化薬よりも生物学的利用率は総じて低く，50 ％前後から 10 ％台の薬剤まである[2]。このタイプの薬剤の吸収率向上のためには，食事摂取が有用であり最高血中濃度（Cmax）や尿中回収率の若干の改善が認められる。投与法は点滴静注薬と同様に 1 日 3 ～ 4 回，6 ～ 8 時間毎であるが，実臨床では現実的には 8 時間毎投与が限界である。

ⅲ．蛋白結合率と体内動態

　10 ％台から 90 ％台まで大きく差がある。βラクタム薬は主に albumin と結合し，非結合体が毛細血管を通過して組織中に移行する。また，蛋白結合率の高い薬剤は，血中半減時間は長い傾向がある。そして，透析での除去率も低下する。さらにセフェム系薬は，概

して水溶性であるため，細胞内移行度は極めて低く，細胞間質液中の本系薬の濃度は血漿中濃度と同程度である[2]。

iv．脳脊髄液（CSF）への移行

炎症の無い状態でのセフェム系薬の脳脊髄液（CSF）中への移行は不良で，投与量の少ない経口薬は当然ながら，第1世代〜第2世代薬も中枢神経系感染症の治療に有効なCSF濃度には達しない。一方，第3〜4世代のCTRX，CTX，CAZ，CFPMは髄膜炎治療をはじめとする中枢神経系感染症の治療が可能なCSF濃度に到達し得る。また，腎からの排泄と同様にCSFからの排泄輸送系も尿細管からの尿酸排泄促進剤であるプロベネシドが競合するため，本剤の共存で薬剤濃度が上昇し得る。

v．代謝・排泄

セフェム系薬の大半が腎排泄であり未変化体で尿中に排泄され，半減時間は1〜2時間程度である。一方，例外的薬剤としてCTRXとセフォペラゾン（CPZ；セフォペラジン®）は，蛋白結合率がそれぞれ85〜90％，90％と高く，肝排泄率が40％，90％と高い。また，同様に例外的代謝を受けるCTX，CET，cephapirin（本邦未承認）は，肝でアセトキシメチル側鎖が脱アセチル化されるが，この代謝物の半減時間は元薬剤より長く，抗菌活性もある程度有している[2]。

❽ 副作用・相互作用と注意点

i．セフェム系薬全般にみられる副作用

セフェム系薬は総じて副作用が少なく，比較的安全な薬剤である。抗菌薬全般に生じ得る過敏反応は，セフェム系薬ではペニシリン系よりも頻度は少ないが，蕁麻疹程度の軽微なものから，稀ではあるが，アナフィラキシー反応の様な重篤なものまで起こり得る。血球減少，薬剤熱，間質性腎炎なども低頻度である。痙攣などの中枢神経系の副作用は，主に腎不全症例への高用量投与で生じている[2]。承認後の市販後調査で1％を超える頻度の副作用は，軽度の肝酵素上昇，下痢等の消化管症状等が中心である。

ii．薬剤特異的副作用

⑴ CTRX

肝排泄分画が多いCTRXでは，胆嚢中に胆泥が発生する確率が高い。これは小児の報告も多い。CTRXとカルシウムを含む薬剤の同一点滴ラインでの混注を避けることも勧められており，特に新生児では，注意が必要である。

⑵ MTT環側鎖を有する薬剤

cefotetan，cefamandole，CPZなどでは先述のように抗vitamin K活性のために低プロトロンビン血症を起こす可能性がある。この場合は，vitamin K補充で速やかに回復す

る。同様にセフェム系薬では disulfiram 様作用があり，投与中と投与後 1 週間は禁酒が必要とされているが，発症は稀とされている。

ⅲ．妊婦に対する注意点

セフェム系薬全体は，米国食品医薬品局（FDA）の pregnancy category では，class B（動物実験の知見に関わらず，妊娠中に使用した場合に胎児への影響の可能性は低いと考えられるもの）に分類されている[13]。また，妊娠中の体内動態の変化として，腎血流量が増加するため，薬剤クリアランスは増加する。さらに胎児等により分布容積が増加することに加えて，蛋白結合率が低下することから分布容積はさらに増加する傾向にある[13]。分子量が 400 ～ 600 の薬剤は胎盤を通過しやすいが，ほとんどのセフェム系薬はこの前後のサイズであり，通過するものと考えて投与を行う。

ⅳ．腎機能低下症例に対する注意点

薬剤濃度上昇による副作用は，上記 ⅰ 項の痙攣であるが，透析症例への投与は，まず治療効果を得るために初回は常用量の投与が勧められ，二回目以降は，透析終了後に投与となる。また，腎機能低下による減量を考慮する必要のない薬剤は肝排泄分画の多い CTRX のみで，ほかは投与間隔の延長と減量で対応する。

文献

1）Abraham EP, Newton GG：The structure of cephalosporin C. Biochem J 79：377-393, 1961

2）Craig WA, Andes DR：Cephalosporins. Mandell, Douglas, and Bennett's Principles and practice of Infectious Diseases 8th ed, Elsevier Saunders, Philadelphia, 2014, p278-292

3）Watanabe A, Yanagihara K, Matsumoto T et al：Nationwide surveillance of bacterial respiratory pathogens conducted by the Surveillance Committee of Japanese Society of Chemotherapy, Japanese Association for Infectious Diseases, and Japanese Society for Clinical Microbiology in 2009：general view of the pathogens' antibacterial susceptibility. J Infect Chemother 18：609-620, 2012

4）三笠桂一，青木信樹，青木洋介ほか：Ⅶ　呼吸器感染症．JAID/JSC 感染症治療ガイド 2014（JAID/JSC 感染症治療ガイド・ガイドライン作成委員会編），ライフサイエンス出版，東京，2014，p84-156

5）日本臨床腫瘍学会編：発熱性好中球減少症（FN）診療ガイドライン，南江堂，東京，2012

6）細菌性髄膜炎診療ガイドライン作成委員会編：細菌性髄膜炎診療ガイドライン 2014．南江堂，東京，2014

7）日本集中治療医学会：日本版敗血症診療ガイドライン，克誠堂出版，東京，2013

8）急性胆管炎・胆嚢炎診療ガイドライン改訂出版委員会編：急性胆管炎・胆嚢炎診療ガイドライン 2013 第 2 版，医学図書出版，東京，2013

9）三鴨廣繁，草地信也，佐藤吉壮ほか：Ⅸ　腹膜炎，肝胆道系感染症．JAID/JSC 感染症治療ガイド 2014（JAID/JSC 感染症治療ガイド・ガイドライン作成委員会編），ライフサイエンス出版，東京，2014，p175-182

10）清田　浩，荒川創一，山本新吾ほか：ⅩⅠ　尿路感染症．JAID/JSC 感染症治療ガイド 2014（JAID/JSC 感染症治療ガイド・ガイドライン作成委員会編），ライフサイエンス出版，東京，2014，p203-219

11）清田　浩，荒川創一，濵砂良一ほか：ⅩⅢ　性感染症．JAID/JSC 感染症治療ガイド 2014（JAID/JSC 感染症治療ガイド・ガイドライン作成委員会編），ライフサイエンス出版，東京，2014，p229-240

12）渡辺晋一，相野田祐介，岩田健太郎ほか：Ⅹ　皮膚軟部組織感染症．JAID/JSC 感染症治療ガイド 2014（JAID/JSC 感染症治療ガイド・ガイドライン作成委員会編），ライフサイエンス出版，東京，2014，p183-202

13）林　昌洋：学際領域の診療　妊娠と薬物．日産婦誌 58（6）：N-77-85，2006

第一章　系統別抗菌薬の特徴

3 カルバペネム系抗菌薬

吉田正樹

❶ 開発の歴史および化学構造

　1987 年に発売されたイミペネム / シラスタチン（IPM/CS；チエナム®）は，Strepto-myces cattleya より産生されるチエナマイシンの誘導体で，母核に存在する硫黄原子（S）がメチレン基（–CH₂–）に置き換わったイミペネムとイミペネムを代謝する腎の酵素 de-hydropeptidase-I（DHP-I）を抑制するシラスタチンナトリウムの配合剤である。1993 年には，ピロリジニルチオ基の 1 位にアセトイミドイル基を導入したパニペネムとパニペネムの腎毒性軽減作用を有するベタミプロンの配合剤であるパニペネム / ベタミプロン（PAPM/BP；カルベニン®）が発売された。カルバペネム骨格の 2 位側鎖にジメチルカルバモイルピロリジニルチオ基を導入することにより，腎毒性（ウサギ）及び痙攣誘発作用（マウス）の低減化を図り，さらに，1 β 位にメチル基を導入することにより DHP-I に対する安定化に成功した薬剤が，メロペネム（MEPM；メロペン®）であり 1995 年に発売された。2002 年には，さらにより低用量，より短い投与期間で，患者の身体的負担を軽減できるビアペネム（BIPM；オメガシン®）が発売され，2005 年に発売されたドリペネム（DRPM；フィニバックス®）は，緑膿菌に対する強い抗菌力を目的に研究開発が進められ，4 位にメチル基及び 3 位にスルファモイルアミノメチル置換ピロリジニルチオ基を有した薬剤である。テビペネム ピボキシル（TBPM-PI；オラペネム®）は，2009 年に発売された経口カルバペネム系薬であり，カルバペネム骨格の 3 位側鎖にチアゾリニルアゼチジン基を有し，カルバペネム骨格の 2 位のカルボン酸をピボキシル基でエステル化することにより経口吸収性を向上させたプロドラッグである（**図 1**）。

❷ 臨床的分類

　カルバペネム系薬を抗菌活性の特徴から，グラム陽性菌に強い抗菌力を示す IPM/CS，PAPM/BP とグラム陰性菌に強い抗菌力を示す MEPM，BIPM，DRPM に大別される。また，IPM，PAPM は，腎の酵素 DHP-I にて分解，不活化されるために，DHP-I 阻害薬であるシラスタチンを配合，または腎毒性軽減のため，ベタミプロンを配合しているが，MEPM，BIPM，DRPM は DHP-I にも安定であり，単剤である。TBPM-PI は注射用カル

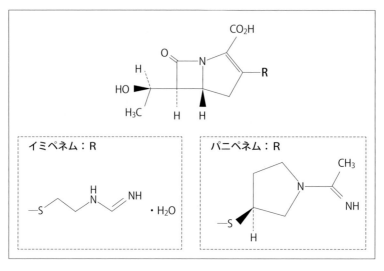
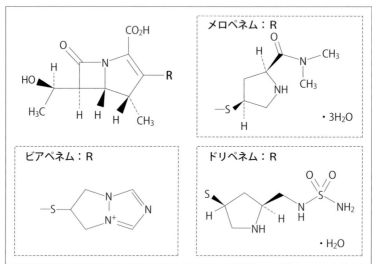
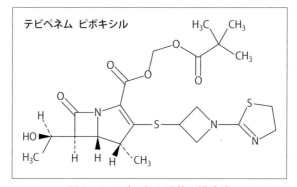

図1 カルバペネム系薬の構造式

バペネム系薬と同程度以上の強い抗菌力を示す。特に，小児の感染症治療上問題となっているペニシリン耐性肺炎球菌，マクロライド耐性肺炎球菌及びインフルエンザ菌に対して使用される。

❸ 抗菌作用点

カルバペネム系薬は，ペニシリン結合蛋白（PBPs）に高い親和性を示し，細菌のペプチドグリカン細胞壁の特異的合成阻害により，細胞壁構造が脆弱となり溶菌し，強力な殺菌作用を示す。

IPM は，グラム陰性菌の PBPs の中で，特に PBP1，PBP2 に強い親和性を示し，PAPM，BIPM は，黄色ブドウ球菌では，PBP1，PBP4 に対し強く，大腸菌，緑膿菌については，PBP2，PBP4 に強い親和性を示す。MEPM は，黄色ブドウ球菌に対しては PBP1，PBP2，PBP4 に，大腸菌，緑膿菌に対しては PBP2，PBP3，PBP4 に高い親和性を示し，DRPM は，黄色ブドウ球菌では PBP1，PBP4，緑膿菌では PBP2，PBP3，大腸菌では PBP2 に高い結合親和性を示すことが抗菌力の発揮につながっている。多くのセフェム系薬が PBP3 に対して強い親和性を示し，隔壁合成を抑えて菌体をフィラメント化し溶菌する。MEPM，DRPM も菌体をフィラメント化し溶菌するが，IPM，BIPM は，球形化し溶菌する。また，テビペネムは肺炎球菌及びインフルエンザ菌の複数の PBP に対して高い親和性を有する。

❹ 実際に有効な疾患・菌種

カルバペネム系薬が有効な適応疾患を**表1**に示した。呼吸器感染症，腹腔内感染症，尿路性器感染症，皮膚軟部組織感染症など幅広い感染症に適応を有している。

有効な菌種を**表2**に示した。各種細菌の産生する β–ラクタマーゼに対し極めて安定であり，グラム陽性，グラム陰性の好気性菌及び嫌気性菌に幅広い抗菌スペクトラムと強い抗菌作用を示し，その作用は殺菌的である。

❺ 耐性動向

表3は，厚生労働省院内感染対策サーベイランス事業（JANIS）での IPM，MEPM の非感性菌の頻度を示したものである。大腸菌に対しても 2012 年，2013 年に 0.10 ％の非感性株が検出されるようになり，carbapenem-resistant *Enterobacteriaceae*（CRE）に注意が必要である。一方，緑膿菌は，非感性株の比率に増加はなく，耐性菌の広がりは抑えられている。**表4**は，医療機関におけるカルバペネム耐性菌の検出割合を示したものである。半数以上の施設にて，MDRP が検出されており，カルバペネム耐性緑膿菌は，90 ％を超える施設にて検出されている。耐性菌の検出頻度は，地域，病院にて差を認めるために，自施設での耐性状況を把握しておくことが重要である。

表1　カルバペネム系薬の適応疾患

	IPM/CS	PAPM/BP	MEPM	BIPM	DRPM	TBPM-PI
敗血症	○	○	○	○	○	
感染性心内膜炎	○	○			○	
深在性皮膚感染症		○	○			
リンパ管・リンパ節炎		○	○			
外傷・熱傷及び手術創等の二次感染	○	○	○			
肛門周囲膿瘍		○	○			
骨髄炎	○	○	○		○	
関節炎	○	○	○		○	
咽頭・喉頭炎		○			○	
扁桃炎		○	○		○	
急性気管支炎	○					
肺炎	○	○	○	○	○	○
肺膿瘍	○	○	○	○	○	
膿胸	○	○	○		○	
慢性呼吸器病変の二次感染	○	○	○	○	○	
膀胱炎	○	○	複雑性○	複雑性○	複雑性○	
腎盂腎炎	○	○	○		○	
前立腺炎（急性症，慢性症）	○	○			○	
精巣上体炎		○			○	
腹膜炎	○	○	○	○	○	
腹腔内膿瘍		○				
胆嚢炎	○	○	○		○	
胆管炎	○	○	○		○	
肝膿瘍	○	○	○		○	
バルトリン腺炎	○	○				
子宮内感染	○	○			○	
子宮付属器炎	○	○	○		○	
子宮旁結合織炎	○	○	○	○	○	
化膿性髄膜炎		○	○		○	
眼窩感染		○			○	
角膜炎（角膜潰瘍を含む）	○					
眼内炎（全眼球炎を含む）	○	○	○			
中耳炎		○	○		○	○
副鼻腔炎		○	○			○
化膿性唾液腺炎		○				
顎骨周辺の蜂巣炎		○	○		○	
顎炎		○	○		○	
発熱性好中球減少症			○			

（各薬剤添付文書より作表）

表2　カルバペネム系薬の適応菌種

	IPM/CS	PAPM/BP	MEPM	BIPM	DRPM	TBPM-PI
ブドウ球菌属	●	●	●	●	●	●
レンサ球菌属	●	●	●	●	●	●
肺炎球菌	●	●	●	●	●	●
腸球菌属	●	●	●	●	●	
ペプトストレプトコッカス属	●	●	○	●	●	
ジフテリア菌	○	○	○	○	○	
炭そ菌	○	○	○	○	○	
クロストリジウム属	○	○	○	○	○	
淋菌	○	○	○	○	○	
髄膜炎菌	○	○	●	○	○	
モラクセラ・カタラーリス	○	●	●	●	●	●
大腸菌	●	●	●	●	●	
赤痢菌	○	○	○	○	○	
サルモネラ属	○	○	○	○	○	
シトロバクター属	●	●	●	●	●	
クレブシエラ属	●	●	●	●	●	
エンテロバクター属	●	●	●	●	●	
セラチア属	●	●	●	●	●	
プロテウス属	●	●	●	●	●	
モルガネラ・モルガニー	●	●	○	○	●	
プロビデンシア属	●	●	●	○	●	
インフルエンザ菌	●	●	●	●	●	●
緑膿菌	●	●	●	●	●	
アシネトバクター属	●	○	○	○	○	
バクテロイデス属	●	●	●	●	●	
プレボテラ属（プレボテラ・ビビアを除く）	●	●	●	●	●	
シュードモナス属	●	●	●			
バークホルデリア・セパシア	●	●	●			
フソバクテリウム属	○	○	○	●	○	

●：適応菌種
○：適応外菌種（抗菌力が期待できるもの）

（文献1-6より改変・作表）

　カルバペネム系薬に対し耐性を獲得した肺炎桿菌や大腸菌，その他の腸内細菌科（CRE）の細菌によるアウトブレイクが報告されている。セラチア属，エンテロバクター属，シトロバクター属など　また，途上国等では，サルモネラ属や赤痢菌のカルバペネム耐性株も検出されている。

　カルバペネム系薬の耐性機序には，カルバペネマーゼによる加水分解，外膜透過性の低

第一章　系統別抗菌薬の特徴

表3　年代別 IPM および MEPM の非感性率

	MEPM		IPM				
	2013 年	2012 年	2013 年	2012 年	2011 年	2010 年	2009 年
E. coli	0. 10 %	0. 10 %	0. 10 %	0. 10 %	0. 10 %	0. 00 %	0. 00 %
K. pneumoniae	0. 30 %	0. 40 %	0. 20 %	0. 20 %	0. 30 %	0. 00 %	0. 00 %
E. cloacae	1. 00 %	1. 80 %	0. 60 %	0. 90 %			
E. aerogenes	0. 50 %	0. 30 %	0. 80 %	1. 10 %			
C. freundii	0. 40 %	0. 40 %	0. 30 %	0. 30 %			
C. koseri	0. 20 %	0. 30 %	0. 30 %	0. 30 %			
P. mirabilis	0. 20 %	0. 10 %	9. 20 %	8. 70 %			
P. vulgaris	0. 10 %	0. 10 %	5. 40 %	5. 10 %			
S. marcescens	0. 30 %	0. 30 %	0. 60 %	0. 70 %	1. 10 %	1. 00 %	2. 00 %
P. aeruginosa	16. 00 %	17. 60 %	21. 70 %	23. 60 %	24. 80 %	26. 00 %	26. 00 %
Acinetobacter spp	3. 70 %	4. 00 %	3. 60 %	3. 10 %	3. 00 %	3. 00 %	2. 00 %

（文献 7 より作表）

表4　医療機関における耐性菌検出の割合

	2013 年	2012 年	2011 年	2010 年	2009 年
集計対象医療機関数	745	660	594	495	499
多剤耐性アシネトバクター属（MDRA）	3. 80 %	4. 40 %	5. 20 %	4. 80 %	5. 20 %
多剤耐性緑膿菌（MDRP）	50. 20 %	53. 20 %	59. 60 %	58. 80 %	55. 90 %
カルバペネム耐性緑膿菌	93. 40 %	94. 80 %	94. 80 %	87. 90 %	86. 80 %
カルバペネム耐性セラチア	7. 90 %	8. 80 %	13. 60 %	14. 70 %	17. 20 %

（文献 7 より作表）

下，薬剤排出ポンプなどがある。カルバペネマーゼには，IMP 型，VIM 型，NDM 型などのメタロ-β-ラクタマーゼ（MBL）や米国や欧州で広がっている KPC 型，欧州で急激に広がっている OXA 型などの新型カルバペネマーゼが報告されている。

❻ 常用量と一日最大投与量

　表5に用法・用量を示したが，小児の投与量は成人の投与量を超えないものとする。重症感染症例においては，MEPM，DRPM は，1 日 3g までの高用量が認められている。さらに，化膿性髄膜炎では，MEPM は 1 日 6g まで使用が可能である。

❼ 体内動態の特徴

　表6に各カルバペネム系薬の用量別の体内動態パラメーターを示した。IPM/CS や

表5　カルバペネム系薬の用法・用量

薬剤	用法・用量	最大1日用量
IPM/CS	成人：1日0.5〜1.0gを2〜3回に分割 小児：1日30〜80mg/kgを3〜4回に分割	成人：1日2gまで 小児：1日100mg/kgまで
PAPM/BP	PAPMとして成人：1日1gを2回に分割 小児：1日30〜60mg/kgを3回に分割	成人：1日2gまで 小児：1日100mg/kgまで
MEPM	成人：1日0.5〜1gを2〜3回に分割 小児：1日30〜60mg/kgを3回に分割	成人：1日3g（化膿性髄膜炎1日6g）まで 小児：1日120mg/kgまで
BIPM	成人：1日0.6gを2回に分割	成人：1日1.2gまで
DRPM	成人：1回0.25gを1日2回又は3回 小児：1回20mg/kgを1日3回	成人：1日量として3gまで 小児：1回40mg/kgまで
TBPM-PI	小児：1回4mg/kgを1日2回	小児：1回6mg/kgまで

（文献1-6より作表）

表6　カルバペネム系薬の体内動態

	用量（mg）	例数	Cmax（μg/mL）	AUC（μg・h/mL）	$T_{1/2\beta}$（h）
IPM	250	11	18.46 ± 2.79	21.06	0.94
	500	4	40.10 ± 5.79	41.37	0.97
	1,000	4	51.30 ± 7.61	84.63	0.91
CS	250	11	18.88 ± 3.97	17.10	0.57
	500	4	49.69 ± 3.59	42.45	1.10
	1,000	4	52.93 ± 6.00	76.22	0.87
PAPM	250	5	14.26 ± 1.49	23.20 ± 3.03	1.14 ± 0.49
	500	5	27.51 ± 2.64	45.21 ± 6.97	1.19 ± 0.22
	1,000	5	49.27 ± 11.02	84.80 ± 17.49	1.23 ± 0.36
BP	250	5	7.25 ± 1.09	8.90 ± 1.79	0.65 ± 0.21
	500	5	15.59 ± 2.79	19.70 ± 4.80	0.67 ± 0.09
	1,000	5	23.68 ± 5.24	31.29 ± 7.04	0.76 ± 0.07
MEPM	250	6	15.78 ± 3.92	16.26 ± 4.50	0.98 ± 0.20
	500	6	26.90 ± 3.91	33.90 ± 3.42	1.03 ± 0.13
	1,000	6	53.14 ± 6.24	57.96 ± 6.54	1.02 ± 0.12
	2,000	6	131.3 ± 18.1	170.3 ± 29.1	0.92 ± 0.07
BIPM	150	5	8.80 ± 0.90	14.70 ± 0.80	0.97 ± 0.06
	300	5	17.30 ± 2.20	29.20 ± 4.80	1.03 ± 0.10
	600	5	32.40 ± 2.30	55.40 ± 6.00	1.04 ± 0.07
DRPM	250	6	18.1 ± 1.90	20.26 ± 3.48	0.90 ± 0.08
	500	6	33.1 ± 4.80	34.38 ± 2.23	0.86 ± 0.04
	1,000	6	63.0 ± 5.14	75.52 ± 5.89	0.98 ± 0.09
TBPM-PI	4mg/kg		3.46 ± 1.65	5.49 ± 0.91	1.04 ± 0.67
	6mg/kg		5.20 ± 2.84	8.04 ± 1.68	0.99 ± 0.50

（文献1-6より作表）

第一章　系統別抗菌薬の特徴

表7　腎機能別カルバペネム系薬の体内動態の変化

	Ccr（mL/min）	例数	Cmax（μg/mL）	AUC（μg·h/mL）	$T_{1/2\beta}$（h）
IPM	50 ≦ Ccr < 70	3	39.9 ± 7.4	53.95 ± 9.29	1.22 ± 0.07
	30 ≦ Ccr < 50	3	41.1 ± 12.1	69.49 ± 10.78	1.56 ± 0.34
	Ccr < 30	3	46.9 ± 9.4	136.43 ± 40.97	2.74 ± 0.45
CS	50 ≦ Ccr < 70	3	39.4 ± 4.8	43.41 ± 1.82	0.85 ± 0.14
	30 ≦ Ccr < 50	3	51.1 ± 19.9	81.43 ± 30.68	1.35 ± 0.07
	Ccr < 30	3	69.4 ± 13.8	305.11 ± 170.09	4.31 ± 1.27
PAPM	76.1 ± 5.3	5	30.76 ± 14.94	53.46 ± 18.78	1.42 ± 0.18
	42.9 ± 9.9	5	27.78 ± 8.08	61.47 ± 6.59	1.78 ± 0.49
	7.5 ± 2.6	6	25.97 ± 8.93	126.05 ± 33.81	3.94 ± 1.09
BP	76.1 ± 5.3	5	18.08 ± 13.85	20.4 ± 15.94	0.71 ± 0.15
	42.9 ± 9.9	5	20.46 ± 7.72	37.61 ± 26.67	1.31 ± 0.76
	7.5 ± 2.6	6	25.81 ± 4.11	194.67 ± 69.84	5.77 ± 1.99
MEPM	40 ≦ Ccr	5	34.4 ± 4.17	55.2 ± 13.43	1.7 ± 0.79
	20 ≦ Ccr < 40	4	41.5 ± 14.70	104.0 ± 26.36	2.53 ± 0.6
	Ccr < 20	3	38.1 ± 28.03	212.7 ± 80.52	6.55 ± 2.38
BIPM	50 ≦ Ccr	4	19.7 ± 4.2	41.5 ± 5.3	2.02 ± 0.7
	20 ≦ Ccr < 50	3	21.7 ± 7.8	66.2 ± 44.8	2.16 ± 0.4
	Ccr < 20	1	30.40	130.20	3.52
DRPM	50 ≦ Ccr < 70	4	21.9 ± 1.3	40.55 ± 5.89	1.98 ± 0.38
	30 ≦ Ccr < 50	6	21.2 ± 4.6	48.21 ± 13.41	2.16 ± 0.32
	Ccr < 30	2	17.90	64.31	3.56
TBPM-PI	80 ≦ Ccr	6	9.9 ± 2.8	12.3 ± 4.0	0.88 ± 0.26
	50 ≦ Ccr < 80	6	7.2 ± 2.9	16.5 ± 4.6	1.49 ± 0.33
	30 ≦ Ccr < 50	2	13.3	29.2	1.44
	Ccr > 30	3	13.9 ± 3.0	92.6 ± 9.7	4.11 ± 1.76

（文献1-6，8-9より作表）

PAPM/BP は合剤であるために，2つの薬剤の体内動態が異なる。いずれも用量依存性に Cmax，AUC の増加を認める。カルバペネム系薬は腎排泄型の薬剤であり，腎機能別の体内動態の変化を**表7**に示した。腎機能低下例では，半減期の延長を認めるために，投与量の減量が必要となる。IPM/CS や PAPM/BP の合剤では，腎機能低下により，一方の薬剤が上昇または低下してしまう可能性があり，調節が困難になる。その点，MEPM，BIPM，DRPM は単剤であり，腎機能低下例でも投与設計が容易となり，使用しやすい。腎機能障害時の IPM/CS，MEPM，DRPM の投与量の目安を，**表8**に示した。

表8　腎機能別投与量の目安

Ccr	正常腎機能	＞50	10〜50	<10
IPM/CS	0.5g・6時間ごと	250〜500 mg・6〜8時間ごと	250 mg・6〜12時間ごと	125〜250 mg・12時間ごと
MEPM	1g・8時間ごと	1g・8時間ごと	1g・12時間ごと	500 mg・24時間ごと
Ccr	正常腎機能	50〜70	30〜50	<30
DRPM	1g・8時間ごと	1g・12時間ごと	500 mg・8時間ごと	250 mg・8時間ごと

（文献10より）

❽ 臨床で使える領域

　カルバペネム系薬は，敗血症や化膿性髄膜炎などの重症感染症，呼吸器感染症，肝胆道感染症，腹腔内感染症，尿路感染症と幅広い感染症に高い有効率を示す。

　一方，カルバペネム系薬が無効な菌種としては，Methicillin-resistant *Staphylococcus aureus*（MRSA），*Stenotrophomonas maltophilia*，*Enterococcus faecium*，*Clostridium difficile*，*Legionella pneumophila*，抗酸菌，マイコプラズマ，クラミジア，リケッチア等がある。

❾ 腎機能低下患者，小児・高齢者・妊婦への投与の注意点

　体内動態の特徴で示したように腎機能低下患者では，投与量の減量が必要である。小児では，低出生体重児，新生児に対する安全性は確立していない。高齢者では生理機能が低下しているために副作用が現れやすいので，現れた場合には投与を中止するなど適切な処置を行うこと。なお，他の抗生物質（セフェム系薬，アミノグリコシド系薬等）を投与した高齢者において，ビタミンK欠乏による出血傾向の報告がある。妊婦または妊娠している可能性のある婦人には治療上の有益性が危険性を上回ると判断される場合にのみ投与すること。また，授乳を避けさせることが必要である。

❿ 副作用・相互作用

　重大な副作用として，次のような副作用が現れることがある。症状が現れた場合には，投与を中止するなど適切な処置を行う必要がある。

1）痙攣，意識障害，意識喪失，呼吸抑制，錯乱，不穏などの中枢神経症状が現れることがある。特に，腎機能障害や中枢神経障害のある患者に起こりやすいので，注意が必要である。

2）ショック，アナフィラキシー様症状の初期症状として，不快感，口内異常感，喘鳴，眩暈，便意，耳鳴，発汗又は呼吸困難，全身潮紅，浮腫などの症状が現れる場合がある。

第一章　系統別抗菌薬の特徴

3）皮膚粘膜眼症候群（Stevens-Johnson 症候群），中毒性表皮壊死症（Lyell 症候群）が現れることがある。

4）劇症肝炎，肝炎等などの重篤な肝機能障害，肝不全，黄疸が現れることがある。

5）喘息発作及び誘発等の気管支痙攣，また発熱，咳嗽，呼吸困難，胸部 X 線異常，好酸球増多等を伴う間質性肺炎，PIE 症候群等が現れることがある。

6）汎血球減少症，骨髄抑制，無顆粒球症，溶血性貧血などの重篤な血液障害が現れることがある。

7）急性腎不全，尿崩症などの重篤な腎機能障害が現れることがある。

8）血便を伴う重篤な偽膜性大腸炎が現れることがある。腹痛，頻回の下痢が現れた場合には直ちに投与を中止する。

9）血栓性静脈炎が現れることがある。

　　薬物相互作用がある薬剤とは，併用禁忌，併用注意に分けられる。

1）バルプロ酸ナトリウム：バルプロ酸の血中濃度が低下し，てんかん発作が再発することがあるために併用禁忌となっている。機序は解明されていないが，肝臓において，本系薬がバルプロ酸のグルクロン酸抱合代謝を亢進すると考えられている。

2）ガンシクロビル：IPM/CS との併用により痙攣が発現したとの海外の報告を考慮し，併用注意となっている。

3）ファロペネム（FRPM；ファロム®）：IPM/CS のシラスタチンが，代謝酵素（DHP-I）を阻害し，FRPM の血中濃度が上昇することが報告され，併用注意となっている。

文献 ･･

1）MSD 株式会社：チエナム®医薬品インタビューフォーム　2013 年 5 月改訂（改訂第 10 版）

2）第一三共株式会社：カルベニン®医薬品インタビューフォーム　2011 年 12 月改訂（第 6 版）

3）大日本住友製薬株式会社：メロペン®医薬品インタビューフォーム　2014 年 10 月改訂（第 12 版）

4）Meiji Seika ファルマ株式会社：オメガシン®医薬品インタビューフォーム　2013 年 2 月改訂（第 12 版）

5）塩野義製薬株式会社：フィニバックス®医薬品インタビューフォーム　2013 年 4 月改訂（改訂第 13 版）

6）Meiji Seika ファルマ株式会社：オラペネム®医薬品インタビューフォーム　2013 年 4 月改訂（第 8 版）

7）厚生労働省院内感染対策サーベイランス事業（JANIS）：検査部門　JANIS（一般向け）期報・年報. http://www.nih-janis.jp/report/kensa.html

8）青木信樹，薄田芳丸，甲田　豊ほか：Meropenem の腎障害患者における体内動態および呼吸器感染症に対する臨床成績. 日化療会誌 40（S-1）:366-382, 1992

9）青木信樹，薄田芳丸，甲田　豊ほか：Biapenem の腎障害患者における体内動態および臨床成績. 日化療会誌 42（S-4）:350-364, 1994

10）Gilbert DN, Chambers HF, Eliopoulos GM et al : Adjustment for renal failure. The Sanford Guide To Antimicrobial Therapy 2015, Antimicrobial Therapy, Sperryville, 2015, p205

第一章　系統別抗菌薬の特徴

4 β-ラクタマーゼ 阻害薬配合剤

高田　徹

❶ β-ラクタマーゼとは

　β-ラクタム環を基本骨格とするβ-ラクタム系薬には，ペニシリン系，セフェム系（セファロスポリン系，セファマイシン系，オキサセフェム系），カルバペネム系，モノバクタム系の各抗菌薬が含まれる。β-ラクタム系薬の標的タンパクは細胞壁を合成するのに必要なペニシリン結合蛋白（Penicillin Binding Proteins：PBPs）であり，抗菌活性にはβ-ラクタム環が有する N-CO のペプチド結合が重要な役割を果たす。β-ラクタム系薬が PBPs と一旦アシル結合を形成すると，PBPs は完全に失活し，細胞壁合成酵素として作用出来ず，細菌の細胞壁の脆弱なところから溶菌が起こり菌は死滅する。

　β-ラクタマーゼはβ-ラクタム環のペプチド結合のみを基質として加水分解するペプチダーゼ酵素である。β-ラクタマーゼも PBPs を起源とするとされ，PBPs と同様にβ-ラクタム系薬との間にアシル結合を形成することができる。β-ラクタム系薬が PBPs と結合する前にβ-ラクタマーゼとアシル結合を形成すると，脱アシル反応が起こり，β-ラクタム環の N-CO ペプチド結合を開裂させることによって加水分解産物を生成する。ペニシリンが実用化される以前の 1940 年に大腸菌から最初のβ-ラクタマーゼであるペニシリナーゼが同定[1]されて以来，現在に至るまで，1,500 種類以上のβ-ラクタマーゼが報告され[2,3]，グラム陰性菌を中心に主要な耐性機構となっている。

　β-ラクタマーゼの分類には主としてアミノ酸配列に基づく Ambler の分類（クラス A ～ D の 4 クラス）と，さらに基質特異性と阻害薬との反応性を加味し 1 ～ 3 までのグループに細分類した Bush-Jacoby の分類が用いられる（表1）。このうち Ambler 分類のクラス A, C, D はセリンβ-ラクタマーゼとよばれ，活性の中心にセリン残基を有し，これが抗菌薬と結合することでβ-ラクタム環が開裂される。クラス B はメタロβ-ラクタマーゼ（MBLs）とよばれ，酵素活性の中心に金属イオンである亜鉛イオンを有する。β-ラクタマーゼには基質特異性があり，クラス A はペニシリン系薬，クラス B はカルバペネム系薬を含むほぼ全てのβ-ラクタム系薬，クラス C はセファロスポリン系薬，クラス D はオキサシリンを含むペニシリン系薬を分解する。基質特異性拡張型β-ラクタマーゼ（ESBL）は活性中心を構成するアミノ酸が別のアミノ酸に置換され，認識される基質の種類が拡張し，第 2, 3 世代セファロスポリン系薬やモノバクタム系薬をも分解するようになったも

55

第一章　系統別抗菌薬の特徴

表1　β-ラクタマーゼの分類と特徴

Ambler 分類	Bush-Jacoby 分類	タイプ	活性中心	存在様式	好適基質	代表的な酵素
A	2a	ペニシリナーゼ	セリン	プラスミド, 染色体	ペニシリン	黄色ブドウ球菌産生ペニシリナーゼ
	2b			プラスミド, 染色体	ペニシリン, 狭域セファロスポリン	TEM-1, TEM-2, SHV-1
	2be	ESBL		染色体	狭域および広域β-ラクタム	SHV-2～SHV-6, CTX-M
	2f	カルバペネマーゼ		プラスミド, 染色体	カルバペネム	KPC-1, IMI-1, SME-1
B	3	メタロ-β-ラクタマーゼ	亜鉛	プラスミド, 染色体	カルバペネムを含むほぼ全てのβ-ラクタム	NDM-1, IMP-1, VIM-1
C	1	セファロスポリナーゼ	セリン	染色体	セファマイシンを含むセファロスポリン	AmpC, CMY-2, ACT-1
D	2d	オキサシリナーゼ	セリン	プラスミド	ペニシリン, オキサシリン, カルバペネム	OXA

ので，Ambler 分類のクラス A，Bush-Jacoby 分類の 2be に分類される。代表的な酵素として，CTX-M-型酵素が挙げられ，セフォタキシム（CTX；クラフォラン®，セフォタックス®）をセフタジジム（CAZ；モダシン®）と比較して効率よく分解し，その多くは，セフェピム（CFPM；マキシピーム®）も分解する。

❷ β-ラクタマーゼ

　β-ラクタマーゼ産生による薬剤耐性化への対策としては，β-ラクタマーゼに対して化学的に安定な構造を有する抗菌薬開発の他に，β-ラクタマーゼ活性そのものを阻害するβ-ラクタマーゼ阻害薬の配合が試みられてきた。阻害薬は親和性がβ-ラクタム系薬より高く，先にβ-ラクタマーゼと結合して不可逆性に不活化することによって，β-ラクタム系薬の抗菌活性を保護する。現在配合剤として市販されているβ-ラクタマーゼ阻害薬は，クラブラン酸（CVA），スルバクタム（SBT），タゾバクタム（TAZ）の 3 種類で，構造的にはペニシリンと類似する共通のβ-ラクタム骨格を有する。

❸ 開発の歴史

　最初のβ-ラクタマーゼ阻害薬である CVA は，放線菌の *Streptomyces clavuligerus* の培養液から 1970 年代前半に発見された [4]。次いで，SBT と TAZ [5] が 1978 年と 1980 年代前半に各々創製された。最初に開発されたβ-ラクタマーゼ阻害薬配合剤であるアモキシシリン / クラブラン酸（AMPC/CVA；オーグメンチン®，クラバモックス®）は 1980 年代前半に，経口薬として承認された [6]。さらにその後，SBT がセフォペラゾン／スルバクタム（CPZ/SBT；スルペラゾン®）やアンピシリン／スルバクタム（ABPC/SBT；ユナシン®-S）として 1980 年代半ばに，TAZ はタゾバクタム／ピペラシリン（TAZ/PIPC；ゾシン®）として 1990 年代に市販化された。

　配合剤の比率についても一部見直しが図られた。配合剤の主たる副作用として下痢があり，例えば，CVA のβ-ラクタマーゼ阻害作用は，CVA が 10mg/kg を超えた場合に下痢が急増する一方，抗菌作用は AMPC：CVA=15：1 まで有効性が保たれる。そのため，CVA の配合比を AMPC：CVA=14：1 まで下げて下痢の副作用を軽減し，抗菌力を強めた製剤（シロップ用クラブラン酸カリウム・アモキシシリン水和物；クラバモックス®）が開発され，薬剤耐性肺炎球菌などによる小児の中耳炎などに適応されている。同様に TAZ/PIPC はわが国では当初 TAZ と PIPC が 1：4 の比率で配合された製剤として市販されたが，2008 年に PIPC を増量した 1：8 配合製剤が承認された。

❹ 化学構造—基本骨格と各製剤の構造（図1）

　CVA の基本骨格はペニシリンの 4 位硫黄原子が酸素原子に置き換わったクラバムで，構造はオキサペナムに属する。AMPC/CVA は三水和またはナトリウム塩の形の AMPC と CVA とが組み合わされた薬剤が市販化されている。SBT はペニシラン酸で，経口的に吸収されないため，静注剤のみ利用可能である。ABPC/SBT の注射剤は，エステル結合させずに配合させている。経口剤であるスルタミシリン（SBTPC；ユナシン®）は ABPC と SBT をエステル結合させ，投与後体内で分解して，個々の活性を発揮するよう合成された相互プロドラッグである。TAZ はペナムスルフォン骨格の 3α位にトリアゾリルメチル基を有する。

❺ 実際に有効な疾患・菌種

　各β-ラクタマーゼ阻害薬は，標的となるβ-ラクタマーゼと特定の活性部位で反応を示す。阻害薬の種類により基質となるβ-ラクタマーゼと安定化した中間体を形成する能力に幅があるため，β-ラクタマーゼに対する阻害活性は薬剤間で異なる。CVA はペニシリナーゼに対し高い阻害活性を持つが，セファロスポリナーゼに対しては狭域のもの（TEM-1, SHV-1）を除き阻害活性が弱い。SBT は TAZ や CVA ほど，ペニシリナーゼへの阻害活性は高く無いが，CVA と比較して染色体性のβ-ラクタマーゼを誘導する作用が低く，

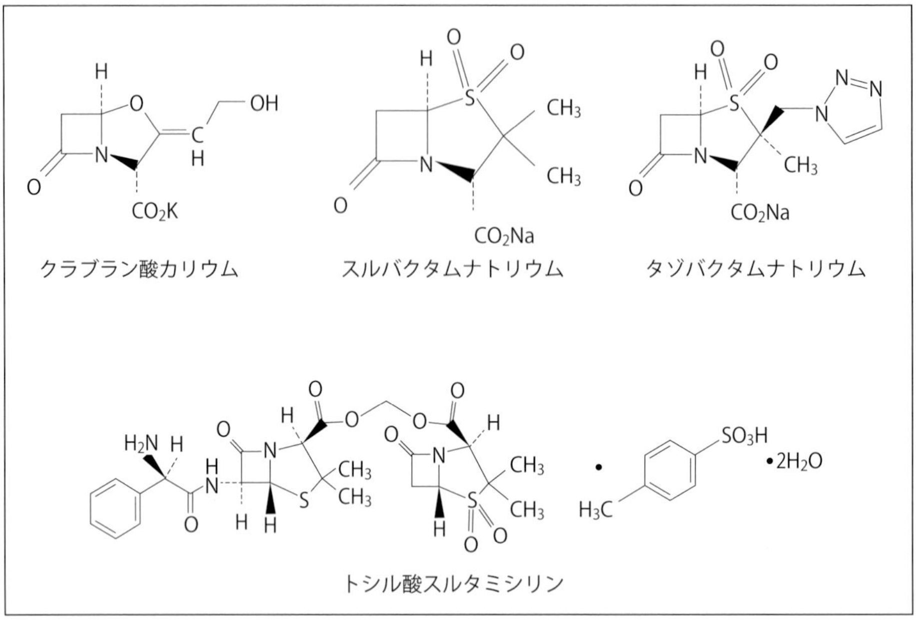

第一章　系統別抗菌薬の特徴

図1　β-ラクタマーゼ阻害薬の構造

CVA が阻害しないセファロスポリナーゼに対しても阻害活性を示す。TAZ はペニシリナーゼ，セファロスポリナーゼに加えて，ESBL に対しても阻害活性を示す。これらの阻害薬は，セリン β-ラクタマーゼとはアシル中間体を形成するが，メタロ β-ラクタマーゼとは形成できないため酵素活性を阻害できない。

　β-ラクタマーゼ阻害薬単独の抗菌作用として，（ⅰ）SBT のアシネトバクター属，バクテロイデス属，淋菌に対する活性，（ⅱ）CVA のインフルエンザ菌と淋菌に対する活性，（ⅲ）TAZ のボレリア菌の PBPs 阻害作用やアシネトバクター属への活性等がある。ただし，これらの抗菌活性は阻害薬単独では比較的弱いため，臨床効果を発揮するためには β-ラクタム系薬との配合が必要である。

　臨床的には β-ラクタマーゼを産生する嫌気性菌やモラクセラ・カタラーリス等との複数菌感染症が想定される場合にも，効力が期待できる。

ⅰ．AMPC/CVA

　グラム陽性菌を中心に，大腸菌やインフルエンザ菌などグラム陰性菌の一部に有効性を発揮する。一方，緑膿菌やセラチアには効果が無い。AMPC が無効なメチシリン感受性黄色ブドウ球菌，β-ラクタマーゼ産生インフルンザ菌，モラクセラ・カタラーリス，バクテロイデス属等の嫌気性菌，淋菌，大腸菌，ESBL 非産生クレブシエラ，プロテウス属などのペニシリナーゼ産生菌に対しては CVA の配合により効力を発揮する。しかし，β-ラクタマーゼを産生しない AMPC の感受性菌（例；レンサ球菌，肺炎球菌，腸球菌，大腸菌，リステリア）に対する抗菌活性は増強しない。ESBL に対する感受性を示し，臨床検査で ESBL 産生株の検出に利用されている。しかし，セファロスポリナーゼに対しては

一部を除き，阻害活性を示さない。

　経口剤のため，外来治療に適し，比較的軽症な副鼻腔炎，中耳炎等，発熱性好中球減少症の軽リスク例の治療（キノロン系薬と併用）に有用である。また，嫌気性菌との複数菌の感染による誤嚥性肺炎，肺膿瘍，歯周膿瘍，腹腔感染，婦人科領域の感染症，皮膚軟部組織感染に対し，ABPC/SBT による初期静注治療後のステップダウン治療薬としても使用できる。小児の耳鼻科領域感染症（急性中耳炎の一次治療；重症，二次治療；中等症以上，三次治療；軽症または中等症，急性副鼻腔炎の二次治療；重症，三次治療，急性喉頭炎の二次治療；重症）では，14：1製剤が用いられる。

ⅱ．ABPC/SBT

　ABPC はほとんどのレンサ球菌，肺炎球菌，腸球菌属，リステリアに活性を示す。SBTの配合によって，さらにペニシリナーゼ産生黄色ブドウ球菌，インフルエンザ菌，モラクセラ・カタラーリス，大腸菌，プロテウス属，クレブシエラ属，バクテロイデス属，淋菌にも効力が拡がる。主に呼吸器感染症（市中肺炎，耐性菌のリスクのない院内肺炎，誤嚥性肺炎，膿胸）や周術期感染予防に用いられ，嫌気性菌にも有効なため，特に複数菌の感染による誤嚥性肺炎，肺膿瘍，歯周膿瘍，糖尿病患者における蜂窩織炎などに効果を発揮する。カテーテルを留置していない複雑性膀胱炎にも適応を有している。しかし，腹膜炎，膀胱炎，腹腔内感染症，婦人科領域感染症，糖尿病性足壊疽病変については，大腸菌，クレブシエラ属などの分離株への耐性が増加傾向にあり，初期治療薬としての使用には注意が必要である。

ⅲ．CPZ/SBT

　CPZ は PIPC と構造が類似するウレイド型のセフェム系薬で，腸内細菌の他，緑膿菌に対する抗菌力を有する。しかし，緑膿菌への抗菌力は PIPC の方が優れており，また，試験管内の抗菌力は CPZ とさほど変わらない[7]。これらの理由等から，わが国の最新ガイドライン[8]でも推奨抗菌薬から外されているが，TAZ/PIPC に耐性を示す菌でも本剤に感受性を有する場合がある。胆汁中に高濃度に排泄され，CPZ の胆汁中への排泄濃度は血中濃度の8～12倍に達するため，胆道系感染症の治療への適応を有している。ただし，高ビリルビン血症の場合は胆汁移行が低下するとされる。

ⅳ．TAZ/PIPC

　PIPC は単剤で，緑膿菌，大腸菌，レンサ球菌，肺炎球菌，インフルエンザ菌，腸球菌属に抗菌活性を示す。AMPC，ABPC と比較して，β-ラクタマーゼへの親和性が低く，菌の PBPs への親和性が高い。臨床的には緑膿菌や耐性グラム陰性菌，嫌気性菌の関与しうる感染症（発熱性好中球減少症や敗血症の経験的治療，院内肺炎，医療・介護関連肺炎，誤嚥性肺炎，膿胸，免疫不全を伴う場合の重症肺炎，慢性呼吸器疾患の気道感染症，急性喉頭蓋炎，糖尿病性足壊疽や骨髄炎，壊死性筋膜炎，腹膜炎，胆嚢炎・胆管炎，難治性膀胱炎，複雑性腎盂腎炎等）の治療薬として効果が期待できる。わが国でも2015年に"発

熱性好中球減少症" が保険適用追加となった。

　TAZ はペニシリナーゼのうち臨床的に最も分離頻度が高い TEM-1 に対して CVA や SBT より強い阻害活性を示す。その他のタイプのペニシリナーゼに対して TAZ は CVA と同程度で，SBT よりも強い阻害活性を示す。また，CVA に無いセファロスポリナーゼに対する阻害活性も有する。TAZ の配合により上記 β-ラクタマーゼ産生腸内細菌，インフルエンザ菌，淋菌，モラクセラ属，嫌気性菌への抗菌スペクトラムが拡がり，大腸菌，肺炎桿菌を中心とする CTX-M-型等の ESBL 産生菌に対し，TAZ は CVA よりも強い効力を発揮する。一方，緑膿菌への抗菌活性は β-ラクタマーゼ非産生菌では PIPC 単独と差はないが，緑膿菌の場合，透過性や排出ポンプの作用により耐性を獲得することが多いので，感受性を示すことが多い。エンテロバクター属，シトロバクター属，プロテウス属における耐性菌出現頻度は，第 3 世代セファロスポリン系薬より低く，その様な作用は CVA には認められないことから，TAZ に特異的な耐性菌抑制機構が関与していると推測されている。また，TAZ/PIPC 4.5g/ 回を投与するとフリー体の血中濃度が $>100\mu g/mL$ を超え，多くの日和見感染を起こす病原細菌の MIC を超える時間が 50 ％以上になる[9]。以上の機序により緑膿菌を含むグラム陰性菌を中心とした敗血症等の重症感染症に対し，CPZ/SBT より広い抗菌スペクトルを有し，同等以上の強い抗菌力を示す。一方，グラム陽性菌に対しては ABPC/SBT の抗菌力が，TAZ/PIPC をやや上回る。ESBL 産生腸内細菌による血流感染症の治療を対象としたメタ解析ではカルバペネム系薬との間に死亡率の有意差はみられていない[10]が，AmpC β-ラクタマーゼ等の複数の ESBL を産生する場合には，無効となるリスクがあり，特に重症の ESBL 産生菌による感染症の治療への使用には注意が必要である。

❻ 耐性動向

　近年，既存の β-ラクタマーゼ阻害薬へ耐性を示す耐性菌の種類の増加が問題となっている。耐性機序には，阻害薬に感受性を示さない β-ラクタマーゼの産生による場合（例 *Enterobacter cloacae* による AmpC や緑膿菌による MBLs）や広範な触媒作用を示し配合阻害薬を迅速に加水分解する酵素の過剰産生による場合（例 KPC 型）などがある。また，阻害薬間でも CVA のみに耐性を示すものから，既存の阻害薬全てに耐性を示すものまで，様々である。耐性の機序は β-ラクタマーゼプロモーター領域の変異やプラスミドによる過剰産生，酵素の活性部位のアミノ酸変異による耐性獲得等，多岐にわたる[3,5]。同一の阻害薬でも抗菌薬感受性試験に用いられる β-ラクタマーゼ阻害薬の配合比や含有量は MIC の結果に影響を与えうるため，注意が必要である。感染巣の菌量のオーダーが比較的多い場合には，感染局所で産生される β-ラクタマーゼにより分解されてしまう可能性もある。さらに，同一菌の中に複数の β-ラクタマーゼを有している場合や，抗菌薬の使用により β-ラクタマーゼの誘導がかかる場合もある。以上の様な複雑な背景から感受性試験の MIC と臨床効果との間には乖離が見られる場合もありうることを留意すべきである。

表 2 β-ラクタマーゼ阻害薬配合剤の種類・用量・適応症

β-ラクタマーゼ阻害薬配合剤	商品名（先発品）	配合比	推奨用量	主な適応症	主な有効菌種	備考
アモキシシリン/クラブラン酸	オーグメンチン	2:1	成人：経口 1回375mg×3～4回/日	咽頭・喉頭炎、扁桃炎、中耳炎、皮膚感染症、慢性膿皮症、リンパ管・リンパ節炎、膀胱炎、腎盂腎炎	本剤に感性のブドウ球菌、β-ラクタマーゼ産生インフルエンザ菌、(ESBL非産生) 大腸菌、クレブシエラ属、バクテロイデス属、モ	小児用ドライシロップは粉薬として調製すると有効成分がすぐに分解し、薬の効果が減弱するため、懸濁して投与が必要。またクラブラン酸は腸からの吸収に食事の影響を受けやすいため、食直前（食事の10分前）に服用する。
	クラバモックス	14:1	小児用ドライシロップ：経口 1回48.2mg/kg×2回/日	皮膚、リンパ管炎、リンパ節炎、膀胱炎、腎盂腎炎	〈クラバモックス〉上記に加えペニシリン感性肺炎球菌、モラクセラ・カタラーリス	
アンピシリン/スルバクタム	ユナシンS	1:1	(点滴) 静注 成人：1回3g×2～4回/日 (肺炎、肺膿瘍、腹膜炎) 1回1.5g×2回/日 (膀胱炎) 小児：1日30～50mg/kg×3回/日	肺炎、肺膿瘍、膀胱炎、腹膜炎	本剤に感性のブドウ球菌、肺炎球菌、インフルエンザ菌、モラクセラ・カタラーリス、(ESBL非産生) 大腸菌、プロテウス属、バクテロイデス属	高用量（1日12g）での使用は、肺炎、肺膿瘍、腹膜炎のみ認められており、膀胱炎に使用する際には認められていない。また現時点では、適応菌種の追加も含め、後発医薬品では承認されていないので注意が必要である。
トシル酸スルタミシリン	ユナシン	—	経口 成人：1回375mg×2～3回/日 小児：1回5～10mg/kg×3回/日	皮膚感染症、慢性膿皮症、リンパ管・リンパ節炎、咽頭・喉頭炎、膀胱炎、腎盂腎炎	本剤に感性のブドウ球菌、肺炎球菌、モラクセラ・カタラーリス、β-ラクタマーゼ産生インフルエンザ菌、腸球菌属	
セフォペラゾン/スルバクタム	スルペラゾン	1:1	静注 成人：1回1g×2～4回/日 小児：1日20～40mg/kg×2～4回/日	胆嚢炎、胆管炎、肝膿瘍、腹膜炎、腹腔内膿瘍、敗血症、腎盂腎炎、複雑性膀胱炎	ブドウ球菌、大腸菌、クレブシエラ属、シトロバクター属、エンテロバクター属、セラチア属、プロテウス属、プロビデンシア属、インフルエンザ菌、バクテロイデス属、緑膿菌、アシネトバクター属	腎での排泄経路 SBT 約90% CPZ 約25%。日本の他、欧州の一部、インドのみ利用可能。新規ガイドラインの推奨[*]からは外されている
タゾバクタム/ピペラシリン	ゾシン	1:8	(点滴) 静注 成人：1回4.5g×4回/日 小児：1日112.5mg/kg×3回/日 成人：1回4.5g×2～3回/日 小児：1日225mg/kg、分2 [1回当たり4.5g] 成人：1回4.5g×4回/日 小児：1回90mg/kg×4回/日	敗血症、肺炎、腹膜炎、腹腔内膿瘍、胆嚢炎、胆管炎 腎盂腎炎、複雑性膀胱炎 発熱性好中球減少症	本剤に感性のブドウ球菌、レンサ球菌、肺炎球菌、腸球菌属、モラクセラ・カタラーリス、大腸菌、シトロバクター属、クレブシエラ属、エンテロバクター属、インフルエンザ菌、緑膿菌、アシネトバクター属、ペプトストレプトコッカス属、クロストリジウム属 (クロストリジウム・ディフィシルを除く)、バクテロイデス属、プレボテラ属	4.5g、1日4回投与の適用は肺炎・発熱性好中球減少症のみ

第一章　系統別抗菌薬の特徴

　現在利用可能な β-ラクタマーゼ阻害薬に耐性を示す代表的な β-ラクタマーゼ酵素産生菌を Ambler 分類のクラス別に列挙する。
- クラス A：TEM 型や SHV 型以外のカルバペネム耐性腸内細菌（KPC 型）
- クラス B：MBL 産生菌（IMP 型, VIM 型, NDM 型など）
- クラス C；AmpC 型産生菌（*E. cloacae* や *Citrobacter freundii* など）
- クラス D：OXA 型産生菌（カルバペネム耐性 *Acinetobacter* など）

❼ 常用量と一日最大投与量（表 2）

　ガイドライン[8]の推奨投与量を**表 2**に示す。感染症では初期治療から十分量投与することが原則であり，特定された用量を定められた適応症を除き，腎機能も勘案の上，添付文書に記載の最大用量の投与を考慮する。また，ペニシリン系薬の臨床効果は Time above MIC（％）に依存するため，1 日投与回数を増やすことで効果の増大が期待できる。

❽ 臨床で使える領域（適応症）（表 2）

　各薬剤の適応症を**表 2**にまとめた。

❾ 副作用・相互作用

　β-ラクタマーゼ阻害薬自体の副作用としては，多くは下痢などの消化管症状と肝機能異常が主なものである。また，カンジダ症については，見逃されやすいが頻度の高い合併症であり，注意が必要である[11]。他の，副作用・相互作用は，主に基材となる抗菌薬に準ずるものである。全体としては忍容性は良好であり，重篤な副作用は少ない。小児や高齢者への投与時，他の抗菌薬との併用時の安全性や有効性に関する情報が限られており，十分な注意が必要である。配合薬のうち CVA のみ肝臓から排泄されるが，他の配合薬は全て肝代謝性で，尿排泄であり，腎機能障害では用量調節を必要とする（ペニシリン系薬，セフェム系薬の項参照）。

文献

1）Abraham EP, Chain E：An enzyme from bacteria able to destroy penicillin. Nature 146：837, 1940
2）石井良和：β-ラクタマーゼの機能分類. 日本臨床微生物学会雑誌 24：171-179，2014
3）Toussaint KA, Gallagher JC：β-Lactam/ β-Lactamase Inhibitor Combinations：from then to now. Ann Pharmacother 49：86-98, 2015
4）Reading C, Cole M：Clavulanic acid：a beta-lactamase-inhiting beta-lactam from *Streptomyces clavuligerus*. Antimicrob Agents Chemother 11：852-857, 1977
5）兵頭昭夫，宇治達哉，東谷房広ほか：β-ラクタマーゼ阻害剤の今日的意義［さまざまな β-ラクタマーゼ阻害剤］Tazobactam（TAZ/PIPC）. 臨床と微生物 26：777-787, 1999
6）Draws SM, Bonomo RA：Three decades of beta-lactamase inhibitors. Clin Microbiol Rev 23：160-201, 2010

7）紺野昌俊：紺野昌俊の抗菌薬療法の考え方　第2巻追加改訂版　薬剤特性から考える抗菌薬療法. ミット, 大阪, 2006

8）JAID/JSC 感染症治療ガイド・ガイドライン作成委員会編：JAID/JSC 感染症治療ガイド 2014. ライフサイエンス出版, 東京, 2014

9）Lodise TP Jr, Lomaestro B, Rodvold KA et al：Pharmacodynamic profiling of piperacillin in the presence of tazobactam in patients through the use of population pharmacokinetic models and Monte Carlo simulation. Antimicrob Agents Chemother 48：4718-4724, 2004

10）Vardakas KZ, Transarli GS, Rafailidis PI et al：Carbapenems versus alternative antibiotics for the treatment of bacteraemia due to Enterobacteriaceae producing extended-spectrum β-lactamases：a systematic review and meta-analysis. J Antimicrob Chemother 67：2793-2803, 2012

11）Gillies M, Ranakusuma A, Hoffmann T et al：Common harms from amoxicillin：a systematic review and meta-analysis of randomized placebo-controlled trials for any indication. CMAJ 187：E21-31, 2015

第一章　系統別抗菌薬の特徴

5 ペネム系抗菌薬

徳江　豊

❶ 開発の歴史

現在市販されているペネム系抗菌薬はファロペネム（FRPM；ファロム®）の1剤のみ
で，非エステル型の経口抗菌薬である。

ペニシリン系抗菌薬，セフェム系抗菌薬などの抗生物質が，カビや細菌類などから発見
された天然物質をもとにして開発されてきたのに対し，FRPMは，サントリー生物医学研
究所において独自のコンピューター分子設計システム"SCADS（Suntory Computer Aided
Drugdesign System)"を用いることにより，ペニシリン系抗菌薬，セフェム系抗菌薬，カ
ルバペネム系抗菌薬の長所を併せ持つ，新しい種類の抗菌薬を目指して設計され，1985
年その合成に成功した。同年から非臨床試験が開始され，1989年からは山之内製薬株式
会社との共同による臨床試験がスタート，1993年に厚生省に製造承認申請を行い，1997
年4月に承認を取得し同年6月より販売開始された。

❷ 化学構造—基本骨格と製剤の構造

β-ラクタム環に5員環を持つペニシリン系抗菌薬の2位と3位の間に二重結合したピ
ロリン構造を有するのがペネムであり，FRPMは2位が光学活性なテトラヒドロフリル基
で置換されていることを特徴としている（**図1**）。

❸ 抗菌作用点

FRPMは外膜透過性に優れ，β-ラクタマーゼに対する高い安定性を有し，細菌の細胞
壁合成阻害により殺菌作用を示す。各種ペニシリン結合蛋白質（PBPs）との親和性は高
く，特に細菌の増殖に必須であるPBP2との親和性が高い。各種細菌の産生するβ-ラク
タマーゼに安定で，β-ラクタマーゼ産生菌にも優れた抗菌力を示す。

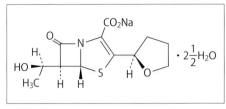

図1 ファロペネムの構造

❹ 実際に有効な疾患・菌種

　FRPM は試験管内で好気性グラム陽性菌，好気性グラム陰性菌及び嫌気性菌に対し広範な抗菌スペクトルを有する。特に，好気性グラム陽性菌のブドウ球菌属，レンサ球菌属，肺炎球菌，腸球菌属，好気性グラム陰性菌のシトロバクター属，エンテロバクター属，百日咳菌及び嫌気性のペプトストレプトコッカス属，バクテロイデス属，プレボテラ属等に対して強い抗菌力を示し，その作用は殺菌的である。

　FRPM の抗菌スペクトルは広域であり，ブドウ球菌属，レンサ球菌属，肺炎球菌，腸球菌属，モラクセラ（ブランハメラ）・カタラーリス，大腸菌，シトロバクター属，クレブシエラ属，エンテロバクター属，プロテウス・ミラビリス，インフルエンザ菌，ペプトストレプトコッカス属，バクテロイデス属，プレボテラ属，アクネ菌が適応菌種である。

　適応症として，表在性皮膚感染症，深在性皮膚感染症，リンパ管・リンパ節炎，慢性膿皮症，ざ瘡（化膿性炎症を伴うもの），外傷・熱傷及び手術創等の二次感染，乳腺炎，肛門周囲膿瘍，咽頭・喉頭炎，扁桃炎，急性気管支炎，肺炎，肺膿瘍，膀胱炎，腎盂腎炎，前立腺炎（急性症，慢性症），精巣上体炎（副睾丸炎），バルトリン腺炎，子宮内感染，子宮付属器炎，涙嚢炎，麦粒腫，瞼板腺炎，角膜炎（角膜潰瘍を含む），外耳炎，中耳炎，副鼻腔炎，歯周組織炎，歯冠周囲炎，顎炎と広範な疾患に適応を有している。

❺ 耐性動向

　FRPM の抗菌スペクトルについては上記の通りであるが，臨床上大きな問題となる耐性菌は少ない。

　小児急性中耳炎を対象とした臨床試験における薬剤感受性検査報告[1]によると（**表1**），臨床分離株に対する MIC90 は肺炎球菌で 0.5 μg/mL〔ペニシリン感受性肺炎球菌（PSSP）：≦ 0.06 μg/mL，ペニシリン低感受性肺炎球菌（PISP）：0.25 μg/mL，ペニシリン耐性肺炎球菌（PRSP）：0.5 μg/mL〕であった。承認時から，FRPM は PRSP を含む肺炎球菌に対して非常に優れた抗菌活性を示すことが確認されていたが本調査においても肺炎球菌に対する強い抗菌力が改めて確認された。また，インフルエンザ菌に対しては，セフジトレンピボキシル（CDTR-PI；メイアクトMS®）の MIC90 は 0.25 μg/mL であり最も高い抗菌活性を示した。FRPM の MIC90 は 4 μg/mL であり，β-ラクタマーゼ非産生アンピシリン

第一章　系統別抗菌薬の特徴

表1　臨床分離菌に対する抗菌活性

Causative organism	Strains	Antibiotics	MIC (µg/mL) range	MIC_{50}	MIC_{90}
S. pneumoniae	95	FRPM	≤0.06-0.5	≤0.06	0.5
		AMPC	≤0.06-2	≤0.06	1
		CDTR	≤0.06-8	0.25	1
		CFPN	≤0.06-8	0.5	1
		CFDN	≤0.06-32	1	8
		PCG	≤0.06-4	0.12	2
PSSP	46	FRPM	≤0.06	≤0.06	≤0.06
		AMPC	≤0.06	≤0.06	1
		CDTR	≤0.06-0.25	0.12	0.25
		CFPN	≤0.06-0.5	0.25	0.5
		CFDN	≤0.06-1	0.5	0.5
		PCG	≤0.06	≤0.06	≤0.06
PISP	31	FRPM	≤0.06-0.25	0.12	0.25
		AMPC	≤0.06-1	0.25	1
		CDTR	0.12-8	0.5	1
		CFPN	0.12-4	0.5	4
		CFDN	0.25-32	2	8
		PCG	0.12-1	0.5	1
PRSP	18	FRPM	0.12-0.5	0.5	0.5
		AMPC	0.5-2	1	2
		CDTR	0.5-8	0.5	1
		CFPN	0.5-8	0.5	1
		CFDN	2-32	4	8
		PCG	2-4	2	4
H. influenzae	79	FRPM	0.12-4	1	4
		AMPC	0.25->64	2	16
		CDTR	≤0.06-0.5	0.12	0.25
		CFPN	≤0.06-8	1	4
		CFDN	0.25-32	4	8
		ABPC	0.12->128	2	16
		CVA / AMPC	0.25-16	1	8
BLNAS	37	FRPM	0.12-2	0.25	1
		AMPC	0.25-1	0.5	1
		CDTR	≤0.06-0.25	≤0.06	0.12
		CFPN	≤0.06-2	≤0.06	1
		CFDN	0.25-4	0.5	4
		ABPC	0.12-1	0.5	1
		CVA / AMPC	0.25-1	0.5	1
BLNAR	35	FRPM	0.5-4	4	4
		AMPC	2-16	8	16
		CDTR	0.12-0.5	0.25	0.5
		CFPN	0.25-8	2	4
		CFDN	2-32	8	8
		ABPC	2-16	4	8
		CVA / AMPC	2-16	8	16
BLPAR	7	FRPM	0.25-4	2	4
		AMPC	16->64	>64	>64
		CDTR	≤0.06-0.5	0.25	0.5
		CFPN	≤0.06-4	2	4
		CFDN	0.25-8	8	8
		ABPC	16->128	128	>128
		CVA / AMPC	0.5-16	8	16
M. catarrhalis	45	FRPM	≤0.06-1	0.5	0.5
		AMPC	0.5-16	4	16
		CDTR	≤0.06-1	0.5	1
		CFPN	≤0.06-1	0.5	1
		CFDN	0.12-0.5	0.25	0.5
S. pyogenes	3	FRPM	≤0.06	≤0.06	≤0.06
		AMPC	≤0.06	≤0.06	≤0.06
		CDTR	≤0.06	≤0.06	≤0.06
		CFPN	≤0.06	≤0.06	≤0.06
		CFDN	≤0.06	≤0.06	≤0.06

〔藤澤利行，鈴木賢二，伊藤靖浩ほか：小児急性中耳炎に対する faropenem 小児用製剤（ファロム®ドライシロップ小児用 10 %）の有効性・安全性・服用性の検討. 日本化学療法学会雑誌 59：474-484, 2011 より〕

感受性（BLNAS），β-ラクタマーゼ非産生アンピシリン耐性（BLNAR）およびβ-ラクタマーゼ産生アンピシリン耐性（BLPAR）ともにセフカペン（CFPN）と同値であり，CDTR-PI を除く第三世代セフェム系抗菌薬やペニシリン系抗菌薬と同程度の抗菌活性を示した。インフルエンザ菌に対しても MIC で判断すると高い抗菌力が示唆される。

　以上のように，多剤の耐性度が進む肺炎球菌に対して FRPM の抗菌力が強く経年的な感受性の低下は認められていない。インフルエンザ菌に対しても耐性動向はあっても少ないことが推測される。

❻ 常用量と一日最大投与量

　FRPM の内服錠剤として 150mg と 200mg が製造されている。通常，成人使用量は肺炎，肺膿瘍，膀胱炎（単純性を除く），腎盂腎炎，前立腺炎（急性症，慢性症），精巣上体炎（副睾丸炎），中耳炎，副鼻腔炎の場合は，1回 200mg ～ 300mg（力価）を1日3回経口投与する。

　その他の疾患の場合．1回 150mg ～ 200mg（力価）を1日3回経口服用する。なお，年齢及び症状に応じて適宜増減する。

❼ 体内動態の特徴

ⅰ．血中濃度

　健常成人に 150，300，600mg を空腹時単回経口投与後約1～1.4時間にそれぞれ 2.4 μg/mL，6.2 μg/mL，7.4 μg/mL の最高血中濃度に到達し，その半減期は投与量に依存せず一定で約1時間であった。なお，腎機能障害患者では血中濃度の上昇及び半減期の延長が認められている。

　健常成人に 300mg を食後単回経口投与した時，最高血中濃度到達時間が空腹時投与より約1時間遅延したが，最高血中濃度，半減期および血中濃度─時間曲線下面積（AUC）にほとんど差は認められなかった（**表2**）。

ⅱ．組織移行性

　患者喀痰，抜歯創浸出液，皮膚組織，扁桃組織，上顎洞粘膜組織，女性器組織，眼瞼皮下組織及び前立腺組織等への移行が認められた。なお，乳汁中へわずかに移行することが知られている。

ⅲ．代謝と排泄

　吸収された FRPM は代謝を受けずに尿中に排泄される他に，腎に存在する dehydropeptidase-I（DHP-I）により代謝された後に尿中に排泄される。ヒトの血漿及び尿中には抗菌活性を有する代謝物は認められていない。

第一章　系統別抗菌薬の特徴

表2　健常成人における経口投与後の血中濃度

	n	Cmax (μg/mL)	Tmax (h)	$T_{1/2}$ (h)	AUC (μg・h/mL)
150mg/ヒト （空腹時）	6	2.36 ± 1.01	0.96 ± 0.46	0.76 ± 0.14	3.95 ± 2.06
300mg/ヒト （空腹時）	6	6.24 ± 2.86	1.04 ± 0.40	0.85 ± 0.23	11.73 ± 8.31
600mg/ヒト （空腹時）	6	7.37 ± 1.97	1.42 ± 0.49	1.08 ± 0.19	19.59 ± 6.37
300mg/ヒト （食後）	6	4.25 ± 1.58	2.08 ± 0.49	1.01 ± 0.22	9.75 ± 4.63

健常成人における空腹時単回経口投与時の薬物動態パラメータ（平均± SD）

（添付文書より）

　主として腎より排泄され，健常成人（空腹時）における150，300，600mg経口投与時の尿中排泄率（0～24時間）は3.1～6.8％で，最高尿中濃度は0～2時間でそれぞれ21.7μg/mL，57.6μg/mL，151.5μg/mLであり，12時間以降はほとんど検出されなかった。

❽ 臨床で使える領域

　各種細菌感染症に対する承認時までの臨床試験は，3種類の二重盲検比較試験（細菌性肺炎[2]，皮膚感染症[3]，複雑性尿路感染症[4]）を含む総数2,019例を対象に検討され，**表3**に示す成績を得ている。内科領域の呼吸器感染症をはじめ，尿路感染から小児領域感染症まで幅広い感染症領域に適応がある，有効性の高い経口抗菌薬であり優れた臨床効果が確認されている。有用性が高いと思われる投与対象としては，軽症から中等症までの感染症の中で小児，高齢者，基礎疾患を有する，反復感染をきたす患者が挙げられる。

❾ 小児・高齢者・妊婦への投与の注意点

　一般に高齢者では生理機能が低下しており，副作用が発現しやすいため，高齢者への本剤の投与にあたっては下記の事項に特に留意し，1回150mgから投与を開始するなど，患者の状態を観察しながら慎重に投与する。

　高齢者を対象とした体内薬物動態試験で，健常成人と比較して加齢に伴う腎機能低下によると思われる血中濃度半減期の延長市販後臨床試験において，高齢患者（66～90歳）に1回150mg（力価）1日3回，4～8日連続経口投与した時の最終投与後（食後）の薬物動態パラメータを健常成人と比較すると，最高血中濃度は低下し，最高血中濃度到達時間及び半減期は延長が認められており，その結果高い血中濃度が持続するおそれがある。

　高齢者では，下痢，軟便の発現が全身状態の悪化につながるおそれがあるので，観察を十分に行い，このような症状があらわれた場合には本剤の投与を中止し，適切な処置を行

表3　臨床試験成績

感染症名		有効率（%）	
皮膚感染症	表在性皮膚感染症	52/60	(86.7)
	深在性皮膚感染症	112/120	(93.3)
	リンパ管・リンパ節炎	12/12	(100)
	慢性膿皮症	108/131	(82.4)
	ざ瘡（化膿性炎症を伴うもの）	21/22	(95.5)
皮膚感染症 計		285/324	(88.0)
外科感染症	肛門周囲膿瘍	21/21	(100)
	外傷・熱傷及び手術創等の二次感染	36/41	(87.8)
	乳腺炎	8/10	(80.0)
外科感染症 計		65/72	(90.3)
呼吸器感染症	肺炎，肺膿瘍	184/213	(86.4)
	咽頭・喉頭炎，扁桃炎，急性気管支炎	148/172	(86.0)
呼吸器感染症 計		332/385	(86.2)
尿路感染症	腎盂腎炎	56/90	(62.2)
	膀胱炎	318/401	(79.3)
	前立腺炎（急性症，慢性症）	18/22	(81.8)
	精巣上体炎（副睾丸炎）	18/19	(94.7)
尿路感染症 計		410/532	(77.1)
婦人科感染症	子宮付属器炎	22/26	(84.6)
	子宮内感染	45/48	(93.8)
	バルトリン腺炎	28/33	(84.8)
婦人科感染症 計		95/107	(88.8)
眼科感染症	麦粒腫	19/20	(95.0)
	涙嚢炎	19/23	(82.6)
	角膜炎（角膜潰瘍を含む）	28/34	(82.4)
	瞼板腺炎	18/18	(100)
眼科感染症 計		84/95	(88.4)
耳鼻咽喉科感染症	外耳炎	20/24	(83.3)
	中耳炎	65/100	(65.0)
	副鼻腔炎	32/46	(69.6)
耳鼻咽喉科感染症 計		117/170	(68.8)
歯科・口腔外科感染症	歯周組織炎	32/37	(86.5)
	歯冠周囲炎	24/27	(88.9)
	顎炎	43/50	(86.0)
歯科・口腔外科感染症 計		99/114	(86.8)

（添付文書より）

う。高齢者ではビタミンK欠乏による出血傾向があらわれることがある。

　妊婦，産婦，授乳婦等への投与については，妊娠中の投与に関する安全性は確立していないため，妊婦又は妊娠している可能性のある婦人には，治療上の有益性が危険性を上回ると判断される場合にのみ投与する。本剤はヒト母乳中への移行が認められているため，本剤投与中の授乳は避けさせることとされている。

❿ 副作用・相互作用

　承認時までの臨床試験において，総症例2,207例中報告された副作用は127例（5.8%）で，主な副作用は下痢55件（2.5%），腹痛19件（0.9%），軟便15件（0.7%），発疹

13件（0.6 %），嘔気12件（0.5 %）等であった。

また，臨床検査値の変動としては，ALT（GPT）上昇56件（3.4 %），AST（GOT）上昇36件（2.2 %），好酸球増多27件（1.8 %）等が認められた。

市販後の使用成績調査等において，総症例17,383例中報告された副作用は528例（3.0 %）で，主な副作用は下痢・軟便365件（2.1 %），腹痛26件（0.2 %），発疹25件（0.1 %）等であった。

重大な副作用としては，アナフィラキシー・ショック（じんま疹，全身発赤，顔や喉の腫れ，呼吸困難，冷汗，顔面蒼白，手足のしびれ，血圧低下），急性腎不全（倦怠感，嘔気，浮腫，尿混濁，血尿，乏尿・無尿），無顆粒球症（発熱，咽頭痛，口内炎），出血傾向，偽膜性腸炎等の血便を伴う大腸炎，皮膚粘膜眼症候群（Stevens–Johnson症候群），中毒性表皮壊死症（Lyell症候群），間質性肺炎，横紋筋融解症が報告されている。

相互作用として，以下の薬剤との併用注意がある。

イミペネム／シラスタチン（IPM/CS；チエナム®）；動物実験（ラット）で，本剤の血中濃度が上昇することが報告されている。シラスタチンにより代謝酵素が阻害されることによる。

フロセミド；動物実験（イヌ）で，本剤の腎毒性が増強されることが報告されている。機序は不明である。

文献

1）藤澤利行，鈴木賢二，伊藤靖浩ほか：小児急性中耳炎に対するfaropenem小児用製剤（ファロム®ドライシロップ小児用10 %）の有効性・安全性・服用性の検討．日化療会誌59：474–484, 2011

2）斎藤　厚，普久原　浩，稲留　潤ほか：細菌性肺炎に対するSY5555とcefotiam hexetilの薬効比較試験成績．Chemotherapy 42：616–638, 1994

3）荒田次郎，神崎寛子，阿部能子ほか：浅在性化膿性疾患に対するSY5555とcefaclorの二重盲検比較試験．Chemotherapy 42：740–760, 1994

4）荒川創一，守殿貞夫，熊本悦明ほか：複雑性尿路感染症に対するSY5555とcefotiam hexetilの二重盲検比較試験．西日本泌尿器科56：300–319, 1994

第一章　系統別抗菌薬の特徴

6 モノバクタム系抗菌薬

新里　敬

❶ 開発の歴史

　1978 年に土壌細菌からアズトレオナムが発見され，1981 年にその構造が決定された[1]。

　1987 年にアズトレオナム（aztreonam：AZT；アザクタム®）注射薬が，1988 年にカルモナム（carumonam：CRMN；アマスリン®）注射薬が市販された。CRMN 注射薬は 2010 年 11 月に発売中止となり，現在日本で使用できるのは AZT 注射薬のみである。

　海外には tigemonam という経口モノバクタム系（スルファクタム系）抗菌薬もある[2]。多剤耐性のグラム陰性菌や緑膿菌などに有効な，tigemonam に類似した新しいモノバクタム系抗菌薬も開発されつつある[3]。

❷ 化学構造─基本骨格と製剤の構造

　β-ラクタム系抗菌薬の基本構造である β-ラクタム環を核とする単環 β-ラクタム系抗菌薬である。通常 β-ラクタム系抗菌薬が二環系であるのに対し，母核構造が細菌由来の単環系であることからモノバクタム（monocyclic bacterially-produced beta-lactam antibiotics：monobactam）という名称がついた[4]。

　モノバクタム系抗菌薬は単環の N1 位にスルホン酸基が置換されていて，AZT には 4 位にメチル基が，3 位にアミノチアゾールカルボキシプロピルオキシミノ基が付いている（図1）。スルホン酸基の導入により β-ラクタム環の活性化が，メチル基により β-ラクタマーゼの安定性が，アミノチアゾールカルボキシプロピルオキシミノ基により緑膿菌を含むグラム陰性菌に対する抗菌活性が，図られている。

❸ 抗菌作用点

　他の β-ラクタム系抗菌薬と同様に，細菌の細胞壁ペプチドグリカンの合成を阻害して，殺菌的に作用する。

　グラム陰性桿菌の外膜に対する透過性に優れており，腸内細菌科細菌や緑膿菌などのグラム陰性桿菌のペニシリン結合蛋白（penicillin-binding protein：PBP）3 に結合するこ

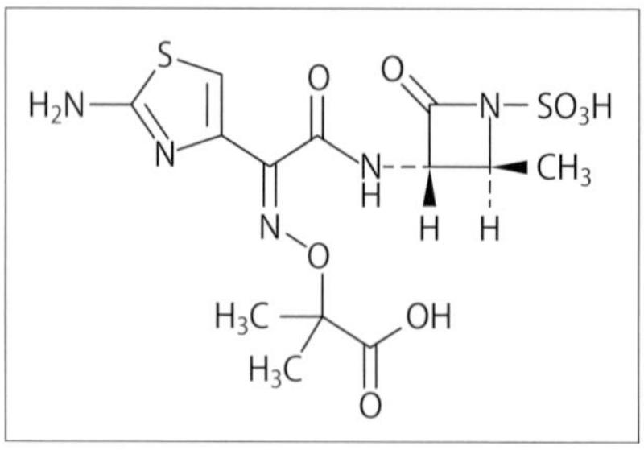

第一章　系統別抗菌薬の特徴

図1　アズトレオナムの構造式

とにより細胞壁の合成を阻害する。作用点がヒトの細胞にない細菌の細胞壁であることから選択毒性が高い。

　AZT の最小殺菌濃度（minimum bactericidal concentration：MBC）は最小発育阻止濃度（minimum inhibitory concentration：MIC）の2〜4倍であるが，緑膿菌に対する MBC は菌株によってさまざまである[5]。

　一方で，グラム陽性菌や嫌気性菌の PBP には結合しないため，これらの細菌に対する抗菌活性はない。

❹ 実際に有効な疾患・菌種

　嫌気性菌を除くグラム陰性菌に対して優れた抗菌活性を有する。腸内細菌に対する抗菌活性はセフォタキシム（cefotaxime：CTX；クラフォラン®，セフォタックス®）やセフタジジム（ceftazidime：CAZ；モダシン®）とほぼ同等であり，緑膿菌に対しても CAZ とほぼ同等である[5]。

　淋菌，髄膜炎菌，インフルエンザ菌，大腸菌，クレブシエラ属，セラチア属，エンテロバクター属，シトロバクター属，プロテウス属，緑膿菌に対して抗菌活性を示すが，エンテロバクター属やシトロバクター属には耐性化傾向にある。アシネトバクター属などのブドウ糖非発酵菌には抗菌活性が低い。

　AZT の適応疾患は，グラム陰性菌による敗血症，呼吸器感染症（肺炎，慢性呼吸器疾患の二次感染，肺膿瘍），尿路感染症（腎盂腎炎，膀胱炎，前立腺炎，尿道炎），腹腔内感染症（胆嚢炎，胆管炎，腹膜炎，腹腔内膿瘍），婦人科系感染症（子宮頸管炎，子宮付属器炎，骨盤腹膜炎，ダグラス窩膿瘍，バルトリン腺炎，子宮内感染），中枢神経系感染症（髄膜炎），眼科感染症（角膜炎，角膜潰瘍），および耳鼻咽喉科感染症（中耳炎，副鼻腔炎）である。

❺ 耐性動向

　他の β-ラクタム系抗菌薬に対する耐性化機序と同様に，細菌の基質特異性拡張型 β-ラクタマーゼ（extended-spectrum β-lactamases：ESBLs）や AmpC 型 β-ラクタマーゼに

よる不活化，PBP の変異による薬剤との結合能低下，および外膜透過性の変化や薬剤排出機構の出現などにより，モノバクタム系抗菌薬に耐性を示すようになる。AZT の使用により β-ラクタマーゼ産生が誘導されることはほとんどない。

近年 ESBLs 産生菌によるセファロスポリン系抗菌薬やモノバクタム系抗菌薬に対する腸内細菌や緑膿菌の耐性化の拡大がみられることから，米国の Clinical and Laboratory Standards Institute（CLSI）は 2013 年にこれらの薬剤のブレイクポイントの見直しを行った。腸内細菌に対する AZT の感受性ブレイクポイント（1g 8 時間毎投与）は 4 μg/mL 以下に，緑膿菌に対する感受性ブレイクポイント（1g 6 時間毎または 2g 8 時間毎投与）は 8 μg/mL に，それぞれ引き下げられた[6]。

❻ 常用量と一日最大投与量

成人では，AZT 1 回 1 ～ 2g を 8 時間毎に 30 分以上かけて投与する。尿路感染症では 1 回 0.5 ～ 1g を 8 時間毎に，中等症の感染症では 1 回 1 ～ 2g を 8 時間毎に，重症感染症や緑膿菌感染症では 1 回 2g を 6 ～ 8 時間毎で使用する（腎機能正常時）。添付文書では 1 回 1 ～ 2g を 2 回に分けて使用（難治性または重症感染症には 1 日量 4g まで増量）することになっているが，薬理動態を考慮すると 8 時間毎の投与とすべきである。

AZT の半減期は 1.3 ～ 2.2 時間である[5]。腎機能障害を伴う患者では半減期が延長するため，クレアチニン・クリアランス（Ccr）が 10 ～ 50mL/ 分の場合は投与量を通常の 50 ～ 75 ％へ，10mL/ 分未満の場合には投与量を通常の 25 ％に減量するが，初回投与量は通常どおりでよい[5]。透析患者では 4 時間の透析で約半量が除去されることから[5]，透析後には 0.5g を追加投与するほうがよい。

原発性胆汁性肝硬変の患者では量の調整は不要だが，アルコール性肝硬変の患者では高用量を避ける方がよい[5]。

小児では，1 日 40 ～ 80mg/kg を 3 回に分けて分割投与する。年齢や症状に応じて適宜増減してよいが，難治性または重症感染症では 1 日量 150mg/kg まで増量可能である。

新生児や低出生体重児には，1 回 20mg/kg を生後 3 日までは 1 日 2 回，4 日以降は 2 ～ 3 回に分けて静脈内注射または点滴静注する。

❼ 体内動態の特徴（表 1）[7]

i．血中濃度

日本人の健康成人に AZT を点滴静注した時の血中濃度の推移を図 2 に示した。AZT を 0.5g，1g および 2g（力価）単回静注した時の 5 分後の平均血中濃度はそれぞれ 70.7 μg/mL，130.6 μg/mL，および 256.0 μg/mL で，投与量にほぼ比例して上昇し，血中半減期は 1.63 ～ 1.85 時間であった。1g を 1 時間点滴静注終了時の平均血中濃度は 93.4 μg/mL で，その後は単回静注時と同等の推移を示した[4]。

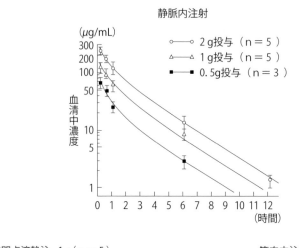
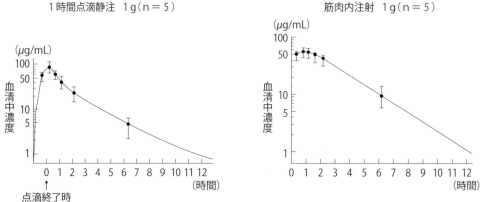

図2　アズトレオナムの健康成人における血中濃度

(文献8より一部改変)

　AZTの血中濃度と腸内細菌に対するMICの関係をみると，AZTの血中濃度はグラム陰性菌のMIC$_{90}$を大きく超えている（**図3**）[5]。一方で，緑膿菌に対しては1回2g投与が必要であることがわかる。

　健康成人にAZT 1g 1日2回9連続投与した際の血中濃度や尿中排泄の結果より，蓄積性は確認されなかった[8]。

ii．組織移行性

　AZTは喀痰，腹腔内滲出液，胆嚢内，髄液中（炎症時），子宮組織内，前立腺組織内，上顎洞粘液内，眼房水に比較的良好に移行する。

　AZTのヒト血清蛋白結合率は10μg/mLの濃度で52.6%，100μg/mLの濃度で55.7%であり，セファゾリン（CEZ；セファメジン®）よりも低値だった[4]。

iii．代謝と排泄

　AZTは腎排泄型の薬剤であり，投与後速やかに尿中に排泄される。0.5〜2g静注時に

表1 健常成人におけるアズトレオナムの薬理動態

パラメータ	平均値
最高血中濃度（静注）	
0.5g	38.7μg/mL
1g	99.5μg/mL
2g	242μg/mL
最高血中濃度（筋注）	
0.5g	18.2μg/mL
1g	36.1μg/mL
最高血中濃度に達するまでの時間（筋注）	
0.5g	1時間
1g	1時間
半減期（静注）	1.7時間
分布量（静注，安定期）	0.21L/kg
クリアランス（静注）	
血漿	89mL/分
腎	66mL/分
蛋白結合率（静注）	56%
24時間尿中回収率（静注）	60〜74%

（文献7より一部改変）

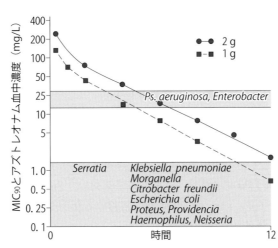

図3　アズトレオナム 1g および 2g 静注後の血中濃度とグラム陰性菌との関係

（文献5より一部改変）

は8時間後に約70％が尿中に排泄される。AZT 1gを静注後2時間での尿中濃度は3,000μg/mLに達する[5]。

尿中および胆汁中には代謝物がわずかに認められるが，いずれも抗菌活性は示さない[4,5]。

❸ 臨床で使える領域

　日本で使用できるモノバクタム系抗菌薬はAZT注射薬のみであることから，中等症以上のグラム陰性菌による感染症に使用することとなる。実臨床では，下記の時に使用することが多い。

ⅰ．緑膿菌を含めたグラム陰性菌感染症での初期治療薬として

　緑膿菌を含めたグラム陰性菌に対する抗菌活性を有することから，緑膿菌まで含めた抗菌スペクトラムのカバーが必要なグラム陰性菌感染症に対する初期治療薬として使用する。緑膿菌を標的とする場合には，1回2g 8時間毎（腎機能正常時）で使用する。
　AZTとアミノグリコシド系抗菌薬との併用は，緑膿菌に対する相乗作用が認められる[5]。
　グラム陽性菌までのカバーが必要な場合には通常クリンダマイシン（CLDM；ダラシン®）と併用し，CLDMに耐性のグラム陽性菌の場合にはバンコマイシン（VCM；塩酸バンコマイシン®）と併用する。
　原因菌が判明次第，狭域スペクトラムの抗菌薬に変更する（de-escalation）。緑膿菌までの抗菌スペクトラムを有することから，緑膿菌感染症が否定的であればその使用を控える。

ⅱ．β-ラクタム系抗菌薬に対するアレルギーを有する患者に対して

　ペニシリン系抗菌薬やセファロスポリン系抗菌薬に対する交叉反応が少ないため[9]，これらの薬剤にアレルギーを持つ患者に使用できる。

ⅲ．アミノグリコシド系抗菌薬の代替薬として

　抗菌活性はアミノグリコシド系抗菌薬とほぼ同様であるが腎毒性報告はほとんどない。そのため，アミノグリコシド系抗菌薬が使用しにくい腎機能障害のある人や超高齢者において，その代用薬として使用できる。AZT 2g 8時間毎の投与は，術後または周術期の腹腔内感染症におけるトブラマイシン（TOB；トブラシン®）3mg/kg/日投与とほぼ同等の効果が得られ，帝王切開に伴う子宮内感染症におけるゲンタマイシン（GM；ゲンタシン®）4.5mg/kg/日とほぼ同等の効果が得られる[5]。

ⅳ．多剤耐性緑膿菌感染症に対する併用療法の一つとして

　近年，イミペネム，アミカシン（AMK；アミカシン硫酸塩），シプロフロキサシン（CPFX；シプロキサン®）に耐性を示す多剤耐性緑膿菌による感染症が増加しつつある。それに対しては，コリスチン（CL；オルドレブ®）やチゲサイクリン（TGC；タイガシル®）などによる治療がなされる。
　AZTは単剤では多剤耐性緑膿菌には耐性であるが，ピペラシリン（PIPC；ペントシリン®），CAZ，AMKなどとの併用では in vitro で多剤耐性緑膿菌の増殖を抑制するとの報告がある。また，AZTとCPFXとの併用で，多剤耐性緑膿菌による肺炎や尿路感染症に有効

であったとの報告もある。

v. 慢性緑膿菌持続感染症に対する吸入療法

最近，緑膿菌持続感染のある嚢胞性肺線維症（cystic fibrosis）の患者に AZT L-リジン水性溶液を吸入させることにより，呼吸器症状や肺機能の改善が得られるとの臨床研究報告が相次いでおり[10]，今後の進展が注目される。

❾ 小児・高齢者・妊婦への投与の注意点

小児に対する AZT の投与量については，前出の通りである。

高齢者，特に 85 歳以上の超高齢者では腎機能低下を伴っていることが多いため，腎機能に応じた投与量調整が必要である。腎機能障害者やアルコール性肝硬変患者の投与に関しては前出の通りである。

モノバクタム系抗菌薬は胎盤を通過し胎児へも移行することが知られている。妊婦における AZT 投与に関する安全性は確立していないため，治療上の有益性が危険性を上回ると判断された場合にのみ投与する。

乳汁への移行も認められるため，授乳中の投与は避けるようにする。

❿ 副作用・相互作用

他の β-ラクタム系抗菌薬と大きく異なる副作用はない。注射部位における局所反応（1.7 %），皮膚の発赤や掻痒症（1.8%），悪心嘔吐（0.6%），および下痢（0.8%）がみられることがある。アレルギー性の副作用や腎毒性は極めて少なく，安全性は高い。他の β-ラクタム系抗菌薬との交叉反応も少ないので[9]，ペニシリンアレルギーの患者にも安全に使用できる。

他の薬剤との相互作用はほとんどない。他の抗菌薬との併用も問題ないが，混合して使用するのは避けることが望ましい。

文献

1) Sykes RB, Bonner DP：Discovery and development of the monobactams. Rev Infect Dis 7 Suppl 4：S579-S593, 1985

2) Chin NX, Neu HC：Tigemonam, an oral monobactam. Antimicrob Agents Chemother 32；84-91, 1988

3) Page MG, Dantier C, Desarbre E：In vitro properties of BAL30072, a novel siderophore sulfactam with activity against multiresistant gram-negative bacilli. Antimicrob Agents Chemother 54：2291-2302, 2010

4) 原　耕平, 小林宏行：最新の抗菌薬 XXIX Aztreonam. Jpn J Antibiotics 41；347-360, 1988

5) Brogden RN, Heel RC：Aztreonam. A review of its antibacterial activity, pharmacokinetic properties and therapeutic use. Drugs 31：96-130, 1986

6) Dudley MN, Ambrose PG, Bhavnani SM et al；Antimicrobial Susceptibility Testing Subcommittee of the Clinical and Laboratory Standards Institute：Background and rationale for revised clinical and laboratory standards institute interpretive criteria（Breakpoints）for Enterobacteriaceae and Pseudomonas aeruginosa：

第一章　系統別抗菌薬の特徴

I. Cephalosporins and Aztreonam. Clin Infect Dis 56：1301-1309, 2013
7 ）Cunha BA：Aztreonam. Urology 41：249-258, 1993
8 ）Nakashima M, Uematsu T, Takiguchi Y et al：Pharmacokinetics and safety of aztreonam in healthy Japanese volunteers. Rinsho yakuri/Jpn J Clin Pharmacol Ther 16：409-416, 1985
9 ）Frumin J, Gallagher JC：Allergic cross-sensitivity between penicillin, carbapenem, and monobactam antibiotics：what are the chances? Ann Pharmacother 43：304-315, 2009
10）Hutchinson D, Barclay M, Prescott WA et al：Inhaled aztreonam lysine：an evidence-based review. Expert Opin Pharmacother 14：2115-2124, 2013

第一章　系統別抗菌薬の特徴

7 アミノグリコシド系抗菌薬

中村匡宏

❶ 開発の歴史

アミノグリコシドの歴史は古く，1940 年代から実用化されている。最初のアミノグリコシドは 1944 年に放線菌の一種である *Streptomyces griseus*（ストレプトマイセス・グリセウス）からストレプトマイシン（SM；硫酸ストレプトマイシン）が作られた。その後，1949 年に別の放線菌からフラジオマイシン（FRM；ソフラチュール®）が作られ，1957 年にはカナマイシン（KM；カナマイシン）が開発された。1961 年に淋菌に有効なスペクチノマイシン（SPCM：トロビシン®）が開発された。さらに緑膿菌などのグラム陰性桿菌に有効なアミノグリコシドが開発され，1964 年にゲンタマイシン（GM；ゲンタシン®），1967 年にトブラマイシン（TOB：トブラシン®），1971 年にジベカシン（DKB；パニマイシン®），1972 年にアミカシン（AMK：アミカシン硫酸塩），1978 年にイセパマイシン（ISP：イセパシン®，エクサシン®）が開発された。そして，1990 年にアルベカシン（ABK：ハベカシン®）が抗 MRSA 薬として承認された。

❷ 化学構造─基本骨格と各製剤の構造

アミノグリコシドはアミノ基に置換された炭素六員環を持つ水溶性物資である。中性の環境では正に荷電している。主なアミノグリコシドの化学構造を図に示す。（**図 1**）

❸ 臨床的分類

決まった分類法がないが，臨床的にはグラム陰性桿菌，メチシリン耐性黄色ブドウ球菌（MRSA），抗酸菌，淋菌，原虫に使用するアミノグリコシドに分けられる。（**表 1**）

❹ 抗菌作用点

アミノグリコシドは，細菌の細胞質内に侵入し，16S リボソーム RNA の 30S サブユニットに不可逆的に結合してタンパク質合成を阻害する。

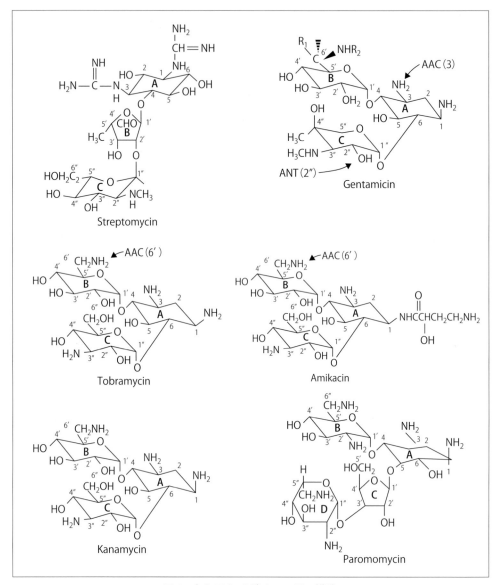

図1　主なアミノグリコシドの構造

❺ 実際に有効な疾患・菌種

i．グラム陰性桿菌

　大腸菌，クレブシエラ属，エンテロバクター属などの腸内細菌から緑膿菌やアシネトバクター属などのブドウ糖非発酵菌までグラム陰性桿菌には幅広い抗菌スペクトラムがある。ペスト菌や野兎病の原因菌である *Francisella tularensis*（フランシセラ・ツラレンシス）のような特殊なグラム陰性桿菌にも抗菌力を示す。しかし，*Burkholderia cepacia*

表1 アミノグリコシドの臨床的分類

微生物	抗菌薬
グラム陰性桿菌	GM, TOB, AMK, DKB, ISP, KM, FRM, RSM
MRSA	ABK
抗酸菌	SM, KM, AMK
淋菌	SPCM
原虫	PRM

（バークホルデリア・セパシア），*Stenotrophomonas maltophilia*（ステノトロフォモナス・マルトフィリア）には耐性を示す株が多い。

ii．黄色ブドウ球菌

黄色ブドウ球菌には通常は抗菌活性があり，ABK は MRSA に対しても抗菌活性がある。しかし，一般的に黄色ブドウ球菌感染症は膿瘍を形成しやすく，長期投与が必要なことが多い。アミノグリコシドは膿瘍に対する効果が期待できない上に安全性の点から長期投与には不向きである。したがって，アミノグリコシドは黄色ブドウ球菌感染症の第1選択薬にはならない。

iii．レンサ球菌

溶連菌や腸球菌に対しては単剤では無効だが，ペニシリン，グリコペプチドと併用すると相乗効果がある。ただし腸球菌に対しては高濃度での感受性試験が必要である。

iv．嫌気性菌

嫌気性菌に対しては無効である。

v．抗酸菌

SM は抗結核作用がある。現在は耐性菌が存在することと他の抗結核薬に比べて安全性が劣ることから第2選択薬になっている。AMK は *Mycobacterium fortuitum*（マイコバクテリウム・フォルツイタム），*Mycobacterium abscessus*（マイコバクテリウム・アブセッサス），*Mycobacterium chelonae*（マイコバクテリウム・ケローネ）などの一部の非結核性抗酸菌症に有効である。

vi．淋菌

SPCM は淋菌に有効なアミノグリコシドだが，現在は耐性があるので第1選択薬ではない。重篤なβラクタム薬アレルギーがあってセフトリアキソン（CTRX：ロセフィン®）が使用できない時に代替薬として考慮する。

第一章　系統別抗菌薬の特徴

vii. 原虫

パロモマイシン（PRM：アメパロモ®）は赤痢アメーバの囊子（シスト）に有効である。赤痢アメーバは栄養体と囊子（シスト）の2つの形態がある。メトロニダゾール（MNZ：フラジール®，アネメトロ®）は栄養体には有効だが，囊子（シスト）には効かないので，MNZで治療をした後にPRMで囊子（シスト）を治療する。

❻ 耐性動向

アミノグリコシドの耐性にはアミノグリコシドを不活化する酵素の産生，リボソームの結合部位の変異，膜の透過性の変化という3つのメカニズムがある。最も多いのは不活化酵素の産生による耐性である。

アミノグリコシド耐性は他の抗菌薬に比べて比較的少ない。しかし，ESBL産生菌，メタロβラクタマーゼ産生菌などのグラム陰性桿菌はβラクタム薬だけではなく，アミノグリコシドにも耐性を獲得していることが多い。

❼ 常用量と一日最大投与量

投与量は体重と腎機能を元に決定する。腎機能障害があっても初回投与量は減量する必要はない。2回目以降は腎機能障害がある場合は減量する。短期投与以外では血中濃度を測定して投与量を調節する。標準的な投与量と血中濃度を表に示す。（**表 2**）

また投与方法として標準的な分割法と1日1回法がある。1日1回法の効果は分割法と同等以上で副作用は同等以下である[1]。ただし，腸球菌による心内膜炎では1日1回法の効果が劣るので分割法で投与する。また好中球減少症（好中球減少時はPostantibiotic effectが短くなるとの報告がある），腸球菌以外の心内膜炎，心内膜炎以外の腸球菌による重症感染症（骨髄炎，菌血症など），体液の分布やクリアランスが不明な患者（大量腹水，熱傷，重症敗血症など），妊婦では1日1回法の臨床データが不十分である。

❽ 体内動態の特徴

i. 血中濃度

血中濃度のピークは静注終了後30～60分後で，筋注では30～90分後である。腸管からはほとんど吸収されない。半減期は正常な腎機能の成人では1.5～3.5時間である。腎機能が低下した患者では延長する。

ii. 組織移行性

尿中への移行は非常に優れており，尿中濃度は血中の25～100倍に達する。しかし，

表2　主なアミノグリコシドの投与量と血中濃度

		投与量		血中濃度
GM	分割法	1.7mg/kg	8 時間毎	ピーク 4 〜 10 μg/mL，トラフ　1 〜 2 μg/mL
	1 日 1 回法	5 mg/kg	24 時間毎	ピーク 16 〜 24 μg/mL，トラフ　< 1 μg/mL
TOB	分割法	1.7mg/kg	8 時間毎	ピーク 4 〜 10 μg/mL，トラフ　1 〜 2 μg/mL
	1 日 1 回法	5 mg/kg	24 時間毎	ピーク 16 〜 24 μg/mL，トラフ　< 1 μg/mL
AMK	分割法	7.5mg/kg	12 時間毎	ピーク 15 〜 30 μg/mL，トラフ　5 〜 10 μg/mL
	1 日 1 回法	15mg/kg	24 時間毎	ピーク 56 〜 64 μg/mL，トラフ　< 1 μg/mL

中枢神経系へはほとんど移行しない。

ⅲ．代謝と排泄

約 99 ％は未変化体のまま尿中に排泄される。

❾ 臨床で使える領域

　グラム陰性桿菌に対しては耐性が少なく殺菌的に作用するが，安全性が低い。また尿路感染症以外の臨床データが少ないので，他に有効な抗菌薬（セフェムやキノロンなど）があれば，あえて選択する必要はない。

　単剤で第 1 選択薬として使用するケースは非常に少ない。例外的にペストと野兎病に対しては GM または SM が第 1 選択薬である。基本的には併用療法で使用する。

ⅰ．グラム陽性球菌に対する併用療法

　レンサ球菌には単独では無効だがペニシリン，グリコペプチドとの併用による相乗効果が証明されている。特に腸球菌による心内膜炎では併用した方が良い（高濃度での感受性試験が必要）。口腔内レンサ球菌による心内膜炎ではベンジルペニシリン（PCG；ペニシリン G®）に対する感受性が良好な場合（MIC ≦ 0.12 μg/mL）は，PCG 単剤でも治療可能だが，GM との併用により効果が増強し，治療期間を短縮できる。低感受性菌や耐性菌（MIC > 0.12 μg/mL）では必ず併用する。ブドウ球菌に対してはレンサ球菌ほど，相乗効果が証明されていない。自然弁の黄色ブドウ球菌による心内膜炎に対しては短期間（3 〜 5 日間）の併用が推奨されている。比較試験では血液培養陰性化までの時間は短縮されたが，最終的な治療成績は変わらず，併用群の方が腎機能障害が多くみられた[2]。

ⅱ．グラム陰性桿菌に対する併用療法

　従来は β ラクタム薬とアミノグリコシドの併用のメリットとして以下の 3 つがあると考えられていた。

　1．相乗効果により単剤よりも強力な効果が得られる。

第一章　系統別抗菌薬の特徴

　　2．耐性菌抑制効果がある。
　　3．感受性が判明するまでは2剤の方が確実にカバーできる。
しかし，2つのメタアナリシスにより臨床的な相乗効果や耐性菌抑制効果は否定的であり，むしろ腎機能障害を増加させるという結果が出た[3,4]。しかし，スペクトラムを広げて，培養結果が判明するまで確実に菌をカバーするというメリットはある。重症例ではスペクトラムを外さないということが重要なので併用した方がいいし，薬剤耐性のグラム陰性桿菌が多い施設においては重症でなくても併用しておいた方が安全である。また，別のメタアナリシスでは全体の死亡率に差はなかったが，サブグループ解析で緑膿菌菌血症に対しては死亡率が減少したという報告もあるので，緑膿菌菌血症に対しては併用療法を考慮してもいいかもしれない[5]。

❿ 小児・高齢者・妊婦への投与の注意点

　アミノグリコシドは小児に対しては成人と同様に使用できる。ただし低出生体重児や新生児では腎臓の発達が未熟であるため半減期が延長し，高い血中濃度が長時間持続するおそれがある。

　妊婦に対する米国食品医薬品局（FDA）の妊娠時危険区分ではカテゴリーDであり，極力避けた方が良い。動物実験（モルモット）で新生仔に外有毛細胞の消失がみられたとの報告があるため新生児に第8脳神経障害があらわれるおそれがある。

　高齢者では腎機能が低下していることが多いため，高い血中濃度が持続するおそれがあり，第8脳神経障害，腎機能障害等の副作用があらわれやすい。血清クレアチニン値が正常範囲内であったとしても腎機能が低下していることがあるので，クレアチニンクリアランスや糸球体濾過量（GFR）で評価する。

⓫ 副作用・相互作用

ⅰ．副作用

　主な副作用は腎機能障害と第8脳神経障害（難聴，平衡感覚障害）である。副作用は長期投与で起きやすい。特に7日以上使用する時には要注意である。3日以内では少ない。腎機能障害は可逆的であるが，第8脳神経障害は不可逆的である。稀だが致命的な副作用として神経筋ブロックがある。弛緩性麻痺を起こし，呼吸筋麻痺による呼吸不全を合併することがある。

ⅱ．相互作用

　腎機能障害の原因になりやすい薬剤〔NSAID，バンコマイシン（VCM；塩酸バンコマイシン®），アムホテリシンB（AMPH-B；ファンギゾン®），シスプラチン，造影剤など〕との併用で腎機能障害がさらに悪化することがある。ループ利尿薬との併用で聴力障害が

増悪することがある。また神経筋遮断薬，非脱分極性筋弛緩剤との併用で呼吸筋麻痺が起こることがある。

文献···

1 ）Hatala R, Dinh T, Cook DJ：Once-daily aminoglycoside dosing in immunocompetent adults：a meta-analysis. Ann Intern Med 124：717-725, 1996

2 ）Korzeniowski O, Sande MA：Combination antimicrobial therapy for Staphylococcus aureus endocarditis in patients addicted to parenteral drugs and in nonaddicts：A prospective study. Ann Intern Med 97：496-503, 1982

3 ）Paul M, Benuri-Silbiger I, Soares-Weiser K et al：Beta lactam monotherapy versus beta lactam-aminoglycoside combination therapy for sepsis in immunocompetent patients：systematic review and meta-analysis of randomised trials. BMJ 328：668-681, 2004

4 ）Bliziotis IA, Samonis G, Vardakas KZ et al：Effect of Aminoglycoside and β-Lactam Combination Therapy versus β-Lactam Monotherapy on the Emergence of Antimicrobial Resistance：A Meta-analysis of Randomized, Controlled Trials. Clin Infect Dis 41：149-158, 2005

5 ）Safdar N, Handelsman J, Maki DG：Does combination antimicrobial therapy reduce mortality in Gram-negative bacteraemia? A meta-analysis. Lancet Infect Dis 4：519-527, 2004

第一章　系統別抗菌薬の特徴

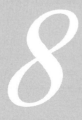

マクロライド系抗菌薬

健山正男

❶ 開発の歴史

　マクロライドは，ラクトン環が多数連なった大環状を有する天然の有機化合物の総称である。抗菌作用のある最初のマクロライドは，1949年にフィリピンの土壌に生息していた放線菌 *Saccaropolyspora erythraea* の代謝産物からエリスロマイシン（EM；エリスロシン®）が単離され，米国で1952年に抗菌薬として発表された。エリスロマイシンの名はこの菌の種名に由来する。マクロライドに分類される生理活性物質には，抗菌薬以外にも抗真菌薬や免疫抑制薬が存在する。

　1960年代に入るとEMに対して抗菌活性や生物学的利用率（消化管吸収性）が改善された16員環系のマクロライド系薬が相次いで開発された。さらに1990年代に入ると，EMの弱点であった胃酸に対する安定性や組織移行性の低さ，スペクトラムの狭さや抗菌活性の低さを改善したニューマクロライドと称される14員環系のクラリスロマイシン（CAM；クラリス®，クラリシッド®）や15員環系のアジスロマイシン（AZM；ジスロマック®）が開発された。

❷ 化学構造―基本骨格と各製剤の構造と特徴（図1）

　マクロライド系薬は，メチル側鎖を有する巨大ラクトン環が糖とグルコシド結合した化学構造を基本としている。現在，上市されているマクロライド系薬は，ラクトン環内の炭素原子数により，14員環系，15員環系，16員環系に分類される。

　EMは胃酸で化学修飾を受けやすく，抗菌活性の低下と蠕動運動亢進が認められる。CAMはラクトン環6位の水酸基をメトキシ基に置換することにより胃酸に対する安定性と組織移行性が向上している。AZMはラクトン環9位と10位の間に窒素原子を導入したことにより，CAMと同様に胃酸に対する安定性と組織移行性が向上し，それに加えて血中半減期の著しい延長，インフルエンザ菌に対する抗菌力の増加が認められ，またマクロライド系薬の欠点であった薬物相互作用がほとんど生じなくなった。

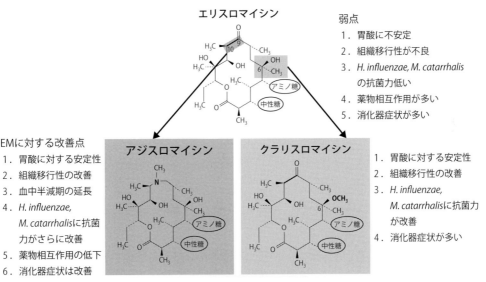

図1　化学構造と基本骨格

❸ 抗菌作用点

マクロライド系薬の抗菌作用は，細菌の原形質タンパク合成阻害による[1]。すなわち細菌の原形質タンパク合成終期において，マクロライドがリボソームに可逆性に結合し，その50Sサブユニット上でペプチド鎖が伸長（elongation）する際のペプチド転移酵素（peptidyl transferase）反応を阻害することにより，細菌の増殖を静菌的に抑制する。高用量または一部の菌種に対しては殺菌的にも作用する。

❹ 実際に有効な疾患・菌種（表1）

マクロライド系薬の抗菌スペクトラムは幅広く，適応菌種と疾患も数多く承認されている。

呼吸器感染症としてはグラム陽性菌では肺炎球菌，β溶血性レンサ球菌，黄色ブドウ球菌（メチシリン感受性株；MSSA）であり，グラム陰性菌ではインフルエンザ菌，モラキセラ・カタラーリス，百日咳菌，一部の嫌気性菌である。また非定型病原微生物ではマイコプラズマ・ニューモニエ，クラミドフィラ・ニューモニエ，レジオネラなどが挙げられる。消化器感染症として，カンピロバクター，ヘリコバクターの除菌治療に用いられている。その他，CAMおよびAZMは近年増加している非結核性抗酸菌症には中心となる薬剤である。

しかしながら，抗菌薬によりスペクトラムに差が認められ，またマクロライド系薬は，本邦では多くの菌種に耐性化傾向が著しい[2-8]ため，処方の際には後述する感受性情報に留意する必要がある。

表1 マクロライド系薬の適応症と投与量

エリスロマイシン		アジスロマイシン		クラリスロマイシン
エリスロシン錠 100mg・200mg	エリスロシン点滴静注用 500mg	ジスロマック 250mg 錠剤	ジスロマック点滴静注用 500mg	クラリス／クラリシッド錠 200mg
<適応菌種> エリスロマイシンに感性のブドウ球菌属、レンサ球菌属、肺炎球菌、淋菌、髄膜炎菌、ジフテリア菌、軟性下疳菌、百日咳菌、破傷風菌、梅毒トレポネーマ、トラコーマクラミジア（クラミジア・トラコマティス）、マイコプラズマ属 <適応症> 表在性皮膚感染症、深在性皮膚感染症、リンパ管・リンパ節炎、骨髄炎、乳腺炎、肺炎、肺膿瘍、腎盂腎炎、尿道炎、淋菌感染症、軟性下疳、梅毒、子宮内感染、肺炎、中耳炎、歯冠周囲感染、猩紅熱、ジフテリア、百日咳、破傷風 <用法及び用量> 通常、成人にはエリスロマイシンとして1日800～1,200mg（力価）を4～6回に分割経口投与する。	<適応菌種> エリスロマイシンに感性のブドウ球菌属、レンサ球菌属、肺炎球菌、ジフテリア菌 <適応症> 外傷・熱傷及び手術創傷等の二次感染、肺炎、ジフテリア <用法及び用量> 通常、成人にはエリスロマイシンとして1日600～1,500mg（力価）を2～3回に分けて1日2時間以上かけて点滴静注する。	<適応菌種> アジスロマイシンに感性のブドウ球菌属、レンサ球菌属、肺炎球菌、淋菌、モラクセラ（ブランハメラ）・カタラーリス、インフルエンザ菌、レジオネラ・ニューモフィラ、ペプトストレプトコッカス属、プレボテラ属、クラミジア属、マイコプラズマ属 <適応症> 深在性皮膚感染症、扁桃周囲膿瘍を含む、リンパ管・リンパ節炎、咽頭・喉頭炎、扁桃炎（扁桃周囲炎、扁桃周囲膿瘍を含む）、急性気管支炎、肺炎、肺膿瘍、尿道炎、副鼻腔炎、歯周組織炎、歯冠周囲炎、顎炎、＊淋菌を淋菌感染症の適応症に限る。 <用法及び用量> 成人にはアジスロマイシンとして、500mg（力価）を1日1回、3日間合計1.5g（力価）を経口投与する。 <適応症> 尿道炎、子宮頸管炎 <用法及び用量> 成人にはアジスロマイシンとして、1,000mg（力価）を1回経口投与する。 <適応症> 骨盤内炎症性疾患 <用法及び用量> 成人にはアジスロマイシン注射剤による治療を行った後、アジスロマイシンとして250mg（力価）を1日1回経口投与する。	<適応菌種> アジスロマイシンに感性のブドウ球菌属、レンサ球菌属、肺炎球菌、モラクセラ（ブランハメラ）・カタラーリス、インフルエンザ菌、レジオネラ・ニューモフィラ、ペプトストレプトコッカス属、クラミジア属、マイコプラズマ属 <適応症> 肺炎、骨盤内炎症性疾患 <用法及び用量> 成人にはアジスロマイシンとして500mg（力価）を1日1回、2時間かけて点滴静注する。	<適応菌種> 本剤に感性のブドウ球菌属、レンサ球菌属、肺炎球菌、モラクセラ（ブランハメラ）・カタラーリス、インフルエンザ菌、レジオネラ属、カンピロバクター属、ペプトストレプトコッカス属、クラミジア属、マイコプラズマ属 <適応症> 表在性皮膚感染症、深在性皮膚感染症、リンパ管・リンパ節炎、慢性膿皮症、外傷・熱傷及び手術創傷等の二次感染、咽頭・喉頭炎、扁桃炎、急性気管支炎、慢性呼吸器病変の二次感染、肺炎、肺膿瘍、尿道炎、感染性腸炎、副鼻腔炎、中耳炎、歯周組織炎、歯冠周囲炎、顎炎 <用法及び用量> 通常、成人にはクラリスロマイシンとして1日400mg（力価）を2回に分けて経口投与する。 <適応菌種> 本剤に感性のマイコバクテリウム属 <適応症> マイコバクテリウム・アビウムコンプレックス（MAC）症を含む非結核性抗酸菌症 <用法及び用量> 通常、成人にはクラリスロマイシンとして1日800mg（力価）を2回に分けて経口投与する。 <適応菌種> 本剤に感性のヘリコバクター・ピロリ <適応症> 胃潰瘍・十二指腸潰瘍、胃MALTリンパ腫、特発性血小板減少性紫斑病、早期胃癌に対する内視鏡的治療後胃におけるヘリコバクター・ピロリ感染症、ヘリコバクター・ピロリ感染胃炎 <用法及び用量> 通常、成人にはクラリスロマイシンとして1回200mg（力価）、アモキシシリン水和物として1回750mg（力価）及びプロトンポンプインヒビターの3剤を1日2回、7日間経口投与する。なお、クラリスロマイシンは、必要に応じて適宜増量することができる。ただし、1回400mg（力価）1日2回を上限とする。

（添付文書より作表）

i．肺炎

　レジオネラ，クラミドフィラ・ニューモニエ，Q熱などの非定型肺炎にはキノロン系薬と同様に第一選択薬である。マイコプラズマ・ニューモニエはマクロライド耐性が増大[6]しているため注意深い経過観察が必要である。最も肺炎の頻度の高い肺炎球菌性肺炎に対しても耐性化が著しく使用を避けるのが望ましい。

ii．上気道感染症

　扁桃炎の原因菌であるA群β溶血性レンサ球菌は耐性化が進行しており，急性気管支炎もインフルエンザ桿菌，モラキセラ・カタラーリス以外は，ペニシリン系薬が使用できない場合の代替薬として使用する。

iii．性行為感染症

　クラミジア・トラコマチスによる非淋菌性尿道炎，子宮頸管炎に対してニューマクロライド系薬の適応がある。しかしながらこれらの疾患は淋菌との重複感染率が高いため投与前に検査を行うか，淋菌に有効な抗菌薬〔セフトリアキソン（CTRX；ロセフィン®）など〕との併用が必要である。

iv．腸管感染症

　カンピロバクター腸炎にニューマクロライド系薬はよい適応である。海外からの帰国者では耐性化が進行しているので感受性試験を参考に注意深く経過観察を行う。ヘリコバクター・ピロリ感染の除菌治療薬としてCAMをアモキシシリン（AMPC；サワシリン®），プロトンポンプ阻害薬と併用して投与する。

v．非結核性抗酸菌症・その他

　CAMおよびAZMは近年増加している非結核性抗酸菌症（NTM）には併用療法の中心となる薬剤である。播種性MAC症は非結核性抗酸菌の中のマイコバクテリウム・アビウムもしくはマイコバクテリウム・イントラセルラーレに起因する感染症であり，エイズ患者では播種性MAC症の95%以上はマイコバクテリウム・アビウムによって発症する。AZMは播種性MAC症の予防薬としても承認されている。

　猫ひっかき病の病原体であるバルトネラ・ヘンセラにも有用である。

vi．慢性上下気道感染症

　本邦で発見された14員環，15員環のマクロライド系薬に認められた抗菌活性以外の新規効果である[9-12]。好中球，リンパ球を中心とする炎症細胞を介する抗炎症作用，バイオフィルム形成の抑制，クォーラムセンシング機構の抑制，肺炎球菌のニューモリジン産生抑制作用，また，気道上皮細胞において，ムチン分泌，クロライドチャネルを介した水分泌を抑制することによって，気道の過剰分泌を抑制することが報告されている。

第一章　系統別抗菌薬の特徴

　これらの作用から少量長期投与にて，びまん性汎細気管支炎，慢性副鼻腔炎，滲出性中耳炎に対して効果が認められている。

❺ 耐性動向（表2）

　マクロライド系薬は同一クラスの交叉耐性を示すことに注意する。グラム陽性菌では黄色ブドウ球菌はMSSAには10％前後，メチシリン耐性株（MRSA）には90％が耐性を示している。肺炎球菌に対するマクロライド系薬の耐性化は著しく，70～80％を超える。β溶血性レンサ球菌も耐性化が進んでいる。インフルエンザ菌ではEMおよびCAMはもともと抗菌力が低いが，AZMは良好な感受性が保たれている。モラキセラ・カタラーリスは3薬剤に感受性は保たれている。マイコプラズマ・ニューモニエは本邦から初めての耐性症例が報告され，その動向が注目されているが，近年は小児にとどまらず成人領域でも著しく耐性化する傾向にある[4,6]。

❻ 常用量と一日最大投与量

　マクロライド系薬は適応疾患により投与量が異なる。**表1**を参照されたい。

❼ 体内動態の特徴（表3）

ⅰ．血中濃度

　マクロライド系薬は細胞内移行度が高く，その細胞外／細胞内比は10倍以上であるため，血中濃度は総じて低い。逆に言えば，in vitroのMICデータは試験管内の培地中の薬物濃度と抗菌活性をみているので，βラクタム系薬と異なり，マクロライド系薬に対してMIC値は臨床的有効性の適切な指標ではなく，本系薬の特徴を反映する薬剤感受性試験の開発が待たれる。実際，Yanagiharaら[13]は，マクロライド系薬にMIC値が高い肺炎球菌に対して臨床的有効性が得られたと報告している。

ⅱ．組織移行性

　表3に示したが，マクロライド系薬は体液（髄液を除く），上皮細胞間被覆液および食細胞内への移行は極めて良好である。移行性と血中濃度の問題から髄膜炎と感染性心内膜炎には使用すべきでない。

ⅲ．代謝と排泄

　AZMは肝臓でチトクロームP-450による代謝を受け，ほとんどが胆汁を経由して便中に排泄される。ごく少量の未変化体が尿中に排泄される。

　一方，CAMは主に肝代謝酵素CYP450 3A4により代謝され，最も比率が高かった代謝

表2 主なマクロライド系薬の感受性成績

Antimicrobial agent	EM			CAM			AZM		
	MIC (μg/mL)			MIC (μg/mL)			MIC (μg/mL)		
	50%	90%	Range	50%	90%	Range	50%	90%	Range
Staphylococcus aureus (MSSA) n＝54	0.25	≥256	0.125 to ≥256	0.25	≥128	0.125 to ≥128	0.5	≥128	0.25 to ≥128
Staphylococcus aureus (MRSA) n＝76	≥256	≥256	0.25 to ≥256	≥128	≥128	0.25 to ≥128	≥128	≥128	0.5 to ≥128
Streptococcus pneumoniae n＝127	≥128	≥128	≤0.06 to ≥128	≥64	≥64	≤0.06 to ≥64	≥64	≥64	≤0.06 to ≥64
Haemophilus influenzae n＝123	4	8	0.125 to 16	8	8	0.125 to 32	0.5	2	≤0.06 to 4
Moraxella catarrhalis n＝70	0.125	0.25	≤0.06 to 0.5	0.125	0.25	≤0.06 to 0.5	≤0.06	≤0.06	≤0.06

（文献5より抜粋・作表）

表3 マクロライド系薬の薬物動態学的パラメーター

	投与量	Cmax (μg/mL)	生物学的利用率(%)	Tmax（h）	T1/2（h）	AUC (μg/hr/mL)	（細胞内/細胞外）濃度の比（中央値）	主な代謝臓器と排泄	尿排泄(%)
EM	500mg 経口（静注）	2 (10)	30	4	2	6.05	6.5	肝臓	2～15
CAM	400mg	1.8	50	2	3.5	9	12	腎（50～65%）,便（29～40%）	20～40
AZM	500mg 経口,（静注）	0.21 (4)	37	2.5 (1)	70 (80.6)	3.3	痰, 皮膚 >30 (40) 肺では> 100	肝臓	6

（各製剤インタビューフォームより改変）

物はCAMと同等ないし，やや弱い抗菌活性を有する14位水酸化体であった。投与後24時間までにそれぞれ投与量の38.3％，46.3％が未変化体として尿中に排泄される。

❽ 臨床で使える領域

　呼吸器感染症を中心に皮膚科，外科，耳鼻科，歯科，性感染症，尿路感染症，腸炎，婦人科，ヘリコバクター・ピロリ感染症，非結核性抗酸菌症と幅広いが，実際に臨床で有効性が期待できるのは，呼吸器感染症としては非定型病原微生物を中心とした市中感染症，消化器感染症としてカンピロバクター腸炎，ヘリコバクター・ピロリ感染症の除菌，性感染症ではクラミジア感染症，ペニシリンアレルギー患者における梅毒などが挙げられる。

❾ 高齢者・妊婦への投与の注意点

i．高齢者

　高齢者は生理的腎機能低下が認められる。AZMは腎機能による調節は不要であるが，CAMではクレアチニンクリアランスが30mL/min以下に低下した場合には半減または投与間隔を延長するなどの調節が必要である。

ii．妊婦

EM は開発歴史が長く妊婦への安全性が経験的に蓄積されており，安全性が高い薬剤である。AZM も，米国食品医薬品局（FDA）のカテゴリーでは EM と同じく B カテゴリーに分類されているが，臨床的なエビデンスは存在しないため，今後も注意が必要である。一方，CAM は高用量の動物実験であるが奇形性が確認されたことから，FDA ではカテゴリー C に分類されており，妊婦への投与は臨床的な有益性が優る場合のみに限定されている。

❿ 副作用・相互作用

i．消化管運動機能亢進作用

EM で発見された，消化管蠕動ホルモンであるモチリンのアゴニストによる消化管運動機能亢進作用があり，胃部不快感，下痢などの消化器症状が EM や CAM などの 14 員環マクロライド系薬では高率に生じる。15，16 員環系マクロライド系薬でも頻度は低下するも同症状が認められる。

ii．QT 間隔の延長

後天性 QT 延長症候群の中で，最も頻度の高いのは薬剤に起因するものである。マクロライド系薬は K チャンネルの抑制作用が軽度であるが認められる。肝・腎機能障害や他の薬剤，あるいはグレープフルーツなどの食物との併用でマクロライド系薬の血中濃度が上昇した場合に QT 間隔の延長を引き起こし，重症化すると torsades de pointes と呼ばれる特殊な心室頻拍，あるいは心室細動などの重症心室性不整脈を生じて，めまい，失神などの脳虚血症状や突然死をきたしうる。処方前に充分な病歴聴取と併用薬剤のチェックを行う。

iii．肝機能障害

マクロライド系薬の主な代謝経路は肝排泄なので肝機能低下患者や本系薬で副作用の認められた患者では投与を控える。

iv．相互作用

14 員環系マクロライド系薬の代謝には CYP3A4 が強く関わるため，この酵素によって代謝される多くの薬物との相互作用が生じる。併用薬の確認は必須である。一方，15，16 員環系マクロライド系薬は CYP3A4 の影響は少ないので，代替薬となる。

文献
1）Sturgill MG, Rapp RP：Clarithromycin: review of a new macrolide antibiotic with improved microbiologic

spectrum and favorable pharmacokinetic and adverse effect profiles. Ann Pharmacother 26 : 1099-1108, 1992

2) Ozawa D, Yano H, Hidaka H et al : Twelve-year survey (2001-2012) of the antimicrobial susceptibility of Streptococcus pneumoniae isolates from otorhinolaryngology clinics in Miyagi Prefecture, Japan. J Infect Chemother 20 : 702-708, 2014

3) Morozumi M, Chiba N, Okada T et al : Antibiotic susceptibility in relation to genotype of Streptococcus pneumoniae, Haemophilus influenzae, and Mycoplasma pneumoniae responsible for community-acquired pneumonia in children. J Infect Chemother 19 : 432-440. 2013

4) Kawai Y, Miyashita N, Kubo M et al : Nationwide surveillance of macrolide-resistant Mycoplasma pneumoniae infection in pediatric patients. Antimiorob Agents Chemother 57 : 4046-4049, 2013

5) Watanabe A, Yanagihara K, Matsumoto T et al : Nationwide surveillance of bacterial respiratory pathogens conducted by the Surveillance Committee of Japanese Society of Chemotherapy, Japanese Association for Infectious Diseases, and Japanese Society for Clinical Microbiology in 2009: general view of the pathogens' antibacterial susceptibility. J Infect Chemother 18 : 609-620, 2012

6) Miyashita N, Kawai Y, Akaike H et al : Macrolide-resistant Mycoplasma pneumoniae in adolescents with community-acquired pneumonia. BMC Infect Dis 12 : 126, 2012

7) Furuya Y, Fukuda Y, Nomura N et al : [Sensitivity surveillance of Streptococcus pneumoniae isolates for several antibacterial agents in Gifu and Aichi prefecture (2008-2009)]. Jpn J Antibiot 65 : 1-14, 2012

8) Niki Y, Hanaki H, Matsumoto T et al : Nationwide surveillance of bacterial respiratory pathogens conducted by the Japanese Society of Chemotherapy in 2008 : general view of the pathogens' antibacterial susceptibility. J Infect Chemother 17 : 510-523, 2011

9) Imperi F, Leoni L, Visca P : Antivirulence activity of azithromycin in Pseudomonas aeruginosa. Front microbiol 5 : 178, 2014

10) Steel HC, Theron AJ, Cockeran R et al : Pathogen- and host-directed anti-inflammatory activities of macrolide antibiotics. Mediators Inflamm 2012 : 584262, 2012

11) Altenburg J, de Graaff CS, van der Werf TS et al : Immunomodulatory effects of macrolide antibiotics - part 1 : biological mechanisms. Respiration 81 : 67-74, 2011

12) Schultz MJ : Macrolide activities beyond their antimicrobial effects : macrolides in diffuse panbronchiolitis and cystic fibrosis. J Antimicrob Chemother 54 : 21-28, 2004

13) Yanagihara K, Izumikawa K, Higa F et al : Efficacy of azithromycin in the treatment of community-acquired pneumonia, including patients with macrolide-resistant Streptococcus pneumoniae infection. Intern med 48 : 527-535. 2009

9 リンコマイシン系抗菌薬

山口敏行

　リンコマイシン系抗菌薬は，リンコマイシン（LCM；リンコシン®注射液 [1]，リンコシン®カプセル [2]）とクリンダマイシン（CLDM；ダラシン®S注射液 [3]，ダラシン®カプセル [4]）がある。LCMとCLDMは同様の抗菌スペクトルを有するが，LCMはCLDMよりも抗菌活性が弱く現在の医療現場ではあまり使用されていないため，CLDMを中心に解説する。

❶ 開発の歴史

　LCMは1955年米国Upjohn社（現Pfizer社）により，ネブラスカ州リンカーン近くの土壌から分離された放線菌の一種である *Streptomyces lincolnensis var. linconensis* の産生する抗生物質として開発された。わが国では1965年に上市された。

　CLDMも米国Upjohn社で開発された抗生物質で，LCMの7位の水酸基を塩素で置換し合成したものである。注射製剤はCLDMをリン酸エステル化したもので，生体内で加水分解されCLDMとして抗菌力を示す。わが国においてはクリンダマイシンリン酸エステルの注射剤として用時溶解型の凍結乾燥品が「ダラシン®P注」として1982年に承認を受け，広く臨床の場で使用されていた。その後，安定なクリンダマイシンリン酸エステル注射液剤の開発が始まり，1988年からの臨床試験でダラシン®P注との生物学的同等性及び同様の有用性が確認されたため，1991年10月に販売名「ダラシン®S注射液」として承認された。

❷ 化学構造—基本骨格と各製剤の構造

　LCM（**図1**），CLDM（**図2**）を参照。

❸ 抗菌作用点

　LCMおよびCLDMとも細菌のリボソーム50Sサブユニットに作用し，ペプチド転移酵

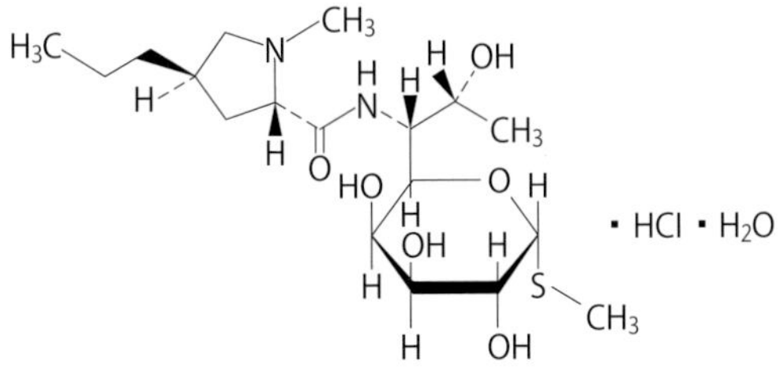

分子式：C₁₈H₃₄N₂O₆S・HCl・H₂O
分子量：461.01

図1 リンコマイシンの構造式

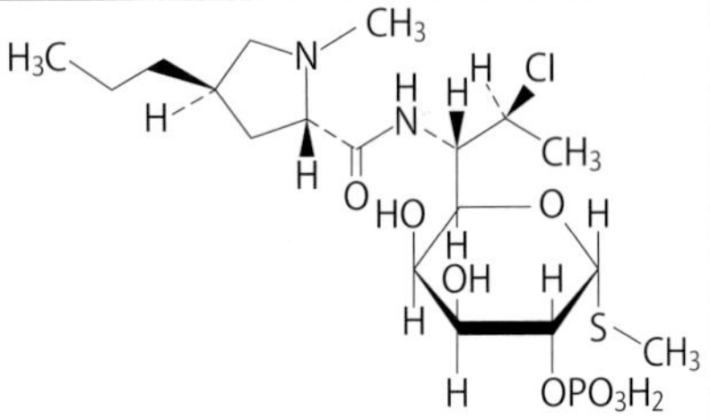

分子式：C₁₈H₃₄ClN₂O₈PS
分子量：504.96

図2 クリンダマイシンの構造式

素反応を阻止し蛋白合成を阻害するもので，抗菌作用は静菌的である。

❹ 実際に有効な疾患・菌種

　LCM および CLDM とも好気性グラム陽性菌のブドウ球菌属，レンサ球菌属（腸球菌を除く），肺炎球菌，嫌気性グラム陽性菌のペプトコッカス属，ペプトストレプトコッカス属および嫌気性グラム陰性菌のバクテロイデス属に強い抗菌作用を示す。ダラシン®S注射液はマイコプラズマ属も適応菌種であるが，実際に肺炎マイコプラズマに有効とのエビデンスはない。

　主に *Bacteroides fragilis* などによる嫌気性菌感染症（誤嚥性肺炎，肺膿瘍・膿胸，腹腔内感染症など）に対して選択する薬剤であるが，近年耐性菌が増加傾向にあるため，第一選択薬としては使用しづらく，また好気性グラム陰性桿菌との混合感染が多いため，他の抗菌薬との併用投与が一般的である。

　近年，市中感染型 MRSA（CA-MRSA）に対して CLDM が抗菌活性を有することが多いとされている[5]。

❺ 耐性動向

　リンコマイシン系薬は嫌気性菌に有効であることが特徴であるが，近年は *B. fragilis* を含む嫌気性グラム陰性桿菌の薬剤感受性率は決して高くなく（**表1**），耐性率は上昇してきている[6]。嫌気性菌感染症の第一選択薬としては使用しづらく，治療に用いる際も他剤との併用投与が一般的である。嫌気性菌の多くが β-ラクタマーゼ産生菌であるため，むしろアンピシリン／スルバクタム（ABPC/SBT；ユナシン-S®）などの β-ラクタマーゼ阻害薬との合剤，もしくはカルバペネム系薬の抗菌力が優れる[6]。

第一章 系統別抗菌薬の特徴

表1 嫌気性グラム陰性桿菌の薬剤感受性（%）

	アンピシリン	スルバクタム/アンピシリン	ピペラシリン	セフメタゾール	フロモキセフ	メロペネム	クリンダマイシン
B. fragilis	0	95.2	76.6	76.8	76	98.8	37.1
B. thetaiotaomicron	0	92.4	43.9	11.5	43.8	96.4	3.7
その他の *Bacteroides*	10.2	100	60.2	82.4	69.3	100	29.5
Prevotella bivia	2.6	100	89.5	100	92.1	100	79.6
Prevotella 属	32.2	100	92.9	100	95.3	100	77.8
Porphyromonas 属	97.5	100	100	100	100	100	84.7
Fusobacterium 属	50	98.7	100	100	100	100	66.7

（日本化学療法学会・日本嫌気性菌感染症研究会：嫌気性菌感染症の疫学. 嫌気性菌感染症診断・治療ガイドライン 2007, 協和企画, 東京, 2007, p2-13 より一部改変）

❻ 常用量と一日最大投与量

i．リンコシン®カプセル

〈成人〉1日 1.5～2g（力価）を3～4回に分割経口投与。

〈小児〉1日体重1kg あたり 20 ～ 30 mg（力価）を3～4回に分割経口投与。

なお，年齢，症状により適宜増減する。

ii．リンコシン®注射液

（1）静脈内注射

〈成人〉リンコマイシン塩酸塩水和物として1回 600 mg（力価）を1日2～3回点滴静注。

なお，年齢，症状により適宜増減する。

（2）筋肉内注射

〈成人〉1回 300 mg（力価）を1日2～3回，又は1回 600 mg（力価）を1日2回筋肉内注射。

〈小児〉1回体重1kg あたり 10 ～ 15 mg（力価）を1日2～3回筋肉内注射。

なお，年齢，症状により適宜増減する。

iii．ダラシン®カプセル

〈成人〉クリンダマイシン塩酸塩として1回 150mg（力価）を6時間ごとに経口投与，重症感染症には1回 300mg（力価）を8時間ごとに経口投与。

〈小児〉体重1kg につき，1日量 15mg（力価）を3～4回に分けて経口投与，重症感染症には体重1kg につき1日量 20mg（力価）を3～4回に分けて経口投与。ただし年齢，体重，症状等に応じて適宜増減する。

iv．ダラシン®S注射液

（1）点滴静脈内注射

〈成人〉CLDM として1日 600 ～ 1,200 mg（力価）を2～4回に分けて点滴静注。

96

〈小児〉CLDM として1日 15 ～ 25 mg（力価）／ kg を3～4回に分けて点滴静注。

なお，難治性又は重症感染症には症状に応じて，成人では1日 2,400 mg（力価）まで増量し，2～4回に分けて投与する。小児では1日 40 mg（力価）／ kg まで増量し，3～4回に分けて投与する。点滴静注に際しては，本剤 300 ～ 600 mg（力価）あたり 100 ～ 250mL の日局5%ブドウ糖注射液，日局生理食塩液又はアミノ酸製剤等の補液に溶解し，30 分～ 1時間かけて投与する。

（2）　筋肉内注射

〈成人〉CLDM として1日 600 ～ 1,200mg（力価）を2～4回に分けて筋肉内注射する。なお，症状により適宜増減する。

❼ 体内動態の特徴

ⅰ．血中濃度

最高血中濃度到達は筋肉内投与で約 1 時間後，点滴静脈内投与で投与終了直後である。健康成人 4 例にダラシン®S 注射液 600mg を 1 時間かけて点滴静脈内投与した場合，血清中の CLDM 濃度は点滴終了直後に 10.5 μg/mL のピーク値を示し，血清中濃度半減期は約 30 分であった。

呼吸器疾患患者 2 例にダラシン®S 注射液 300mg を，3 例に 600mg を 1 時間かけて点滴静脈内投与した場合，血清中の CLDM 濃度は点滴終了時に最高濃度を示しそれぞれ 5.0 μg/mL，8.1 μg/mL であった。

7 例の腎不全の患者にダラシン®S 注射液 300mg を 30 分かけて点滴静脈内投与した時の血清中 CLDM 濃度は，投与 12 時間後に本剤 300mg を再投与した時の血清中 CLDM 濃度のピーク値と半減期は初回投与の場合と同じであった。

急性肝炎，慢性肝炎，肝硬変の患者にダラシン®S 注射液 300mg（力価）を 12 時間ごとに 2 日間静脈内投与し，ダラシン®S 注射液が肝機能障害を増悪させるか，さらに肝機能障害のない対照群と比べて排泄が遅延するかどうかを検討したところ，肝毒性の増悪は認められなかった。肝硬変患者においては，対照群に比べ初回投与後でさえわずかではあるが薬剤排泄の有意な遅延が生じたものの，血中半減期は対照群 1.8hr，急性肝炎患者 2.6hr，慢性肝炎患者 2.1hr，肝硬変患者 2.5hr とすべての群で正常と考えられる範囲であった。

ⅱ．組織移行性

移行性が高い臓器は肺，肝臓・胆汁で，肝臓で代謝されたあと胆汁中に排出される。腎不全があるときでも投与量の調節は必要ないが，肝機能障害時には用量の調節が必要である。

喀痰，唾液，肺，胸水，口蓋扁桃，上顎洞粘膜，中耳粘膜，乳汁中等へ高い移行を示す。髄液へはほとんど移行しない。ラットにダラシン®S 注射液 30mg/kg を 2 分間かけて静脈内投与した場合，CLDM の各臓器内濃度のピーク値は肺＞肝臓＞腎臓＞血液＞脳の順

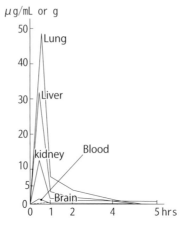

図3 ラットにおけるダラシン®S注射液30mg/kg静脈内投与時の各臓器内濃度

(文献3, および今岡 誠, 宇塚良夫, 野口行雄ほか：注射用Clindamycinに関する基礎的臨床的研究. Jpn J Antibiot 30：52, 1977より)

で, 特に肺に高い濃度を示した（図3）。血液－脳関門通過性は, 動物実験で赤毛サルに本剤10〜30mg/kgを単回筋肉内投与した場合, 髄液及び脳への移行はほとんど認められなかった。

ⅲ. 代謝と排泄

〈代謝〉肝臓で代謝される。ダラシン®S注射液は生体内で速やかに加水分解され, CLDMとなる。更にCLDMは肝臓で代謝され, N-デメチルクリンダマイシンとクリンダマイシンスルホキシドの2つの抗菌活性のある代謝産物を生じる。

〈排泄〉肝臓から胆汁中へ70〜90％が排泄され, 残りの10〜30％が腎臓より排泄される。

❽ 臨床で使える領域

わが国のガイドライン[6,7]によると, CLDMを選択する場合は壊死性筋膜炎, 嫌気性菌による市中肺炎, 院内肺炎, 誤嚥性肺炎, 膿胸, および黄色ブドウ球菌による骨髄炎などであるが, 基本的に他剤と併用することが推奨されている。髄膜への移行性は低いので髄膜炎には使用できない。

❾ 小児・高齢者・妊婦への投与の注意点

〈小児等への投与〉未熟児, 新生児に対する安全性は確立していないので, 特に必要とする場合には慎重に投与すること。未熟児に使用する場合には十分注意すること〔外国において, ベンジルアルコールの静脈内大量投与（99〜234 mg/kg）により, Gasping症候

群が未熟児に発現したとの報告がある。リンコシン®注射液とダラシン®S注射液は添加物としてベンジルアルコールを含有している]。

〈高齢者への投与〉一般に高齢者では生理機能が低下しているので、慎重に投与すること。

〈妊婦への投与〉妊婦又は妊娠している可能性のある婦人には投与しないことが望ましい（妊娠中の投与に関する安全性は確立していない）。

〈授乳婦への投与〉授乳中の婦人には投与しないことが望ましいが、やむを得ず投与する場合には授乳を避けさせること（ヒト母乳中へ移行する）。

❿ 副作用・相互作用

　リンコマイシン系薬共通の相互作用としてマクロライド系薬のエリスロマイシン（EM；エリスロシン®）は併用禁忌であり、これは細菌のリボソーム50Sサブユニットへの親和性が本系薬より高いため、併用しても本系薬の効果が現れないと考えられるためである。また本系薬は神経筋遮断作用を有し、末梢性筋弛緩薬（塩化スキサメトニウム、塩化ツボクラリン等）を併用投与する際に筋弛緩作用を増強させるため注意が必要である。また注射薬を投与する際は、急速な静注投与により心停止をきたすおそれがあるため注意が必要である。また嫌気性菌に有効であるため、腸内細菌叢を抑制し *Clostridium difficile* による偽膜性腸炎を引き起こすことがある。

　ダラシン®S注射液およびダラシン®P注の承認時までの調査及び市販後の使用成績調査（1982年12月15日〜1988年12月14日）の集計では、調査症例数16,557例中、副作用発現症例は420例（2.54 %）であり、副作用発現件数は延べ521件であった。その主なものは、発疹135件（0.82 %）、下痢63件（0.38 %）、ALT（GPT）の上昇43件（0.26 %）、AST（GOT）の上昇34件（0.21 %）等であった。

文献 ・・・

1) ファイザー株式会社：リンコシン®注射液インタビューフォーム. 2010年11月（第3版）
2) ファイザー株式会社：リンコシン®カプセルインタビューフォーム. 2010年11月（第3版）
3) ファイザー株式会社：ダラシン®S注射液インタビューフォーム. 2014年2月（第7版）
4) ファイザー株式会社：ダラシン®カプセルインタビューフォーム. 2013年11月（第4版）
5) MRSA感染症の治療ガイドライン作成委員会：MRSAの疫学と感受性. MRSA感染症の治療ガイドライン-改訂版-2014, 日本化学療法学会・日本感染症学会, 東京, 2014, p1-12
6) 日本化学療法学会, 日本嫌気性感染症研究会：嫌気性菌感染症の疫学. 嫌気性菌感染症診断・治療ガイドライン2007, 協和企画, 東京, 2007, p2-13
7) JAID/JSC感染症治療ガイド・ガイドライン作成委員会：JAID/JSC感染症治療ガイド2014, ライフサイエンス出版, 東京, 2014

第一章 系統別抗菌薬の特徴

10 テトラサイクリン系抗菌薬

笠原 敬

❶ 開発の歴史

1948 年に Lederle Laboratories の Benjamin Minge Duggar は，ミズーリ州の土壌から発見された *Streptomyces aureofaciens* が産生するクロルテトラサイクリンが抗菌活性を有することを報告した（Aureomycin として発売された）。1951 年には Pfizer 社のグループがインディアナ州の土壌から分離したオキシテトラサイクリンを報告し，ついで 1953 年には現在のテトラサイクリン（TC；アクロマイシン®）が実臨床で使用されるようになった。これらの薬剤は半減期が短かったためその後改善が重ねられ，1966 年にはミノサイクリン（MINO；ミノマイシン®）が，そして 1967 年にはドキシサイクリン（DOXY；ビブラマイシン®）が開発された。さらに 1990 年代に入り，第 3 世代として MINO をもとにテトラサイクリン耐性菌に対する効果を発揮するよう修飾を加えたグリシルサイクリン系薬が開発された。なおグリシルサイクリン系薬〔チゲサイクリン（TGC；タイガシル®）〕については本稿でも簡単に解説するが，詳しくは別項を参照のこと。

❷ 化学構造─基本骨格と各製剤の構造

テトラサイクリン系薬は 4 つの 6 員環環状構造を基本骨格とする（**図 1**）。また MINO および DOXY は 5 位，6 位，7 位の置換基が異なる（**表 1**）。また TGC は MINO の 9 位にグリシルアミド基が結合したグリシルサイクリン系薬である（**図 2**）。

❸ 抗菌作用点

テトラサイクリン系薬は，細菌のリボソームの 30S サブユニットに結合し，ポリペプチドの伸長に必要なアミノアシル tRNA の働きを阻害することにより蛋白合成を阻害し，静菌的に働く。また細胞膜にも作用し細胞内から核酸やその他の細胞構成成分の流出を起こし，さらにヒトの細胞への細菌の接着を阻害する。

また高濃度ではヒトの細胞における蛋白合成を阻害するが，これは抗同化作用として既存に腎機能障害を有する場合にそれを悪化させる原因となる[1]。

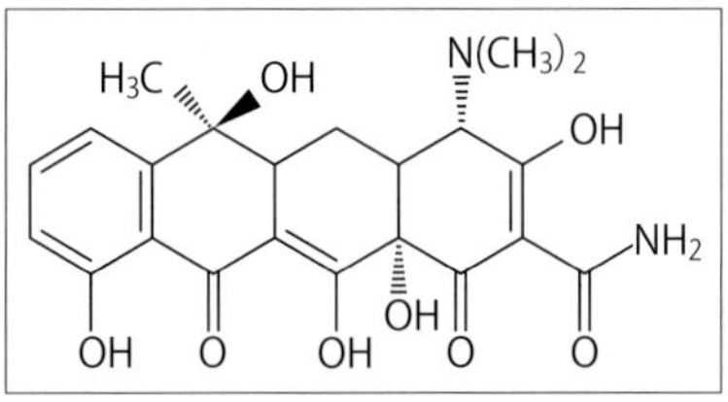

図1　テトラサイクリンの化学構造

表1　各薬剤の置換基の違い

薬剤名	5位	6位	7位
ドキシサイクリン	-OH	-CH₃ -H	-H
ミノサイクリン	-H	-H -H	N（CH₃)₂

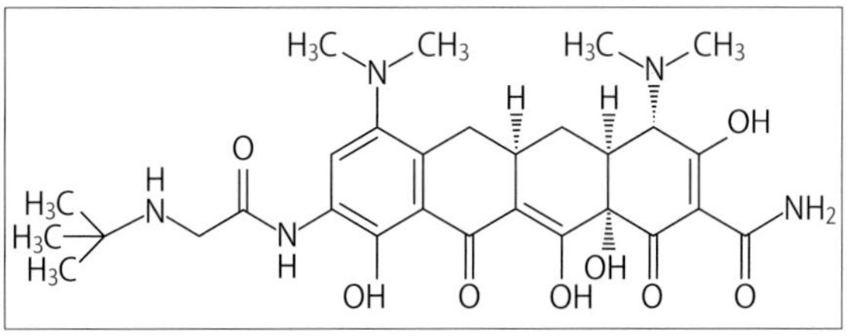

図2　チゲサイクリンの化学構造

❹ 実際に有効な疾患・菌種

　TC，DOXY，MINO はグラム陽性球菌では *Staphylococcus aureus*, *Streptococcus pyogenes*, *Streptococcus pneumoniae*, グラム陽性桿菌では *Bacillus anthracis*（炭疽菌），*Listeria monocytogenes* や *Nocardia* spp. などに活性を示す。グラム陰性菌では *Escherichia coli* や *Klebsiella pneumoniae*, *Haemophilus influenzae*, さらには *Burkholderia pseudomallei*（類鼻疽菌），*Stenotrophomonas maltophilia*, *Leptospira interrogans* や *Vibrio vulnificans*, *Brucella melitensis* や *Yersinia pestis* などにも活性を示す。さらに細胞壁を持たないマイコプラズマ，クラミジア，リケッチア，Q 熱の原因菌である *Coxiella burnetti*, ネコひっかき病の原因菌である *Bartonella* spp., 梅毒や熱帯熱マラリア，*Mycobacterium marinum* などの一部の抗酸菌などにも活性を示す。

　TGC はこれらに加え，バンコマイシン耐性腸球菌やメチシリン耐性黄色ブドウ球菌，多剤耐性アシネトバクターやカルバペネマーゼ産生腸内細菌科細菌などにも活性を示すが，緑膿菌および *Proteus* spp. には活性を示さない。なお TGC は添付文書上では「本剤の使用は，β-ラクタム系，フルオロキノロン系およびアミノ配糖体系のうち 2 系統以上に耐性を示した菌株であり，抗菌活性を示す他剤が使用できない場合にのみ使用するこ

101

と」とされている。

❺ 耐性動向

　テトラサイクリン系薬に対する耐性機序は薬剤排出ポンプによるものと，リボソームの保護によるものが存在する。薬剤排出ポンプによる耐性機序は第1世代のTCのみに耐性を示し，MINOやDOXYには感受性を示す[2]。リボソーム保護にはリボソーム保護蛋白（ribosomal protection proteins：RPPs）と呼ばれる蛋白が働き，これらは第2世代のテトラサイクリン系薬にも耐性を示す。この結果，最近では *S. pneumoniae* や *S. pyogenes*，*S. aureus* や *E. coli* などの50〜70%がMINOあるいはDOXYに耐性を示す。

　TGCは薬剤排出ポンプのみならずRPPsによる耐性機序をも克服した薬剤であり，上記耐性菌に対しても活性を示す[3]。また原虫やクラミジア，リケッチアではテトラサイクリン系薬に対する耐性は見つかっていない。しかし *Acinetobacter baumannii* や *K. pneumoniae* などの腸内細菌科ではTGCに対する耐性が報告されており，その耐性機序は完全には分かっていない[4, 5]。

❻ 常用量と一日最大投与量

　各薬剤の添付文書上の用法・用量を**表2**に示す。TCおよびデメチルクロルテトラサイクリン（DMCTC；レダマイシン®）は半減期が短いため，通常1日2〜4回投与が必要となる。MINOおよびDOXYは半減期が長く，1日2回投与が基本となる。

　TCは肝臓，腎臓両方から排泄されるため，腎機能障害や肝機能障害のある患者への投

表2　テトラサイクリン系薬の種類と用法・用量

薬剤名	主な商品名	剤型	用量
テトラサイクリン（TC）	アクロマイシンV	カプセル：50mg，250mg	1,000mg/日，分4
デメチルクロルテトラサイクリン（DMCTC）	レダマイシン	カプセル：150mg	450〜600mg/日，分2〜4
ドキシサイクリン（DOXY）	ビブラマイシン	錠：50mg，100mg	初日は200mg/日，分1または分2，2日目以降は100mg/日，分1
ミノサイクリン（MINO）	ミノマイシン	錠・カプセル：50mg，100mg 点滴静注用：100mg/V 顆粒2%	初回100〜200mg，以後12時間ごとあるいは24時間ごとに100mg
チゲサイクリン（TGC）	タイガシル	点滴静注用：50mg/V	初回100mg，以後12時間ごとに50mg

（各薬剤の添付文書より作表）

与は使用量の調節が必要である（逆にこれを利用して尿路感染症に使用されることがある）。DOXY，MINO の排泄経路は主に肝臓であり，腎機能障害時の投与量の調節は不要であるが，肝機能障害時には減量が必要となる。

TGC は高度の肝機能障害のある患者では半減期の延長が報告されており，初回 100mg を投与した後，12 時間後からの投与では 25mg に投与量を減らすなど慎重に投与することが推奨されている[6]。

❼ 体内動態の特徴

ⅰ．血中濃度

TC 250mg を健常男子 5 例に単回経口投与したときの平均血中濃度は投与 3.6 時間後に最高血中濃度 1.2μg/mL を示し，半減期は 6 〜 12 時間であった[7]。DOXY 錠 200mg を空腹時に投与した場合，投与 3 時間後に最高血中濃度 4.27μg/mL を示し，半減期は 11 〜 13 時間であった[8]。MINO 200mg を健常成人に空腹時単回投与した場合，投与 4 時間後に最高血中濃度 1.96μg/mL を示した。また血中濃度半減期は 9.5 時間であり，投与 24 時間後の平均血中濃度は 0.52μg/mL であった[9]。MINO 100mg および 200mg を 500mL の補液に溶解し，健常成人に 2 時間かけて単回点滴静注したときの平均血中濃度は，点滴終了直後にそれぞ最高血中濃度 1.6μg/mL および 4.4μg/mL を示し，200mg 投与時の平均濃度半減期は 6 時間であった[10]。TGC 1 回 100mg を日本人健康成人男性 8 例に点滴静注した時の最高血中濃度は 0.931 ± 0.142μg/mL で半減期は 24.3 ± 5.5 時間であった[6]。また 12 時間毎に 1 回 50mg を反復投与したときの 10 日目の最高血中濃度は 1.12 ± 0.127μg/mL であった[6]。

ⅱ．組織移行性

DOXY および MINO は消化管からの吸収が TC よりも向上し，バイオアベイラビリティがそれぞれ 93% および 95% と非常に高い。また DOXY の脂溶性は TC の 5 倍，MINO はさらに DOXY の 5 倍の脂溶性を示すとされ，組織移行性は一般的に良く，呼吸器系，肝胆道系，細胞内に良好に移行し，いずれも血中濃度を上回る。

全てのテトラサイクリン系薬は胆汁に移行し，血清濃度の 5 〜 20 倍の濃度に達する。胎盤を通過し，臍帯血と羊水にも移行する。胎児の骨組織，歯牙に蓄積するため妊娠中の投与は避ける[11]。乳汁中にも移行するが，カルシウムと結合して不溶性となるため乳児の血清中には移行しない。髄液移行性は文献により異なるが，中枢神経系において MINO は DOXY の 2 〜 3 倍優れているとの報告がある[12]。

ⅲ．代謝と排泄

MINO は肝臓で不活性の代謝産物に代謝され，腎臓からは約 15%，肝臓からは約 85% が排泄される。また DOXY は腎臓から約 50%，腸管などから約 30% が排泄される。

MINO は腎機能に応じた調節は不要で，DOXY は腎機能・肝機能いずれも用量調節の因子として考慮する必要はない。MINO 200mg を健常成人に単回経口投与したときの尿中排泄率は 8 時間で 2.3%，24 時間で 5.7% であった[9]。また MINO 200mg を単回点滴静注したときの尿中への排泄率は 6 時間で約 2%，12 時間で約 4% であった[10]。TGC の 60% は胆汁に，30% が尿中に排泄される。

❸ 臨床で使える領域

TC は半減期が短く，現在臨床上使用されることはほとんどない。DOXY と MINO の臨床上の主な使用場面を**表 3** に示す。このほか旅行者下痢症の予防や炭疽菌曝露時の予防，ライム病の予防（予防投与については保険適用なし），*Propionibacterium acnes* に対する抗菌力に基づく尋常性痤瘡の治療，クラリスロマイシン（CAM；クラリス®，クラリシッド®），メトロニダゾール（MNZ；フラジール®，アネメトロ®）に耐性の *Helicobacter pylori* の除菌やフィラリア症などにも用いられる[2,13,14]。また第二選択薬として種々の肺炎，骨盤炎症性疾患，尿路感染症，前立腺炎などにも用いることができる。また感染症以外にも，歯周炎に対する長期投与や特に MINO はいわゆる疾患修飾性抗リウマチ剤（DMARD）として早期の関節リウマチの治療に用いられ，さらに TC は悪性疾患による胸水のコントロールに使用されることもある[15,16]。

TGC は適応症として深在性皮膚感染症，慢性膿皮症，外傷・熱傷および手術創等の 2 次感染，びらん・潰瘍の 2 次感染，腹膜炎，腹腔内膿瘍，胆嚢炎が認められており適応菌種は感性の *E. coli, Citrobacter* spp., *Klebsiella* spp., *Enterobacter* spp., *Acinetobacter* spp. となっているが，我が国では前述の通り「β-ラクタム系，フルオロキノロン系およびアミノ配糖体系のうち 2 系統以上に耐性を示した菌株であり，抗菌活性を示す他剤が使用できない場合にのみ使用すること」という条件が付与されており，実臨床上での使用機会は限定されている。なお TGC は抗緑膿菌活性がないこと，菌血症には通常使用しないこと（血中濃度があまり上がらない）には注意が必要で，さらに米国では市中肺炎に適応が取れて

表 3　ミノサイクリン，ドキシサイクリンの主な臨床上での使用対象

●マクロライド耐性の *Mycoplasma pneumoniae* による肺炎
●*Chlamydophila pneumoniae* や *Legionella pneumophila* による肺炎でマクロライド系薬，キノロン系薬などと並列で
●*V. vulnificus* 感染症で第 3 世代セフェム系薬と併用で
●*Chlamydia* spp. などによる性感染症でマクロライド系薬などと並列で
●Q 熱（*C. burnetti*）
●ツツガムシ病，日本紅斑熱，発疹チフスなどのリケッチア感染症
●ブルセラ症（*B. melitensis* など）でゲンタマイシンやリファンピシンと併用して
●メフロキン耐性熱帯熱マラリアの予防，治療（キニンと併用で）
●ライム病（*Borrelia burgdorferi*）
●類鼻疽（*B. pseudomallei*）の経口薬による治療（ST 合剤と併用で）

いるが，我が国では呼吸器感染症への適応が取得されていないことも知っておく必要がある。

❾ 小児・高齢者・妊婦への投与の注意点

　小児（特に歯牙形成期である8歳未満）では歯牙着色やエナメル質形成不全，一過性骨形成不全などを起こすことがあるので，他の薬剤が使用できないか，または無効の場合にのみ使用を考慮する。高齢者についても生理機能の低下やビタミンK欠乏による出血傾向が現れやすいことから，用法・用量に留意して慎重に投与する。また妊娠後半期以降の投与では胎児に同様の影響がみられることがあるため，妊婦または妊娠の可能性のある婦人には治療の有効性が危険性を上回ると判断された場合のみ投与する。母乳への移行も報告されているため，投与が必要な場合には授乳を中止させる。

❿ 副作用・相互作用

　テトラサイクリン系薬は非可逆性の歯牙の着色・エナメル質形成不全，また一過性の骨形成不全を起こすことがあるので8歳未満の小児や妊娠中の投与は避ける[11]。また様々な腎機能障害をきたすことが知られており，MINOによる間質性腎炎，DMCTCによる腎性尿崩症・腎不全などが報告されている。MINOに関しては薬剤性ループス様反応が報告されている[17-19]。その他の副作用では，悪心，嘔吐，食欲不振などの消化器症状が大部分で，腸内細菌に影響するため下痢や偽膜性大腸炎を起こすことがある。そのほか過敏症，好酸球増多，光線過敏症などがみられるが，ショック，アナフィラキシー様症状などを含むアレルギー反応は比較的稀である[20]。光線過敏症はDOXYに多くみられる。

　MINOでは眩暈を主とする前庭神経症状がみられ，特に高齢者では転倒に注意が必要である。テトラサイクリン系薬は食道潰瘍が起こることがあり，多くは就寝前に少量の水，または水なしで内服した場合に起こっている。またテトラサイクリン系薬の長期投与によりPseudotumor cerebriと呼ばれる頭蓋内圧亢進症が認められることがある[21]。これは視野障害を伴うことがあり，テトラサイクリン系薬を投与した後，頭痛を訴えた場合は視野の異常を検査する必要がある。TGCの副作用で頻度が高いのは悪心，嘔吐，下痢であり，なかでも悪心は20%を超える患者にみられている。TGCはテトラサイクリン系薬に構造が類似しており，副作用もテトラサイクリン系薬と同様に小児では歯牙の異常や骨発育不全を起こすことがある。

　添付文書に記載のあるテトラサイクリン系薬の相互作用のうち，代表的なものを**表4**に示す。その他の相互作用については各薬剤の添付文書を確認されたい。このほか，リファンピシンやカルバマゼピン，フェニトイン，バルビタール製剤などの抗けいれん薬は肝臓でのテトラサイクリン系薬の代謝を誘導し，血中濃度を低下させる可能性がある。

第一章　系統別抗菌薬の特徴

表4　テトラサイクリン系薬の相互作用

薬剤名等	臨床症状・措置方法	機序・危険因子
カルシウム，マグネシウム，アルミニウム，鉄剤など	本系薬の吸収が低下し，効果が減弱されるおそれがある。両剤の服薬間隔を2～4時間とする。	本系薬と二価または三価の金属イオンが消化管内で難溶性のキレートを形成して本系薬の吸収を阻害する。
ワルファリンなど	血漿プロトロンビン活性が抑制されることがある。プロトロンビン時間の延長の報告がある。	本系薬による腸内細菌の減少が，ビタミンK合成を阻害し，抗凝血薬の作用を増強するほか，本系薬がカルシウムイオンとキレート結合し，血症プロトロンビン活性を抑制すると考えられている。
スルホニル尿素系血糖降下薬	血糖降下作用が増強することがある。	スルホニル尿素系血糖降下薬の血糖降下作用がオキシテトラサイクリンやドキシサイクリンによって増強されるという報告がある。
経口避妊薬	経口避妊薬の効果を減弱させるおそれがある。	本系薬は腸内細菌を変化させ，経口避妊薬の腸肝循環による再吸収を抑制すると考えられる。
ジゴキシン	ジゴキシンの作用を増強し，中毒症状が発現することがある。	本系薬による腸内細菌の減少のため，腸内細菌によるジゴキシンの代謝が不活性化され，ジゴキシンの血中濃度が上昇すると考えられる。

文献 ･･

1）Bread NS Jr., Armentrout SA, Weisberger AS：Inhibition of mammalian protein synthesis by antibiotics. Pharmacol Rev 21：213-245, 1969

2）Chopra I, Roberts M：Tetracycline antibiotics: mode of action, applications, molecular biology, and epidemiology of bacterial resistance. Microbiol Mol Biol Rev 65：232-260, 2001

3）Greer ND：Tigecycline（Tygacil）: the first in the glycylcycline class of antibiotics. Proc（Bayl Univ Med Cent）19：155-161, 2006

4）Sheng ZK, Hu F, Wang W et al：Mechanisms of Tigecycline Resistance among *Klebsiella pneumoniae* Clinical Isolates. Antimicrob Agents Chemother 58：6982-6985, 2014

5）Deng M, Zhu MH, Li JJ et al：Molecular epidemiology and mechanisms of tigecycline resistance in clinical isolates of *Acinetobacter baumannii* from a Chinese university hospital. Antimicrob Agents Chemother 58：297-303, 2014

6）ファイザー株式会社：タイガシル®点滴静注用 50mg 医薬品インタビューフォーム

7）株式会社ポーラファルマ：アクロマイシン®V カプセル 50mg，アクロマイシン®V カプセル 250mg 医薬品インタビューフォーム

8）ファイザー株式会社：ビブラマイシン®錠 50mg，ビブラマイシン®錠 100mg 医薬品インタビューフォーム

9）ファイザー株式会社：ミノマイシン®カプセル 50mg，ミノマイシン®カプセル 100mg，ミノマイシン®錠 50mg，ミノマイシン®錠 100mg 医薬品インタビューフォーム

10）ファイザー株式会社：ミノマイシン®点滴静注用 100mg 医薬品インタビューフォーム

11）Witkop CJ, Jr., Wolf RO：Hypoplasia and Intrinsic Staining of Enamel Following Tetracycline Therapy. JAMA

185：1008-1011, 1963

12）Bahrami F, Morris DL, Pourgholami MH：Tetracyclines: drugs with huge therapeutic potential. Mini Rev Med Chem 12：44-52, 2012

13）Smith HL, Rajan TV：Tetracycline inhibits development of the infective-stage larvae of filarial nematodes in vitro. Exp Parasitol 95：265-270, 2000

14）Roberts MC：Tetracycline therapy: update. Clin Infect Dis 36：462-467, 2003

15）O'Dell JR, Haire CE, Palmer W et al：Treatment of early rheumatoid arthritis with minocycline or placebo: results of a randomized, double-blind, placebo-controlled trial. Arthritis Rheum 40：842-848, 1997

16）Walker-Renard PB, Vaughan LM, Sahn SA：Chemical pleurodesis for malignant pleural effusions. Ann Intern Med 120：56-64, 1994

17）Byrne PA, Williams BD, Pritchard MH：Minocycline-related lupus. Br J Rheumatol 33：674-676, 1994

18）Gough A, Chapman S, Wagstaff K et al：Minocycline induced autoimmune hepatitis and systemic lupus erythematosus-like syndrome. BMJ 312：169-172, 1996

19）Singer SJ, Piazza-Hepp TD, Girardi LS et al：Lupuslike reaction associated with minocycline. JAMA 277：295-296, 1997

20）Tilles SA, Slatore CG：Hypersensitivity reactions to non-beta-lactam antibiotics. Clin Rev Allergy Immunol 24：221-228, 2003

21）Koch-Weser J, Gilmore EB：Benign intracranial hypertension in an adult after tetracycline therapy. JAMA 200：345-347, 1967

11 グリコペプチド系抗菌薬

藤村　茂

❶ 開発の歴史

　グリコペプチド系抗菌薬は，バンコマイシン（VCM；塩酸バンコマイシン®）とテイコプラニン（TEIC；タゴシッド®）の2剤であり，このうち VCM は，注射用製剤以外に経口用剤と眼軟膏剤がある。

　VCM は，米国で開発された薬剤であり *Streptomyces orientalis*（*Amycolatopsis orientalis*）から分離された抗生物質である。開発当初の 1958 年は「グラム陽性菌による感染症」に適応が承認された。その後 1960 年「黄色ブドウ球菌性大腸炎」，1980 年「クロストリジウム・ディフィシルによる偽膜性大腸炎」に対して経口用製剤が承認された。注射用剤は，世界各国でメチシリン耐性黄色ブドウ球菌（MRSA）感染症に対する治療薬として用いられている。日本では，1981 年「骨髄移植時の消化管内殺菌」，1986 年「クロストリジウム・ディフィシルによる偽膜性大腸炎」に対して経口用製剤が承認されており，注射用剤は 1991 年 11 月に MRSA 感染症に対する治療薬として臨床使用されるようになった。なお，1994 年 10 月には，経口用製剤の適応症として，MRSA による感染性腸炎が追加承認された。また，VCM の長期収載品だけが，2004 年に「ペニシリン耐性肺炎球菌（PRSP）による敗血症，肺炎，化膿性髄膜炎」，2014 年に「メチシリン耐性コアグラーゼ陰性ブドウ球菌（MRCNS）による敗血症，感染性心内膜炎，外傷・熱傷及び手術創等の二次感染，骨髄炎，関節炎，腹膜炎，化膿性髄膜炎」及び「MRSA 又は MRCNS 感染が疑われる発熱性好中球減少症」の効能・効果が追加承認されている。一方の TEIC は，インドの土壌より分離された *Actinoplanes teichomyceticus* nov. sp. が産生する物質を分離・精製し，イタリアで開発された注射用抗 MRSA 薬である。本剤は，互いに類似した6種の化合物を主要な成分としており，1988 年にフランスとイタリアで販売され，現在では，欧州を中心に世界 60 ヵ国以上で販売されている。しかしながら，米国では臨床使用されていない。日本では，1998 年 4 月に成人の MRSA 感染症に対して認可され，2003 年小児等に対する用法・用量が承認されている。

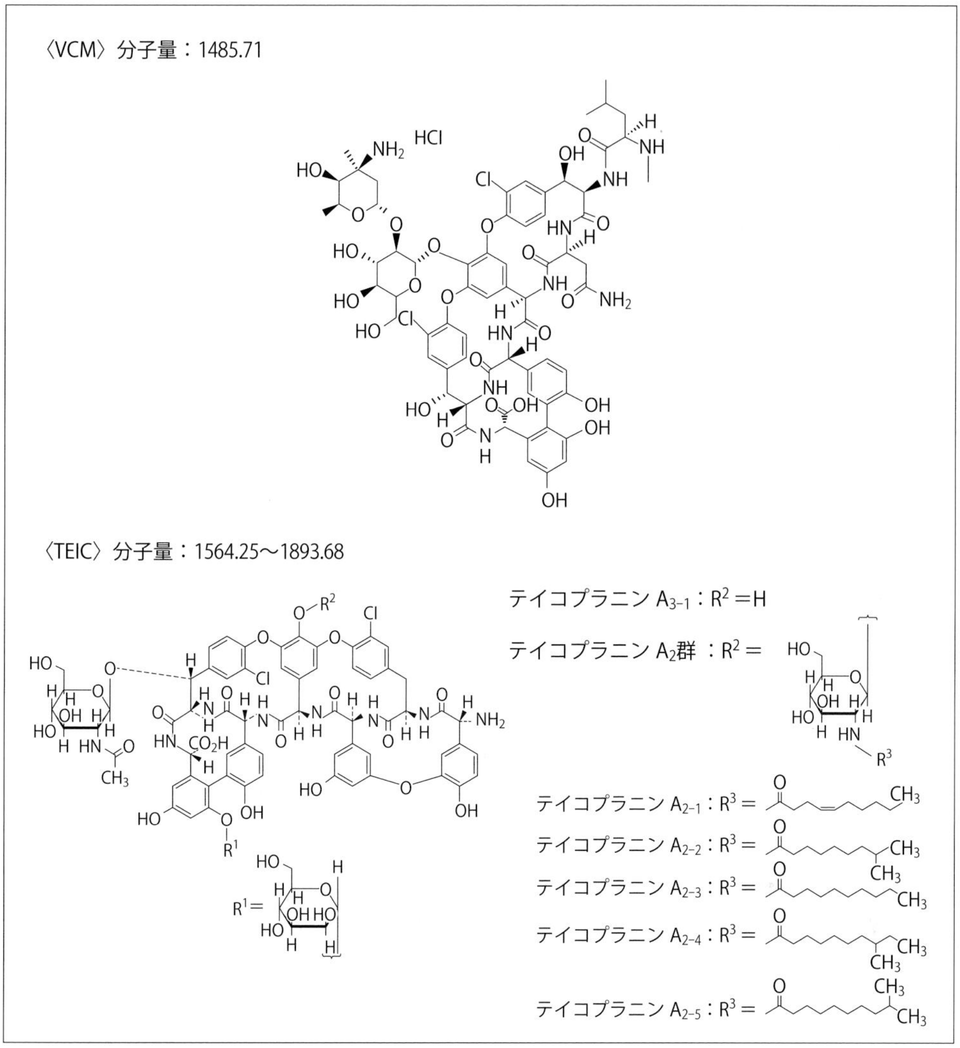

〈VCM〉分子量：1485.71

〈TEIC〉分子量：1564.25〜1893.68

テイコプラニン A$_{3-1}$：R^2＝H

テイコプラニン A$_2$群：R^2＝

テイコプラニン A$_{2-1}$：R^3＝

テイコプラニン A$_{2-2}$：R^3＝

テイコプラニン A$_{2-3}$：R^3＝

テイコプラニン A$_{2-4}$：R^3＝

テイコプラニン A$_{2-5}$：R^3＝

R^1＝

図1　VCM と TEIC の分子量と化学構造式

❷ 化学構造─基本骨格と各製剤の構造

VCM と TEIC の化学構造は**図1**の通りである。

❸ 抗菌作用点

MRSA を含む *Staphylococcus aureus* に対するグリコペプチド系抗菌薬の作用はどちらも殺菌的であり，その作用点は，グラム陽性菌の細胞壁形成の主要なペプチドグリカンの前駆体であるムレインモノマーの D-Ala-D-Ala 側鎖に結合し，ムレイン架橋酵素と基質との結合，すなわちペプチドグリカンの重合を阻害する。これにより細胞壁が脆弱化し，結果的に細菌細胞膜も損傷すると考えられている。細胞壁構成成分のペプチドグリカン層は

グラム陽性菌と陰性菌の両方に存在するが，VCM，TEIC ともに，分子量が大きいことからグラム陰性菌の外膜透過性が悪く，グラム陰性菌に対し抗菌活性を示さない。

❹ 実際に有効な疾患・菌種

ⅰ．VCM 散（内服薬）

＜適応症＞偽膜性大腸炎を含む感染性腸炎，骨髄移植時の消化管内殺菌
＜適応菌種＞VCM に感性の MRSA，クロストリジウム・ディフィシル

ⅱ．VCM 注射用

＜適応症＞敗血症，感染性心内膜炎，外傷・熱傷および手術創等の二次感染，骨髄炎，関節炎，肺炎，肺膿瘍，膿胸，腹膜炎，化膿性髄膜炎
＜適応菌種＞VCM に感性の MRSA
　ただし，VCM の長期収載品は，上記以外に以下 3 項目が承認されている。
1. VCM に感性のペニシリン耐性肺炎球菌（PRSP）による敗血症，肺炎，化膿性髄膜炎
2. VCM に感性の MRCNS による敗血症，感染性心内膜炎，外傷・熱傷及び手術創等の二次感染，骨髄炎，関節炎，腹膜炎，化膿性髄膜炎
3. VCM に感性の MRSA 又は MRCNS 感染が疑われる発熱性好中球減少症

ⅲ．VCM 眼軟膏

＜適応症＞既存治療で効果不十分な結膜炎，眼瞼炎，瞼板腺炎，涙嚢炎
＜適応菌種＞VCM に感性の MRSA およびメチシリン耐性表皮ブドウ球菌（MRSE）

ⅳ．TEIC 注射用

＜適応症＞敗血症，深在性皮膚感染症，慢性膿皮症，外傷・熱傷および手術創等の二次感染，肺炎，膿胸，慢性呼吸器病変の二次感染
＜適応菌種＞TEIC に感性の MRSA

❺ 耐性動向

　米国の Clinical and Laboratory Standards Institute（CLSI）が示す *S.aureus* に対する VCM の耐性基準は，最小発育阻止濃度（MIC）：4 ～ 8 μg/mL が Intermediate（I：中間），＞ 8 μg/mL が Resistance（R：耐性）であり，≦ 2 μg/mL は Susceptible（S：感性）となっている。欧州の European Committee on Antimicrobial Susceptibility Testing（EUCAST）では，感性の基準は CLSI と同様であるが，中間を設けず＞ 2 μg/mL は耐性と判定される。VCM が臨床使用されてから，世界各国で MIC 分布の成績が多数報告されているが，バンコマイシン中間（VISA）および耐性（VRSA）の臨床分離報告は極めて少な

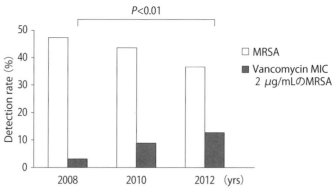

図2 東北地方で臨床分離された S.aureus における MRSA の分離頻度と MRSA におけるバンコマイシンの MIC = 2 μg/mL を示す株の分離状況 [1]
（MIC 測定法：微量液体希釈法）

（文献1より）

い。近年，上記の判定で S となる VCM の MIC = 2 μg/mL を示す株が，PK-PD 理論と各種臨床成績から，VCM の臨床効果が期待できないことが指摘されている。臨床分離された MRSA 株に対する VCM の MIC 分布の経年変化を図2に示すが，この VCM の MIC = 2 μg/mL を示す株の分離頻度が，わが国で上昇傾向にあり，MRSA 株における検出頻度は10 % を超えてきている[1]。

TEIC の耐性基準は，EUCAST が VCM と同様であるのに対し，CLSI は，MIC：≤ 8 μg/mL が感性（S），16 μg/mL が中間（I），≥ 32 μg/mL で耐性（R）となっており，どちらの基準を用いるかによって耐性動向調査の成績は大きく異なる。著者らは，CLSI の基準を用いて経年的に調査しているが，耐性化傾向は見られず感受性率に経年変化は見られていない（データ未発表）。臨床分離された報告が少ない VISA 株は，そのほとんどが TEIC の感受性も低下していることから，海外では glycopeptide intermediate *S. aureus*（GISA）と呼ばれることもある。

⑥ 常用量と一日最大投与量

i．VCM

VCM 散は，感染性腸炎に対し 1 回 0.125 〜 0.5g（力価）1 日 4 回内服する。骨髄移植時の消化管内殺菌では，1 回 0.5g（力価）1 日 4 〜 6 回投与する。どちらも適宜増減が可能である。

VCM 点滴静注用では，成人にはバンコマイシン塩酸塩として 1 日 2g（力価）を 1 回 0.5g（力価）6 時間ごと又は 1 回 1g（力価）12 時間ごとに分割して，それぞれ 60 分以上かけて点滴静注する。高齢者には，1 回 0.5g（力価）12 時間ごと又は 1 回 1g（力価）24 時間ごとに，それぞれ 60 分以上かけて点滴静注する。投与に際し，良好な治療効果と副

作用の出現抑制のために，TDM の実施が不可欠である。日本化学療法学会・日本 TDM 学会の抗菌薬 TDM ガイドライン[2]では，目標トラフ値は 10 ～ 20 μg/mL に設定し，重症例や複雑性の感染症では 15 ～ 20 μg/mL を目標にする。

　小児，乳児には，1 日 40mg（力価）/kg を 2 ～ 4 回に分割して，それぞれ 60 分以上かけて点滴静注する。新生児には，1 回投与量を 10 ～ 15mg（力価）/kg とし，生後 1 週までの新生児に対しては 12 時間ごと，生後 1 ヵ月までの新生児に対しては 8 時間ごとに，それぞれ 60 分以上かけて点滴静注する。

　VCM 眼軟膏は，適量を 1 日 4 回塗布するが，その投与期間を 14 日間以内に留めることが望ましい。重症度や患者の症状を考慮しやむを得ず継続投与が必要な場合でも，できるだけ早期に投与を終了するよう考慮する。

ii．TEIC

　TEIC 注は，ヒト血清蛋白質への結合率が約 90 ％と高いことから，血中薬物濃度が上昇しにくい。したがって，投与初期より抗菌効果を高めるために通常，初回もしくは 2 回投与分まで，投与量を高めに設定するファーストローディングを実施する。一般に，成人には初日 400mg（力価）又は 800mg（力価）を 2 回に分け，以後 1 日 1 回 200mg（力価）又は 400mg（力価）を 30 分以上かけて点滴静注する。敗血症には，初日 800mg（力価）を 2 回に分け，以後 1 日 1 回 400mg（力価）を 30 分以上かけて点滴静注する。通常，乳児，幼児又は小児にはテイコプラニンとして 10mg（力価）/kg を 12 時間間隔で 3 回，以後 6 ～ 10mg（力価）/kg〔敗血症などの重症感染症では 10mg（力価）/kg〕を 24 時間ごとに 30 分以上かけて点滴静注する。また，新生児（低出生体重児を含む）にはテイコプラニンとして初回のみ 16mg（力価）/kg を，以後 8mg（力価）/kg を 24 時間ごとに 30 分以上かけて点滴静注する。なお，年齢，体重，症状により適宜増減することができる。

　本剤の投与に際し，TDM の実施が必要であり，その際の目標トラフ値は，10 ～ 30 μg/mL（小児および新生児では 10 ～ 20 μg/mL）であり，敗血症など重症感染症の場合は 20 μg/mL 以上を保つような投与設計が望ましい。

❼ 体内動態の特徴

　本項では，VCM は点滴静注用製剤に限定して述べる。健康成人に対し，0.5g（力価）および 1g（力価）をそれぞれ 1 時間点滴静注にて単回投与したときの最高血中濃度が，各々 23.0 μg/mL，49.5 μg/mL であり，$AUC_{0 \to \infty}$ は 85 μg・hr/mL および 166 μg・hr/mL であった。

　その際の消失半減期は，4.29 時間および 5.23 時間であるが，小児患者・低出生体重児患者，腎機能障害患者では，消失半減期が延長する。TDM 実施にあたり有効血中トラフ値の設定は，前述の通りであるが，点滴終了 1 ～ 2 時間後の Cmax が 60 μg/mL 以上，もしくはトラフ値が 30 μg/mL 以上を継続する場合，腎機能障害や聴覚障害等の副作用が出現することがある。組織移行に関して，髄液への移行性は決して高くなく，髄膜に炎症が

生じた際，血漿中濃度の 0.9 〜 6.6 % である。また，肺組織へは，点滴終了 1 時間後に血清中濃度の 24 %，12hr 後では 41 % 移行するが，喀痰へは 10.8 〜 13.3 % 程度の移行に留まる。本剤は，腎排泄型の薬剤で，60 分点滴静注時の累積尿中排泄率は，24 時間までに投与量の 85 %，72 時間までに 90 %以上であり，未変化体として排泄される。

　TEIC を健康成人に 4mg/kg または 8mg/kg を 30 分かけて静脈内投与したとき最高血中濃度は，それぞれ 34.4 µg/mL，71.8 µg/mL を示し，AUC は，309.1 µg・hr/mL，658.7 µg・hr/mL である。TEIC は 3 相性の消失を示し，投与後の終末半減期（γ相）が 46.1 〜 51.4 時間であった。腎機能障害患者に投与した場合，投与後初期の血漿中濃度に差は見られないが，クレアチニン・クリアランスの低下に相関して全身及び腎クリアランスが低下し，消失半減期が延長する。組織移行性に関し，髄液への移行はよくないが，肺組織へは血清中濃度の 19.1 〜 25.8 % 移行する。TEIC も VCM と同様に腎排泄型であり，健康成人男子に 2 〜 8mg/kg を 30 分かけて静脈内投与した場合，投与後 96 時間までの尿中排泄率は 46 〜 54 % である。

❽ 臨床で使える領域

　VCM 静注用は MRSA 感染症に最も汎用されているが，その中で特に VCM が選択されるのは，その MIC が ≦ 1 µg/mL を示す場合である。ただし，MRSA による院内肺炎や膿胸，肺膿瘍の呼吸器感染症では，リネゾリド（LZD；ザイボックス®）の方が優れた臨床効果が示されている。また，菌血症，敗血症および感染性心内膜炎では，ダプトマイシン（DAP；キュビシン®）の方がエビデンスレベルは高く評価されている。わが国でもこれらの疾患では，各々 LZD や DAP を第一選択薬として推奨されている[3]。一方，TEIC は，日米の MRSA 感染症治療ガイドライン[3,4]において，いずれも第一選択薬として推奨される疾患は極めて少なく，そのほとんどが代替薬（第二選択薬）の位置づけである。VCM に比し，腎機能障害などの副作用が出にくいことから，VCM が投与できない腎機能障害等の患者への選択が多くなる。しかしながら，TEIC の適応疾患が VCM に比し，少ないので注意しなければならない。

❾ 小児・高齢者・妊婦への投与の注意点

　VCM 散は，高齢者の血液透析中など高度の腎機能障害を呈し，腸管病変が高度の患者では排泄が遅延し蓄積を起こすことがあるので腎機能等に注意する。VCM 静注用は，高齢者・小児等において腎機能への影響が懸念されるため，血中濃度をモニタリングし慎重に投与する必要がある。また静脈内投与された VCM は，ヒト母乳中に移行することが確認されているので，妊婦および授乳婦に対しての投与は避け，有益性が危険性を上回ると判断される場合に留める。小児および新生児への用法・用量は前述の通りであるが，TDM の目標トラフ値は，成人と同様に 10 〜 20 µg/mL（重症感染症では 15 〜 20 µg/mL）である。

第一章　系統別抗菌薬の特徴

　TEIC を低出生体重児および小児に投与する際，血中濃度の半減期が延長することから高い血中濃度を長期で持続するおそれがある。したがって，投与初期のローディングを小児では 10mg/kg で 12 時間ごとに計 3 回，新生児では 16mg/kg を 1 回投与し，次回投与前のトラフ値をモニタリングし投与設計する必要がある。その際の目標トラフ値は 10 ～ 20 μg/mL である[5]。その後，少なくとも 1 週間に 1 回はトラフ値のモニタリングをしながら慎重に投与する。TEIC は妊娠中の投与に関する安全性は確立されていないので，有益性が危険性を上回ると判断された場合にのみ投与する。また動物実験により，乳汁中への移行も確認されているので授乳中の婦人への投与は避けるべきである。

❿ 副作用・相互作用

　VCM 散の副作用は，3% 未満の頻度で発熱・発疹・潮紅などの過敏症が出現する。

　VCM 静注用の副作用は，肝機能異常や腎機能障害が知られており，急性腎不全の発現頻度は 0.5 ％と比較的高い。その他に第 8 脳神経障害（難聴）やショック，アナフィラキシー様症状が 0.1 ％未満の頻度で示されている。

　TEIC は，そのトラフ値が 60 μg/mL 以上になった場合に腎機能障害等の副作用が発現すると考えられているが，このトラフ値を示すことは臨床の場では考えにくい。グリコペプチド系抗菌薬の副作用には，腎機能障害，第 8 脳神経障害のほか Red neck（red man）症候群が挙げられる。Red neck 症候群は血漿中のヒスタミン濃度の増加が関係しており，VCM 投与により血漿中ヒスタミン濃度が有意に一過性の上昇を示すものの，TEIC 投与ではヒスタミン遊離に影響しない[6]。これに関しては国内でも同様な成績が報告されている[7]。VCM を急速に静脈内注射もしくは短時間に点滴静注すると red neck 症候群を発現しやすいので，60 分以上かけて点滴静注する必要がある。

文献

1）Fujimura S, Nakano Y, Watanabe A：A correlation between reduced susceptibilities to vancomycin and daptomycin among the MRSA isolates selected in mutant selection window of both vancomycin and daptomycin. J Infect Chemother 20：752-756, 2014

2）日本化学療法学会抗菌薬 TDM ガイドライン作成委員会，日本 TDM 学会 TDM ガイドライン策定委員会‐抗菌薬領域―：Ⅲ. 各論　バンコマイシン，テイコプラニン. 抗菌薬 TDM ガイドライン，日本化学療法学会・日本 TDM 学会，東京，2012，p13-32

3）MRSA 感染症の治療ガイドライン作成委員会：2. 抗 MRSA 薬の種類と特徴，選択の基準. MRSA 感染症の治療ガイドライン改訂版 2014. 日本化学療法学会・日本感染症学会，東京，2014，p13-18

4）Liu C, Bayer A, Cosgrove SE et al：Infectious Diseases Society of America：Clinical practice guidelines by the Infectious Diseases Society of America for the treatment of methicillin-resistant Staphylococcus aureus infections in adults and children. Clin Infect Dis 52：e18-55, 2011

5）MRSA 感染症の治療ガイドライン作成委員会：4. 疾患別抗 MRSA 薬の選択と使用　ⅰ小児領域感染症. MRSA 感染症の治療ガイドライン改訂版 2014. 日本化学療法学会・日本感染症学会，東京，2014，p81-88

6）Sahai J, Healy DP, Shelton MJ et al：Comparison of Vancomycin- and Teicoplanin-induced histamine release and "Red man syndrome". Antimicrob Agents Chemother 34：765-769, 1990.

7）中島光好，金丸光隆，澤井米市ほか：Teicoplanin の臨床第Ⅰ相試験および histamine 遊離に関する検討. Chemotherapy 41,（Suppl 2）：88-102, 1993

第一章　系統別抗菌薬の特徴

12 キノロン系抗菌薬

宮下修行

❶ 開発の歴史

　1962 年に合成されたナリジクス酸にはじまるキノロン系薬は，グラム陰性菌に対して
のみ抗菌活性を示し，グラム陰性菌が主要原因菌となる尿路，胆道，腸管感染症における
経口抗菌薬として使用されてきた。その後 1980 年代になりキノロン基本骨格の 6 位に
フッ素，7 位にピペラジン環，あるいはその誘導体を有するフルオロキノロン系薬，すな
わちニューキノロン系薬が登場した。1984 年発売のノルフロキサシン（NFLX；バクシ
ダール®）は，グラム陰性菌のみならず，ブドウ球菌を含むグラム陽性菌や緑膿菌まで抗
菌活性を広げるとともに，経口吸収率，生体内での安定性，尿路や胆汁にとどまらないあ
らゆる臓器への組織移行性も改善され，NFLX 以降に開発されたものをニューキノロンと
総称し，ナリジクス酸に代表されるそれ以前のものをオールドキノロンと総称して区別し
ている。

❷ 化学構造—基本骨格と各製剤の構造（図 1）

　化学構造からみたキノロン系薬の開発経過を**図 1**に示す。NFLX 以降開発されたもの
は，基本骨格の 6 位にフッ素（フルオロ基）を共通してもつことからフルオロキノロンと
呼ばれている。その後発売されたガレノキサシン（GRNX；ジェニナック®）は，6 位の
フッ素を水素に置換しても高い抗菌活性を保ち，デスフルオロキノロンという新たな
ニューキノロンとして登場した。すなわち，ニューキノロン＝フルオロキノロンの概念が
厳密に使用できなくなった。

　初期に開発されたニューキノロン系薬である NFLX などは，肺炎，慢性気道疾患感染増
悪時の最も頻度の高い原因菌である肺炎球菌に対し抗菌活性が弱かったため，呼吸器感染
症治療におけるキノロン系薬の有用性は高くなかった。その後開発されたニューキノロン
系薬，例えばトスフロキサシン（TFLX；トスキサシン®，オゼックス®）やスパルフロキ
サシン（SPFX）は，7 位のピロリジン誘導体による展開，5 位のアミノ基置換などによ
り，グラム陽性球菌に対する抗菌活性が増強され，ペニシリン耐性肺炎球菌にもその有効
性が示されている。

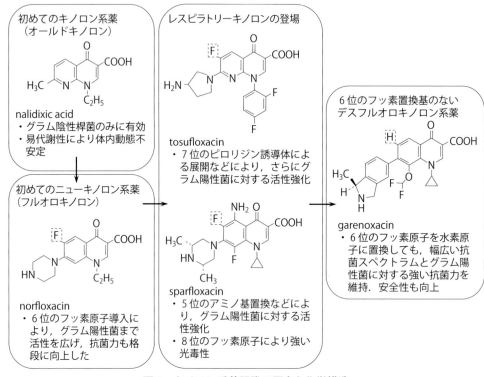

図1 キノロン系薬開発の歴史と化学構造

(「川崎 聡：キノロン系薬．感染症専門医テキスト　第I部 解説編（日本感染症学会編），p246，2011，南江堂」より許諾を得て転載）

❸ 臨床的分類

　わが国でこれまで発売となったニューキノロン系薬は経口薬14種類，注射薬3種類で（図2），このうちSPFX，ガチフロキサシン（GFLX），エノキサシン（ENX），フレロキサシン（FLRX）は副作用面から販売中止となっている。抗菌スペクトラムと抗菌活性の強弱から肺炎球菌やマイコプラズマ，クラミジアなどの非定型病原体に抗菌力が強められたキノロン系薬を「レスピラトリーキノロン」と呼称している。実臨床では，グラム陽性球菌と非定型病原体に抗菌活性の強いレスピラトリーキノロンとグラム陰性桿菌に抗菌活性の強い非レスピラトリーキノロンの2群に分けて使用することが実践的と考える（図2）。

　レスピラトリーキノロンにはTFLX，高用量レボフロキサシン（LVFX；クラビット®），モキシフロキサシン（MFLX；アベロックス®），GRNX，シタフロキサシン（STFX；グレースビット®）の経口薬5種類とLVFX注射薬がある。嫌気性菌や口腔内連鎖球菌が関与する医療・介護関連肺炎（誤嚥性肺炎）には，MFLX，GRNX，STFXが適している。他方，グラム陰性桿菌に対する有用性を特徴とする非レスピラトリーキノロン薬にはシプロフロキサシン（CPFX；シプロキサン®）やプルリフロキサシン（PUFX；スオード®）がある。CPFXは開発年代から第一世代に分類されキノロン系薬の中では古いものだが，緑膿菌を含むグラム陰性桿菌群に対する最小発育阻止濃度（MIC）は新しいキノロン系薬より

オールドキノロン	非レスピラトリーキノロン	レスピラトリーキノロン
ナリジクス酸	ノルフロキサシン	トスフロキサシン
(NA, 1964, 主に腎臓)	(NFLX, 1984, 主に腎臓)	(TFLX, 1990, 2010細粒
ピロミド酸	オフロキサシン	小児用, 腎・肝臓)
(PA, 1976, 主に腎臓)	(OFLX, 1985, 主に腎臓)	レボフロキサシン
ピペミド酸	エノキサシン	(LVFX, 1993, 2009高用
(PPA, 1979, 主に腎臓)	(ENX, 1986, 主に腎臓)	量500mg, 主に腎臓)
シノキサシン	シプロフロキサシン	スパルフロキサシン
(CINX, 1983, 主に腎臓)	(CPFX, 1988, 主に腎臓)	(SPFX, 1993, 肝＞腎臓)
	ロメフロキサシン	ガチフロキサシン
(略号,発売年,主な排泄経路)	(LFLX, 1990, 主に腎臓)	(GFLX, 2002, 腎臓)
	フレロキサシン	モキシフロキサシン
	(FLRX, 1993, 主に腎臓)	(MFLX, 2005, 肝＞腎臓)
	シプロフロキサシン注射	ガレノキサシン
	(CPFX, 2000, 主に腎臓)	(GRNX, 2007, 腎・肝臓)
	プルリフロキサシン	シタフロキサシン
	(PUFX, 2002, 主に腎臓)	(STFX, 2008, 主に腎臓)
	パズフロキサシン注射	レボフロキサシン注射
	(PZFX, 2002, 主に腎臓)	(LVFX, 2011, 主に腎臓)

図2　キノロン系薬の臨床的分類

も優れている。

❹ 抗菌作用点

　キノロン系薬の作用は，細菌の DNA 複製時に必須な酵素である DNA ジャイレース（トポイソメラーゼⅡ）およびトポイソメラーゼⅣの阻害によるものである。化学構造式上，3 位のカルボキシル基と 4 位のオキソ基が DNA ジャイレースへの結合に必須と考えられている（**図1**）[1]。一般的に，グラム陰性菌に対する抗菌活性は DNA ジャイレースの阻害に，グラム陽性菌に対する抗菌活性はトポイソメラーゼⅣの阻害と関連している[2,3]。

　DNA ジャイレースは，サブユニット A，B（*gyrA*, *gyrB*）2 分子からなる 4 量体で，A サブユニットは 2 本鎖 DNA の切断と再結合に作用し，B サブユニットは ATP 加水分解活性によってエネルギーを供給する。また，トポイソメラーゼ Ⅳ もサブユニット A，B（*parC*, *parE*：黄色ブドウ球菌では *grlA* と *grlB*）2 分子からなる 4 量体であり，複製後の二本鎖 DNA の切断と再結合を行うことで，分裂後の細胞に DNA を効率よく分配する酵素である。すなわち，キノロン系薬は機能の異なる 2 種類のトポイソメラーゼを標的とし，そのいずれかの，より感受性の高い酵素阻害により殺菌作用が得られるものと考えられている。

第一章　系統別抗菌薬の特徴

表1　マクロライド感受性および耐性マイコプラズマ分離株に対する各種抗菌薬の薬剤感受性（MIC$_{90}$値）

抗菌薬		感受性株 N=66	耐性株 N=124
マクロライド系薬	エリスロマイシン	0.0078	＞128
	クラリスロマイシン	0.0039	＞128
	アジスロマイシン	0.0005	128
	ロキタマイシン	0.0156	0.5
リンコマイシン系薬	クリンダマイシン	2	＞128
テトラサイクリン系薬	ミノサイクリン	2	2
キノロン系薬	トスフロキサシン	0.5	0.5
	ガレノキサシン	0.0625	0.0625
	レボフロキサシン	0.5	0.5
	モキシフロキサシン	0.0125	0.125

（文献4から改変）

❺ 実際に有効な疾患・菌種

前述したようにそれぞれの抗菌活性には薬剤によって優劣があり，使い分けが必要である。一般的な抗菌スペクトラムは，好気性，嫌気性のグラム陽性菌から陰性菌群，さらにマイコプラズマ，クラミジアなどに非定型病原体群までと幅広く，ヒトの好中球などの細胞内への移行性も高いので，抗酸菌を含む細胞内増殖菌にまで及ぶ。最近問題となっているマクロライド耐性マイコプラズマにも良好な抗菌活性を示すが，薬剤間によって有効率に差があるので注意が必要である（**表1**）[4, 5]。

この優れた抗菌活性面での特徴に加え，キノロン系薬のもう一つの長所は良好な吸収性，高い血中濃度，病巣移行性などの体内動態面にある。したがって，その適応疾患も極めて広く，呼吸器領域感染症，耳鼻科領域感染症，泌尿器科領域感染症，消化器領域感染症，婦人科領域感染症，皮膚科領域感染症など，ほとんどすべての臨床領域の各種感染症に適応を有している。

❻ 耐性動向

キノロン耐性機構としては，キノロン系薬の標的酵素であるDNAジャイレースおよびトポイソメラーゼⅣの作用点をコードする遺伝子の変異や薬剤排出ポンプ（グラム陰性菌の内膜に発現），ポーリンチャンネル（外膜に発現）の変化などの関与が考えられている。

グラム陽性菌群では，黄色ブドウ球菌群（MRSAを含む）でのMIC増大があり，肺炎球菌の耐性化が注目されている。幸いなことにキノロン耐性は進行しておらず数％程度にとどまっており，STFXやGRNXは良好な抗菌活性を保っている[6]。その理由として耐

118

性菌出現阻止濃度（MPC）が関与する[7]。MIC と MPC の間は耐性菌が選択されやすいため耐性菌選択濃度域（MSW）とよばれ，この間がより狭く，MSW 通過時間が短いものが耐性菌を作りにくい薬剤とされている。STFX や GRNX は，肺炎球菌に対し既存のキノロン系薬と比較して MPC が低いため，耐性菌を誘導しにくい抗菌薬であることが示されている。

グラム陰性菌群では，代表的な腸内細菌属である大腸菌や肺炎桿菌，*Proteus mirabilis* などは耐性菌が増加している。同時に β ラクタマーゼ産生菌も増加しており，とくに ESBL 産生菌の約 80% はキノロン耐性との報告もある。また，緑膿菌のキノロン耐性率は 20% を超える施設が多く，感受性があることを確認してから使用することが望ましい。かつて淋菌に対してキノロン系薬は有効であったが，近年耐性の頻度が 80% 以上と高く，第一選択薬として使用できない。

❼ 常用量と一日最大投与量

わが国ではこれまで，経口の場合 1 回 100 ～ 200mg の 1 日 2 ～ 3 回投与が一般的であった。濃度依存的殺菌を示すキノロン系薬では，投与回数を減じて 1 回投与量を増やすことが有利なのに，安全性を優先した結果，わが国では分割投与で，かなり低用量が使用されてきた。耐性菌の出現，あるいはそれ以上の増加を抑制する目的から，2009 年 LVFX は 1 日 1 回 500mg に投与法・投与量を変更した。発売が比較的新しいキノロン系薬で MFLX や GRNX は PK/PD 理論で臨床試験が行われ，1 日 1 回 400mg を投与法・投与量としている。

一方，注射薬であるパズフロキサシン（PZFX；パシル®，パズクロス®）も有効性を高めるため，PK/PD 理論から高用量の使用が検討された結果，2010 年に PZFX の高用量投与（1 回 1,000mg，1 日 2 回）が追加承認され，「肺炎球菌」が新たに適応菌種となった。

❽ 体内動態の特徴

ⅰ．血中濃度

経口投与した場合，優れた吸収性を示し良好な血中濃度と組織移行性を示す。とくに開発の新しい GRNX や MFLX は最高血中濃度（Cmax）が高く，半減期（$T_{1/2}$）は 10 時間以上と長く，1 日 1 回投与の有用性をさらに高めるものとなっている（**表 2**）。注射用ニューキノロン系薬のうち，CPFX と LVFX には経口薬が存在する。両者とも bioavailability が高く，CPFX では約 70%，LVFX では 90% 以上である。このため経口薬と注射薬の体内動態が大きくは異ならないのが特徴である。

ⅱ．組織移行性

各臓器への移行性は高く，とくに肺や気管，扁桃などの呼吸器，耳鼻科領域系の臓器移

第一章　系統別抗菌薬の特徴

表2　キノロン系薬の薬物動態

一般名 / 薬物動態	レボフロキサシン Levofloxacin			スパルフロキサシン Sparfloxacin	トスフロキサシン Tosufloxacin		ガチフロキサシン Gatifloxacin		モキシフロキサシン Moxifloxacin	ガレノキサシン Garenoxacin	シタフロキサシン Sitafloxacin	
対象	健康成人			健康成人	健康成人		健康成人		健康成人	健康成人	健康成人	
投与量（mg）	100	200	500[*1]	200	150	300	100	200	400	400	50	100
C_{max}（μg/mL）	1.22	2.04	4.5〜6.2[*1]	0.72	0.54	1.06	0.87	1.71	4.13	7.19	0.51	1.0
T_{max}（h）	0.92	1.48	0.8〜1.6[*1]	4.5	2.00	2.16	1.6	1.4	1.75	1.96	1.2	1.2
$T_{1/2}$（h）	3.96	5.97	6.8〜7.4[*1]	16.4	4.85	4.44	6.9	7.1	13.9	11.0	6.2	5.7
$AUC_{0-\infty}$（μg·h/mL）	7.46	19.88	41.9〜47.7[*1]	17.4	4.95	8.97	7.0	14.5	51.51	89.8	2.62	5.55
蛋白結合率(%)	31〜36（33.5）[*2]			42.2	37.4（pH7.4）		20		50	79〜80（79.5）[*2]	46〜55（50.5）[*2]	
尿中排泄率（未変化体, %）	85〜92（88.5）[*2]			11.9	45.8		73.2	75.3	19.4	31.7〜34.2（33.0）[*2]	70	70

＊1：外国データ K. F. Croom, K.L. Goa: Drug, 64 (24), 2769–2802, 2003
＊2：（平均値）

（渡辺　彰監修：レスピラトリーキノロン系薬最前線. ユニオンエース，東京，2009, p110 より）

行性はβ-ラクタム系薬に比較し格段に良好で，喀痰への移行性も高い。また，好中球などの貪食細胞への細胞内移行にも優れている。

iii．代謝と排泄

多くのキノロン系薬は主に腎臓から排泄されるが，中には MFLX や SPFX のように代謝産物を含めて尿中よりも肝・胆道系から糞便中へ排泄されるものもある（**図2**)[8]。このような薬剤は腎機能障害時の用量調整が不要といった利点がある反面，尿路感染症の治療には不向きといえる。また，TFLX や GRNX などは腎臓と肝臓から同程度排泄される。

❾ 臨床で使える領域

前述のようにキノロン系薬は，経口抗菌薬の中で他剤に優る有用性を示し，臨床で使用する領域が幅広い。しかしキノロン耐性菌の問題もあるので，むやみな頻用は慎むべきで，例えば，連鎖球菌属に対してはβ-ラクタム系薬が第一選択薬であり，ブドウ球菌属もペニシリナーゼ阻害剤配合ペニシリン系薬かセフェム系薬を使用すべきである。

経口キノロン系薬は，経口薬で治療する感染症の範疇で，比較的重症度の高い疾患群，例えば呼吸器感染症では肺炎や慢性気道感染症の二次感染など，さらに宿主側に重症化リスクのある場合などには第一選択薬として積極的に用いるべきである[9,10]。また，結核菌に対する抗菌活性を有するため，一次抗結核薬が抗菌薬耐性や副作用で使用できない場合に，二次抗結核薬として使用される場合がある。

注射用キノロン系薬は，入院を必要とする症例（全身状態が不良な患者）や経口摂取の困難な症例（意識障害，嚥下障害，消化管運動障害など）に使用を考慮すべきである。CPFX と PZFX はレジオネラを含め幅広い抗菌スペクトルを示しており，中でも緑膿菌な

表3　ニューキノロン系注射剤の主な適応症比較

適応症	LVFX	CPFX	PZFX
敗血症		○	●
外傷・熱傷及び手術創等の二次感染	○	○	○
肺炎	○	○	●
慢性呼吸器病変の二次感染	○		●
肺膿瘍			○
複雑性膀胱炎, 腎盂腎炎	○		○
前立腺炎（急性症, 慢性症）	○		○
腹膜炎	○	○	○
腹腔内膿瘍			○
胆嚢炎, 胆管炎	○	○	○
子宮付属器炎	○		○
子宮旁結合織炎			○
炭疽	○	○	

● 1,000mg × 2回で承認（2010年7月）

どのグラム陰性菌に対し強い抗菌活性を有している。高用量 PZFX では「肺炎球菌」が新たに適応菌種となり，「敗血症」が適応症として加えられた。これにより，肺炎球菌による肺炎，重症・難治性の呼吸器感染症（肺炎，慢性呼吸器病変の二次感染），敗血症など重症感染症に対する新たな選択肢として期待されている（**表3**）。また，尿路感染症や腹腔内感染症，婦人科領域感染症など適応症も広く，エンピリック治療薬として使用しやすい薬剤と位置付けられる。ただし，市中呼吸器感染症の重要な原因菌であるマイコプラズマやクラミジアに適用がない。これに対し LVFX は，肺炎球菌やマイコプラズマ，クラミジアに適用があり，呼吸器感染症全般に効果が期待されるものの適応症が限られている。

❿ 小児・高齢者・妊婦への投与の注意点

　妊婦への使用は禁忌で，母乳への移行もあるため授乳中の投与の場合，授乳を中止しなければならない。他方，小児へは NFLX と TFLX が使用可能である。TFLX は小児における肺炎や中耳炎にも適応を有するわが国で最初のキノロン系薬であり，ペニシリン耐性肺炎球菌やβ-ラクタマーゼ非産生アンピシリン耐性菌が原因となる感染症において有効な選択肢となる。高齢者は，代謝機能が潜在的に低下しており，体重も低いことも少なくないため，常用量のキノロン系薬はしばしば予測よりも高い血中濃度を示すことがあるので，後述する用量依存的副作用が若年者よりも出現しやすくなる点には注意を要する。

第一章　系統別抗菌薬の特徴

表4　ニューキノロン系薬の副作用

胃腸障害	悪心，嘔吐，下痢（＜5%）
中枢神経障害	不眠，眩暈，頭痛，振戦，痙攣[*1]
光線過敏症[*2]	
肝障害	肝酵素上昇，胆汁うっ滞性黄疸
腎障害	高窒素血症，結晶尿，血尿，間質性腎炎
腱障害（稀）	腱断裂
関節障害[*3]	
QT間隔延長[*4]（torsades de pointes）	報告例はあるが，情報が少ない
低・高血糖	ガチフロキサシンは糖尿病患者への投与が禁忌。発症機序は不詳
アレルギー反応	アナフィラキシー反応は少ない（0.46～1.2/100,000）
アレルギー性皮膚反応	皮疹，搔痒症（0.4～2.2%）

＊1　キノロン系薬がGABA（γ-amino butyric acid）A受容体と結合するため，抑制性神経伝達物質であるGABAの
　　受容体への結合が低下し，中枢神経系の興奮が高まる。また，最近NMDA（N-methyl-D-Aspartate）受容体への
　　キノロン系薬の結合も痙攣副作用に関与することが報告されている。また，NSAIDsとの併用でこの傾向が増強
　　されるので併用には注意する。
＊2　キノロン骨格の6位と8位側鎖にハロゲン元素（フッ素，塩素）の入ったディフルオロキノロン系（ロメフロ
　　キサシン，フレロキサシン，スパルフロキサシン）に発症が多い。
＊3　幼若犬における前臨床試験で関節軟骨に損傷が生じ，跛行を呈したことより，小児や妊婦への投与は禁忌となっ
　　ている（ノルフロキサシンを除く）。
＊4　先天的にQT延長のある症例，心疾患，肝疾患，電解質異常者，QT間隔を延長させる薬剤を服用している患者
　　には使用を避ける。

（日本感染症学会／日本化学療法学会 編：抗菌薬使用のガイドライン．協和企画，東京，2005，p64より）

⓫ 副作用・相互作用

　キノロン系薬の副作用には抗菌薬に一般的に認められる消化器症状，肝機能障害，腎機能障害，アレルギー反応のほかに，中枢神経障害，光線過敏症，関節障害，QT間隔延長，低・高血糖などキノロン系薬特有の副作用が知られている（**表4**）。それぞれの副作用の発現リスクは，キノロン系薬間でも薬剤によって異なり，また副作用の多くは，キノロン系薬の投与量，すなわち血中濃度と比較的よく相関するので，安全性を配慮した検討が不可欠である。

　経口薬の薬物相互作用として，金属カチオン含有製剤（アルミニウム，マグネシウム，カルシウム，鉄など）との同時併用で，消化管内でキレート錯体が形成されキノロン系薬の吸収が低下し，血中濃度が著明に低下する。非ステロイド性抗炎症薬（NSAIDs）との併用でキノロン系薬のγアミノ酸（GABA）受容体結合阻害が増強され，痙攣が誘発されやすくなる。頻度は，キノロン系薬の種類や併用するNSAIDsの種類で大きく異なるが，フェニル酢酸系とプロピオン酸系NSAIDsとの併用は注意を必要とする。

文献

　1）Domagala JM：Structure-activity and structure-side effect relationships for the quinolone antibacteriaks. J
　　Antimicrob Chemother 33：685-706, 1994

2) Andersson MI, MacGowan AP：Development of the quinolones. J Antimicrob Chemother 51（Suppl 1）：1-11, 2003

3) Ferrero L, Cameron B, Manse B et al：Cloning and primary structure of *Staphlococcus aureus* DNA topoisomerase IV：a primary target of fluoroquinolones. Mol Microbiol 13：641-653, 1994

4) Miyashita N, Akaike H, teranishi H et al：Macrolide-resistant *Mycoplasma pneumoniae* pneumonia in adolescents and adults：clinical findings, drug susceptibility and therapeutic efficacy. Antimicrob Agents Chemother 57：5181-5185, 2013

5) 肺炎マイコプラズマ肺炎に対する治療指針策定委員会：肺炎マイコプラズマ肺炎に対する治療指針，日本マイコプラズマ学会，2014，p.1-48

6) Yanagihara K, Kadota J, Aoki N et al：Nationwide surveillance of bacterial respiratory pathogens conducted by the Surveillance Committee of Japanese Society of Chemotherapy, Japanese Association for Infectious Diseases, and Japanese Society for Clinical Microbiology in 2010：general view of the pathogens' antibacterial susceptibility. J Infect Chemother 21：410-420, 2015

7) Zhao X, Drlica K：Restricting the selection of antibiotic-resistant mutants：a general strategy derived from fluoroquinolone studies.Clin Infect Dis 33（Suppl 3）：S147-156, 2001

8) Wise R：A review of the clinical pharmacology of moxifloxacin, a new 8-methoxyquinolone, and its potential relation to therapeutic efficacy. Clin Drug Invest 17：365-387, 1999

9) 日本呼吸器学会市中肺炎診療ガイドライン作成委員会：成人市中肺炎診療ガイドライン，日本呼吸器学会，東京，2007

10) 日本呼吸器学会呼吸器感染症に関するガイドライン作成委員会：成人気道感染症診療の基本的考え方，日本呼吸器学会，東京，2003

第一章　系統別抗菌薬の特徴

13 オキサゾリジノン系抗菌薬

賀来敬仁，柳原克紀

❶ 開発の歴史

　最初のオキサゾリジノン系抗菌薬である 5-（halmomethyl）-3-phenyl-2-oxazolidinones は，1978 年に植物病原菌に対する抗菌活性をもった薬剤として DuPont 社によって開発された。ヒト病原菌に対する開発もすすめられ，1987 年に発見された Dup105 および Dup721（DuPont 社）は，多剤耐性グラム陽性菌に対する抗菌活性をもち，経口投与および経静脈投与のいずれにおいても有効という特徴をもっていたが，副作用の面から臨床応用は断念された。

　その後，UpJohn 社（現在は米国ファイザー社）によって開発が続けられ，PNU-100766 として開発されていたリネゾリド（LZD；ザイボックス®）が 2000 年に米国で耐性菌を含むグラム陽性菌感染症の治療薬として承認された。日本では 2001 年にバンコマイシン耐性腸球菌（VRE）の薬剤として承認され，2006 年にメチシリン耐性黄色ブドウ球菌（MRSA）が適応菌種に追加されている。また，新規オキサゾリジノン系抗菌薬として Trius Therapeutics によって開発された tedizolid（経口薬・注射薬）が皮膚・軟部組織感染症の治療薬として 2014 年に欧州および米国で承認された。

❷ 化学構造─基本骨格と製剤の構造

　オキサゾリジノン系抗菌薬の化学構造を**図 1** に示す。LZD では，オキサゾリジノン基本骨格の site A にピペラジンを，基本構造の site B にヒドロキシアセチル基を導入することによって抗菌活性が高まっている。また，フェニル基 3 位のフッ素置換によって更なる抗菌活性を得ている。

❸ 抗菌作用点

　オキサゾリジノン系抗菌薬は，マクロライド系抗菌薬やテトラサイクリン系抗菌薬と同じタンパク合成阻害剤であるが，細菌のタンパク合成の初期段階を阻害するという点が他の抗菌薬とは異なる特徴となっている。**図 2** にリネゾリドの作用点の模式図を示すが，多

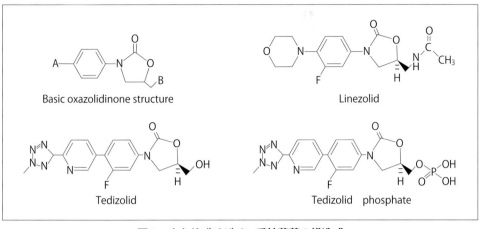

図1　オキサゾリジノン系抗菌薬の構造式

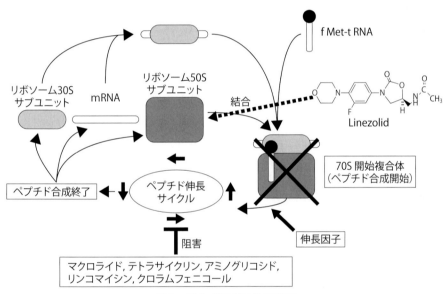

図2　リネゾリドの作用機序

(Shinabarger D：Mechanism of action of the oxazolidinone antibacterial agents. Expert Opin Investing Drugs 8：1195-1202, 1999 より一部改変)

くの抗菌薬がペプチド伸長サイクルの部分を阻害するのに対して，LZDは細菌のリボソーム50Sサブユニットに結合することでペプチドの合成開始を阻害すると考えられている。

LZDは直接的な抗菌作用以外にも，マウスを用いた in vivo の検討での炎症性サイトカイン産生抑制や，ヒト気道上皮細胞株を用いた in vitro の検討でムチンの過剰産生抑制などの免疫調節作用が明らかとなっている[1]。また，sub-MICにおける黄色ブドウ球菌の毒素産生抑制作用なども報告されている。

第一章　系統別抗菌薬の特徴

❹ 実際に有効な疾患・菌種

　現時点において日本で承認されている唯一のオキサゾリジノン系抗菌薬である LZD の添付文書における効能・効果は，「本剤に感性のメチシリン耐性黄色ブドウ球菌（MRSA）による敗血症，深在性皮膚感染症，慢性膿皮症，外傷・熱傷および手術創等の二次感染，肺炎」及び「本剤に感性のバンコマイシン耐性エンテロコッカス・フェシウム」となっている。しかし，実際には LZD は臨床的に重要なグラム陽性菌の多くに抗菌活性をもっており，黄色ブドウ球菌，コアグラーゼ陰性ブドウ球菌（CoNS），腸球菌，レンサ球菌（ペニシリン耐性肺炎球菌含む）などに良好な抗菌活性を示す（**表1**）。

　欧米で承認されている tedizolid も薬剤耐性菌を含む主要なグラム陽性球菌に対して良好な抗菌活性を示す（**表2**）。MIC90 に基づいた計算において tedizolid は LZD と比較して，黄色ブドウ球菌，CoNS，腸球菌に対して4倍の活性があり，レンサ球菌に対しては8倍活性が高いとされている[2]。また，リネゾリド耐性菌についても tedizolid では MIC が低い菌株が認められている[2]。

❺ 耐性動向

　欧米を中心に世界各地でリネゾリド耐性の MRSA および VRE の報告がある。2009年に行われた米国におけるサーベイランスでは，黄色ブドウ球菌で0.15%，CoNS で1.47%，腸球菌で0.49%であり，同年にカナダ，南米，アジア太平洋地域を対象に行われたサーベイランスにおいても CoNS で0.5%，腸球菌で0.5%であった[3]。いずれにおいても割合としては非常に低いが，アウトブレイク事例の報告もあるため注意が必要である。

　23S rRNA の domain V 領域の変異が主な耐性機序であり，臨床分離株では G2576T 点突然変異が最も多く報告されている。その他には，L3 や L4 などのリボソームタンパクをコードする遺伝子の修飾も黄色ブドウ球菌や肺炎球菌などにおける LZD への耐性化に関与していると考えられている。また，最近では *cfr* 遺伝子による 23S rRNA のメチル化によるリネゾリド耐性化も報告されているが，*cfr* 遺伝子はプラスミド性に媒介されるため，今後保有株が増加する可能性がある。

❻ 常用量と一日最大投与量

　LZD の成人および12歳以上の小児での用量は，経口・内服ともに1回600mgを12時間毎に1日2回投与である。12歳未満の小児には，リネゾリドとして1回10mg/kgを8時間間隔で投与する。なお，点滴については30分～2時間かけて行う。なお，tedizolid については，皮膚・軟部組織感染症の第Ⅲ相臨床試験で1回200mgの1日1回投与において LZD と非劣性を示している。

126

表1 リネゾリドの抗菌活性

菌種	MIC$_{90}$（μg/mL）	感性率（%）
黄色ブドウ球菌		
メチシリン感性（MSSA）	2	100
メチシリン耐性（MRSA）	1〜2	99.8〜100
コアグラーゼ陰性ブドウ球菌		
オキサシリン感性	1	99.6〜100
オキサシリン耐性（MRCoNS）	1	98.3〜98.4
レンサ球菌		
β溶血レンサ球菌	1	100
肺炎球菌	1	100
その他のレンサ球菌	1	99.8〜100
腸球菌	1〜2	99.6〜99.7

（Cox HL, Donowitz GR：Linezolid and other Oxazolidinones. Manndell, Douglas and Bennett's Principles and practice of infectious diseases 8th edition. 406-409, 2014 より）

表2 Tedizolid の抗菌活性

菌種	MIC（μg/mL）		
	Range	MIC$_{50}$	MIC$_{90}$
黄色ブドウ球菌	0.12〜16	0.5	0.5
MRSA	0.12〜16	0.5	1
バンコマイシン非感性	0.12〜1	0.25	1
リネゾリド耐性	0.25〜16	4	8
コアグラーゼ陰性ブドウ球菌	0.12〜1	0.25	0.5
MRCoNS	0.12〜1	0.25	0.5
腸球菌	0.25〜2	0.5	0.5
VRE (E. faecalis)	0.25〜1	0.5	0.5
VRE (E. faecium)	0.25〜2	0.5	0.5
肺炎球菌	0.03〜0.5	0.25	0.25
PISP	0.12〜0.5	0.25	0.5
PRSP	0.12〜0.5	0.25	0.25
β溶血連鎖球菌	0.12〜0.5	0.25	0.25
Streptococcus Viridans group	0.06〜0.5	0.25	0.25

（文献2より抜粋）

第一章　系統別抗菌薬の特徴

❼ 体内動態の特徴

ⅰ．血漿中濃度

　健康成人に LZD 600mg を静脈内へ単回投与後の平均最高血漿中濃度（Cmax）は 12.90 ± 1.60 μg/mL，半減期は 4.40 ± 2.40 時間であった。また，600mg 経口単回投与後の Cmax は 12.70 ± 3.96 μg/mL，半減期は 4.26 ± 1.65 時間であった。また，経口投与でのバイオアベイラビリティはほぼ 100% であり，注射薬から経口薬への切り替えも可能である。なお，Tedizolid については，200mg 経口投与後の Cmax は 2.0 ± 0.4 μg/mL，半減期は 11.2 ± 3.6 時間であった [4]。

ⅱ．組織移行性

　LZD のタンパク結合率は 31% と低い。組織への移行率（組織 / 血漿中濃度）は，肺胞上皮被覆液（ELF）で 415%，髄液 160%，皮膚（炎症性水疱）104%，筋肉 94%，骨組織 60% と良好な組織移行性を示す [5]。Tedizolid についても，$AUC_{0-24hour}$ で評価すると ELF 濃度は血漿中タンパク非結合濃度の 40 倍と良好な組織移行性を示している [6]。

ⅲ．代謝と排泄

　LZD は，生体中でアミノエトキシ酢酸代謝物およびヒドロキシエチルグリシン代謝物に代謝される。排泄としては，便中には LZD としてはほとんど排泄されず，投与量の 3% がアミノエトキシ酢酸代謝物として，6% がヒドロキシエチルグリシン代謝物として排泄される。一方で，尿中には投与量の 30% が LZD として，10% がアミノエトキシ酢酸代謝物，40% がヒドロキシエチルグリシン代謝物として排泄された。

　腎機能障害および中等度までの肝機能障害では LZD の薬物動態に変化は認められないが，透析患者では投与量の 30% が血液透析により消失するため，血液透析後に LZD を投与することが推奨されている。

❽ 臨床で使える領域

　LZD は組織移行性に優れるため，さまざまな MRSA 感染症の治療に用いられている。MRSA 感染症の治療ガイドライン [5] では，肺炎や気道感染症などの呼吸器感染症，皮膚・軟部組織感染症，中枢神経系感染症において第一選択薬となっている（**表3**）。呼吸器感染症では，バンコマイシン（VCM；塩酸バンコマイシン®）と LZD のランダム化二重盲検試験およびメタアナリシスがいくつか報告されている。しかし両薬剤間で細菌学的，臨床的有用性に有意差がないとの報告と LZD が臨床的な効果および細菌学的な効果が有意に優れているとの報告があり，現時点では VCM と LZD は総合的な判断に基づいて選択することが推奨されている [5]。

　LZD は幅広い疾患で使用することが可能であるが，前述したような耐性菌の出現もあ

表3　MRSA 感染症治療におけるリネゾリドの位置づけ

呼吸器感染症			
肺炎，肺膿瘍，膿胸			
第一選択薬	リネゾリド　バンコマイシン　テイコプラニン		
代替薬	アルベカシン		
気道感染症			
第一選択薬	テイコプラニン　リネゾリド		
代替薬	バンコマイシン		
菌血症			
第一選択薬	ダプトマイシン　バンコマイシン		
代替薬	アルベカシン　テイコプラニン　リネゾリド		
皮膚・軟部組織感染症			
深在性皮膚感染症，慢性膿皮症			
第一選択薬	ダプトマイシン　リネゾリド　バンコマイシン		
代替薬	テイコプラニン　アルベカシン		
外傷・熱傷および，手術創の二次感染			
第一選択薬	バンコマイシン　リネゾリド　ダプトマイシン		
代替薬	テイコプラニン　アルベカシン		
びらん，潰瘍の二次感染			
第一選択薬	ダプトマイシン　バンコマイシン　リネゾリド		
代替薬	テイコプラニン　アルベカシン		
骨・関節感染症			
第一選択薬	バンコマイシン　ダプトマイシン		
代替薬	リネゾリド　テイコプラニン		
腹腔内感染症			
第一選択薬	バンコマイシン		
代替薬	テイコプラニン　リネゾリド　ダプトマイシン　アルベカシン		
中枢神経系感染症			
第一選択薬	バンコマイシン　リネゾリド		
代替薬	テイコプラニン		
尿路感染症			
第一選択薬	バンコマイシン		
代替薬	テイコプラニン　ダプトマイシン　アルベカシン　リネゾリド		

（日本化学療法学会・日本感染症学会 MRSA 感染症の治療ガイドライン作成委員会：MRSA 感染症の治療ガイドライン― 2014 年改訂版. 日本化学療法学会雑誌 62：533–604, 2014 より一部改変）

るため，重症感染例や他の抗 MRSA 薬が使用しにくい程度の腎機能・肝機能障害がある症例やバンコマイシン非感性菌など仕様基準を明確にして適正に使用することが望ましい。

第一章　系統別抗菌薬の特徴

❾ 小児・妊婦への投与の注意点

　小児については，生後7日までの早産新生児（在胎34週未満）においてはクリアランスが低い値を示すため，8時間毎投与ではなく12時間毎投与を考慮することとされている。また，妊婦への投与についての安全性は確立されておらず，治療上の有益性が危険性を上回ると判断された場合にのみ投与することとされている。ヒトでの母乳中への移行は不明であるが，動物実験では乳汁中への移行が確認されているため，投与しないか授乳を避けることが推奨されている。

❿ 副作用・相互作用

　日本で実施された第Ⅲ相対照薬比較試験では，血小板減少が19.0%と最も多く，次いで貧血（13.0%），下痢（10.0%），白血球減少（7.0%），低ナトリウム血症（7.0%）が多かった。血小板減少を始めとする骨髄抑制は14日間以上の長期投与で頻度が高くなる傾向がある。また，乳酸アシドーシス等の代謝性アシドーシスが現れることがあるため，嘔気・嘔吐の症状が繰り返しある場合は注意が必要である。

　併用禁忌薬はない。しかし，非選択的・可逆的モノアミン酸化酵素（MAO）阻害作用があるため，MAO阻害剤，アドレナリン作動薬，チラミンを多く含有する飲食物（チーズ，ビール，赤ワイン等）で血圧上昇，動悸が現れる可能性がある。また，セロトニン作動薬ではセロトニン症候群（錯乱，せん妄，情緒不安定など）が発現する可能性がある。その他には，リファンピシン（RFP；リファジン®）との併用でLZDのCmaxおよびAUCが低下するため，併用時には注意する。

文献 ・・

1 ）Kaku N, Morinaga Y, Yanagihara K et al：Immunomodulatory effect of linezolid on methicillin-resistant *Staphylococcus aureus* supernatant-induced MUC5AC overexpression in human airway epithelial cells. Antimicrob Agents Chemother 58：4131-4137, 2014

2 ）Brown SD, Traczewski MM：Comparative in vitro antimicrobial activities of torezolid (TR-700), the active moiety of a new oxazolidinone, torezolid phosphate (TR-701), determination of tentative disk diffusion interpretive criteria, and quality control ranges. Antimicrob Agents Chemother 54：2063-2069, 2010

3 ）Shaw KJ, Barbachyn MR：The oxazolidinones：past, present, and future. Ann N Y Acad Sci 1241：48-70. 2011

4 ）Flanagan SD, Bien PA, Munoz KA et al：Pharmacokinetics of Tedizolid Following Oral Administration：Single and multiple dose, effect of food, and comparison of two solid forms of the prodrug. Pharmacotherapy 34：240-250, 2014

5 ）日本化学療法学会・日本感染症学会 MRSA感染症の治療ガイドライン作成委員会：MRSA感染症の治療ガイドライン―2014年改訂版. 日化療会誌 62：533-604, 2014

6 ）Housman ST, Pope JS, Russomanno J et al：Pulmonary disposition of tedizolid following administration of once-daily oral 200-milligram tedizolid phosphate in healthy adult volunteers. Antimicrob Agents Chemother 56：2627-2634, 2012

130

第一章　系統別抗菌薬の特徴

14 ストレプトグラミン系抗菌薬

田代将人，泉川公一

❶ 開発の歴史

　ストレプトグラミン系抗菌薬は，ストレプトグラミン A（S_A 型）とストレプトグラミン B（S_B 型）と呼ばれる 2 種類の化学的に異なる化合物で構成される抗菌薬の混合物である[1]。その歴史は，*Streptomyces graminofaciens* から産生される抗菌薬の混合物に対し，ストレプトグラミン A および B と命名されたことから始まった[2]。その後，*Streptomyces pristinaespiralis* の変異株より単離されたプリスチナマイシン（S_A 型：プリスチナマイシン II，S_B 型：プリスチナマイシン I），*Streptomyces virginiae* より単離されたバージニアマイシン（S_A 型：バージニアマイシン S，S_B 型：バージニアマイシン M），*Streptomyces mitakaensis* より単離されたミカマイシン（S_A 型：ミカマイシン A，S_B 型：ミカマイシン B）など複数種類が発見されている。現在，臨床的に使用されているストレプトグラミン系抗菌薬はプリスチナマイシンの誘導体に限られており，その他はバージニアマイシンが家畜飼料用の抗菌薬として使用されている。

　プリスチナマイシン誘導体であるキヌプリスチン（S_B 型）/ ダルホプリスチン（S_A 型）（QPR/DPR；注射用シナシッド®）は *Staphylococcus aureus* や *Enterococcus faecium* に強い抗菌活性を示し，バンコマイシン耐性 *E. faecium*（VREF）に対しても高い抗菌活性が保たれている点が特長である。その特性から，1999 年にアメリカやイギリスでバンコマイシン耐性 *E. faecium* 感染症治療薬として承認され，日本においては，第 I 相試験，第 II 相試験が実施された後，2002 年に「バンコマイシン耐性エンテロコッカス・フェシウムのうち本剤感受性菌による感染症（菌血症の併発を含む）」を対象として承認された[3]。

❷ 化学構造—基本骨格と製剤の構造

　S_A 型と S_B 型は産生元の細菌より，各々 7：3 の割合で産生されることが知られている。両者の構造は異なっており，S_A 型の構造は polyunsaturated mactolactones であり，ポリケチドに属する[4]。一方で S_B 型の構造は cyclic hexadepsipeptides であり，非リボソームペプチドに属する。両者は細菌のリボソーム 50S サブユニットに結合することで静菌作用を示す。標的が同一にもかかわらず，S_A 型と S_B 型は相乗的効果となり殺菌作用を示すよ

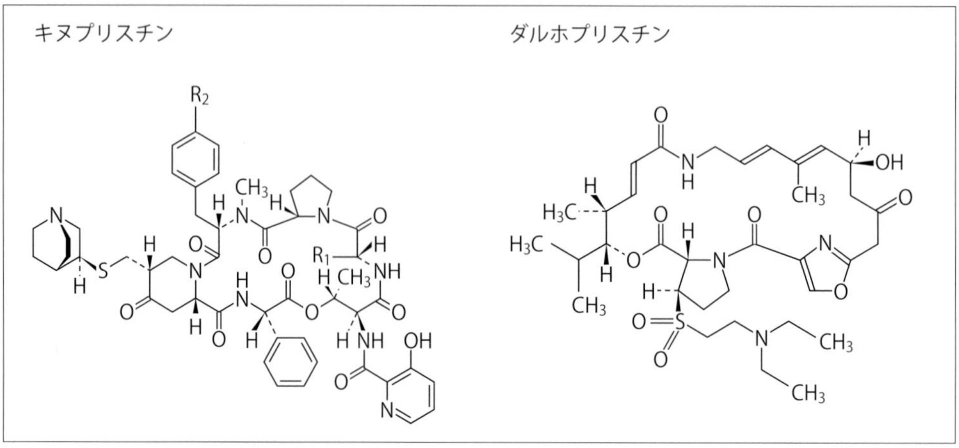

第一章　系統別抗菌薬の特徴

図1　キヌプリスチンとダルホプリスチンの構造式

うになる点が特徴的な化合物である。

　臨床的に使用されている QPR/DPR に関しては，プリスチナマイシンの中で S_A 型に属するものはプリスチナマイシン II と呼ばれ，その誘導体が DPR である（**図 1**）。一方で S_B 型に属するものはプリスチナマイシン I と呼ばれ，こちらの誘導体が QPR と呼ばれている。誘導体の目的はいずれも水溶性を高めることにある。製剤 1 バイアル中には，QPR 150mg と DPR 350mg が含まれ，両者を合わせ QPR/DPR として 500mg と表記される。人体投与後の主要代謝物も，両薬剤と同等の抗菌活性を示す。

　QPR/DPR 製剤は，電解質成分を含む液（生理食塩水やヘパリンなど）と混合されることで塩形成により沈殿物が生成されるため，生理食塩水で希釈してはならず，5% ブドウ糖液ないしは 10% マルトース液以外の注射液で調製しなければならない。また，調製した注射液は分解しやすく，25 ℃ 5 時間，冷蔵で 54 時間以上の保存はしてはならない。基本的な調製方法は以下の様な手順で行う。

1．本剤 1 バイアルに，5% ブドウ糖液または注射用水 5mL を徐々に加える。
2．液がなるべく泡立たないように穏やかにバイアルを回転させ，内容物を完全に溶解させる。
3．生じた泡が完全に消え，澄明になるまで数分間放置する。
4．得られた溶解液は，1mL あたり 100mg の有効成分を含有するので，患者の体重に応じた量（7.5mg/kg）を 30 分以内に 5% ブドウ糖液 200mL ～ 250mL に加える。

❸ 抗菌作用点

　S_A 型と S_B 型はいずれも細菌のリボソーム 50S サブユニットをターゲットとしたタンパク合成阻害作用により抗菌作用を示す[5]。しかし詳細に見ると，両者のターゲットはリボソーム 50S サブユニットの中で異なっている。

　S_A 型はリボソーム 50S サブユニット中のペプチジルトランスフェラーゼを阻害するこ

とで，アミノアシル tRNA の 50S リボソームサブユニットへの結合を阻害する。この作用により，S_A 型はタンパク合成・伸長反応の初期を阻害する。このような作用点および作用機序はクロラムフェニコール（CP；クロロマイセチン®，クロマイ®）に類似している。また，S_A 型を細菌に接触させ，S_A 型を除去した後も静菌作用が持続する post antibiotic effect が存在することも報告されている[6]。

一方で，S_B 型は上記の阻害効果は持たず，リボソーム 50S サブユニットの出口トンネルに位置する 23S rRNA に結合することで，ペプチドの伸長反応を阻害し，ペプチジル tRNA をリボソームから放出させる。このような作用機序はマクロライド系抗菌薬に類似している。すなわち，S_A 型はタンパク合成の初期を，S_B 型は後期を阻害しているといえる。

S_A 型と S_B 型は併用することで，各々単独で用いた時よりも 100 倍以上の抗菌活性を示すようになる。その相乗効果の機序は，S_A 型がリボソームに結合することで，S_B 型のリボソームへの結合能が増加するためと考えられている[7]。さらに，S_A 型である DPR の結合は 23S リボソームの 3 次元構造にも影響し，S_B 型である QPR も同時に結合することで，リボソームの出口トンネルが三次元的に狭小化することが報告されている[8]。つまり，新たに合成が開始されたペプチド鎖がリボソームから出て行くことができなくなり，ペプチジルトランスフェラーゼ周囲に合成途中のペプチド鎖が蓄積していく。この蓄積はペプチジル tRNA 分解酵素の活性を低下させ，tRNA の濃度低下を来すことにより，アミノ酸からのペプチド鎖形成ができなくなり，細菌は死に至る。

上記のような作用機序は，バンコマイシン（VCM；塩酸バンコマイシン®）などのグリコペプチド系抗菌薬とは異なるため，交差耐性は示さず，VREF への抗菌活性が保たれることとなる。

❹ 実際に有効な疾患・菌種

試験管内では，メチシリン耐性黄色ブドウ球菌（MRSA）や VREF を含む多数のグラム陽性菌，*Haemophilus influenzae* や *Moraxella catarrhalis* といったグラム陰性菌，*Legionella* 属や *Neisseria* 属などに抗菌活性を示す。しかし，*Pseudomonas aeruginosa*（緑膿菌）や *Acinetobacter* 属に対しては，細胞外膜をストレプトグラミンが透過できないため，抗菌活性を示さない。また，*E. faecium* には抗菌活性を示す一方，同じ腸球菌属である *E. faecalis* は排出ポンプの存在により自然耐性である点には注意が必要である。

臨床的には，添付文書上の適応菌種が QPR/DPR に感性のバンコマイシン耐性 *E. faecium* に限られており，適応症は各種感染症となっている。

❺ 耐性動向

ストレプトグラミン系抗菌薬は異なる化合物の混合物であるため，耐性の有無は S_A 型と S_B 型のそれぞれで考えなければならない。構造上の類似点から，S_A 型はクリンダマイ

第一章　系統別抗菌薬の特徴

シン（CLDM；ダラシン®）などのリンコサミド系抗菌薬やテトラサイクリン系抗菌薬の1つであるプリューロムチリン系抗菌薬（pleuromutilin）と交差耐性を示すため，各々の頭文字を取って LS$_A$P グループと総称される。一方で，S$_B$ 型はマクロライド系抗菌薬やリンコサミド系抗菌薬と交差耐性を示すため，MLS$_B$ グループと呼ばれる[9]。

耐性は S$_A$ 型単独あるいは S$_B$ 型単独に対して起こるものも，相乗効果を示す混合物に対して耐性となる場合もある。MLS$_B$ グループに対して耐性となった場合は S$_A$ 型や混合物に対して耐性とならないが，LS$_A$P グループに対して耐性となった場合は，しばしば S$_B$ 型や混合物に対しても耐性となる。両者に耐性となれば，当然混合物に対しても耐性となる。

耐性の機序は，標的の変異，薬剤不活化，排出ポンプが報告されている[10]。標的の変異による耐性化は S$_B$ 型にのみ報告されている。

臨床的に唯一使用可能なストレプトグラミン系抗菌薬は QPR/DPR のみであるが，添付文書上の適応菌種が限られていることもあり，実際に使用されることは少ない。同じストレプトグラミン系抗菌薬であるバージニアマイシンは家畜飼料として多く使用されているため，その交差耐性が危惧されているが，現在のところ耐性は臨床上の問題とはなっていない[11]。

❻ 常用量と一日最大投与量

QPR/DPR の用法・用量は，通常，成人に対し QPR/DPR として，1回 7.5mg/kg，1日3回，1回 60 分をかけて点滴静注する。これ以上の増量は肝機能障害の増悪，注射部位の疼痛，紅斑を中心とした静脈性有害事象の増加などが報告されている。

❼ 体内動態の特徴

静脈投与後，約1時間で最高血中濃度となり，速やかに血中より消失する。各臓器内濃度は投与後1時間でピークとなり，6時間程度で消失する。特に肝臓，腎臓の薬剤濃度が上昇するが，中枢神経系への移行性は不良である。

QPR/DPR は両化合物とも肝代謝，胆汁排泄が主である。糞便中には 70% 程度，尿中には 10% 程度が排泄される。透析による除去はほとんど認められない。慢性腎不全患者や透析患者の薬物血中濃度は健康成人より血中濃度曲線下面積（AUC）が 1.3 倍程度とわずかな上昇が認められる。肝硬変患者においては，QPR の AUC が約 2.8 倍，DPR の AUC が 1.5 倍に上昇する。

❽ 臨床で使える領域

基本的にはバンコマイシン耐性の *E. faecium* 感染症のみが対象のため，使用機会は限られる。また使用経験が少ないこともあり，その有効性に関しても十分なエビデンスの集積が困難である。承認に至る臨床試験の結果を参考にするならば，海外で実施された第 III

相試験の結果では，VREF の菌消失率は 69.4% で，各疾患に対する有効率は腹腔内感染症で 71.8%（89 人 /124 人），菌血症で 73.6%（78 人 /106 人），尿路感染症で 87.5%（35 人 /40 人）との結果であった。

❾ 小児・高齢者・妊婦への投与の注意点

小児に対する使用経験は少なく，安全性は確立していない。

70 歳前後の健康高齢者を対象とした検討では，健康若年者と血行動態に違いは認められていない。

ヒトでは妊婦に投与した経験はないため，妊娠中の投与に関する安全性は確立していない。なお動物では，ラットにおいて QPR は胎児に移行しなかったが，DPR がわずかに移行することが報告されている。またウサギにおいて母動物の腸内細菌叢への影響による栄養障害等に起因すると考えられる流産等が観察されている。

❿ 副作用・相互作用

QPR/DPR は血管刺激性が強いため，中心静脈カテーテルを用いた投与が望ましい。投与時間も必ず 60 分かけて点滴静注することと明記されている。末梢静脈から投与する場合は，注射部位の炎症，疼痛，浮腫などを生じることがある。そのため，末梢静脈投与後は 5% ブドウ糖液でフラッシュし，血管刺激を抑えることが必要である。

副作用全体の報告としては，外国で実施された第Ⅲ相臨床試験において，比較試験の 1,099 例を含む総症例 2,298 例中，1,062 例（46.2%）に副作用（臨床検査値異常を含む）が認められている。静脈投与による注射部位反応（炎症 426 件，疼痛 421 件，浮腫 174 件，腫脹 24 件等）は 768 例（33.4%）に認められ，その他の副作用として主なものは関節痛 101 件（4.4%），悪心 96 件（4.2%），筋痛 75 件（3.3%），嘔吐 50 件（2.2%），発疹 46 件（2.0%），下痢 37 件（1.6%），疼痛 30 件（1.3%），そう痒 23 件（1.0%），頭痛 20 件（0.9%）等であった。

併用禁忌薬には，スパルフロキサシン，ピモジド，キニジン，シサプリドが挙げられている（表1）。QPR/DPR をスパルフロキサシンと併用した場合，相加作用により QT 延長，心室性不整脈の副作用を起こす可能性がある。また，QPR/DPR は肝チトクローム P450 3A4（CYP3A4）を阻害するため，主に CYP3A4 で代謝されるピモジド，キニジン又はシサプリド等と併用した場合，これらの薬剤の血中濃度を上昇させ，QT 延長，心室性不整脈，血液障害，痙攣等の副作用を起こす可能性がある。

併用注意薬には，シクロスポリン，タクロリムスといった免疫抑制薬など CYP3A4 により代謝される各種薬剤が挙げられている。また，QPR/DPR 投与により腸内細菌叢が変化するため，ジゴキシンの血中濃度が上昇することも報告されている。

第一章　系統別抗菌薬の特徴

表 1　キヌプリスチン / ダルホプリスチン（商品名：注射用シナシッド®）の薬物相互作用

併用禁忌薬	ピモジド キニジン シサプリド	これらの薬剤の血中濃度を上昇させ，QT 延長，心室性不整脈，血液障害，痙攣等の副作用を起こすことがある。	本剤はこれらの薬剤の主たる代謝酵素（CYP3A4）を阻害する。
	スパルフロキサシン	QT 延長，心室性不整脈を起こすことがある。	併用により QT 延長作用が相加的に増強する。
併用注意薬	シクロスポリン タクロリムス	これらの薬剤の血中濃度を上昇させることがあるので，併用する場合には血中濃度モニタリング（TDM）を行い，必要に応じてこれらの薬剤の投与量を減量するなど用量に注意すること。	本剤の CYP3A4 に対する阻害作用により，これらの薬剤の代謝が阻害される。
	ジヒドロピリジン系 Ca 拮抗剤 　ニフェジピン 　ニルバジピン 　ニソルジピン等 ネビラピン インジナビル サキナビル リトナビル ビンカアルカロイド系抗悪性腫瘍剤 　ビンブラスチン等 ブロチゾラム アルプラゾラム ドセタキセル パクリタキセル 麦角アルカロイド ベラパミル ジルチアゼム ベンゾジアゼピン系薬剤 　ジアゼパム 　ミダゾラム 　トリアゾラム等 クラリスロマイシン カルバマゼピン リドカイン ジソピラミド シルデナフィル シンバスタチン セレギリン メチルプレドニゾロン	これらの薬剤の血中濃度を上昇させることがあるので，併用する場合には必要に応じてこれらの薬剤の投与量を減量するなど用量に注意すること。	
	ジゴキシン		腸内細菌叢への影響により，ジゴキシンの代謝が抑制されると考えられている。

（文献 3 より抜粋）

文献 ∙∙∙

1）Mast Y, Wohlleben W：Streptogramins - Two are better than one! Int J Med Microbiol 304：44-50, 2014

2）Charney J, Fisher WP, Curran C et al：Streptogramin, a new antibiotic. Antibiot Chemother（Northfield Ill）3：1283-1286, 1953

3）ファイザー株式会社：注射用シナシッド®医薬品インタビューフォーム．2014 年 7 月改訂（第 10 版）

4）Barrière JC, Berthaud N, Beyer D et al：Recent developments in streptogramin research. Curr Pharm Des 4：155-180, 1998

5）Cocito C, Di Giambattista M, Nyssen E et al：Inhibition of protein synthesis by streptogramins and related antibiotics. J Antimicrob Chemother 39 Suppl A：7-13, 1997

6）Aumercier M, Bouhallab S, Capmau ML et al：Irreversible binding of pristinamycin IIA (streptogramin A) to ribosomes explains its "lasting damage" effect. J Antibiot（Tokyo）39：1322-1328, 1986

7）Contreras A, Vázquez D：Synergistic interaction of the streptogramins with the ribosome. Eur J Biochem 74：549-551, 1977

8）Harms JM, Schünzen F, Fucini P et al：Alterations at the peptidyl transferase centre of the ribosome induced by the synergistic action of the streptogramins dalfopristin and quinupristin. BMC Biol 2：4, 2004

9）Roberts MC：Resistance to macrolide, lincosamide, streptogramin, ketolide, and oxazolidinone antibiotics. Mol Biotechnol 28：47-62, 2004

10）Thal LA, Zervos MJ：Occurrence and epidemiology of resistance to virginiamycin and streptogramins. J Antimicrob Chemother 43：171-176, 1999

11）McDermott PF, Cullen P, Hubert SK et al：Changes in antimicrobial susceptibility of native Enterococcus faecium in chickens fed virginiamycin. Appl Environ Microbiol 71：4986-4991, 2005

第一章　系統別抗菌薬の特徴

15 その他の抗菌薬

山岸由佳，三鴨廣繁

1. クロラムフェニコール系抗菌薬（クロラムフェニコール）

❶ 開発の歴史

　クロラムフェニコール（CP；クロロマイセチン®，クロマイ®）は *Streptomyces venezuelae* の培養濾液中に産生される抗生物質であるが，現在は化学合成によって生産されている。グラム陽性菌・陰性菌，レプトスピラ属，リケッチア属，クラミジア属に作用することから広範囲抗菌薬として開発研究が行われた。1960 年に製造販売承認を取得し，その後の再評価により有効菌種を見直し，変更された。

❷ 化学構造と抗菌作用点

　ベンゼン環にニトロ基と 5 つの炭素を含む側鎖が結合している。エネルギー依存性の機序により細菌内に侵入し，70S リボソームの 50 サブユニットに結合及び tRNA 遮断によりタンパク合成を阻害することで静菌的に作用する。インフルエンザ桿菌，肺炎球菌，髄膜炎菌に対しては殺菌的に作用する。

❸ 実際に有効な疾患・菌種

　広範囲の抗菌スペクトルを有し，グラム陽性菌・陰性菌，レプトスピラ属，リケッチア属，トラコーマクラミジアに作用するが，特に赤痢菌，サルモネラ菌などのグラム陰性桿菌や発疹チフスリケッチア，オリエンチア・ツツガムシなどのリケッチア属に対して強い作用を示す。再生不良性貧血や小児グレイ症候群など重い副作用の危険性があるため，特定の場合を除いて一般的な感染症に第一選択薬として用いられることはない。

❹ 臨床で使える領域，注意点

ⅰ．髄膜炎に対する治療

CP は親油性の性質ゆえ髄膜への移行性が良好である。非炎症時髄膜に対しても，髄液中の CP は血清中レベルの 30〜50% であった[1]。また，その抗嫌気性菌活性から，CP 感受性インフルエンザ菌性化膿性髄膜炎や嫌気性菌性化膿性髄膜炎に対する効果が期待できる。

ⅱ．耐性

CP の使用量の低下に伴い薬剤選択圧がなくなったこともあり，先進国などでは耐性菌が少なくなってきている[2]。国内ではエンテロバクター属について報告されており，81%の感受性であった[3]。近年では，ブラジルやクウェートでも耐性率の低下が報告されている。ブラジルでメチシリン耐性黄色ブドウ球菌（MRSA）に対する抗菌活性を比較評価したところ，1998 年の 96% から 2008 年には 30% まで CP の耐性率は低下した[4]。

ⅲ．腎機能障害患者及び肝機能障害患者への使用

CP は主に肝臓で代謝され，グルクロン酸抱合体となる。また，プロドラックであるクロラムフェニコールコハク酸エステルナトリウム（クロロマイセチン®サクシネート）は加水分解される前に未変化体として腎臓から排出される。そのため，腎機能障害患者及び肝機能障害患者には CP の血中濃度が高くなりうることを考慮し，慎重に投与するべきである。

ⅳ．副作用

ヒトのミトコンドリアのリボソームに結合することで骨髄への重篤な副作用を持つ。骨髄抑制の副作用には 2 種類あり，1 つ目は用量依存的で 1 日あたり 4g 以上投与された場合にみられる。網状赤血球の減少及び血清鉄の上昇に伴う貧血，白血球減少症，血小板減少症が可逆的に生じる。2 つ目は，不可逆性の再生不良性貧血であり，稀ではあるが通常致死的である。

2．ホスホマイシン系抗菌薬（ホスホマイシン）

❶ 開発の歴史

ホスホマイシン（FOM；ホスミシン®）は 1969 年に Hendlin らによって *Streptomyces fradiae* などの産生物質として報告された[5]，分子量 138 と小さい殺菌性抗菌薬であり，その分子量の小ささから抗原性が低いとされる。

第一章　系統別抗菌薬の特徴

❷ 化学構造と抗菌作用点

　化学構造には安定なエポキシ環と C-P 結合という 2 つの特徴を有する。細胞質膜の能動輸送系によって菌体内に取り込まれた後，UDP-GlcNAc enolpyruvyl transferase（MurA）を失活させてペプチドグリカン生合成を初期段階で阻害する[6]。グラム陽性菌及びグラム陰性菌の両方に効果を示す殺菌的な薬剤であり，作用点が他の抗菌薬によって影響を受けにくいため，交叉耐性を起こしにくい。そのため，他剤併用も可能である。

❸ 実際に有効な疾患・菌種

　FOM は広域のスペクトルを有し，メチシリン感受性に加えて耐性の *Staphylococcus aureus*，さらに ESBL（基質特異性拡張型 β-ラクタマーゼ）やメタロ β-ラクタマーゼ産生の *Escherichia coli* や *Klebsiella pneumoniae* に対して活性を有する。

　カルシウム（Ca）塩は経口吸収性が低い反面，腸管内濃度が高くなるため，腸管感染症に適応が認められている。

❹ 臨床で使える領域，注意点

ⅰ. 他剤がアレルギーで使用できない場合

　FOM は分子量が小さく構造が単純なため，抗原となりにくい。そのため，薬剤アレルギー症例に対する治療選択肢となる。

ⅱ. 腸管感染症・尿路感染症における経口薬の使用

　好気性条件下と比べて嫌気性条件下では FOM の抗菌活性が増強することが明らかとなっており[7]，腸管出血性大腸菌（enterohemorrhagic *E. coli*：EHEC）の治療に用いられる。後方視的検討では，FOM を下痢発症早期（特に 2 日以内）に使用した群における溶血性尿毒症症候群（hemolytic uremic syndrome：HUS）の発症率は，抗菌薬未使用群と比べて低いことが示されている[8]。また，単純性尿路感染症治療にも経口薬が用いられる。経口薬 1g を 1 日 3 回 2 日間投与によって，急性単純性膀胱炎に対して有効であった[9]。

ⅲ. ESBL 産生菌などに対する治療

　近年，β-ラクタマーゼの 1 つである ESBL 産生菌の増加により，多剤耐性化が進行している。FOM は β ラクタム環を有しないため，これら ESBL 産生菌に対しても効果を発揮することができる。ESBL 産生大腸菌や ESBL 産生の *K. pneumoniae* などの尿路感染症に対する有効性が報告されている[10]。また，カルバペネム耐性のメタロ β-ラクタマーゼ産生菌に対する治療効果も報告されており，今後の検討結果によっては多剤耐性菌に対する治療選択肢となりうる。

耐性化の抑制を目的に FOM は他剤と併用されるが，FOM がアミノグリコシド系薬による腎毒性に対して防御的に作用することが *in vivo* で報告されている。これは，肥満細胞脱顆粒によるヒスタミン遊離を FOM が抑制するためと示唆されている[11]。

iv．MRSA 感染症

FOM は細胞壁生合成阻害のみでなく，MRSA の耐性機構（PBP2' 産生誘導）も阻害する。*Staphylococcus aureus* および *Enterococcus faecalis* の二次感染において併用療法による相乗効果が認められており，β-ラクタム系薬およびアミノグリコシド系薬との間に確認されている[12,13]。また，FOM はバイオフィルムを溶かし，抗菌薬の透過性を増強する作用が報告されており，抗バイオフィルム効果を狙った治療においても期待できるかもしれない。

v．免疫修飾作用

最近では FOM が単球や T- リンパ球に作用し，免疫修飾作用を有する可能性が示唆されている[14]。

vi．副作用

基本的に副作用の少ない薬剤である。FOM 注射剤投与時の副作用について，Florent らは高ナトリウム（Na）血症の発現率は 26% と報告している[15]。1g の FOM 注射剤には 0.33g（14.4mEq）の Na が含有されているため，Na 制限のある患者への投与には注意が必要である。

3．ポリペプチド系抗菌薬（コリスチン, ポリミキシン B, バシトラシンなど）

❶ 開発の歴史

臨床使用されるポリミキシンには，ポリミキシン B（PL-B；硫酸ポリミキシンB®）とポリミキシン E〔コリスチン（CL；オルドレブ®）〕がある。1940 年代に発見され，1950 年に小山らがその抗菌活性について報告したのが最初である[16]。1960～70 年にかけて臨床応用されたが，腎毒性と神経毒性の発現率の高さ，新たな抗菌薬の臨床導入によって 1990 年代には国内での承認は削除された。しかし，世界的な多剤耐性緑膿菌（MDRP）の増加及び多剤耐性グラム陰性桿菌の蔓延によって，改めて臨床的意義が見直され，注射薬が 2015 年に再承認に至った薬剤である。

❷ 化学構造と抗菌作用点

CL と PL-B はアミノ酸 1 分子が異なるだけであり，基本的にその作用機序は同じと考えられている。CL は陽性荷電のあるペプチドに脂肪酸がついた構造であり，CL のプロド

第一章　系統別抗菌薬の特徴

表1　各種細菌に対するコリスチンの抗菌効果

コリスチンの抗菌活性が期待できる細菌
- 緑膿菌
- アシネトバクター属
- 大腸菌
- シトロバクター属
- エンテロバクター属
- クレブシエラ属

コリスチンに自然耐性を示す細菌
- グラム陽性菌
- バークホルデリア属（セパシア菌など）
- ナイセリア属
- プロテウス属
- セラチア属
- プロビデンシア属
- 嫌気性菌

ラックであるメタンスルホン酸コリスチンが経静脈投与に使用できる。CL はグラム陰性菌の外膜にあるリポポリサッカライド（LPS）に作用し，膜透過性を変化させることによって外膜内に取り込まれる。さらに，内膜に作用して細胞内物質を漏出させることで濃度依存的な殺菌作用を示す。Ca 及び Mg イオン存在下では CL の陽性電荷と外膜脂質との相互作用が阻害されるため，殺菌作用が減弱する。

❸ 実際に有効な疾患・菌種

　CL は主にグラム陰性菌に抗菌活性を有するが，グラム陰性菌の中に活性を有しないものが存在するため注意が必要である（**表1**）。

　CL の適応は，CL に感受性のあるグラム陰性菌，特に多剤耐性グラム陰性菌の感染症が疑われる場合の empiric therapy や，多剤耐性で CL 以外の有効な薬剤が限られる場合である。原則的に他に効果が期待できる抗菌薬と併用される。

　最近の分析法を用いた解析結果では，CL の血中濃度は以前に報告されていたよりも高くならず，負荷投与が重要であることがわかってきた[17]。特に，重症患者においては，負荷投与を推奨する専門家も存在する[18]。

❹ 臨床で使える領域，注意点

i．多剤耐性菌による血流感染症

　血流感染症において多剤耐性菌が分離される患者は稀であるが，こうした患者は重度の

免疫不全状態にあることが多いため，CL が必要な疾患の 1 つと考える。いくつかの臨床試験が実施されているが，有効率は 60～70% 程度である。

ii．尿路感染症

尿路カテーテル留置例では MDRP が分離されやすい。Montero らの報告では，MDRP 感染症患者を対象とした後方視的検討において有効率 85% と良好であった [19]。

iii．呼吸器感染症での適応

CL は肺組織への移行はよくない。CL 静注後に気管支肺胞洗浄液（BALF）中への移行を検討したが，検出されなかったとの報告がある [20]。吸入療法の有効性などを含めて検討すべき課題も多い。

iv．併用療法

緑膿菌の CL 耐性株では，テトラサイクリン系薬や CP に，*Acinetobacter baumannii* の CL 耐性株では，β-ラクタマーゼ阻害薬配合ペニシリン系薬やセファロスポリン系薬，カルバペネム系薬，フルオロキノロン系薬に感受性が増すとの報告がある。これは，CL 使用時に併用療法が推奨される 1 つの根拠ともなっているが [21]，併用効果が見られなかったという報告もあり，結論は出ていない。

v．副作用

主な副作用は腎機能障害と神経障害である。腎機能障害は用量依存性で投与開始後 1 週間以内に起こるとされ，10～50% 程度の頻度である [22]。腎機能障害のメカニズムは，遠位尿細管細胞への直接障害によると考えられており，CL 投与を中止すれば改善することが多いとされている。リスクファクターは投与量，高齢者，既存の腎機能障害，低アルブミン血症，NSAIDs やバンコマイシン（VCM；塩酸バンコマイシン®）との併用などが挙げられている。神経障害の頻度は腎機能障害よりも少なく，軽度の神経症状は薬剤中止によってすみやかに改善することが多い。最近では精製技術の進歩によって安全性上の懸念も軽減されているが，注意が必要である。

4．環状リポペプチド系抗菌薬（ダプトマイシン）

❶ 開発の歴史

ダプトマイシン（DAP；キュビシン®）はトルコ共和国のアララト山の土壌中から採取された *Streptomyces reseosporum* の発酵培養物から単離された環状リポペプチドである。可逆性の筋力低下と筋肉痛及び血中クレアチンホスホキナーゼ（CPK）濃度の上昇から一時開発が断念されたが，投与間隔の短さが筋毒性発現と関連することが明らかとなり，投与を 1 日 2 回から 1 日 1 回に変更して開発がすすめられた。これにより非臨床及び臨床試

験で有効性と安全性が確認され，承認されるに至った。

❷ 化学構造と抗菌作用点

　DAP は 13 個のアミノ酸からなる環状リポペプチドである。カルシウムイオン存在下でグラム陽性菌の細胞膜に結合及び浸透し，細胞膜中でオリゴマー形成とすみやかな膜電位脱分極によってカリウムイオンを流出させることで細菌を死滅させる，殺菌的な薬剤である。また，用量依存的な抗菌活性と Post Antibiotic Effect（PAE）を有する。

❸ 実際に有効な疾患・菌種

　Enterococcus faecium と *E. faecalis*（バンコマイシン耐性腸球菌を含め）を含む好気性，通性嫌気性グラム陽性球菌[23]，黄色ブドウ球菌（MRSA を含む），表皮ブドウ球菌（メチシリン耐性株を含む），A 群溶連菌，*Corynebacterium jeikeium* などに活性を有する。
　主な対象疾患は，皮膚・軟部組織感染症，菌血症，感染性心内膜炎，骨・関節感染症であり，4〜6 mg/kg/day を投与する。クレアチニンクリアランス＜ 30 mL/min では 48 時間ごとに投与となる。

❹ 臨床で使える領域，注意点

ⅰ．血流感染症（菌血症及び感染性心内膜炎）

　非複雑性菌血症においては DAP 6mg/kg だが，複雑性菌血症で DAP を用いる場合，耐性化の抑制及び有効性を高める方法として高用量投与も考慮されている[24]。海外では黄色ブドウ球菌（MRSA と MSSA）による菌血症及び感染性心内膜炎患者において標準治療と比較した無作為化試験が実施され，DAP の非劣性が示されている[25]。さらに本試験では副次解析が行われており，MRSA 患者においても従来の薬剤と同等以上の効果を有することが示唆されている[26]。

ⅱ．抗バイオフィルム効果

　DAP は細胞膜という菌の構造に直接作用するために，静止期に関わらず抗菌活性を示すことができる。感染性心内膜炎モデルでの *in vivo* 検討ではバイオフィルム産生 MRSA 株に対する DAP の抗菌活性は良好で，VCM 単独，VCM にリファンピシン（RFP；リファジン®）やゲンタマイシン（GM；ゲンタシン®）を併用した場合と比べても優れていた[27]。また，カテーテル関連血流感染症患者を対象に投与初期から症状の改善が認められている（図1）[28]。

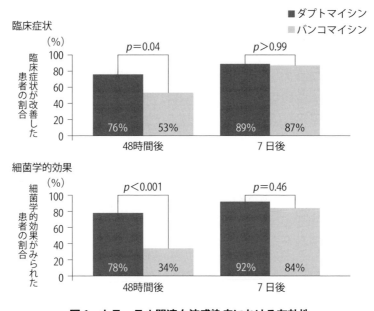

図1　カテーテル関連血流感染症における有効性

（文献 28 より引用翻訳）

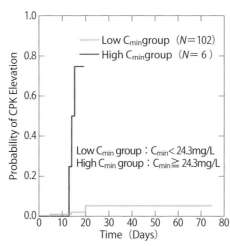

図2　Cmin = 24.3mg/L で層別した際の CPK 上昇の可能性に対する Kaplan-Meier 曲線

（文献 31 より）

ⅲ．組織移行性

　分布容積は約 0.1L/kg と小さいことから DAP は主に細胞外液（血漿及び間質液）に分布するものと考えられる。また，糖尿病性足病変患者において血漿中とほぼ同じ濃度の

DAP が皮下組織及び骨へ良好に移行する[29]。

iv．肺炎には適応を有しない

細胞膜内成分であるホスファチジルグリセロールは，肺サーファクタント中に 10% 程度含まれている。DAP は肺サーファクタントに含まれるホスファチジルグリセロールに結合するために，肺感染症に対する効果が減弱すると考えられている。

v．副作用

注意すべき副作用は，CPK 上昇を伴う筋組織への毒性と好酸球性肺炎である。前者は投与間隔に依存するとされ，間隔が短いほど生じやすい[30]。投与中は適切な CPK 値のモニタリングが必要であると注意喚起されている。海外第Ⅲ相臨床試験を基に解析した結果，CPK 上昇の可能性はトラフ値 ≧ 24.3mg/L のときにリスク増加する可能性が示唆されている（**図2**）[31]。

5．グリシルサイクリン系抗菌薬（チゲサイクリン）

❶ 開発の歴史

2005 年に世界初のグリシルサイクリン系薬と命名された新たなカテゴリーに属する抗菌薬であり，国内においては，日本感染症学会，日本化学療法学会，日本環境感染学会，日本臨床微生物学会の 4 学会が公表した「多剤耐性アシネトバクター感染症に関する四学会からの提言」により多剤耐性菌による感染症に対する医療ニーズに応えるため，2012年 9 月に承認された薬剤である。

❷ 化学構造と抗菌作用点

リボソームを阻害し，細菌のタンパク合成を阻止することにより静菌的に抗菌作用を発揮するが，他のテトラサイクリン系薬と結合部位が異なるため，従来のテトラサイクリン系薬と交叉耐性を示しにくい。リボソーム 30S サブユニットへの結合部位がテトラサイクリン系薬構造骨格を修飾することにより，従来のテトラサイクリン耐性機構である排出ポンプやリボソーム保護機構による機序では耐性は起こらない（交叉耐性を示しにくい）。多剤排出トランスポーターの発現によるチゲサイクリン（TGC；タイガシル®）耐性株が報告されているが，耐性化が進んでいるといった報告は今のところ確認されていない。

❸ 実際に有効な疾患・菌種

グラム陽性菌，グラム陰性菌（緑膿菌を除く），非定型菌，嫌気性菌に抗菌活性を示す広域な抗菌スペクトルを有する。また MRSA やバンコマイシン耐性腸球菌（VRE）など

の多剤耐性グラム陽性菌のほか，基質特異性拡張型 β-ラクタマーゼ（ESBL）産生のグラム陰性菌にも抗菌活性を示す。

大腸菌，シトロバクター属，クレブシエラ属，エンテロバクター属，アシネトバクター属が適応菌種となるが，他の抗菌薬に耐性を示した菌株に使用は限られる。

深在性皮膚感染症，慢性膿皮症，外傷・熱傷および手術創等の二次感染，びらん・潰瘍の二次感染，腹膜炎，腹腔内膿瘍，胆嚢炎が適応症となる。

β-ラクタム系薬，フルオロキノロン系薬およびアミノグリコシド系薬のうち 2 系統以上に耐性を示した菌株に使用でき，抗菌活性を示す他剤が使用できない場合にのみ使用できる。

また緑膿菌に対して抗菌活性を示さないため，緑膿菌との重複感染が明らかである場合，抗緑膿菌作用を有する抗菌薬と併用が必要である。

❹ 臨床で使える領域，注意点

欧米では多剤耐性菌を含む主な原因菌による複雑性皮膚・軟部組織感染症（cSSSI）及び複雑性腹腔内感染症（cIAI）などに対する治療選択肢の一つとなっているが，他の抗菌薬不応例（特に ESBL 産生株など）でかつ β-ラクタム系薬（β-ラクタマーゼ阻害薬配合ペニシリン系薬，第 3～4 世代セフェム系薬，カルバペネム系薬），フルオロキノロン系薬，アミノグリコシド系薬のうち 2 系統以上に耐性を示す場合に治療対象となる。

他の抗菌薬が無効か使用できない患者が対象となるため，エンピリック治療としては使用できない。

メタアナリシス解析の結果より，重症感染症例においては単剤治療での有効性は良くない [32, 33]。さらに単剤治療では耐性菌が出現しやすいため，多剤耐性菌感染症の治療は他の有効な薬剤との併用療法が不可欠となる [34, 35]。

ⅰ. 腎機能障害患者及び肝機能障害患者への使用

腎機能による投与量を調整する必要はなく，透析患者にも使用できる。投与初日は 100mg のローディングドーズ，その後 12 時間ごとに 50mg 投与を行う。ただし，高度な肝機能障害のある患者では，初回 100 mg を投与した後，12 時間後からの投与では 25 mg に減量する必要がある。胆汁排泄が約 50% あるため胆汁うっ滞をモニタリングする必要がある。

ⅱ. 副作用

主に悪心，嘔吐，下痢などの消化器系の副作用が見られる。投与時間を長くすることや制吐薬との併用で副作用発現を減らすことはできる。テトラサイクリン系薬と構造が類似しているため，光線過敏症，頭蓋内圧上昇などの類似の有害事象が認められる。また，歯牙着色の可能性があり，8 歳以下の小児に使用すべきでない。

ワルファリンと併用する場合には，プロトロンビン時間又は他の血液凝固系検査値のモ

第一章　系統別抗菌薬の特徴

ニタリングを行う必要がある。

　2014年5月には日本化学療法学会より『チゲサイクリン適正使用のための手引き2014』が発刊されている[36]。海外臨床試験の解析結果より，TGC群で因果関係を問わない死亡率が高い傾向が認められたため，TGC投与の際はリスク・ベネフィットを考慮することが必要である。感染症専門医など感染症の治療に十分な知識と経験をもつ医師の指導の下で使用することが必要である。

6．ST合剤

❶ 開発の歴史

　サルファ剤であるスルファメトキサゾール（SMX）とトリメトプリム（TMP）という抗菌薬を5：1の比率で配合（1錠400mg/80mg）し，腸球菌属，大腸菌，赤痢菌等による肺炎，複雑性膀胱炎，感染性腸炎等に適応を有する合剤である。また，2012年にニューモシスチス肺炎（PCP）の治療及び発症抑制の適応を取得した。本剤は，欧米を含む海外では既にニューモシスチス肺炎に対する治療及び発症抑制について承認されており，国内外のガイドラインでも第一選択薬として位置づけられている。

❷ 化学構造と抗菌作用点

　DNA合成のために必要な葉酸の合成を2段階に阻害する。2種類の葉酸合成拮抗薬を用いることで相乗効果が得られることと耐性菌の出現が抑制できる。

　スルファメトキサゾールは細菌の葉酸合成過程でp-アミノ安息香酸と競合して，ジヒドロ葉酸の合成を阻害し，トリメトプリムはジヒドロ葉酸から活性葉酸（テトラヒドロ葉酸）への還元を酵素的に阻害して抗菌作用を示す。両剤の併用により細菌の葉酸代謝の連続した2ヵ所を同時に阻害するため相乗的な抗菌作用の増大が認められ，殺菌的に作用する[37]。

❸ 実際に有効な疾患・菌種

　腸球菌属，大腸菌，赤痢菌，チフス菌，パラチフス菌，シトロバクター属，クレブシエラ属，エンテロバクター属，プロテウス属，モルガネラ・モルガニー，プロビデンシア・レットゲリ，インフルエンザ菌が適応菌種である。

　肺炎，慢性呼吸器病変の二次感染，複雑性膀胱炎，腎盂腎炎，感染性腸炎，腸チフス，パラチフスが適応症となる。

　*Pneumocystis jirovecii*への適応菌種があり，PCPの治療及び発症抑制の適応を有する。

148

❹ 臨床で使える領域，注意点

尿路，呼吸器，消化器，皮膚・軟部組織における感染症に使用できる。緑膿菌や嫌気性菌には効果がないが，多くのグラム陽性球菌，グラム陰性桿菌に効果がある。肺膿瘍を起こすノカルジアや髄膜炎を起こすリステリアといった特殊な細菌から肺炎球菌，インフルエンザ桿菌，*Moraxella catarrhalis* といった肺炎の原因菌にも効果がある。

消化管からの吸収が非常によくバイオアベイラビリティが高く，あらゆる組織への移行性に優れている。特に尿路への移行性が高く，尿路感染症では第一選択となる。β-ラクタム系薬が移行しない前立腺にも分布するため前立腺炎の治療にも用いることができる。PCP は，HIV 感染や免疫抑制剤使用等による免疫不全状態の患者に発症する，日和見感染症のひとつである。主な症状は発熱，呼吸困難及び乾性咳嗽であり，無治療の場合，死亡率はほぼ 100% となる。スルファメトキサゾール / トリメトプリム（ST；バクタ®，バクトラミン®）合剤は *P. jirovecii* に有効であり，PCP の治療・発症抑制に効果がある。真菌の仲間であるカリニに効果がある以外にも原虫であるトキソプラズマなどにも効果がある。

ⅰ．副作用

腸内細菌の葉酸合成も阻害するので副作用に葉酸欠乏がある。特に HIV 患者においては皮疹を起こしやすい。Stevens-Johnson 症候群のような重篤な薬疹を起こすこともある。また，クレアチニン値の測定において見かけ上の高値を示すとの報告がある。これは，ST 合剤の配合成分であるトリメトプリムが，クレアチニンの尿細管排泄を阻害するためと考えられている[38]。その他，稀に貧血，血小板減少などの骨髄抑制を起こし重症となるケースもある。

ⅱ．耐性

広域スペクトルの抗菌薬と考えられていたが，葉酸合成系の阻害が働かなくなり，耐性化の進行が認められているため，エンピリック治療では各施設のアンチバイオグラムを参照する必要がある[39]。最近では薬剤耐性をコードした遺伝子がプラスミドを介して細菌間に伝達し，世界的に拡散している。感受性が残っている場合は多くの臨床現場で使用できる有用な薬剤である。

7．メトロニダゾール

❶ 開発の歴史

国内ではトリコモナス感染症のみの認可であったが，現在では *Helicobacter pylori* 菌の2次除菌療法の認可も受けている。ランブル鞭毛虫，赤痢アメーバなど他の原因菌にも効果があり，2012 年に公知申請により適応取得した。内服錠，腟錠，注射薬がある。

第一章　系統別抗菌薬の特徴

　metronidazole（MNZ）は化学式 2 -（2-Methyl-5-nitro-1H-imidazol-1-yl）ethanol,
分子式 $C_6H_9N_3O_3$，分子量 171.15 の，白色〜微黄白色の結晶または結晶性の粉末である。
酢酸（100）に溶けやすく，エタノール（99.5）またはアセトンにやや溶けやすく，水に
溶けにくい性状を有し，希塩酸に溶ける。融点は 159 〜 163 ℃である。日本では，点滴静
注液（アネメトロ®），経口薬（フラジール®，アスゾール®など），腟錠（フラジール®腟錠
など）が使用可能である。

❷ 化学構造と抗菌作用点

　ニトロイミダゾール系の薬剤であり，病原微生物のもつニトロ還元酵素系によって還元
され，また反応途中で生成したヒドロキシラジカルが DNA 二重鎖を切断し，殺菌作用を
示す。メトロニダゾール（MNZ；フラジール®，アネメトロ®）は，アルコールの代謝過
程におけるアルデヒド脱水素酵素を阻害し，血中アセトアルデヒド濃度を上昇させるた
め，いわゆる「二日酔い・悪酔い」をひきおこす。
　MNZ が嫌気性の環境で抗菌作用を示す機序は次のとおりと考えられる。すなわち，
MNZ は受動拡散によって菌体または原虫の細胞膜を通過して菌体内に取り込まれる。す
ると MNZ は細胞内の電子輸送タンパク質による酸化還元系により還元を受け，ニトロソ
化合物（R-NO）に変化する。これ自身が抗菌・抗原虫作用を来す。また，この MNZ 分
子の変化により，濃度勾配が維持され，薬物の細胞内輸送が促進され，フリーラジカルの
形成が推定され，これが細胞成分と次々に反応し，細菌が死に至ると考えられている。ま
た，反応の途中で生成されたヒドロキシラジカルが DNA を切断し，DNA らせん構造の不
安定化を招くことも作用機序の一つである。

❸ 実際に有効な疾患・菌種

　バクテロイデス属，フソバクテリウム属，クロストリジウム属及びペプトストレプト
コッカス属等の偏性嫌気性菌，*Clostridium difficile*，*H. pylori*，*Gardnerella vaginalis* など
にも有効である。赤痢アメーバ，腟トリコモナス，ランブル鞭毛虫（ジアルジア）の寄生
原虫に対しても活性を有する。

❹ 臨床で使える領域，注意点

　静注薬，経口薬のいずれも取得している効能効果は嫌気性菌感染症，感染性腸炎，ア
メーバ赤痢である。嫌気性菌感染症の適応菌種および適応症は静注薬，経口薬ともほぼ同
じであるが，胆嚢炎，化膿性髄膜炎は静注薬のみ適応症となっている。またトリコモナス
症（腟トリコモナスによる感染症），細菌性腟症，*H. pylori* 感染症，ランブル鞭毛虫感染
症は経口薬にのみ適応を取得している。なお，経口薬（フラジール®）の適応症について
は平成 24 年 8 月 10 日付けで，フラジール®内服錠の「嫌気性菌感染症，感染性腸炎，ア

150

メーバ赤痢，ランブル鞭毛虫感染症」に対する「効能・効果」及び「用法・用量」が追加承認されている。また，平成25年2月21日付けで，経口薬（フラジール®）を用いた H. pylori 除菌に関する効果効能が追加されている。

国内外のガイドラインにおいて，嫌気性菌による感染症に対する治療薬として推奨されている[40,41]。国内の嫌気性菌治療薬に対する耐性化が問題となっている Bacteroides fragilis group に対しても本薬は抗菌活性を有している。主として偏性嫌気性菌による感染症（腹腔内，骨盤，軟部組織，歯周および歯原性の感染症および肺膿瘍）に対して，しばしば他の抗菌薬と併用する。細菌性腟症に対する選択薬である。

髄膜炎，脳膿瘍，心内膜炎および敗血症にも有効である。MNZ は大腸手術後の予防として使用される。さらに，C. difficile 腸炎に対し有効である。他の薬物との併用において，H. pylori による消化性潰瘍に有効であり再発も防げる。

赤痢アメーバ（Entamoeba histolytica）に対しても強い抗原虫活性を示し，国内外の臨床研究から，アメーバ赤痢の原虫症に対して効果がある。

i．副作用・相互作用

投与中の注意点として，中枢神経障害，末梢神経障害の発現，白血球減少や好中球減少の発現の有無に留意することなどが挙げられる。また，MNZ は，げっ歯類において発がん性を示すことがいくつかの検討から明らかとなっている。MNZ のこれら動物繁殖試験における発がん性作用は，物質の腫瘍イニシエーション作用よりもむしろプロモーション作用によるものであると議論されているが，詳細は明らかではない。動物繁殖試験によりヒトへの影響が予測できるとは限らないが，国際がん研究機関（IARC）による発がん性リスク一覧によると，MNZ は，ヒトに対する発がん性が疑われる化学物質・混合物・環境のグループ 2B に分類されている[42]。

メトロニダゾール注射薬の単回点滴静注直後の血液透析により投与量の約 45% が除去されたとの公表文献[43] に基づき，2015年3月にフラジール®について腎機能障害患者における注意喚起が図られている。

また，2013年2月21日付けで，MNZ 経口薬（フラジール®など）を用いた H. pylori 除菌に関する効果効能が追加されたが，その後，国内において，H. pylori 除菌治療での MNZ 使用例に重篤な出血性大腸炎の報告が集積されていることから，「重大な副作用」の項に追記し，更なる注意喚起が図られている。

また，消化器系の副作用も報告されており，胃部不快感，下痢，悪心などがあり，投与6日目以内に発現し，平均持続期間は5日以内である。中枢や末梢神経障害，可逆性好中球減少が報告されていることから，長期的に使用する場合は注意が必要である。

MNZ は金属味および濃色尿を引き起こすことがある。使用後7日以内にアルコールを摂取するとジスルフィラム様反応が発現する。

MNZ 製剤の相互作用による併用禁忌に指定されている薬剤はない。併用注意薬としてアルコール，リトナルビル含有製剤，ジスルフィラム，ワルファリン，リチウムなどがある。ワルファリンに関しては，ワルファリンの代謝を阻害し，その抗凝固作用を増強させる。

ii. 耐性

薬剤耐性機構にニトロ基還元酵素の変異が関与していると考えられているが十分に解明されていない。しかし，MNZ に対する耐性のいくつかの機構が報告されており，特にニトロイミダゾールに耐性を付与する特定の耐性遺伝子（*nim*）がニトロイミダゾールを無毒性誘導体に変換する大腿還元酵素をコードしていることが判明している[44]。嫌気性菌における耐性菌出現頻度は非常に低いが，*H. pylori* については，20% を超える耐性率も報告されており注意が必要である[45]。抗嫌気性菌薬として使用頻度が高いことが関与している可能性がある。

8. リファンピシン

❶ 開発の歴史

リファマイシンは，イタリアのレペチ社の研究陣により地中海沿岸で採集された土壌中の放線菌，*Streptomyces mediterranei* の培養液より得られた。リファンピシン（RFP；リファジン®）はリファマイシンの誘導体であるリファマイシン SV から半合成される。1966 年に抗結核薬として開発された。医療上必要性が高い未承認薬・適応外薬についての意見募集がなされた際に要望書が提出されたことを受け，公知申請によって「*Mycobacterium avium* complex（MAC）症を含む非結核性抗酸菌症」の適応が 2011 年に取得された。

RFP と同様にリファマイシン系薬に含まれるリファブチン（RBT；ミコブティン®）は，RFP の抗菌活性，薬物動態及び組織分布を改良することを目的とし，Spiropiperidyl rifamycin としてイタリアで開発された。米国では 1992 年に承認され，その後欧米各国で承認販売されている。日本においては 2008 年に承認取得された。

❷ 化学構造と抗菌作用点

リファマイシンは，構造的に Streptovaricins, Tolypomycins, Geldanamycins と関連する物質であり，いずれも芳香環系を保持している。リファマイシン系薬は共通にアンサ環（脂肪族架橋を有するナフトハイドロキノン部分）を有していることから，アンサマイシン系とも総称される。RFP 及び RBT は共に細菌の DNA 依存性 RNA ポリメラーゼに作用し，RNA 合成を阻害することで抗菌活性を示す。

❸ 実際に有効な疾患・菌種

RFP 及び RBT は共にマイコバクテリウム属に有効であり，結核症及び MAC 症を含む非結核性抗酸菌（Non-tuberculous *Mycobacterium*：NTM）症の治療薬である。RBT はヒ

ト免疫不全ウイルス（Human Immunodeficiency Virus：HIV）陽性患者における播種性MAC感染症の発症抑制などRFPの使用が困難な場合に用いられる。一方，RFPは，らい菌，メチシリン・セフェム耐性黄色ブドウ球菌，オウム病クラミジア，レジオネラ・ニューモフィラ，淋菌，髄膜炎菌にも有効と考えられており，特にハンセン病患者においてはジアフェニルスルホン及びクロファジミンとの併用薬として用いられる。

❹ 臨床で使える領域，注意点

ⅰ．HIV陽性患者における播種性MAC感染症の発症抑制

　RFPは肝ミクロゾーム酵素誘導作用のため抗レトロウイルス薬などとの併用は禁忌とされ，HIV感染症患者では使用が制限されている。一方，RBTはRFPに比べて肝ミクロゾーム酵素阻害作用が弱く，抗レトロウイルス薬との併用が可能である。そのため，RBTはHIV感染者におけるNTM症または結核症の治療薬として世界で広く使われるようになった。

ⅱ．結核症への予防効果

　潜在性結核感染症の治療レジメンを評価した無作為化試験53試験を用い，活動性結核の最も有効な予防レジメンがネットワークメタ解析された。その結果，イソニアジド単剤に比べ，3ヵ月以上のリファマイシン系薬を含むレジメン投与の方が活動性結核や肝毒性予防に有効だと示唆された[46]。

ⅲ．RFPとRBTの交叉耐性

　リファマイシン系薬の耐性発現には*rpoB*遺伝子の変異が関与し，交叉耐性が報告されている。しかし，RBTはRFP耐性菌による結核患者に対しても有効例が存在したことから，RFPとRBTの間に一定の交叉耐性は成立するが，その交叉耐性は完全ではないと考えられる。

ⅳ．副作用

　RFPとRBTの副作用としては白血球減少症や肝機能障害などがあるが，RBT特有の副作用としてブドウ膜炎が挙げられる。RBT投与開始2〜5ヵ月で発症するとされており，発症は体重あたりの投与量に依存すると考えられている[47]。また，クラリスロマイシン（CAM；クラリス®，クラリシッド®）と併用したときには，RBTの血中濃度が1.5倍以上に上昇することが知られているため，併用時にはぶどう膜炎発症に細心の注意を払うべきである。RBT 450mgの単独投与の場合，ぶどう膜炎の発現率は1.8%であったが，同量にCAM 1,000mgを併用すると，ぶどう膜炎の発現率は8.5%に増加した[48]。

文献

1) Kasten MJ：Clindamycin, metronidazole, and chloramphenicol. Mayo Clin Proc 74：825-833, 1999

2) Wackett A, Nazdryn A, Spitzer E et al：MRSA rates and antibiotic susceptibilities from skin and soft tissue cultures in suburban ED. J Emerg Med 43：754-757, 2012

3) Yamaguchi K, Ohno A, Kashitani F et al：Activities of antimicrobial agents against 8,474 clinical isolates obtained from 37 medical institutions during 2000 in Japan. Jpn J Antibiot 56：341-364, 2003

4) Teixeira MM, Araújo MC, Silva-Carvalho MC et al：Emergence of clonal complex 5（CC5 ）methicillin-resistant *Staphylococcus aureus*（MRSA）isolates susceptible to trimethoprim-sulfamethoxazole in Brazilian hospital. Braz J Med Biol Res 45：637-643, 2012

5) Hendlin D, Stapley EO, Jackson M et al：Phosphonomycin, a new antibiotic produced by strains of Streptomyces. Science 166：122-123, 1969

6) Kahan FM, Kahan JS, Cassidy PJ et al：The mechanism of action of fosfomycin（phosphonomycin）. Ann N Y Acad Sci 235：364-386, 1974

7) 八木澤守正：抗菌薬の使い分け.（1）抗菌薬の種類と適応菌. 医薬ジャーナル 35：92-99, 1999

8) Ikeda K, Ida O, Kimoto K et al：Effect of early fosfomycin treatment on prevention of hemolytic uremic syndrome accompanying *Escherichia coli* O157：H7 infection. Clin Nephrol 52：357-362, 1999

9) Matsumoto T, Muratani T, Nakahama C et al：Clinical effects of 2 days of treatment by fosfomycin calcium for acute uncomplicated cystitis in women. J Infect Chemother 17：80-86, 2011

10) Falagas ME, Kastoris AC, Kapaskelis AM et al：Fosfomycin for the treatment of multidrug-resistant, including extended-spectrum beta-lactamase producing, Enterobacteriaceae infections.：a systematic review. Lancet Infect Dis 10：43-50, 2010

11) Bedirdjian JP, Morin JP, Foucher B et al：Effect of fosfomycin on respiration by rat kidney mitochondria. Minerva Med 69：4079-4086, 1978

12) Olay T, Rodrigeuz A, Oliver LE et al：Interaction of fosfomycin with other antimicrobial agents：in vitro and vivo studies. J Antimicrob Chemother 4：569-576, 1978

13) Hayami H, Goto T, Kawahara M et al：Activities of beta-lactams, fluoroquinolones, amikacin and fosfomycin alone and in combination against Pseudomonas aeruginosa isolated from complicated urinary tract infections. J Infect Chemother 5：130-138, 1999

14) Roussos N, Karageorgopoulos DE, Samonis G et al：Clinical significance of the pharmacokinetic and pharmacodynamic characteristics of fosfomycin for the treatment of patients with systemic infections. Int J Antimicrob Agents 34：506-515, 2009

15) Florent A, Chichmanian RM, Cua E et al：Adverse events associated with intravenous fosfomycin. Int J Antimicrob Agents 37：82-83, 2011

16) 小山康夫, 黒沢秋雄, 土屋　厚ほか：土壌有芽胞細菌の生産する1新規抗菌性物質 COLISTIN に就いて. J Antibiotics 3：457-458, 1950

17) Garonzik SM, Li J, Thamlikitkul V et al：Population pharmacokinetics of colistin methanesulfonate and formed colistin in critically ill patients from a multicenter study provide dosing suggestions for various categories of patients. Antimicrob Agents Chemother 55：3284-3294, 2011

18) Plachouras D, Karvanen M, Friberg LE et al：Population pharmacokinetic analysis of colistin methanesulfonate and colistin after intravenous administration in critically ill patients with infections caused by gram-negative bacteria. Antimicrob Agents Chemother 53：3430-3436, 2009

19) Montero M, Horcajada JP, Sorli L et al：Effectiveness and safety of colistin for the treatment of multidrug-resistant Pseudomonas aeruginosa infections. Infection 37：461-465, 2009

20) Imberti R, Cusato M, Villani P et al：Steady-state pharmacokinetics and BAL concentration of colistin in critically ill patients after IV colistin methanesulfonate administration. Chest 138：1333-1339, 2010

21) Li J, Nation RL, Owen RJ et al：Antibiograms of multidrug-resistant clinical *Acinetobacter baumannii*；promising therapeutic options for treatment of infection with colistin-resistant strains. Clin Infect Dis 45：594-598, 2007

22) Yahav D, Farbman L, Leibovici L et al：Colistin：new lessons on an old antibiotic. Clin Microbiol Infect 18：

18-29, 2012

23) Goldstein EJ, Citron DM, Merriam CV et al：In vitro activities of daptomycin, vancomycin, quinupristin-dalfopristin, linezolid, and five other antimicrobials against 307 gram-positive anaerobic and 31 Corynebacterium clinical isolates．Antimicrob Agents Chemother 47：337- 341, 2003

24) Liu C, Bayer A, Cosgrove SE et al：Clinical practice guidelines by the Infectious Diseases Society of America for the treatment of methicillin-resistant *Staphylococcus aureus* infections in adults and children. Clin Infect Dis 52：285-292, 2011

25) Fowler VG Jr, Boucher HW, Corey GR et al：Daptomycin versus standard therapy for bacteremia and endocarditis caused by *Staphylococcus aureus*. N Engl J Med 355：653-665, 2006

26) Rehm SJ, Boucher H, Levine D et al：Daptomycin versus vancomycin plus gentamicin for treatment of bacteraemia and endocarditis due to *Staphylococcus aureus*：subset analysis of patients infected with methicillin-resistant isolates. J Antimicrob Chemother 62：1413-1421, 2008

27) LaPlante KL, Woodmansee S：Activites of daptomycin and vancomycin alone and in combination with rifampin and gentamicin against biofilm-forming methicillin-resistant Staphylococcus aureus isolates in an experimental model of endocarditis．Antimicrob Agents Chemother 53：3880-3886, 2009

28) Chaftari AM, Hachem R, Mulanovich V et al：Efficacy and safety of daptomycin in the treatment of Gram-positive catheter-related bloodstream infections in cancer patients. Int J Antimicrob Agents 36：182-186, 2010

29) Traunmüller F, Schintler MV, Metzler J et al：Soft tissue and bone penetration abilities of daptomycin in diabetic patients with bacterial foot infections. J Antimicrob Chemother 65：1252-1257, 2010

30) Oleson FB, Berman CL, Kirkpatrick JB et al：Once-daily dosing in dogs optimizes daptomycin safety, Antimicrob Agents Chemother 44：2948-2953, 2004

31) Bhavnani SM, Rubino CM, Ambrose PG et al：Daptomycin exposure and the probability of elevations in the creatine phosphokinase level：Data from a randomized trial of patients with bacteremia and endocarditis. Clin Infect Dis 50：1568-1574, 2010

32) Tasina E, Haidich AB, Kokkali S et al：Efficacy and safety of tigecycline for the treatment of infectious disease；a meta-analysis. Lancet Infect Dis 11：834-844, 2011

33) Yahav D, Lador A, Paul M et al：Efficacy and safety of tigecycline；a systematic review and meta-analysis. J Antimicrob Chemother 66：1963-1971, 2011

34) Petrosillo N, Giannella M, Lewis R et al：Treatment of carbapenem-resistant *Klebsiella pnuemoniae* ；the state of the art. Expert Rev Anti Infect Ther 11：159-177, 2013

35) Zavascki AP, Bulitta JB, Landersdorfer CB et al：Combination therapy for carbapenem-resistant Gram-nagative bacteria. Expert Rev Anti Infect Ther 11：1333-1353, 2013

36) 日本化学療法学会チゲサイクリン適正使用のための手引き 作成委員会編：チゲサイクリン適正使用のための手引き 2014，日化療会誌 62：311-366，2014

37) 中澤昭三，小野尚子，大槻雅子ほか：Sulfamethoxazole-Trimethoprim 合剤に関する細菌学的評価．Chemotherapy 21：88-103，1973

38) Ducharme MP, Smythe M, Strohs G et al：Drug-induced alterations in serum creatinine concentrations. Ann Phamacother 27：622, 1993

39) Zinner S：Sulfonamides and Trimethoprim. Mandell, Douglas and Bennett's Principles and Practice of Infectious Disease, 7th, Elsevier Sanders, Amsterdam 2010, p476

40) Solomkin JS, Mazuski JE, Bradly JS et al：Diagnosis and management of complicated intra-abdminal infection in adults and children：guidelines by the Surgical Infection Society and the Infectious Diseases Society of America. Clin Infect Dis 50：133-164, 2010

41) Centers for Disease Control and Prevention：Sexually Transmitted Diseases Treatment Guidelines, 2010. MMWR Recomm Rep 59（RR-12）：1-110, 2010

42) International Agency for Research on Cancer：IARC Monographs Programme on the Evaluation of Carcingenic Risks to Humans. http://monographs.iarc.fr

43) Somogyi A, Kong C, Sabto J et al：Disposition and removal of metronidazole in patients undergoing

haemodialysis. Eur J Clin Pharmacol 25: 683-687, 1983

44) Husain F, Veeranagouda Y, Hsi J：Two multidrug-resistant clinical isolate of Bacteroides fragilis carry a novel metronidazole resistance *nim* gene（*nim J*）. Antimicrob Agents Chemother 57：3767-3774, 2013

45) 和田真太郎，松田基夫，新垣正夫ほか：*Helicobacter pylori* の薬物感受性試験法の検討と耐性株の出現状況. 感染症誌 77：187-194, 2003

46) Stagg HR, Zenner D, Harris RJ et al：Treatment of Latent Tuberculosis infection：A Network Meta-analysis. Ann Intern Med 161：419-428 2014

47) Shafran SD, Singer J, Zarowny DP et al：Determinants of rifabutin-associated uveitis in patients treated with rifabutin, clarithromycin, and ethambutol for Mycobacterium avium complex bacteremia：a multivariate analysis. Canadian HIV Trials Network Protocol 010 Study Group. J Infect Dis 177：252-255, 1998

48) Benson CA, William PL, Cohn DL et al：Clarithromycin or rifabutin alone or in combination for primary prophylaxis of Mycobacterium avium complex disease in patients with AIDS：A randomized, double-blind, placebo-controlled trial. The AIDS Clinical Trials Group 196/Terry Beirn Community Programs for Clinical Research on AIDS 009 Protocol Team. J Infect Dis 181：1289-1297, 2000

第二章

各科感染症と抗菌薬療法

第二章　各科感染症と抗菌薬療法

1 敗血症・感染性心内膜炎

光武耕太郎

❶ 疾患の定義

i．敗血症

　敗血症とは，感染によって惹起された全身性炎症反応症候群（systemic inflammatory response syndrome：SIRS）と定義され，国際的な基準として受け入れられている。つまり，感染の存在に加えて，SIRS項目（①体温 > 38 ℃または < 36 ℃，②心拍数 > 90/分，③呼吸数 > 20/分または $PaCO_2 < 32$ Torr，白血球数 $> 12,000/\mu L$，$< 4,000/\mu L$ または未熟型白血球 > 10%）の2項目以上をみたす病態と定義される[1]。必ずしも血液培養陽性やエンドトキシン検出を必要とせず，敗血症の原因となる感染症も様々である。敗血症のなかで，臓器障害，臓器灌流低下または低血圧を呈する状態が重症敗血症である。臓器灌流低下または灌流異常には，意識混濁，乏尿，乳酸アシドーシス等が含まれる。重症敗血症のなかで，十分な輸液負荷にもかかわらず低血圧が持続するものを敗血症性ショックという[1]。

ii．感染性心内膜炎

　心臓の内腔は一層の扁平上皮からなる心内膜で被われている。この心内膜に感染症を生じたものが感染性心内膜炎である。感染性心内膜炎は，敗血症をきたす代表的疾患の一つである。本来の自己の弁に生じた場合が自己弁感染性心内膜炎で，弁置換術を行った患者の弁（人工弁）に生じたものが人工弁感染性心内膜炎である。血小板にフィブリン，多量の菌と比較的乏しい炎症細胞による数mmから時には2cmを超える大きさの"疣腫"を形成することが特徴的である。疣腫の形状は，文字通り疣状のものから小カリフラワー状，紐状など不定である。病変は弁膜に生じることが多いが，中隔欠損部や腱索，動脈管に生じた場合，またペースメーカーなど心内デバイスに関連して心内膜に及んだ場合も感染性心内膜炎に含まれる。原因となる病原微生物の代表は，Viridans group streptococci（VGS いわゆる口腔内のα溶連菌）と黄色ブドウ球菌だが，グラム陰性桿菌や真菌，稀には *Coxiella burnetii* や *Bartonella* 属，クラミジアやマイコプラズマなども感染性心内膜炎を引き起こす。

158

罹患弁は，僧帽弁 20 〜 60%，大動脈弁 10 〜 35%，僧帽弁と大動脈弁で全体の約 8 割を占める。国内では薬物注射に関連した発生は稀なためか右心系の心内膜炎は比較的少なく三尖弁は 5% 以下である[2]。

❷ 臨床症状

感染性心内膜炎は，亜急性の経過（典型例は VGS の場合）と急性の経過（典型例は黄色ブドウ球菌や化膿性連鎖球菌）をとり，症状は非常に多彩である。感染症としての症状（発熱など）と，塞栓症の症状，さらに心不全による症状が混在する。感染臓器は心臓であるものの，感染の局在をうかがわせる，胸痛や胸部圧迫感，動悸などの症状は 15% 程度である。敗血症ないし，不明熱を呈した患者では常に本症を鑑別に挙げることが重要である。症状として最も頻度の高いのは，発熱であり 85 〜 90% 以上の患者でみられる（つまり 100% ではない）。とくに，VGS による亜急性の経過をとる症例では，発熱を認めないことがある。症状と頻度については，40 〜 80% でみられるもの：悪寒，発汗，20 〜 40%：筋肉痛，関節痛，食指不振，体重減少，倦怠感，呼吸困難，5 〜 20%：咳嗽，頭痛，嘔気／嘔吐，腹痛，胸痛，背部痛，意識障害，麻痺（脳梗塞や出血による）がある。身体所見として，心雑音は 80% 以上でみられ，新規の心雑音は 40 〜 50% に，脾腫は 10% で認められる。心内膜炎に比較的特徴的として知られている皮膚粘膜所見の出現頻度は，眼瞼結膜点状出血や爪下出血は約 10%，Janeway 病変や Osler 結節は 5% 程度であり高いものではない[3]。しかしながら，診断の重要な手掛かりとなるので注意深く身体所見をとる。

❸ 原因菌

感染性心内膜炎の原因菌は，稀な菌種を含めると非常に多岐にわたるが，上位 3 菌種は VGS，ブドウ球菌，腸球菌である。国内の循環器専門医を対象とした調査では[2]，2007 年から 2009 年にかけて 513 例の心内膜炎例が登録され，血液培養で検出された分離菌の内訳は，連鎖球菌 52%（うち VGS が 33%，Streptococcus bovis 1.8%），ブドウ球菌属 32%〔黄色ブドウ球菌が 21%，メチシリン耐性黄色ブドウ球菌（MRSA）は 7.5%〕，腸球菌は 10% であった。グラム陰性桿菌やカンジダ属は数 % の検出にとどまる。2003 年の同報告では，VGS が 39%，ブドウ球菌属 32%，MRSA 7.2% であり，VGS が若干減少しているが全体的には原因菌に大きな変化はないようである。

世界的にみれば，最近数十年でブドウ球菌と腸球菌の割合は増加し，VGS は減少傾向にある。これは主に欧米先進国における傾向である[4]。また，原因菌は，報告された病院によっても異なる傾向があるので（例えば市中病院では VGS がより多い傾向にあり，大学病院ではブドウ球菌属が多いなど），注意が必要である。

第二章　各科感染症と抗菌薬療法

❹ 必要な検査

　診断と合併症に関する検査では，まず後述する Duke criteria（modified Duke criteria）の大基準として心エコー図と複数回の血液培養検査がある[3]。次に，血液生化学データに加えて，リウマチ因子（RF）や補体値などの免疫学的検査，凝固系，検尿（潜血，蛋白尿，円柱），血清抗体検査，心電図，さらには眼底検査や髄液検査を行うこともある。塞栓症のチェックとして，頭部 CT や MRI，体部 CT，MRI の画像検査も重要である。頭部の画像検査では，動脈瘤にも注意する。

　手術に至った症例では，手術時の検体を微生物学的検査として培養を行う（塗沫，培養）。また，一般検査室でルーチンに行うことは難しいが，PCR 法を用いて培養困難であった症例の原因菌の検索を行うことができる。

❺ 診断

　臨床的な診断は，基本的に血液培養での持続的な菌血症と，心内膜病変を証明することである。心内膜炎の臨床症状は非常に多彩で，感染臓器が心臓であることを疑わせる所見は乏しいことから，まずは心内膜炎を鑑別に挙げることが大切である。特に，患者の約3分の2では弁膜症や心雑音を指摘された既往があることから，病歴の聴取は重要である。

　検査データでは，末梢血白血球数やC反応性タンパク（CRP）の上昇，貧血など心内膜炎に特徴的な所見はない。血清学的診断は，例えば *C. burnetii*（Q熱）のような培養困難な原因菌で，血中抗体価の測定が行われる。

　国内外の診療ガイドラインで採用され，最も一般的に用いられている診断基準として，Duke criteria がある（**表1**）。しかしながら，一つの基準であり臨床的な診断に代わるものではない。

　心エコー図は，血液培養とともに診断基準（大基準）の一つである。疣腫の存在（おおむね3mm以上）や形，サイズ変化のモニター，弁の機能的・形態的な評価（閉鎖不全・弁破壊の程度，穿孔，腱索の断裂，人工弁の裂開など），感染創の進展（弁輪部膿瘍など）の評価において極めて有用である。経胸壁心エコー図は，簡便な検査であり特異度は95%程度であるが，感度は60〜70%にとどまる。経食道心エコー図は胸壁に妨げられないため感度は80%以上で，特異度も95%以上と高い。人工弁置換例の診断において特に有用性が高い。人工弁置換例，臨床的基準で心内膜炎の可能性と判断される場合や弁輪部膿瘍などの合併症を疑う場合は，経食道心エコー図が推奨される。経食道心エコー図で陽性所見が得られなかった場合でも，臨床経過から依然心内膜炎を疑う場合は，7〜10日後に再度検査を行う。

　血液培養は，心エコー図とならんで重要な検査である。原因菌を確定し，薬剤感受性検査に基づいた適切な抗菌薬の選択が行える。高用量で長期の抗菌薬治療を要する心内膜炎では，標的治療に欠かせない情報である。さらに，培養陽性の場合には菌陰性化を確認することが効果判定の基本となる（炎症マーカーの低下や解熱傾向のみでは不十分）。国内

表1　臨床的診断基準（modified Duke criteria）

[大基準]

1. 血液培養陽性
   a）別に採取した2回の血液培養で感染性心内膜炎として典型的な菌の分離
   　Viridans group streptococci, *Streptococcus bovis*, HACEK グループ，他に感染源がない市中発症の黄色ブドウ球菌や腸球菌
   b）感染性心内膜炎に合致する持続的な血液培養陽性
   ● 12時間以上間隔をあけて採取した血液培養が2回以上陽性
   ● 3回の血液培養がすべて陽性または4回以上の血液培養で半数以上が陽性（最初と最後の採血は1時間以上あける）
   ● *Coxiella burnetii* は1回でも陽性または anti-phase 1 IgG 抗体＞1：800
2. 心エコー図：心内膜病変の証拠
   a）弁もしくはその支持組織上，逆流ジェットの通過部位，または人工装着物にみられる解剖学的に説明のつかない振動性の心内腫瘤
   b）膿瘍
   c）人工弁の新たな部分的裂開
   d）新たな弁閉鎖不全（既存の心雑音の悪化や変化では不十分）

[小基準]

1. 素因　心疾患または薬物（静注中）中毒
2. 発熱　＞38度
3. 血管現象　主要動脈塞栓症，肺塞栓，感染性動脈瘤，脳出血，眼瞼結膜出血，Janeway 病変
4. 免疫現象　糸球体腎炎，Osler 結節，Roth 斑，リウマチ因子陽性
5. 微生物学的根拠　大基準に合致しない血液培養陽性，感染性心内膜炎の原因菌として矛盾しない血清学的根拠

確定例：大基準2つ，または大基準1つと小基準3つ，または小基準5つ
可能性例：大基準1つと小基準1つ，または小基準3つ

（Durack DT, Lukes AS, Bright DK et al：New criteria for diagnosis of infective endocarditis: utilization of specific echocardiographic findings. Duke Endocarditis Service. Am J Med 96：200–209, 1994 より翻訳・改変）

の報告では，血液培養陰性は約2割と諸家の報告より高いが，検出率は血液採取前の抗菌薬投与に大きく影響される。2週間以内に投与歴があれば，検出率は30％以上低下する（とくに VGS）。可能であれば，数日抗菌薬投与を待って血液培養を提出する。しかしながら，敗血症を呈している場合や心不全や塞栓症など合併症を起こしている場合は，抗菌薬投与を控えることはしない。また培養期間は，菌種によっては培養開始から陽性となるまでに日数を要することがあり2週間以上継続すべきとする意見もある。

Duke criteria（modified）によれば，感染性心内膜炎ではない別の診断が確定した以外にも，感染性心内膜炎を疑う症状が4日以内の抗菌薬治療で消退した場合，4日以内の抗菌薬治療後の手術時または剖検時に病理学的所見を認めない時，臨床診断基準の可能性例に合致しない場合，感染性心内膜炎は否定的である。

第二章　各科感染症と抗菌薬療法

表2　抗菌薬治療

菌　種		抗菌薬	投与期間	
			自己弁	人工弁
Viridans group streptococci（口腔内連鎖球菌）				
ペニシリンのMIC	≦ 0.06（μg/mL）	ペニシリンG　400万単位×6/日 またはセフトリアキソン　2g×1/日 ±ª　ゲンタマイシンᵇ　2〜3mg/kg×1/日	4週間 2週間（4週間） ＋2週間（ー）ᶜ	6週間 6週間 ±2〜6週間
	0.12〜< 0.5（μg/mL）	ペニシリンG　400万単位×6/日 またはセフトリアキソン　2g×1/日 ＋　ゲンタマイシン　2〜3mg/kg×1/日	4週間 2週間	6週間 ＋2〜6週間
	≧ 0.5（μg/mL）	ペニシリンG　400万単位×6/日 ＋　ゲンタマイシン　2〜3mg/kg×1/日	4〜6週間 4〜6週間	6週間 ＋2〜6週間
アンピシリン		アンピシリン　8〜12g/日 ±　ゲンタマイシン　2〜3mg/kg×1/日	4週間 2〜4週間	6週間 2〜6週間
黄色ブドウ球菌				
MSSA		セファゾリン　2g×3/日 ±　ゲンタマイシン　1mg/kg×2〜3/日	4〜6週間 ±　1週間	6週間 2〜6週間
MRSA		ダプトマイシン　8〜10mg/kg×1/日 またはバンコマイシン　1g×2/日 ±　ゲンタマイシン　1mg/kg×2〜3/日	4〜6週間 4〜6週間 ゲンタマイシン ±　1週間	6〜8週間 6〜8週間 ゲンタマイシン 2週間以上
腸球菌		アンピシリン　8〜12g/日 またはバンコマイシン点滴静注ᵈ1g×2/日 ＋　ゲンタマイシン　1mg/kg×2〜3/日	6週間 4〜6週間	6週間 6週間

a：±：併用は必ずしも不要
b：GMの推奨血中濃度：トラフ値＜1μg/mL　ピーク値3〜4μg/mL
c：併用なし
d：β–ラクタム系薬アレルギーの場合

❻ 治療―抗菌薬の選択と使い方

　表2に代表的原因菌であるVGS，黄色ブドウ球菌，腸球菌に対する抗菌薬選択の例を挙げた。感染性心内膜炎の治療は，高用量で4週間から6週間（症状が3ヵ月を超える場合）や，MRSAによる人工弁感染性心内膜炎では8週間と長期に及ぶことから副作用に十分留意し，ガイドラインなどで推奨される期間投与する。なお，ゲンタマイシン（GM；ゲンタシン®）の併用に関しては，国内外のガイドラインによって多少内容が異なる状況がある（特に自己弁感染性心内膜炎）。短期間の併用であっても腎機能障害のリスクは高まるため，高齢者においてはとくに慎重に行う。さらに，人工弁感染性心内膜炎やMRSAによる感染性心内膜炎の場合は，GM，加えてリファンピシン（RFP；リファジン®）が併用されることもあるが，必ずしも十分な臨床的検討に基づいたエビデンスはなく，専門家の意見にとどまるものである。

　最も治療に難渋するのはMRSAであるが，第一選択薬は，ダプトマイシン（DAP；キュ

ビシン®）またはバンコマイシン（VCM；塩酸バンコマイシン®）である[5]。DAP を選択する場合，当初から 8 ～ 10mg/ kgの高用量投与で開始する。国内での適応は右心系心内膜炎であるが，左心系での有用性も報告されている[6]。DAP と他剤を併用する有効性に関しては，アミノグリコシド系薬や β-ラクタム系薬，RFP，スルファメトキサゾール / トリメトプリム（ST；バクタ®，バクトラミン®）合剤等を使用した報告があるが，薬剤の選択や投与方法に関しては未確定である。また，抗 MRSA 薬同士を併用した報告もときにみられるが，定まった方法はない。

　培養陰性時や血液培養結果判明前に経験的治療を行う際には，自己弁ではアンピシリン / スルバクタム（ABPC/SBT；ユナシン-S®）と GM の併用〔さらに 3 剤目としてセフトリアキソン（CTRX；ロセフィン®）を併用することあり〕，MRSA の可能性がある場合や人工弁の場合は VCM に GM を併用することが多い[3]。血液培養にて，原因菌が推定ないし同定，また感受性成績が判明すれば結果に基づいて抗菌薬を選択する。

文献

1）日本集中治療医学会 Sepsis Registry 委員会編：日本版敗血症診療ガイドライン．日集中医誌 20：124-173, 2013

2）Nakatani S, Mitsutake K, Ohara T et al：Recent picture of infective endocarditis in Japan--lessons from Cardiac Disease Registration (CADRE-IE). Circ J 77: 1558-1564, 2013

3）宮武邦夫，赤石　誠，中谷　敏ほか：日本循環器学会合同研究班報告　感染性心内膜炎の予防と治療に関するガイドライン（2008 年改訂版）http://www.j-circ.or.jp/guideline/pdf/JCS2008_miyatake_h.pdf

4）Murdoch DR, Corey GR, Hoen B et al：Clinical presentation, etiology, and outcome of infective endocarditis in the 21st century. The International Collaboration on Endocarditis-Prospective Cohort Study. Arch Intern Med 169：463-473, 2009

5）MRSA 感染症の治療ガイドライン作成委員会編：MRSA 感染症の治療ガイドライン　改訂版 2014. http://www.kansensho.or.jp/guidelines/pdf/guideline_mrsa_2014.pdf

6）Dohmen PM, Guleri A, Capone A et al：Daptomycin for the treatment of infective endocarditis：results from a European registry. J Antimicrob Chemother 68：936-942, 2013

第二章　各科感染症と抗菌薬療法

第二章　各科感染症と抗菌薬療法

2 中枢神経系感染症
―細菌性髄膜炎を中心に―

亀井　聡

❶ 疾患の定義

　髄膜炎は，くも膜・軟膜，その両者に囲まれたくも膜下腔に生じた感染に基づく炎症で，脳炎は脳実質の炎症，脊髄炎は脊髄の炎症である。しかし，髄膜の炎症が脳実質，および脳実質の炎症が髄膜に進展し，髄膜脳炎の病型を示す場合も多い。中枢神経系感染の病因として，細菌，ウイルス，プリオン，真菌，結核菌，寄生虫および原虫など多くの感染病原が挙げられる。本稿では，細菌性髄膜炎（bacterial meningitis：BM）について2014年末に改訂された「細菌性髄膜炎診療ガイドライン2014」に準拠し述べる。

❷ 臨床症状

　BM成人例の臨床症状は，①数時間のうちに急速に進行する急性劇症型と ②数日かけて進行性に悪化する場合とがある。主要症状は頭痛（約85%），項部硬直（約83%），発熱（77〜97%），意識障害（66〜95%），成人でこれらの古典的三徴を呈する典型例は44〜51%である[1]。一方，小児のBMでは，年齢が低いほど軽微で，かつ典型的な症状や徴候が出現しにくい。したがって，小児では，非特異的な症状や徴候の組み合わせからBMを疑う必要がある。小児の発症経過としては，①非特異的症状（発熱，不活発，易刺激性など）が数日間先行する場合，②1日程度で特異的症状が出現する場合，③電撃的な経過をとり発症後急速に状態が悪化する場合がある[2]。

　急性発症の中枢神経系感染症には，BMの他，無菌性髄膜炎，脳炎，脳膿瘍および硬膜下膿瘍，感染性血栓性静脈炎などが含まれる。いずれも頭痛・発熱などの非特異的な臨床症状を初期に引き起こし，その後に髄膜刺激徴候（項部硬直，Kernig徴候，Brudzinski徴候）と，無菌性髄膜炎以外では意識状態の変化，局所神経症状，痙攣発作が出現する。つまり，臨床症候のみでは他の急性髄膜（脳）炎との鑑別ができない[1]。しかし，BMでは治療開始までの時間が生命予後に大きく影響するため，Neurological Emergencyとして位置づけられており，早期の適切な治療が望まれる。初診時の症状が軽微であったとしても，本症を念頭におき診療することが重要である。

❸ 原因菌

主要原因菌と耐性化の現況

BM では，患者の有するリスクと年齢別の原因菌頻度，抗菌薬の耐性化率を考慮し抗菌薬を選択する。原因菌や耐性菌の頻度は地域で異なり，国により初期選択薬は異なる。したがって，現在の日本における原因菌と耐性菌の頻度の動向は治療指針構築上，重要といえる。

現在の日本における市中感染における年齢別の主要原因菌は，1ヵ月未満では，B群レンサ球菌（group B *Streptococcus*：GBS）と大腸菌が多い。1ヵ月〜3ヵ月では，B群レンサ球菌が多い。4ヵ月〜5歳では，インフルエンザ菌（*Haemophilus influenzae*）b型髄膜炎は減少している。肺炎球菌（*Streptococcus pneumoniae*）もワクチンの導入により減少している。その他として，リステリア菌，髄膜炎菌，レンサ球菌もみられる。6歳〜49歳では，約60〜70%は肺炎球菌，残りの10%はインフルエンザ菌が占めている。50歳以上では，肺炎球菌が最も多いが，無莢膜型のインフルエンザ菌に加え，B群レンサ球菌や腸内細菌，緑膿菌もみられる[*3]。

院内感染の髄膜炎は，多くは侵襲的な手技や，複雑性の頭部外傷，稀には院内発症の菌血症に伴い発症する。脳外科術後，開放性の外傷後に長期入院している場合，または頭蓋底骨折はブドウ球菌または好気性グラム陰性桿菌が関与する。脳室内ドレーンなどの異物が関与する場合はコアグラーゼ陰性ブドウ球菌や皮膚の常在菌が原因となる[*4]。

日本の成人例では，ドレナージやシャントなど脳外科的処置後に発症したBMではブドウ球菌属が55.3%と多い。このブドウ球菌における耐性化率は，メチシリン耐性黄色ブドウ球菌（methicillin-resistant *Staphylococcus aureus*：MRSA）（全体の15.8%）を含み85%と高率である[*4]。一方，小児例では，成人例と同様に頭部外傷や脳外科手術，あるいは髄液穿刺などの機械的損傷では直接的に，免疫能の低下した患者では血行性に，細菌が中枢神経系に侵入して発症する。原因となる微生物としては，コアグラーゼ陰性ブドウ球菌，黄色ブドウ球菌，肺炎球菌などのグラム陽性球菌，大腸菌，緑膿菌などのグラム陰性桿菌が多く，新生児ではB群レンサ球菌，大腸菌が多い[*5]。

日本における主要原因菌の抗菌薬に対する耐性化の状況は，B群レンサ球菌では，薬剤感受性試験上，注射薬剤として抗菌力が優れているのはパニペネム/ベタミプロン（PAPM/BP；カルベニン®），メロペネム（MEPM；メロペン®），セフォタキシム（CTX；クラフォラン®，セフォタックス®），ベンジルペニシリン（PCG；ペニシリンGカリウム®），アンピシリン（ABPC；ビクシリン®）であり，第一，第二世代セフェム系抗菌薬に属する注射薬の抗菌力は劣る。ペニシリン軽度耐性B群レンサ球菌（penicillin-resistant GBS：PRGBS）が出現してきているので留意する。大腸菌を含む腸内細菌属では，新生児を除き，これらの菌種による髄膜炎例の多くは，何らかの抗菌薬投与を頻回に受けていることが多い。β-ラクタマーゼ産生性の多剤耐性菌である可能性が高く，感受性検査は必須である。肺炎球菌では，小児由来株での遺伝子変異に基づくペニシリン耐性菌（PRSP）の

割合は，7価肺炎球菌結合型ワクチン（PCV7）の普及の影響で，2012年には26%と半減している。成人由来株でも影響が認められ，PRSPは21%の割合となっている。ペニシリン感性菌（PSSP）は少なく，50～60%はペニシリン軽度耐性菌（PISP）である。MICの値からは，PRSPに対してはPAPM/BPが最も優れ，次いでMEPMとバンコマイシン（VCM；塩酸バンコマイシン®）である。インフルエンザ菌では，現在，βラクタマーゼ非産生アンピシリン耐性菌（β-lactamase non-producing ampicillin-resistant *Haemophilus influenzae*：BLNAR）の頻度は60%を超える。さらに，β-lactamase-producing amoxicillin/clavlanic acid-resistant（BLPACR）株も10%前後分離されている[*6]。

❹ 必要な検査

　脳ヘルニア徴候がみられる場合，神経放射線検査が速やかに実施できない場合，転院が必要な場合には，直ちに初期治療を開始する。脳ヘルニア徴候がない場合には，速やかに髄液検査を行い，治療を開始する。病院到着から適切な抗菌薬投与までの時間は平均で4時間といわれ[1]，これが6時間以上になると，有意に死亡率が高くなる[2]。そして，この2時間超過の主因は，腰椎穿刺する前の神経放射線検査の実施にある。したがって，頭部CT・MRI検査が直ちにできない場合は，まず抗菌薬を開始することが必要である。本症では迅速な対応が必須で，最も重要な所見は髄液所見である。しかし，巣症状・意識障害・うっ血乳頭をみとめる場合は，頭部CT検査にて頭蓋内占拠性病変の有無を確認し，髄液検査の可否を判断する。以下に各検査の要点を記載する。①血液一般：赤血球沈降速度（血沈）の亢進，白血球の増多，C反応性タンパク（CRP）上昇を示す。②髄液所見：圧上昇，多形核球優位の細胞増多，蛋白濃度上昇，糖濃度低値を認める。原因菌の確定検査として，髄液の塗抹（グラム染色）・培養，抗菌薬の感受性試験を行う。髄液を用いた迅速診断として，(1)ラテックス凝集法と(2)PCR法がある。(1)は可溶性莢膜多糖類が検出標的であるため，抗菌薬前投与で菌が死滅しても陽性を呈する可能性がある。(2)は検出感度が高く，かつ耐性菌も判断できる。③血液培養：菌血症からの発症もあり必ず検査する。④X線検査：骨折，副鼻腔炎など感染巣の有無など確認する。⑤頭部CT・MRI検査：硬膜下膿瘍・脳膿瘍や副鼻腔炎の確認，病巣の進展を確認する。⑥心エコー：細菌性心内膜炎の有無をみる。

❺ 診断

　確定診断は髄液からの原因菌の同定である。塗抹・培養は診断信頼性が高いが，塗抹の最小検出感度は 10^5colony forming units（cfu）/mLで，毎視野に菌を検出するには 10^7cfu/mL以上必要である。しかし，リステリア菌は通常 10^3cfu/mL以下であり，塗沫の検出率は低い。肺炎球菌は通常グラム陽性の球菌として同定されるが，非常に自己融解しやすく，グラム陰性を呈したり，膨化・変形して桿菌として報告されることもある。したがって，肺炎球菌の頻度が多い成人例の塗抹結果は，医師がこの点を留意して判断することが

求められる[*7]。培養の検出率は未治療 70 〜 80% だが，抗菌薬の前投与例では 50% 以下と低下する。本症は未治療では致死的であり，早期の病因診断として細菌抗原検出や PCR 法が有用となる。

鑑別疾患として，ウイルス性髄膜炎，単純ヘルペス脳炎（HSVE）を含むウイルス脳炎，脳膿瘍，結核性髄膜炎などが挙げられる。

❻ 治療─抗菌薬の選択と使い方

経験的抗菌薬治療を直ちに開始する。その際，年齢・基礎疾患・発症状況などから原因菌を想定し経静脈的に投与する。日本の診療ガイドラインによる抗菌薬の選択を示す。原因菌が同定され，抗菌薬の感受性結果を得られたら変更する。

i．抗菌薬の選択

(1) 新生児[*8]

原因菌では B 群レンサ球菌と大腸菌の頻度が高く，さらに稀ではあるがリステリア菌がみられる。以上より，ABPC と CTX との併用を投与する。

(2) 生後 1 ヵ月から 4 ヵ月未満[*8]

原因菌では，B 群レンサ球菌や大腸菌に加え，インフルエンザ菌や肺炎球菌による例がある。以上より，耐性菌を考慮して，「PAPM/BP または MEPM」と「セフトリアキソン（CTRX；ロセフィン®）または CTX」との併用を投与する。効果が得られない場合はVCM を追加する。

(3) 生後 4 ヵ月〜 16 歳未満[*8]

インフルエンザ菌 b 型（Hib）ワクチンと PCV の普及に伴い，インフルエンザ菌と肺炎球菌の検出数は減少してきているが，検出割合は依然として高く，両者のペニシリン耐性割合も高い。以上より，耐性菌を考慮して，「PAPM/BP または MEPM」と「CTRX または CTX」との併用を投与する。効果が得られない場合は VCM を追加する。

(4) 頭部外傷，脳神経外科的処置後，シャント留置を受けた小児に併発した例[*8]

これらの場合，グラム陽性菌および陰性菌のいずれも原因菌となる。

① 頭蓋底骨折を伴う外傷例

原因菌としては鼻腔内保有菌が多く，肺炎球菌とインフルエンザ菌，MRSA を含むブドウ球菌などを想定する。

② 貫通性の外傷やシャント留置例

原因菌として，黄色ブドウ球菌や表皮ブドウ球菌および緑膿菌をはじめとしたグラム陰性桿菌が原因菌となることが多く，また，これらの菌については薬剤耐性化を考慮する必要がある。

以上より ①，② ともに，VCM と「MEPM または PAPM/BP」との併用を投与する。

(5) 免疫不全を有する小児[*8]

原因菌としてあらゆる菌種を想定する必要がある。特に，薬剤耐性のブドウ球菌，イン

第二章　各科感染症と抗菌薬療法

フルエンザ菌，肺炎球菌，緑膿菌などを念頭におく。以上より，VCM と MEPM との併用を投与する。

(6)　免疫能が正常と考えられる 16 歳〜 50 歳未満[*9]

市中感染の原因菌は 60 〜 65% が肺炎球菌，5 〜 10% がインフルエンザ菌である。日本における肺炎球菌における耐性化率は高く，肺炎球菌性髄膜炎成人例の 8 割がペニシリン非感受性菌である。以上より，「カルバペネム系抗菌薬である PAPM/BP または MEPM」を投与する。この治療で効果が得られない場合，適時 VCM を追加とする。なお，VCM 耐性やその副作用により使用できない場合にはリネゾリド（LZD；ザイボックス®）の使用を考慮する。

(7)　免疫能が正常と考えられる 50 歳以上の成人例[*9]

50 歳以上では，原因菌として肺炎球菌が最も頻度が高いこと，しかも耐性化している場合が多く，MRSA を含むブドウ球菌やリステリア菌もありうることを念頭におかなければならない。なお，日本でも腸内細菌科の *Escherichia coli* や *Klebsiella* 属等の中で基質特異性βラクタマーゼ（ESBLs）産生株が増加している。これらが予想される状況，すなわち以前に ESBLs 産生株が検出された患者，院内で ESBLs が多く分離されている施設においてはカルバペネム系抗菌薬の併用も考慮する。以上より，宿主にリスクのない 50 歳以上の成人例の初期治療として「ABPC，VCM，および第 3 世代セフェム系抗菌薬の 3 剤併用」または「MEPM と VCM の 2 剤併用」を投与する。

(8)　慢性消耗疾患や免疫不全状態を有する成人例[*9]

日本における慢性消耗疾患や免疫不全状態を有する成人例の原因菌は肺炎球菌を含むレンサ球菌 41.1%，ブドウ球菌 25.7% であり，各々耐性化率は 56.3%，70.0% であり，高率である。しかも，緑膿菌が 5.1% でみられている。したがって，この場合には緑膿菌までカバーする治療が望まれる。一方，ESBLs 産生株が予想される状況ではカルバペネム系抗菌薬の併用が考慮される。以上より，「セフタジジム（CAZ；モダシン®）と VCM と ABPC の 3 剤併用」または「MEPM と VCM の 2 剤併用」の両者を投与する。

(9)　免疫能が正常と考えられる宿主に頭部外傷や外科的侵襲（脳室内ドレナージやシャントなど）を受けた患者に併発した成人例[*9]

原因菌は，ブドウ球菌 55.3% であり，グラム陽性桿菌 13.2%，グラム陰性桿菌 13.2% と続く。レンサ球菌は 2.6% と極めて少ない。ブドウ球菌属では表皮ブドウ球菌が 23.7%，MRSA が 15.8% と続いている。つまり，ブドウ球菌属の 1/4 が MRSA であり，ブドウ球菌属全体でも 85.0% が耐性化している。一方，グラム陰性桿菌の存在を考えた場合，第 3 世代セフェム系抗菌薬の併用では限界がある。以上より，「MEPM と VCM の併用」を投与する。

(10)　慢性消耗性疾患や免疫不全を有する患者で，かつ外科的侵襲を受けた場合の成人例[*9]

ブドウ球菌属が 44.6%（MRSA は全体の 11.1%），レンサ球菌属が 19.5%（PRSP は全体の 11.1%），緑膿菌も 8.3% でみられる。したがって，「MEPM と VCM の併用」または「CAZ と VCM の併用」を投与する。

ii．副腎皮質ステロイド薬の併用

　本症の病態は，細菌の直接的侵襲による障害だけでなく，細菌の微小構造物（例えば，細菌の壁産物など）や産生物質（例えばエンドトキシン）による宿主の免疫応答を介した炎症過程の亢進が，大きく関与する。したがって，治療上，これら宿主免疫応答を基盤とした病態に対する治療も重要である[*10]。

　細菌が髄膜へ播種し増殖をすると，細菌の細胞壁や膜関連産物であるタイコ酸，ペプチドグリカン，エンドトキシンなどが髄液内へ遊離する。抗菌薬投与により菌が融解すると壁産物放出が増強する。これら産物は，tumor necrosis factor（TNF）-α，Interleukin（IL）-1β，IL-6，platelet activating factor（PAF），酸化窒素，プロスタグランディンなど炎症性サイトカイン・ケモカイン・活性酸素の産生を惹起する。この産生は，脳血管内皮細胞の破綻・白血球吸着促進受容体の活性により，血液脳関門の透過性亢進で血管原性脳浮腫・プロテアーゼやラジカル放出による細胞障害性脳浮腫を惹起する。一方，蛋白濃度や細胞増多で髄液粘稠度は上昇し，髄液循環障害を起こし間質性脳浮腫が出現する。つまり，頭蓋内圧亢進を呈する。頭蓋内圧亢進は，髄液循環障害や脳内虚血の増悪，脳の代謝・血流に変化をきたし，脳障害・アポトーシスが進行する。一方，血管拡張作用のあるメディエーターを介し炎症亢進による血管炎の併発からも脳内虚血を呈する。なお，抗菌薬に副腎皮質ステロイド薬を併用すると，TNF-αやIL-1βのmRNA転写およびプロスタグランディンやPAFの産生を抑制し，脳浮腫が軽減し酸化窒素産生がおさえられ，脳障害が軽減されると考えられている[*10,3]。

　成人では細菌性髄膜炎301例を対象とした前向き二重盲検でデキサメタゾンが有意に転帰不良の軽減と死亡率の減少に寄与したことが報告されている[4]。投与方法は，デキサメタゾン：0.15 mg/kg・6時間毎の静脈内投与で抗菌薬投与10～20分前に開始し，4日間投与行う。ただし，頭部外傷や外科的侵襲に併発したBMには，ブドウ球菌に対する副腎皮質ステロイド薬併用のデータはなく，副腎皮質ステロイド薬の併用は推奨できない。

　小児では，乳児期以降の小児の細菌性髄膜炎では副腎皮質ステロイド薬の併用が推奨される。アメリカ小児科学会が2003年に出した勧告[5]によると，デキサメタゾンを用いた補助療法はインフルエンザ菌髄膜炎の乳幼児および小児に対して推奨され，また肺炎球菌髄膜炎の乳幼児および小児（6週齢以上）に対しては有効性と危険性を比較検討したうえで考慮されるとされている。日本では2014年末，インフルエンザ菌髄膜炎の頻度が減少しつつあるものの，いまだ無視出来ない状況にあり，その可能性が考えられる年齢層（乳幼児期）においてはデキサメタゾン併用が推奨される。しかし今後の原因菌の動向によっては，再検討を要する可能性がある[*11]。

❼ 合併症対策

ⅰ．脳梗塞

BM では，血管炎を基盤に脳梗塞を併発する場合がある。この場合，上記の短期の副腎皮質ステロイド薬は，炎症性サイトカイン・ケモカイン・酸化窒素のカスケードの抑制を考慮して行われるものであり，血管炎の抑制の点からは不十分である。したがって，エビデンスは乏しいが，脳梗塞を併発する場合には抗菌薬および血小板凝集抑制薬投与下で，比較的長期に結核性髄膜炎に準拠した副腎皮質ステロイド薬の併用が薦められる。本症の発症予防のために，あらかじめ血小板凝集抑制薬を投与しておくことについては，エビデンスも少ないが，今後の検討課題であり，考慮しても良いと考える。

ⅱ．難聴

BM では難聴を呈する場合がある。頻度としては，小児は成人より多くみられるが，成人でも時に出現する。したがって，定期的な聴力検査により早期からの把握が重要となる。

ⅲ．水頭症

BM では難聴と同様に癒着から閉塞性水頭症を呈する場合が有り，定期的な画像検索で早期の発症を確認し，シャントなどの適切な処置を行うことが望まれる。

ⅳ．菌交代症

BM に対して抗菌薬を投与した場合，原因菌だけではなく常在細菌叢を形成している感受性菌も死滅し，使用抗菌薬に自然耐性を有する細菌や耐性遺伝子獲得菌は増殖する。これを菌交代現象というが，さらに増殖した菌により新たな感染症を惹起することがある（菌交代症）。特に高齢者において，複数の広域抗菌薬を長期間投与することが菌交代症のリスク因子となる。菌交代症は主に抗菌薬関連下痢症，肺炎，カンジダ症である。菌交代性下痢症では，軽症例である下痢症が多く，*Clostridium difficile* 腸関連下痢症が 15 ～ 39%，その他急性出血性大腸炎がみられることがある。いずれも軽症例では原因薬剤の中止により改善するが，BM では抗菌薬の長期投与は必須であるため，それぞれの治療と対症療法を行う。その他，MRSA，薬剤耐性緑膿菌，*Stenotrophomonas maltophilia* による肺炎などの感染症が菌交代現象として生じうる。

＊1－＊11　細菌性髄膜炎診療ガイドライン作成委員会編集：細菌性髄膜炎診療ガイドライン 2014（日本神経学会，日本神経治療学会，日本感染症学会監修），P4-115, 2014，南江堂」より許諾を得て改変し転載。頁数は以下の通り：＊1＝p 38，＊2＝p 44，＊3＝p 4，＊4＝p 25，＊5＝p 28，＊6＝p 12，＊7＝p 86，＊8＝p 98-99，＊9＝p 80-81，＊10＝p 112，＊11＝p 115

文献 ••

1）Tunkel AR, Hartman BJ, Kaplan SL et al：Practice guidelines for the management of bacterial meningitis. Clin Infect Dis 39：1267-1284, 2004

2）McCullers JA, English BK, Novak R：Isolation and characterization of vancomycin-tolerant Streptococcus pneumoniae from the cerebrospinal fluid of a patient who developed recrudescent meningitis. J Infect Dis 181：369-373, 2000

3）Sáez-Llorens X, McCracken GH Jr ：Bacterial meningitis in children. Lancet 361：2139-2148, 2003

4）de Gans J, van de Beek D：Dexamethasone in adults with bacterial meningitis. N Engl J Med 347：1549-1556, 2002

5）McIntyre PB, MacIntyre CR, Gilmour R et al：A population based study of the impact of corticosteroid therapy and delayed diagnosis on the outcome of childhood pneumococcal meningitis. Arch Dis Child 90：391-396, 2005

第二章　各科感染症と抗菌薬療法

3 呼吸器感染症 気道感染症

三木　誠

❶ 気道感染症の定義

　気道は文字通り空気の通り道であり，鼻前庭に始まり，鼻腔，咽頭，喉頭に至る。ここまでが上気道であり，さらに下気道である気管，気管支，細気管支につながる。最終的には肺胞（＝肺）に至るが，それぞれの領域別の感染症が，上気道感染症，下気道感染症，肺炎であり，前2者を併せて気道感染症と呼ぶ[1]。

　成人では，上気道感染症の主なものが咽頭扁桃領域の感染症であり，下気道が気管・気管支領域感染症である。

❷ 咽頭扁桃領域の感染症の臨床症状と原因微生物

　症状は，咽頭痛が主で急性の発熱を伴う。咳，鼻汁も伴うことが少なくない。かぜ症候群（インフルエンザを除く）とは異なり，急激に症状が出現することが多い。

　これらをきたす原因微生物を**表1**[2]に示す。ウイルスが約6割で細菌が残りの約4割であるが，その頻度は患者の年齢，場所，季節，基礎疾患，重症度，診断法などにより異なる。

ⅰ．ウイルス性咽頭炎

　軽度の咽頭炎はウイルスによることが多く，主にライノウイルス（約20％）やコロナウイルス（約5％）による[1]。重症化するウイルスとしては，アデノウイルス（約5％）や単純ヘルペスウイルス（HSV）（約4％）が挙げられる[1]。

　EBウイルス（EBV）やサイトメガロウイルス（CMV）は伝染性単核球症（発熱，咽頭炎，リンパ節腫脹，肝機能障害）を起こす。また，EBVは溶血性貧血，肝炎，関節炎，間質性腎炎，発疹，神経症状などの全身的障害をきたすこともあるため，しっかりと全身の身体診察を行わなければならない。

　HSVとコクサッキーウイルスは，口腔粘膜の疱疹や浅い潰瘍性病変（びらん）を認め，細菌性咽頭炎との鑑別に有用である。

　白苔は，A群β溶血性連鎖球菌（group A β-hemolytic *streptococcus*：GABHS）（時に

表1　咽頭炎の原因微生物

ウイルス（約6割）	細菌（約2割）	非定型病原体（約2割）
Rhinovirus	Group A *streptococcus*	*Mycoplasma pneumoniae*
Coronavirus	Group C and group G *streptococcus*	*Chlamydophila pneumoniae*
Adenovirus	*Corynebacterium diphtheriae*	*Chlamydophila psittaci*
Herpes simplex virus（HSV）1 and 2	*Neisseria gonorrhoeae*	
Influenza A and B	*Arcanobacterium haemolyticum*	
Parainfluenza	Mixed anaerobes	
Coxsackievirus	*Fusobacterium necrophorum*	
Epstein-Barr virus（EBV）	*Francisella tularensis*	
Cytomegalovirus（CMV）	*Yersinia pestis*	
Human immunodeficiency virus（HIV）	*Yersinia enterocolitica*	

（文献2より作成）

C，G群溶連菌），アデノウイルス，HSV，EBV，淋菌，マイコプラズマ，クラミジアなどでも認める。これに対し，ライノウイルス，インフルエンザウイルスでは白苔を伴わないことが多い。

　結膜炎はアデノウイルス，エンテロウイルスで認めることがある。

　鑑別診断において忘れてはならないものは，ヒト免疫不全ウイルス（HIV）による急性期感染症（感染3～5週後）である。咽頭痛と，伝染性単核球症に類似したリンパ節腫脹や発疹がみられた時には必ず疑うべきである。

ii．連鎖球菌感染症[2]

　細菌性咽頭炎の中では化膿性連鎖球菌の頻度が最も多い。無治療で経過すると平均10日後に糸球体腎炎，18日後にリウマチ熱を発症するといった合併症の問題から，GABHS（主に *Streptococcus pyogenes*）が最も重要で，咽頭炎のうち小児では15～30%，成人の10～15%に検出される。非化膿性合併症としては糸球体腎炎やIgA腎症，リウマチ熱が，化膿性合併症としては咽頭膿瘍，中耳炎，副鼻腔炎，壊死性筋膜炎などがある。特に小児期にリウマチ熱を発症すると老年期に心臓弁膜症をきたすため，抗菌薬による治療を早期に開始しなければならない。

　GABHS咽頭炎の診断には"centor criteria（**図1**）"が有用である。咳を認めない，圧痛を伴う前頸部リンパ節腫脹，38℃以上の発熱，扁桃腺腫脹・浸出物，4項目中3項目を満たせば感度75%，特異度75%で，さらに年齢の因子を加えることでGABHSによる咽頭炎の確率を判定できる[3]。

iii．その他の疾患

　口蓋扁桃および咽頭粘膜の腫脹や頸部リンパ節腫脹が著しい場合，開口障害を伴う場合には扁桃周囲炎・扁桃周囲膿瘍を，咽頭痛に呼吸困難，流涎，喘鳴を伴う場合には急性喉頭蓋炎を疑い，耳鼻咽喉科にコンサルテーションする。

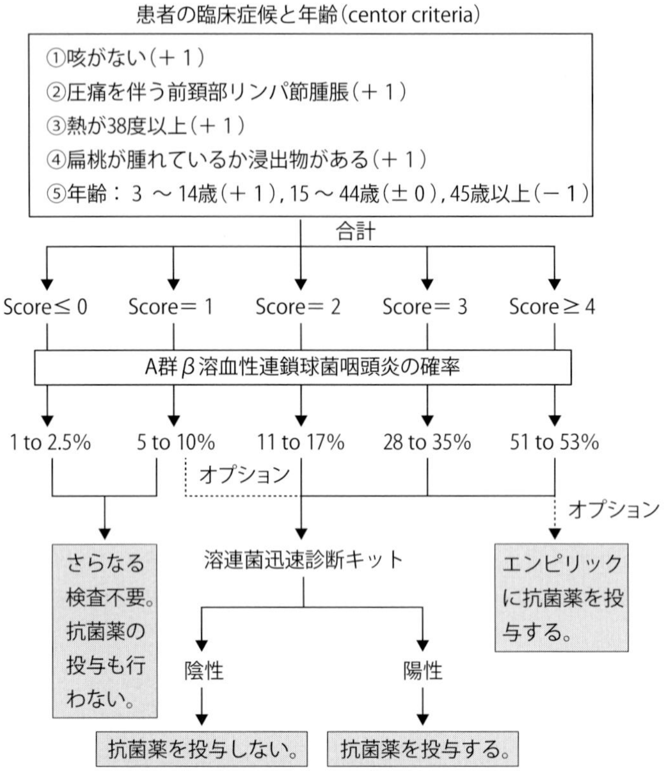

第二章　各科感染症と抗菌薬療法

患者の臨床症候と年齢（centor criteria）

①咳がない（＋1）
②圧痛を伴う前頚部リンパ節腫脹（＋1）
③熱が38度以上（＋1）
④扁桃が腫れているか浸出物がある（＋1）
⑤年齢：3～14歳（＋1），15～44歳（±0），45歳以上（－1）

合計

| Score≦0 | Score＝1 | Score＝2 | Score＝3 | Score≧4 |

A群β溶血性連鎖球菌咽頭炎の確率

| 1 to 2.5% | 5 to 10% | 11 to 17% | 28 to 35% | 51 to 53% |

オプション

オプション

さらなる検査不要。抗菌薬の投与も行わない。

溶連菌迅速診断キット

エンピリックに抗菌薬を投与する。

陰性　　　　　　陽性

抗菌薬を投与しない。　　抗菌薬を投与する。

図1　A群β溶血性連鎖球菌咽頭炎を想定した検査と治療のアルゴリズム

（文献3より翻訳・改変）

❸ 急性・気管支炎の臨床症状と原因微生物

　主症状は咳嗽で比較的長期間（約1～3週間）持続し，初期には発熱を伴う。喀痰は認めない場合もある。もちろん，胸部X線写真やCT検査では異常陰影を認めない。インフルエンザの場合には高熱となり，頭痛・全身倦怠感・関節痛などを伴う（**図2**）[1]。非定型菌では長く続く強い咳を呈する。

　原因微生物を**表2**[4]に示す。基礎疾患のない成人において，ウイルスが多く，次に非定型が続き，細菌感染は少ない[5]。

　基礎疾患として慢性呼吸器疾患がある場合，ウイルスによる急性気管支炎を契機として細菌性の急性増悪をきたすことがあり，発熱や膿性痰の増加がみられる。

❹ 必要な検査

　臨床症候から，**図3**[1]に示したような流れで検査を行う。

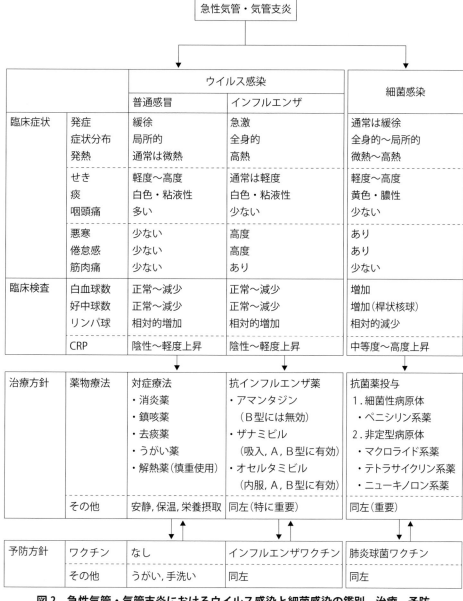

図2 急性気管・気管支炎におけるウイルス感染と細菌感染の鑑別，治療，予防

(文献1より)

i．塗抹鏡検，分離培養

　グラム染色による塗抹検査は手技が簡便，迅速性などの利点がある。膿瘍形成している場合や細菌性が疑わしい場合には積極的に行う。さらに，必要な場合には検体の分離培養検査を施行する。特に基礎疾患のある患者には行うべきである。

第二章　各科感染症と抗菌薬療法

表2　急性気管支炎の原因微生物（研究論文 20 編を総括）

健常成人患者		基礎疾患（十）患者	
病原体	(%)	病原体	(%)
不　明	29 〜 84	不　明	30 〜 50
ウイルス		ウイルス	
アデノウイルス	3 〜 4	アデノウイルス	1 〜 2
インフルエンザ	1 〜 25	インフルエンザ	5 〜 26
パラインフルエンザ	1 〜 25	パラインフルエンザ	3 〜 29
ライノウイルス	8 〜 33	ライノウイルス	5 〜 17
コロナウイルス	4 〜 13	コロナウイルス	5 〜 23
RS ウイルス	10	RS ウイルス	0 〜 11
		単純ヘルペスウイルス	2
細　菌		細　菌	
Streptococcus pneumoniae	28	*S. pneumoniae*	15 〜 33
Haemophilus influenzae	10	*H. influenzae*	30 〜 70
		Moraxella catarrhalis	3 〜 22
		Staphylococcus aureus	0 〜 17
		腸管系グラム陰性桿菌	0 〜 44
非定型菌		非定型菌	
Mycoplasma pneumoniae	1 〜 25	*M. pneumoniae*	0 〜 6
Chlamydia pneumoniae	1 〜 25	*C. pneumoniae*	4 〜 22
Bordetella pertussis	12 〜 21		

（文献 4 より翻訳）

ii．抗原検査

　A 群溶連菌，インフルエンザウイルス，RS ウイルス，ヒトメタニューモウイルス，アデノウイルス，パラインフルエンザウイルスでは咽頭や鼻腔拭い液の抗原検査キットで早期診断が可能で，初診時に最も有用な検査である。マイコプラズマの迅速抗原検査キット"イムノカード®"は小児では十分な特異度を示すが，成人では偽陽性が多いため，その解釈には注意を要する。インフルエンザウイルス検査は有用（インフルエンザ A 型；感度 69.2 〜 95.0%，特異度＞ 90.0%，インフルエンザ B 型；感度 81.0 〜 96.2%，特異度＞ 95.0%)[1] だが，早期には偽陰性がありうるため，臨床症候から可能性が高い場合には積極的に抗ウイルス薬を発症後 48 時間以内に開始するべきである。

iii．血清学的診断法（抗体検査）

　特異的抗体の検出は，診断的意義は高く疫学的にも有用だが，結果を得るまでに時間を要し初期治療における有用性は低い。溶連菌関連抗体（ASO，ASK など）を急性期に調べる意味はない。筆者は，マイコプラズマ，クラミジア，百日咳の診断確認の際に利用している。また，伝染性単核球症を疑った際に，EBV〔抗 VCA-IgG 抗体，抗 VCA-IgM 抗体，抗 EBNA 抗体，（あるいは抗 EA-IgG 抗体）〕，CMV 抗体，HIV 抗体を検査する。なお，急

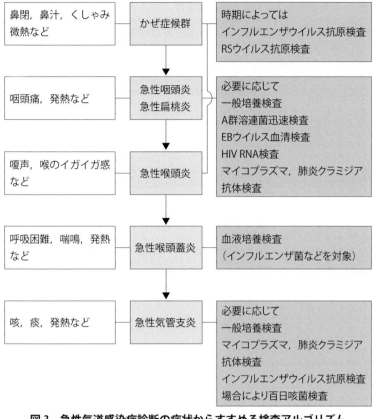

図3　急性気道感染症診断の症状からすすめる検査アルゴリズム
(文献1より)

性期にはHIV抗体は陰性であることに注意が必要である。引き続き疑われる症例では3ヵ月後に再検するべきである。なお，HIV抗体陽性結果が得られただけでは確定診断とはならず，精密検査であるRNA定量もしくはp24抗原検査（ウェスタンブロット法）の陽性結果で判断しなければならない。

❺ 診断

i．咽頭炎，扁桃炎

咽頭ぬぐい液によるA群溶連菌迅速診断検査は，感度90％，特異度95％とされており，図1のアルゴリズムにしたがって検査の適用を決定する[3]。陰性の場合には，さらに培養を行う。

なお，ウイルス性を疑うポイントは，結膜炎，鼻水，下痢，口腔内潰瘍性病変である。5日前後で自然軽快せず，咽頭痛，発熱などの主症状が増悪した場合には細菌性の可能性が高い。

第二章　各科感染症と抗菌薬療法

表3　急性気管支炎に対する抗菌薬選択

①ウイルスが原因の場合

慢性呼吸器疾患などの合併症がない場合には，急性気管支炎に対して原則的に抗菌薬投与は推奨されない。

②百日咳の場合

- EM 経口（200mg）1回2錠・1日3回・14日間
- CAM 経口1回200mg・1日2回・7日間[†]
- AZM 徐放製剤経口1回2g・単回[†]または AZM 経口1回500mg・1日1回・3日間[†]

③ *M. pneumoniae* または *C. pneumoniae* の場合

第一選択
- AZM 徐放製剤経口1回2g・単回
- CAM 経口1回200mg・1日2回
- MINO 経口1回100mg・1日2回

第二選択
- LVFX 経口1回500mg・1日1回
- GRNX 経口1回400mg・1日1回
- STFX 経口1回100mg・1日2回または1回200mg・1日1回[†]
- MFLX 経口1回400mg・1日1回
- TFLX 経口1回300mg・1日2回

†印は日本における保険適用外（感染症名，投与量，菌種を含む）を示す。
（日本感染症学会, 日本化学療法学会 JAID/JSC 感染症治療ガイド・ガイドライン作成委員会 呼吸器感染症 WG：JAID/JSC 感染症治療ガイドライン―呼吸器感染症―. 日本化学療法学会雑誌 62：1-109, 2014 より作成）

ii．気管・気管支炎

　咳・痰・発熱を認めた場合には，胸部 X 線写真を撮り肺炎でないことが確認できれば，急性気管支炎の可能性が高い。次に，ウイルス性と細菌性の鑑別を行う。前者は，白血球数は正常かあるいは減少することも多く，C 反応性タンパク（CRP）陽性化の程度も弱い。これに対して，細菌性二次感染に進展した場合には，痰は膿性化して黄色粘稠，かつ量も増加して時に喀出困難となることが多く，白血球数が増加して CRP も上昇する（**図2**）[1]。ただし，肺炎マイコプラズマや肺炎クラミジアなどの非定型病原体が関与する場合はこの限りではない。

❻ 治療―抗菌薬の選択と使い方

ⅰ．咽頭炎，扁桃炎

　ウイルス感染の場合，原因ウイルスへの直接的な治療はないので，対症療法を行う。

表4 慢性呼吸器疾患（COPD，気管支拡張症，陳旧性肺結核等）の気道感染症に対する抗菌薬選択

（1）外来治療

第一選択
- LVFX 経口 1回 500mg・1日1回
- GRNX 経口 1回 400mg・1日1回
- MFLX 経口 1回 400mg・1日1回
- STFX 経口 1回 100mg・1日2回または1回 200mg・1日1回 †

第二選択
- CVA/AMPC 経口（125mg/250mg）1回2錠・1日3～4回（添付文書最大4錠/日）†
- SBTPC 経口（375mg）1回1錠・1日3回
- AZM 徐放製剤経口1回2g・単回

（2）入院治療

軽症例
- CTRX 点滴静注 1回 2g・1日1回または1回 1g・1日2回
- LVFX 点滴静注 1回 500mg・1日1回
- SBT/ABPC 点滴静注 1回 3g・1日3～4回

重症例（*P. aeruginosa* を考慮する）
- MEPM 点滴静注 1回 1g・1日2～3回
- DRPM 点滴静注 1回 0.5～1g・1日3回
- BIPM 点滴静注 1回 0.3～0.6g・1日3～4回（添付文書最大 1.2g/日）
- IPM/CS 点滴静注 1回 0.5～1g・1日2～4回（添付文書最大 2g/日）
- TAZ/PIPC 点滴静注 1回 4.5g・1日3～4回 †
- PZFX 点滴静注 1回 500～1,000mg・1日2回
- CPFX 点滴静注 1回 300mg・1日2回
- CAZ 点滴静注 1回 1～2g・1日2～4回（添付文書最大 4g/日）
- CFPM 点滴静注 1回 1～2g・1日2～4回（添付文書最大 4g/日）
- CZOP 点滴静注 1回 1～2g・1日2～4回（添付文書最大 4g/日）
- CPR 点滴静注 1回 1～2g・1日2～4回（添付文書最大 4g/日）

＊症例に応じてアミノグリコシド系薬の併用を考慮する
- AMK 点滴静注 1回 200mg・1日2回
- GM 点滴静注 1回 60mg・1日2回
- TOB 点滴静注 1回 90mg・1日2回

† 印は日本における保険適用外（感染症名，投与量，菌種を含む）を示す。
（日本感染症学会，日本化学療法学会 JAID/JSC 感染症治療ガイド・ガイドライン作成委員会 呼吸器感染症 WG：
JAID/JSC 感染症治療ガイドライン─呼吸器感染症─. 日本化学療法学会雑誌 62：1-109, 2014 より一部改変）

　当然のことだが，ウイルス性咽頭炎に対して，抗菌薬を用いるべきではない。11の臨床研究（3,841人）を解析したコクランレビューのメタアナリシスでも，抗菌薬投与はプラセボと比較して 1.07 倍改善していたにすぎなかった[6]。しかし，ウイルス感染に引き続き細菌感染を起こすこともありうるため，熱が持続（3日間以上），膿性の喀痰，鼻汁，扁桃腫大と膿栓・白苔付着，中耳炎・副鼻腔炎の合併，強い炎症反応（白血球増多，CRP

陽性），ハイリスク患者の場合には，抗菌薬適用を検討することが重要である。通常，抗菌薬は，βラクタム系薬，マクロライド系薬を中心に選択する。

迅速検査により GABHS 咽頭炎の診断が確定した場合には，経口ペニシリン系薬を用いる。ペニシリンアレルギーがある場合や伝染性単核球症が否定出来ない場合には，マクロライド系薬やクリンダマイシン（CLDM；ダラシン®）を使う。

ii. 気管・気管支炎

図3[1] を参照に細菌感染が疑われる場合には，喀痰検査を提出後，重症度に応じて外来か入院かを決定し，基礎疾患を考慮しエンピリックに抗菌薬治療を開始する（**表3・4**）[5]。

インフルエンザでは，本人と相談して抗インフルエンザウイルス薬の投与を決定する。

インフルエンザ以外の呼吸器ウイルスによる感染では重篤化することが少ないので対症療法で対応する。

文献

1）日本呼吸器学会呼吸器感染症に関するガイドライン作成委員会：「呼吸器感染症に関するガイドライン」成人気道感染症診療の基本的考え方，日本呼吸器学会，東京，2003，p1-51

2）Shulman ST, Bisno AL, Clegg HW et al：Clinical practice guideline for the diagnosis and management of group A streptococcal pharyngitis：2012 update by the Infectious Diseases Society of America. Clin Infect Dis 55：1279-1282, 2012

3）Choby BA：Diagnosis and treatment of streptococcal pharyngitis. Am Fam Physician 79：383-390, 2009

4）Flaherty KR, Saint S, Fendrick AM et al：The spectrum of acute bronchitis. Using baseline factors to guide empirical therapy. Postgrad Med 109：39-47, 2001

5）日本感染症学会，日本化学療法学会 JAID/JSC 感染症治療ガイド・ガイドライン作成委員会 呼吸器感染症 WG：JAID/JSC 感染症治療ガイドライン—呼吸器感染症—. 日化療会誌 62：1-109, 2014

6）Smith SM, Fahey T, Smucny J et al：Antibiotics for acute bronchitis. Cochrane Database Syst Rev 2014. doi：10. 1002/14651858

第二章　各科感染症と抗菌薬療法

4 呼吸器感染症 市中肺炎

関　雅文

❶ 疾患の定義

市中肺炎とは，入院後 48 時間以降たった患者が発症する院内肺炎に対応する概念として存在し，主に普段から一般社会生活を営むヒトが発症した肺炎全般を指す[1,2]。

ただし，この中には，比較的高齢の介護を受けているような患者や，外来で先進医療，すなわち透析や生物製剤の投与を受けている患者も含まれてしまうため，近年では，これらの若干特殊な患者の肺炎を医療・介護関連肺炎（NHCAP）として別に考える[3]。

したがって，現在の市中肺炎は，院内肺炎と NHCAP を除外した患者，比較的若年で，重篤な基礎疾患もないほぼ健常な患者が発症した肺炎と考えてよい。

❷ 臨床症状

一般には，咳や痰といった感冒でも見られる呼吸器症状がメインとなる。ただし，高齢者では比較的，発熱などの炎症による所見がはっきりせず，また，原因菌がマイコプラズマなど非定型病原体の場合，痰が少なく，咳が多いなどの特徴があり，その後の抗菌薬選択の考慮に有用である（後述）[1-3]。

❸ 原因菌

原因菌としては肺炎球菌が最多であり，インフルエンザ菌がそれに続く（**図 1**）[1,2]。これにモラクセラ菌を加えて 3 大原因菌とするが，一般細菌以外でマイコプラズマの頻度が高く，注意が必要である。この他，重症化するレジオネラ属，インフルエンザなどウイルス，さらには感染管理上大きな問題となる結核の可能性は常に念頭に置いておくべきである。

❹ 必要な検査

原因菌をしっかり同定することは重要であり，喀痰のグラム染色・培養での提出は必須

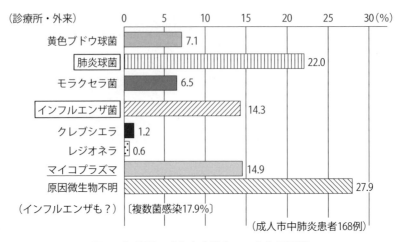

図1 わが国の成人市中肺炎での主な原因菌

(文献2より改変)

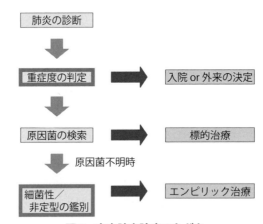

図2 市中肺炎診療のながれ

と考えてよい。ただし，培養では，口腔内の嫌気性菌が多く存在するため，喀痰においては好気培養のみが原則である。また，血液培養は，保菌が多いメチシリン耐性黄色ブドウ球菌（MRSA）などが真の原因か確認するためにも，肺炎においても必ず施行する。

さらに，近年は，肺炎球菌やレジオネラ属などの尿中抗原やインフルエンザウイルスに代表される鼻腔ぬぐい液を用いた迅速診断キットが一般的となっており，有用である。

❺ 診断

実際の診断の流れとしては，まず患者の状態，すなわち重症度（予後不良か否か？）を判断することが重要である（**図2**）。この際，欧米で用いられるCURB65やPSIといったシステムの他，わが国ではA-DROPというシステムが用いられてきた（**図3**）。CURB65

指標　　　**A-DROPシステム**

A（Age）：男性70歳以上，女性75歳以上
D（Dehydration）：BUN 21mg/dL以上または脱水あり
R（Respiration）：SpO$_2$90%以下（PaO$_2$60torr以下）
O（Orientation）：意識障害あり
P（B. Pressure）：血圧（収縮期）90mmHg以下

軽　症：上記指標のいずれも満足しないもの
中等症：上記指標の1つまたは2つを有するもの
重　症：上記指標の3つ以上を有するもの
　　　　ただし，**意識障害，ショックがあれば1項目のみでも重症とする**
超重症：上記指標の4つまたは5つを有するもの

図3　重症度分類

（文献2より改変）

1. 年齢60歳未満
2. 基礎疾患がない　あるいは軽微
3. 頑固な咳がある
4. 胸部聴診上所見が乏しい
5. 痰がない　あるいは迅速診断法で原因菌が証明されない
6. 末梢血白血球数が10,000/μL未満である

6項目中4項目以上に合致した場合　非定型肺炎疑い
6項目中3項目以下に合致した場合　細菌性肺炎疑い
　　　　　　　　非定型肺炎の感度は77.9%，特異度は93.0%

5項目中3項目以上に合致した場合　非定型肺炎疑い
5項目中2項目以下に合致した場合　細菌性肺炎疑い
　　　　　　　　非定型肺炎の感度は83.9%，特異度は87.0%

図4　定型・非定型病原体の鑑別項目

（文献2より改変）

に準じた極めて簡便なシステムでありながら，その予後予測因子としての有用性も証明されている[4,5]。

　また，次に原因菌を同定することが重要であり，前述のような微生物検査を実施するが，どうしても原因菌を確定できない場合も現実的には多々ある。その際はある程度，原因菌を推定して，いわゆるエンピリック治療を行う。その際に最も重要な点は，ペニシリン系薬が効く一般細菌（定型菌）と，ペニシリン系薬が無効なマイコプラズマなど非定型病原体を鑑別することにある。この際には，（**図4**）のような項目の有用性が実証されており，参考にしたい[1,2]。

第二章　各科感染症と抗菌薬療法

表 1　推奨される抗菌薬

（1）外来治療

第一選択
- CVA/AMPC 経口（125mg/250mg）1 回 2 錠・1 日 3 〜 4 回（添付文書最大 4 錠 / 日）
- SBTPC 経口（375mg）1 回 2 錠・1 日 3 〜 4 回（添付文書最大 3 錠 / 日）

※ CVA/AMPC および SBTPC については，添付文書通りの投与法では AMPC としては最大 1,000mg，ABPC としては最大 750mg までしか投与できないので，さらに AMPC 経口薬の併用も考慮する。

［例］CVA/AMPC 経口（125mg/250mg）1 回 1 錠・1 日 3 回 ＋ AMPC 経口（250mg）1 回 1 錠・1 日 3 回

＋以下のいずれか
- AZM 徐放製剤経口 1 回 2g・単回
- CAM 経口 1 回 200mg・1 日 2 回
- MINO 経口 1 回 100mg・1 日 2 回

第二選択
- LVFX 経口 1 回 500mg・1 日 1 回
- GRNX 経口 1 回 400mg・1 日 1 回
- STFX 経口 1 回 100mg・1 日 2 回または 1 回 200mg・1 日 1 回
- MFLX 経口 1 回 400mg・1 日 1 回
- TFLX 経口 1 回 300mg・1 日 2 回

（2）入院治療

第一選択
- SBT/ABPC 点滴静注 1 回 3g・1 日 3 〜 4 回
- CTX 点滴静注 1 回 1 〜 2g・1 日 2 〜 3 回（添付文書最大 4g/ 日）
- CTRX 点滴静注 1 回 2g・1 日 1 回または 1 回 1g・1 日 2 回

＋以下のいずれか
- AZM 点滴静注 1 回 500mg・1 日 1 回
- MINO 点滴静注 1 回 100mg・1 日 2 回
- CAM 経口 1 回 200mg・1 日 2 回

第二選択
- LVFX 点滴静注 1 回 500mg・1 日 1 回
- PZFX 点滴静注 1 回 500 〜 1,000mg・1 日 2 回

（3）ICU 入室を要する超重症の場合

- TAZ/PIPC 点滴静注 1 回 4.5g・1 日 3 〜 4 回
- IPM/CS 点滴静注 1 回 0.5 〜 1g・1 日 2 〜 4 回（添付文書最大 2g/ 日）
- MEPM 点滴静注 1 回 1g・1 日 2 〜 3 回
- BIPM 点滴静注 1 回 0.3 〜 0.6g・1 日 3 〜 4 回（添付文書最大 1.2g/ 日）
- DRPM 点滴静注 1 回 0.5 〜 1g・1 日 3 回

＋以下のいずれか
- AZM 点滴静注 1 回 500mg・1 日 1 回
- LVFX 点滴静注 1 回 500mg・1 日 1 回
- CPFX 点滴静注 1 回 300mg・1 日 2 回
- PZFX 点滴静注 1 回 500 〜 1,000mg・1 日 2 回

（JAID/JSC 感染症治療ガイド・ガイドライン作成委員会 呼吸器感染症ワーキンググループ 編：呼吸器感染症治療ガイドライン. 日本感染症学会・日本化学療法学会，東京，2014，p7-8 より改変）

❻ 治療―抗菌薬の選択と使い方

　耐性菌の増加を防ぐため，あくまでもペニシリン系薬を比較的高用量で用いることが基本思想となる（表1)[1]。また，治療期間はできるだけ短い方が望ましい。なお，できるだけ早期に抗菌薬を開始し（診断後4時間以内），かつ早期に終了すべきである。そのためには，効果的な抗菌薬をまず的確に選択し，3日目，7日目を目安に，解熱や白血球数，C反応性タンパク（CRP），胸部X線写真などより，総合的に治療の効果を判断する。

　ニューキノロン系薬やカルバペネム系薬はあくまでも「切り札」的存在として位置づけられる。特に近年はシタフロキサシン（STFX；グレースビット®）に代表される「レスピラトリーキノロン」の開発が進み，元来適応のなかった一般細菌による市中肺炎に対して目覚しい治療効果が見られている。もちろん，マイコプラズマやクラミドフィラなど「非定型肺炎」，そしてレジオネラ症に代表される超重症肺炎においても選択すべき抗菌薬として挙げられる。なお，マクロライド系薬の重症化抑制効果が報告され，特に重症肺炎では併用されることが多くなっている[1]。

❼ 予防

　インフルエンザワクチンの有用性は一般に認知されるところであるが，肺炎球菌ワクチンの有用性も多数報告されており，今後わが国においても大いに需要が増えることが予想される[1,2]。特に65歳以上での23価肺炎球菌ワクチンの定期接種化が平成26年に始まったところである。さらに13価肺炎球菌ワクチンの成人適応も決まり，発症・重症化予防

表2　13価肺炎球菌結合型ワクチン（プレベナー®）と23価肺炎球菌莢膜
多糖体ワクチン（ニューモバックス®）の比較

	プレベナー	ニューモバックス
カバーできる血清型	やや狭い（13価）	広い（23価）
値段	やや高い（11,000円）	安い（3,000円前後）
定期接種	なし	あり
免疫誘導	強い （コンジュゲートあり）	やや弱い （コンジュゲートなし）
投与方法	筋注（小児は皮下注）	筋注または皮下注

・定期接種や健常人ではニューモバックス⇔基礎疾患有りや免疫抑制者ではプレベナー？
・ただし，プレベナー初回→ニューモバックス追加接種が推奨されてきている
（2015年9月時点）

第二章　各科感染症と抗菌薬療法

の柱としてますます重要となる（**表2**）。

文献 ··

1）JAID/JSC 感染症治療ガイド・ガイドライン作成委員会：呼吸器感染症治療ガイドライン．日本感染症学会・日本化学療法学会，東京，2014

2）日本呼吸器学会　市中肺炎診療ガイドライン作成委員会：成人市中肺炎診療ガイドライン．日本呼吸器学会，東京，2007

3）日本呼吸器学会　医療・介護関連肺炎（NHCAP）診療ガイドライン作成委員会：医療・介護関連肺炎（NHCAP）診療ガイドライン．日本呼吸器学会，東京，2011

4）Kohno S, Seki M, Watanabe A et al : Evaluation of an Assessment System for the JRS 2005 : A-DROP for the Management of CAP in adults. Intern med 50 : 1183-1191, 2011

5）Kohno S, Seki M, Takehara K et al : Prediction of requirement for mechanical ventilation in community-aquired pneumonia with acute respiratory failure : a multicenter prospective study. Respiration 85 : 27-35, 2013

第二章　各科感染症と抗菌薬療法

5

呼吸器感染症
院内肺炎

石田　直

❶ 疾患の定義

　院内肺炎（hospital-acquired pneumonia：HAP）とは，入院 48 時間以降に新しく出現した肺炎と定義される。基礎疾患を持ち，免疫能や全身状態など，あらゆる面で患者の条件が悪いために治療が極めて困難となる場合が多い[1]。院内肺炎のなかでも，人工呼吸器装着後 48 時間以降に発症した肺炎は，人工呼吸器関連肺炎（ventilator-associated pneumonia：VAP）と呼ばれる。VAP は発症時期により，さらに気管挿管 4 日以内の早期 VAP と 5 日以降の晩期 VAP に分類される。

❷ 臨床症状

　通常の肺炎と同様に，発熱，咳嗽，膿性痰の喀出，呼吸困難，胸痛などの症状が認められるが，高齢者では非典型的な症状を呈し，精神・神経症状が前面に出ることもある。また，免疫不全患者の肺炎では，症状に乏しいことも多く，発熱が軽微であるか全く認められない場合もある。喀痰量も少なく，好中球が少ないために膿性痰がみられないこともある。

❸ 原因菌

　表 1に，国内外における院内肺炎の原因菌の報告[2-5]を示す。いずれの報告においても，メチシリン耐性黄色ブドウ球菌（MRSA）を含む黄色ブドウ球菌や緑膿菌などの頻度が高い。一般に，入院後早期の発症では，市中肺炎に多くみられる肺炎球菌やインフルエンザ菌の検出頻度が高く，入院後時間が経過した場合は，腸内グラム陰性桿菌や MRSA の頻度が上昇してくる。地域や施設により，院内肺炎の原因菌や耐性菌の頻度はかなり変動するため，自施設での状況を把握することが重要である。VAP については，挿管されているために下気道からの検体が容易に採取しやすく，以前から信頼される原因菌の報告がなされているが，やはり緑膿菌，黄色ブドウ球菌（MRSA が過半数），腸内細菌が上位である[4]。

第二章　各科感染症と抗菌薬療法

表1　国内外の文献における院内肺炎の原因菌（%）

菌種	Watanabe [2]	Beardsley [3]	Chastre [4]	Kollef [5]
黄色ブドウ球菌	25.6	22.7	20.4	49.1
緑膿菌	18.1	11.3	24.4	18.4
クレブシエラ属	8.3	5.7	2.2	7.1
エンテロバクター属	2.1	11.3	2.7	4.3
ステノトロフォモナス	1.6	1.0	1.7	
セラチア属	3.0	6.7	1.7	
インフルエンザ菌	3.6	8.2	9.8	5.6
肺炎球菌	5.0	3.6	4.1	3.1
アシネトバクター属	0.7	14.9	7.9	2.0
大腸菌	2.7	2.6	3.4	4.7
他の連鎖球菌	6.7	1.0	8.0	13.9

（文献1より改変）

　長期入院患者や抗菌薬の投与が反復されている患者では，菌交代症によりしばしば MRSA や緑膿菌などの薬剤耐性菌が気道に定着していることが認められる。そのため，検出された菌が原因菌であるかどうかに留意する必要がある。気管内吸引痰，気管支肺胞洗浄液（BALF），検体保護ブラシ（PSB）などによる下気道由来の検体を用いて定量培養にて菌が培養されたとき，喀痰の場合は，グラム染色にて品質良好（白血球成分が多く上皮成分が少ない）な検体は下気道由来と思われるので，培養された細菌のなかに原因菌が含まれる可能性が高い。また，血液培養で陽性（肺以外の感染源を除外），尿中抗原等の抗原検査で陽性であるなどの基準を用いる。

❹ 必要な検査

- ●血液検査：白血球数および分画，C 反応性タンパク（CRP），電解質，肝腎機能をみる。近年，細菌感染症のマーカーとしてプロカルシトニン測定が行われるようになっている。CRP は非特異的なマーカーであり，感染症以外の要因で上昇することも多く，また重症度とも相関しないが，経過を追うことで，臨床効果の判定には有用である。
- ●血液ガス：呼吸状態の把握，酸素化能をみるために必要。
- ●胸部単純 X 線：肺の浸潤影を確認するためと経過観察のため胸部単純 X 線は必須である。免疫不全患者の肺炎は，胸部単純 X 線では陰影がわかりにくいことがあり CT 検査が必要になることもある。
- ●細菌学的検査：一般に肺炎の原因菌検索のための検査には**表2**に挙げるようなものがある。これらのうちから検査を組み合わせて行うことになるが，院内肺炎では喀痰を得ることが困難であることや，侵襲的な検査が不可なこともしばしばある。VAP では気管支

表2　肺炎の原因菌検索法

- ●血液培養
- ●喀痰塗抹グラム染色，培養
- ●咽頭拭い液培養
- ●気管支鏡下検体培養
  - ―気管支内採痰
  - ―気管支肺胞洗浄
  - ― Protected specimen brush (PSB)
- ● Transtracheal aspiration (TTA)
- ● Transthoracic needle aspiration(TNA)
- ● PCR 法
- ●尿中抗原検出
  - ―肺炎球菌
  - ―レジオネラ菌
- ●血清抗体測定

表3　肺炎様の陰影を呈する非感染性肺疾患

- ●薬剤性肺炎
- ●器質化肺炎
  - ● cryptogenic organizing pneumonia：COP を含む
- ●好酸球性肺炎
- ●放射線性肺炎
- ●各種間質性肺炎およびその増悪
- ●悪性腫瘍
- ●うっ血性心不全
- ● ARDS/ALI
- ●肺梗塞
- ●肺胞出血
- ●気管，気管支内異物
- ●無気肺

鏡を用いた下気道からの検体採取が行いやすい。

❺ 診断

　入院患者では，胸部異常陰影を呈しても非感染性の病態であることもしばしば認められる。肺炎様の陰影を呈する非感染性疾患は**表3**のように多彩であり，これらを除外することが必要である。海外のガイドライン[6]では，胸部の異常陰影に加えて，38 度以上の発熱，白血球数異常（増加あるいは低下），膿性分泌物のうち 2 項目以上を満たすものを院内肺炎と臨床診断することを提唱している。確定診断は，気管支鏡を用いた BALF や PSB などの下気道から採取した検体の定量培養を行うか，下気道由来の分離菌が血液または胸水培養の検出菌と一致した場合になされる。

　日本呼吸器学会院内肺炎診療ガイドライン[1]では，全国調査の結果[2]に基づき重症度による患者の群別が行われている（**図1**）。これは，予後予測因子と肺炎重症度因子の 2

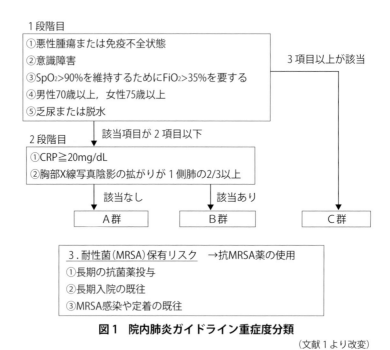

図1 院内肺炎ガイドライン重症度分類

(文献1より改変)

段階にて患者群を分けるものである。予後予測因子として5項目を，次に2段階目の肺炎の重症度因子として2項目を選定している。これらの該当項目により重症度別に3群に分類する。A群（軽症群）は，全国調査で院内肺炎全体の60％を占めており，死亡率が約10％であった群である。B群（中等度群）は，全体の20％強を占め，死亡率は20％程度であった。C群（重症群）は，全体の20％弱を占め，死亡率が40％の群である。これらとは別にMRSAのリスク群が設定されている。

❻ 治療―抗菌薬の選択と使い方

　日本呼吸器学会院内肺炎診療ガイドライン[1]の抗菌薬選択の考え方に準拠して述べる。ガイドラインでは，前述の重症度群別に推奨抗菌薬が設定されている（**図2**）。A群では肺炎球菌やインフルエンザ菌に良好な抗菌活性を有する薬剤を単独で用い，緑膿菌は原則としてカバーしない。この群の薬剤で効果がみられないときやカバーしていない原因菌が判明した時には，B群へ薬剤の変更や追加を行う（escalation）。具体的には，アンピシリン／スルバクタム（ABPC/SBT；ユナシン®-S）と，セフェム系薬では欧米と同量が使用できるセフトリアキソン（CTRX；ロセフィン®）を選んでいる。また，カルバペネム系薬からパニペネム／ベタミプロン（PAPM/BP；カルベニン®）を挙げている。

　B群では，緑膿菌も含めた抗菌スペクトルを有する薬剤を単剤あるいは併用療法で使用する。経過中に品質の良い喀痰などの培養で緑膿菌が検出されない場合はA群の薬剤に変更することが可能である（de-escalation）。単剤使用する場合，タゾバクタム／ピペ

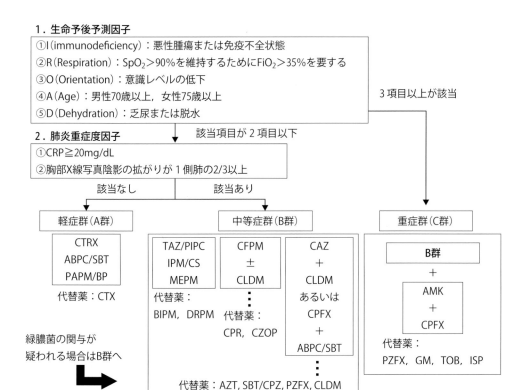

図2 群別抗菌薬選択

（文献1より改変）

ラシリン（TAZ/PIPC；ゾシン®）とカルバペネム系薬からはイミペネム/シラスタチン（IPM/CS；チエナム®）とメロペネム（MEPM；メロペン®）を選んでいる。TAZ/PIPCはわが国でも欧米と同用量が使用可能となった薬剤であり院内肺炎の第一選択薬の1つとして有用と思われる。別の選択肢として，抗緑膿菌作用を有するセフェム系薬であるセフェピム（CFPM；マキシピーム®）に，誤嚥性肺炎等で嫌気性菌の関与が疑われる場合にはクリンダマイシン（CLDM；ダラシン®）を併用する。さらに原則併用群として，セフタジジム（CAZ；モダシン®）＋CLDMまたはシプロフロキサシン（CPFX；シプロキサン®）＋ABPC/SBTを挙げ，グラム陰性菌をターゲットとする抗菌薬とグラム陽性菌と嫌気性菌をカバーする抗菌薬の組み合わせを行っている。嫌気性菌に対しては，ガイドライン発表当時には発売されていなかったメトロニダゾール（MNZ；アネメトロ®）注射薬が，現在は上市されているのでCLDMの代替として使用可能である。以上に挙げた抗菌薬は，それぞれのクラスの代表的な薬剤であり，施設の状況に応じて同じ系統の別薬剤を選択しても可である。

C群では，想定される原因菌すべてをカバーする抗菌薬選択を行うことになる。特に緑膿菌に対してより強い抗菌薬療法を行うことおよびレジオネラ肺炎をカバーするのが目的である。具体的には，B群の抗菌薬にアミカシン（AMK；アミカシン硫酸塩）等のア

表4　わが国で de-escalation を施行する条件

●原因菌の決定を厳密に規定
　─血培陽性
　─下気道由来の検体（PSB，BAL）での判定
　─喀痰の場合はグラム染色と定量培養
　─尿中抗原
● Negative data の利用
　─ MRSA，緑膿菌が検出されない
　─レジオネラを疑う所見に乏しい
●臨床的効果でみる
　─症状，検査所見が改善していれば，減薬あるいは治療中止

ミノグリコシド系薬を追加することになる。また，B群でフルオロキノロン系薬が選択されていない場合にはこれを追加する。アミノグリコシド系薬は濃度依存性の薬剤なので，単回で充分量を投与することが必要となる。体重に応じた投与量を決定することおよび薬物血中濃度測定（TDM）を行うことが求められる。腎機能の悪化を注意することは重要である。

　いずれの重症度群においても，MRSA のリスクがあれば抗 MRSA 薬の追加を行うこととしている。しかしながら，前述したように入院患者はしばしば MRSA を保菌していることが多く，培養で検出されても原因菌か定着であるかの鑑別は困難であり，可能ならばグラム染色で貪食像を確認することが望ましい。耐性菌のリスクを考慮して広域抗菌スペクトルの抗菌薬を複数投与すると，かえって生命予後が不良であったとの報告もみられる[7]。

　ガイドラインでは，当初広域抗菌スペクトルの抗菌薬で治療を開始しても，その後の検査で原因菌が判明したならば，狭域抗菌スペクトルの抗菌薬に変更を行う，いわゆる de-escalation を奨めている。これは米国の院内肺炎ガイドライン[6]で提唱された考え方である。しかしながら，院内肺炎の多くが VAP であり下気道由来の検体が採取されやすい米国の状況と異なり，わが国で院内肺炎の原因菌の判明率は一般に低いと考えられ，検出菌を確認して抗菌薬を変更する頻度は決して高くないものと推測される。また，喀痰検体では定着菌との鑑別が常に問題となる。そのために，**表4**に示すように，原因菌の厳密な決定，negative data の利用，臨床的判定といった de-escalation の方法をとることも実地臨床上は必要と思われる。

　近年，抗菌効果を高めるため pharmacokinetics-pharmacodynamics（PK-PD）に基づく抗菌薬投与法が提唱[8]されている。理想的には原因菌の最小発育阻止濃度（MIC）が判明することが望ましいが，わが国で MIC をルーチンに測定している施設はまだ多くない。また，わが国での検出菌の薬剤感受性試験に使用される，感受性（S），低感受性（I），耐性（R）の判定は，米国 Clinical and Laboratory Standards Institute（CLSI）のブレイクポイント[9]を用いているために，米国の標準使用量に基づいたものとなっている。わが国の抗菌薬の承認用量は，概して海外に比して低用量である。そのため，感受性試験で感受性ありとされても，投与量が少ないために臨床的効果が現れないことが充分考慮される。

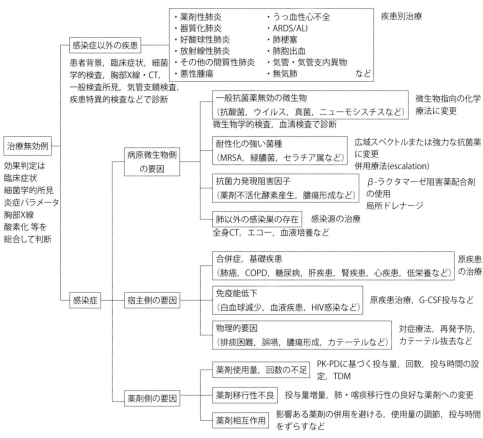

図3　治療不応の場合の鑑別と対応

（文献1より）

表5　VAP予防バンドル（日本集中治療医学会[10]）

①手指衛生を確実に実施する
②人工呼吸回路を頻回に交換しない
③適切な鎮静・鎮痛をはかる，特に過鎮静を避ける
④人工呼吸器からの離脱ができるか，毎日評価する
⑤人工呼吸中の患者を仰臥位で管理しない

（文献10より抜粋）

　多くの抗菌薬では，1回使用量を増やす，投与回数を増やす，注射時間を延長する，併用療法を行うなどの方法が必要となる。

　臨床的改善は，通常72時間以内に認められるので，急激な症状の増悪のない限り抗菌薬変更を行うべきではない。治療期間は，緑膿菌などの耐性傾向の強い菌による肺炎を除いては7～10日間とされている。初期治療に反応しない場合，**図3**のように，非感染性疾患の可能性，病原微生物側の因子，宿主側の因子，薬剤側の因子等を考慮して鑑別を行う。

❼ 予防

　肺炎の一般的な予防としては，手洗い，含嗽，咳エチケット，ワクチン接種等が挙げられるが，院内肺炎ではさらに，口腔ケアマネジメントや栄養管理，食事摂取の工夫が必要である。また，院内感染を防止するために医療従事者の手指衛生の徹底は最も基本である。耐性菌感染の発生を予防するためにも，抗菌薬の適正使用も求められる。

　VAP に対しては，複数の予防策をまとめて適用するバンドルが有効とされ，日本集中治療医学会から**表5**のようなバンドルが発表されている。

文献

1）日本呼吸器学会　呼吸器感染症に関するガイドライン作成委員会：成人院内肺炎診療ガイドライン，日本呼吸器学会，東京，2008

2）Watanabe A, Yanagihara K, Kohno S et al：Multicenter survey on hospital-acquired pneumonia and the clinical efficacy of first-line antibiotics in Japan. Intern Med 47：245-254, 2008

3）Beardsley JR, Williamson JC, Johnson JW et al：Using local microbiologic data to develop institution-specific guidelines for the treatment of hospital-acquired pneumonia. Chest 130：787-793, 2006

4）Chastre J, Fagon JY：Ventilator-associated pneumonia. Am J Respir Crit Care Med 165：867-903, 2002

5）Kollef MH, Shorr A, Tabak YP et al：Epidemiology and outcomes of health-care-associated pneumonia：results from a large US database of culture-positive pneumonia. Chest 128：3854-3862, 2005

6）American Thoracic Society and Infection Diseases Society of America：Guidelines for the management of adults with hospital acquired pneumonia, ventilator-associated, and healthcare-associated pneumonia. Am J Respir Crit Care Med 171：388-416, 2005

7）Kett DH, Cano E, Quartin AA et al：Implementation of guidelines for management of possible multidrug-resistant pneumonia in intensive care: an observational, multicentre cohort study. Lancet infect Dis 11：181-189, 2011

8）Craig WA：Pharmacokinetic/pharmacodynamic parameters：rationale for antibacterial dosing of mice and men. Clin Infect Dis 26：1-10, 1998

9）Clinical and Laboratory Standards Institute：Performance Standards for Antimicrobial Susceptibility Testing；Twenty-Second Informational Supplement M100-S22, 2012

10）日本集中治療医学会 ICU 機能評価委員会：人工呼吸関連肺炎予防バンドル 2010 改訂版.
　　http://www.jsicm.org/pdf/2010VAP.pdf

第二章　各科感染症と抗菌薬療法

6　呼吸器感染症
医療・介護関連肺炎（NHCAP）

野口真吾，迎　寛

❶ 疾患の定義

医療・介護関連肺炎（nursing and healthcare-associated pneumonia：NHCAP）とは，市中で**表1**に示すいずれかの危険因子を持った人に発症した肺炎と定義される。背景としては，これまでの市中肺炎の範疇の患者群において，原因菌における耐性菌の頻度や予後（死亡率）の違い[1, 2]から，2005年に米国胸部疾患学会（American Thoracic Society：ATS）と米国感染症学会（Infectious Diseases Society of America：IDSA）が共同で提唱したhealthcare-associated pneumonia (HCAP) の疾患概念[3]をもとに，我が国の医療現場の現状に合わせて，2011年に我が国独自に提唱された疾患概念である。

❷ 臨床症状

市中肺炎と同様に，発熱，咳嗽，喀痰が主要な症状である。しかし，市中肺炎患者と比較して，高齢者や全身状態の不良な患者がより多く含まれるため，意識障害をはじめとする神経症状や脱水症状などが初発症状であることも多く，注意が必要である。

❸ 原因菌

我が国における医療・介護関連肺炎の主要な原因菌に関する報告を**表2**に示す[4-6]。医療・介護関連肺炎では，市中肺炎の主要な原因菌である肺炎球菌やインフルエンザ桿菌に

表1　医療・介護関連肺炎の定義

1. 長期療養型病床群もしくは介護施設に入所している
2. 90日以内に病院を退院した
3. 介護を必要とする高齢者，身障者
4. 通院にて継続的に血管内治療（透析，抗菌薬，化学療法，免疫抑制薬による治療）を受けている

（文献7より）

第二章　各科感染症と抗菌薬療法

表 2　我が国における医療・介護関連肺炎の主要な原因菌の評価

	Shindo. *et al.* (n=526)	Maruyama. *et al.* （n=321）	Sugisaki. *et al.* (n=184)
Gram positive pathogens			
Streptococcus pneumoniae	12.7	33.0	4.9
Staphylococcus aureus	20.7	11.5	31.0
MRSA	10.8	6.9	20.1
Streptococci other than *S. pneumoniae*	5.9	4.6	14.1
Enterococcus sp.	0.6		2.2
Other Gram positive bacteria		0.3	4.3
Gram negative pathogens			
Haemophilus influenzae	4.9	3.4	7.1
Moraxella catarrhalis	2.3	1.2	3.3
Klebsiella pneumoniae	15.6	3.7	17.9
Pseudomonas aeruginosa	8.7	6.9	17.4
Escherichia coli	4.2	2.2	4.9
Enterobacter species	2.3		2.7
Acinetobacter species	1.5	0.6	1.6
Proteus species	1.5	0.6	2.2
Other Gram negative bacteria	4.5	1.2	16.3
Mycoplasma pneumoniae	0.8	4.0	
Chlamydophila species	4.0	5.9	
Legionella pneumophila	0.4	0.0	
Anaerobes		0.0	2.7
Others	1.0	5.2	

（文献 4 - 6 より引用改変して作表）

加え，院内肺炎の主要な原因菌である緑膿菌やメチシリン耐性黄色ブドウ球菌（MRSA），グラム陰性腸内細菌もしばしば検出される。しかし，緑膿菌や MRSA などの耐性菌に関しては，国や地域，各施設間でその検出率に大きな差がある。また，これらの菌種は医療・介護関連肺炎に属する患者群では元々保菌している割合も高く，肺炎に対するこれらの原因菌としての臨床的意義については今後十分な検討が必要である。

　我が国の医療・介護関連肺炎ガイドライン[7] では，これまでの我が国の多くの原因菌の検討結果を踏まえ，耐性菌のリスク因子の有無によって**表3**に示すような原因菌を想定するよう記載されている。また，誤嚥の関与がしばしばみられるため，口腔内連鎖球菌や嫌気性菌を中心とした口腔内常在菌の関与についても考慮する必要がある。

表3　医療・介護関連肺炎における原因（分離）菌

耐性菌のリスクがない場合
肺炎球菌
メチシリン感受性黄色ブドウ球菌（MSSA）
グラム陰性腸内細菌（クレブシエラ属，大腸菌など）
インフルエンザ菌
口腔内連鎖球菌
非定型病原体（とくにクラミドフィラ属）

耐性菌のリスクがある場合
（上記の菌種に加え，下記の菌を考慮する）
緑膿菌
メチシリン耐性黄色ブドウ球菌（MRSA）
アシネトバクター属
ESBL 産生腸内細菌

MSSA; methicillin-sensitive *Staphylococcus aureus*
MRSA; methicillin-resistant *Staphylococcus aureus*
ESBL; extended-spectrum β-lactamase

（文献7より）

❹ 検査と診断

ⅰ．診断

　胸部X線写真や胸部CT検査で新たな陰影を呈し，発熱，膿性痰，低酸素血症などの臨床症状に加えて，白血球増多やC反応性タンパク（CRP）高値などの臨床所見を総合的に評価した上で肺炎と診断する。医療・介護関連肺炎では高齢者が多く，臨床症状や検査所見の異常に乏しい患者も多くみられるため注意を要する。

ⅱ．原因菌の同定

　原因菌の同定としては喀痰塗抹・培養検査が最も標準的な方法であるが，原因菌の評価において良質な喀痰を得ることが難しいこと，また，誤嚥性肺炎に多くみられる嫌気性菌や口腔内常在菌の評価は通常の喀痰培養で評価することは難しいことから，その他の各種検査法（尿中抗原，血清診断など）と併せて原因菌の同定を行う。近年，免疫クロマトグラフィー法を用いた抗原検査キット（マイコプラズマ）や，遺伝子診断法として multiplex polymerase chain reaction (PCR) 法や loop-mediated isothermal amplification (LAMP) 法といった新たな診断法も使用可能な手段であり，施行可能な施設は限られるものの，原因菌の正確な同定の向上に繋がることが期待される。

ⅲ．重症度の評価

　医療・介護関連肺炎は多様な環境や基礎疾患などを背景因子として発症し，原因菌の頻度を含めて施設間で均一ではない患者群である。現在の医療・介護関連肺炎診療ガイドラ

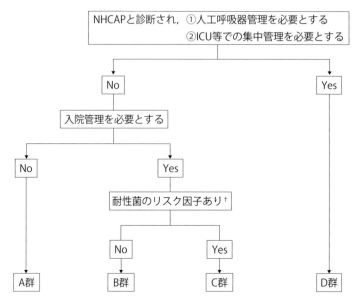

† 耐性菌のリスク因子
過去90日以内に抗菌薬の投与がなく、経管栄養も施行されていない場合は、耐性菌のリスクなし群と判断。ただし、以前にMRSAが分離された既往がある場合は、MRSAのリスクありと判断。

図1　治療区分アルゴリズム

(文献7より)

イン[7]では明確な重症度評価については記載されておらず、治療区分アルゴリズム（**図1**）を参考に診療を行う。しかし、重症度を評価することは肺炎診療を行う上で重要であり、現段階では、日本呼吸器学会の改訂版市中肺炎診療ガイドライン[8]におけるA-DROP分類や改訂版成人院内肺炎診療ガイドライン[9]におけるI-ROAD分類を参考として重症度を評価し、それらを参考に診療を行う。

❺ 治療──抗菌薬の選択と使い方

初期治療の基本的な考え方

　通常の市中肺炎と比較して耐性菌の頻度が高く、予後も悪い。初期治療薬の不適切な選択は予後不良に直結するので、原因菌が判明するまでは適切な経験的抗菌薬治療を行う必要がある。また、喀痰の喀出が困難なため原因菌の同定が難しく、原因菌不明のまま経験的治療を続ける必要があることも多い。また、薬剤耐性菌が検出された場合には、原因菌か定着菌かの区別が難しいこともある。これらのことをふまえ、現在、日本呼吸器学会より刊行されている医療・介護関連肺炎診療ガイドライン[7]では、治療の場や耐性菌のリスク因子の有無に応じて、治療区分によるアルゴリズムによる治療選択が推奨されている（**図2**）。

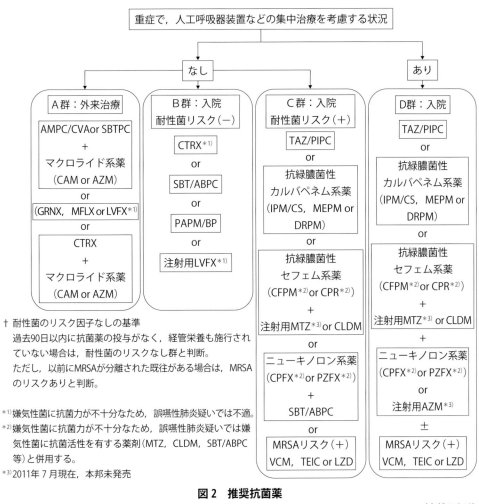

図2 推奨抗菌薬

(文献7より)

i．A群の抗菌薬選択

A群は外来治療が可能な比較的全身状態が保たれている患者群であり，経口抗菌薬を中心とした治療選択となる。原因菌としては，肺炎球菌やインフルエンザ桿菌を中心として，黄色ブドウ球菌，クレブシエラ属，肺炎クラミドフィラなどが考慮される。また，高齢者が多く誤嚥の関与が疑われるため，嫌気性菌に対しても有効な薬剤の選択が必要であることが多い。そのため，嫌気性菌の関与を考慮して，β-ラクタマーゼ阻害薬配合ペニシリン系薬であるアモキシシリン／クラブラン酸（AMPC/CVA；オーグメンチン®），スルタミシリン（SBTPC；ユナシン®）レスピトリーキノロン系薬であるレボフロキサシン（LVFX；クラビット®），モキシフロキサシン（MFLX；アベロックス®），ガレノキサシン（GRNX；ジェニナック®）を選択する。しかし，LVFXに関しては嫌気性菌に対する効果

が弱いため注意が必要とされている。また，外来での注射薬による抗菌薬治療では，半減期が長いセファロスポリン系薬であるセフトリアキソン（CTRX；ロセフィン®）を用いることで1日1回の外来での治療が可能である。また，肺炎クラミドフィラなどの非定型病原体が疑われる場合には，これらの菌種に対する抗菌活性を有するマクロライド系薬の併用が考慮される。アジスロマイシン（AZM；ジスロマック®）は1回投与のみのAZM-SR製剤が使用可能であり，服薬コンプライアンスの点でも外来治療では有用である。しかし，非定型病原体の関与においてはさらなる検討の余地があると考えられ，集団発生などの病歴がない場合には非定型病原体に対する抗菌薬の併用は必ずしも必要ないかもしれない。

ii．B群の抗菌薬選択

B群は入院加療が必要ではあるが，耐性菌のリスクを持たない患者群である。治療の場は入院（病院）であるため，注射用抗菌薬を中心とした治療薬の選択となる。A群同様，β-ラクタマーゼ阻害剤配合ペニシリン系薬であるアンピシリン/スルバクタム（ABPC/SBT；ユナシン®-S），セファロスポリン系薬であるCTRX，カルバペネム系薬であるパニペネム/ベタミプロン（PAPM/BP；カルベニン®），レスピラトリーキノロン系薬である注射用LVFXが選択肢となる。誤嚥性肺炎を疑う場合はCTRXやLVFXは適さない。

iii．C群の抗菌薬選択

C群は入院治療が必要であり，かつ，耐性菌のリスクを持つ患者群である。A群/B群で考慮すべき原因菌に加え，緑膿菌，MRSA，アシネトバクターなどの薬剤耐性菌を考慮する必要がある。抗緑膿菌活性を持つ抗菌薬として，タゾバクタム/ピペラシリン（TAZ/PIPC；ゾシン®），カルバペネム系薬であるイミペネム/シラスタチン（IPM/CS；チエナム®），メロペネム（MEPM；メロペン®），ドリペネム（DRPM；フィニバックス®），第4世代セフェム系薬であるセフピロム（CPR；硫酸セフピロム），セフェピム（CFPM；マキシピーム®），ニューキノロン系薬であるシプロフロキシン（CPFX；シプロキサン®），パズフロキサシン（PZFX；パシル®，パズクロス®）などが第一選択薬として考慮される。一方で，医療・介護関連肺炎の患者群では緑膿菌やMRSAに関しては，もともと保菌者であることも多い。そのため，実際には耐性菌リスクをもつすべての患者に最初から耐性菌を考慮した広域抗菌薬を投与する必要はないと考えられ，C群における薬剤耐性菌を対象とした薬剤の選択には総合的な判断が望まれる。

iv．D群の抗菌薬選択

D群は集中治療を必要とする患者群である。C群で考慮すべき原因菌に加え，頻度としては稀であるが重症化の可能性のあるレジオネラ属や非定型病原体に対する抗菌活性を有するCPFXやPZFXなどのニューキノロン系薬またはマクロライド系薬のAZM注射薬を併用する。

ⅴ．全身管理

(1) 水分管理

　高齢者における脱水は注意すべき問題であり，意識障害，舌や皮膚などの乾燥状態，血液検査における血液濃縮所見（Ht，TP の上昇）や血中尿素窒素（BUN）の上昇などを総合的に評価して，脱水の有無を評価する。心，腎機能が低下している高齢者が多いため，輸液過剰にならないよう十分注意した上で，適切な脱水の補正が必要とされる。

(2) 栄養管理

　低栄養状態は肺炎およびその重症化のリスク因子であり，体重の減少，血清アルブミン値などを参考に栄養状態の評価と管理を行う。一方で，誤嚥性肺炎患者も多く含まれているため，嚥下機能を評価した上で，栄養摂取の方法（経口摂取，末梢静脈からの補給，中心静脈からの高カロリー輸液，胃管栄養，胃瘻からの栄養など）を検討することが必要となる。この際には，患者の状態と社会的背景も考慮して総合的に評価する必要があり，栄養師，看護師などの医療関係者に加えて，患者家族などとも十分に検討することが重要である。

❻ 予防

ⅰ．ワクチン接種（インフルエンザワクチン，肺炎球菌ワクチン）

　現在のところ，医療・介護関連肺炎におけるワクチン接種の有用性について検討した研究が少なくエビデンスに乏しい。しかし，ナーシングホームに入所するような高齢者における肺炎球菌ワクチンの有用性[10]などが報告されているように，高齢者がその多くを占める医療・介護関連肺炎の患者群では，肺炎の発症を予防し，また，重症化を抑制するために，インフルエンザワクチンと肺炎球菌ワクチンの両方を接種することは重要であると考える（**表4**）。

表4　誤嚥性肺炎の治療方針

1)　抗菌薬治療（口腔内常在菌，嫌気性菌に有効な薬剤を優先する）
2)　PPV 接種は可能であれば実施
　　（重症化を防ぐためにインフルエンザワクチンの接種が望ましい）
3)　口腔ケアを行う
4)　摂食・嚥下リハビリテーションを行う
5)　嚥下機能を改善させる薬物療法を考慮（ACE 阻害剤，シロスタゾールなど）
6)　意識レベルを高める努力（鎮静剤，睡眠薬の減量・中止など）
7)　嚥下困難を生ずる薬剤の減量，中止
8)　栄養状態の改善を図る（ただし，PEG 自体に肺炎予防のエビデンスはない）
9)　就寝時の体位は頭位（上半身）の軽度挙上が望ましい

（文献7より）

ii. 誤嚥性肺炎の予防

　誤嚥性肺炎の占める割合に関しては十分な報告がないことや，施設間による頻度の差が大きいと考えられるが，発症のリスク因子として，嚥下障害・誤嚥は重要な要素である。誤嚥性肺炎の予防策として**表4**に示したが，口腔ケアや摂食・嚥下リハビリテーションを中心としたこれらの方法を積極的に行うことで，誤嚥性肺炎の発症リスクを減らしていくことが医療・介護関連肺炎の発症のリスクを軽減させるために必要と考えられる。

文献

1 ）Kollef MH, Shorr A, Tabak YP et al：Epidemiology and outcomes of health-care-associated pneumonia：results from a large US database of culture-positive pneumonia. Chest 128：3854-3862, 2005

2 ）Shindo Y, Sato S, Maruyama E et al：Heath-care-associated pneumonia among hospitalized patients in a Japanese community hospital. Chest 135：633-640, 2009

3 ）American Thoracic Society and Infectious Diseases Society of America：Guidelines for the management of adults with hospital-acquired, ventilator-associated, and healthcare-associated pneumonia. Am J Respir Crit Care Med 171：388-416, 2005

4 ）Shindo Y, Ito R, Kobayashi D et al：Risk factors for drug-resistant pathogens in community-acquired and healthcare-associated pneumonia. Am J Respir Crit Care Med 188：985-995, 2013

5 ）Maruyama T, Fujisawa T, Okuno M et al：A new strategy for healthcare-associated pneumonia：a 2-year prospective multicenter cohort study using risk factors for multidrug-resistant pathogens to select initial empiric therapy. Clin Infect Dis 57：1373-1383, 2013

6 ）Sugisaki M, Enomoto T, Shibuya Y et al：Clinical characteristics of healthcare-associated pneumonia in a public hospital in a metropolitan area of Japan. J Infect Chemother 18：352-360, 2012

7 ）日本呼吸器学会　医療・介護関連肺炎（NHCAP）診療ガイドライン作成委員会：医療・介護関連肺炎（NHCAP）診療ガイドライン. 日本呼吸器学会，東京，2011，1-39

8 ）日本呼吸器学会　市中肺炎診療ガイドライン作成委員会：成人市中肺炎診療ガイドライン. 日本呼吸器学会，東京，2007，p1-85

9 ）日本呼吸器学会　呼吸器感染症に関するガイドライン作成委員会：成人院内肺炎診療ガイドライン. 日本呼吸器学会，東京，2008，p1-72

10）Maruyama T, Taguchi O, Niederman MS et al：Efficacy of 23-valent pneumococcal vaccine in preventing pneumonia and improving survival in nursing home residents：double blind, randomized and placebo controlled trial. BMJ 340：c1004, 2010

第二章　各科感染症と抗菌薬療法

7 呼吸器感染症 肺結核

永井英明

❶ 疾患の定義

　結核症は，呼吸器感染症としての肺結核が主であるが，結核菌が肺以外の組織に侵入して起こる肺外結核もある。結核菌は全身のあらゆる臓器に病変を生じうる。

　わが国の結核罹患率は年間 10 ～ 11% の割合で順調に減少してきたが，1977 年頃より減少率が縮小し，1997 年の結核罹患率は人口 10 万対 33.9 と 43 年ぶりに増加に転じた。その後の結核対策により 2013 年の結核罹患率は 10 万対 16.1 となり，減少のスピードもやや速まっているが，欧米先進国の結核罹患率が 3 ～ 5 前後の現状と比較すると依然として高率であり，2013 年には 20,495 人（2013 年）の結核患者が新たに登録されている[1]。このうち喀痰塗抹検査陽性肺結核患者数は 8,119 人である。わが国は結核の中蔓延国である。

　わが国の結核患者の特徴は高齢者が多く，若年者では外国人結核が増加していることである。結核の病院内における集団発生が毎年報告されており，減少していない。要因としては，免疫機能が低下した病態（悪性腫瘍，糖尿病，腎透析，免疫抑制剤使用，臓器移植など）の患者が増加したこと，結核未感染の若い職員が多いこと，結核患者の受診の遅れと医師の診断の遅れがあること，施設の構造や設備が感染防止に不適切でしかも密閉された空間が多くなったこと，気管支内視鏡検査，気管挿管や気管切開，ネブライザーなど咳を誘発する処置が増加したことなどが挙げられている。

　臨床現場では常に結核患者に遭遇する機会があることを認識し，結核患者を早期に診断し，適切な対応を行い，院内感染を防がなければならない。そのためには結核についての正確な知識が必要である。

❷ 臨床症状

　症状としては，咳，痰，血痰，盗汗，発熱，胸痛，食欲不振，体重減少，消化器症状，嗄声などがあるが，当然，結核病巣から生じる症状が顕在化してくる。特に，咳，痰が長期間（2 週間以上）続くような場合は，医療機関を受診し胸部 X 線写真，喀痰検査を受けるべきであり，医師も結核の可能性を意識して検査をすすめるほうがよい。結核症は全身

第二章　各科感染症と抗菌薬療法

の臓器に生じるので，不明熱などで診断に苦慮した場合は，必ず結核症を鑑別診断の一つに加えるべきである。喉頭結核や気管支結核は激しい咳を伴い，感染性が高いが，胸部Ｘ線写真でははっきりした結核病巣が認められないことがある。そのため，しばしば結核の診断の遅れを招き，感染を広げる可能性があるので注意が必要である。

❸ 原因菌

　原因菌は結核菌（*Mycobacterium tuberculosis*）である。結核菌は Ziehl-Neelsen 染色などの抗酸菌染色で染まる抗酸菌の代表的菌種である。抗酸性とは抗酸菌染色により染色された場合，酸によって脱色されにくい性質を持っていることを指している。この染色性を持つ一群の菌を抗酸菌という。結核菌以外にも多数の抗酸菌が存在し，結核菌以外の菌を非結核性抗酸菌という。わが国の現状では，喀痰塗抹の抗酸菌染色が陽性の場合，80％ は結核菌であり，20％ は非結核性抗酸菌と考えられる。

　結核菌は長さ 1 〜 4 μm，幅 0.3 〜 0.5 μm の細長い桿菌である。菌体の細胞質膜は薄い内外 2 層から成り，その外層に細胞壁と呼ばれる比較的厚い層がある。この細胞壁が結核菌を特徴づけている多くの性質（免疫反応，組織反応，毒力の特異性など）に深い関係がある。結核菌は，*Mycobacterium* 属（抗酸菌属）の結核菌群に属する。結核菌群には他に *M.bovis, M.africanum, M.microti* があるが，ヒトでの原因菌はほとんどが *M.tuberculosis* である。

❹ 必要な検査

i．画像所見

　胸部Ｘ線写真では，上葉を中心とする空洞影とその周辺の散布影を伴う陰影が典型的であるが，胸水貯留，縦隔リンパ節腫大を認めることもある。肺結核の進展は基本的には気道散布であり，それを端的に示す胸部Ｘ線所見は多発小粒状影である。それは終末細気管支から肺胞道周辺に形成される結核性病変を反映しており，散布性粒状影ともいわれる。CT では小葉中心性の粒状影として認められ，ときに分岐状影を呈する。粒状影とそれを連結する細気管支の樹枝状陰影を，tree-in-bud（**図 1**）といい，一部の感染症でも同様の所見を呈することがあるが，結核病変としては特徴的であり，他の疾患を否定する重要な所見となる。

ii．細菌学的検査

　肺結核の診断は喀痰の塗抹・培養検査において結核菌を検出することにより確定する。喀痰検査で結核菌を検出できない場合は，胃液検査あるいは気管支鏡検査を行い病変部の気管支洗浄，肺生検を行う。喀痰塗抹検査は，現在では集菌法が用いられており，抗酸菌染色により染まる菌数により，ガフキー号数ではなく（1+），（2+），（3+）という記載法

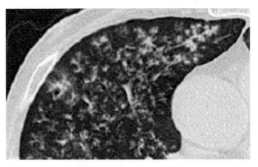

図1　Tree-in-bud

で示される。菌の同定には，喀痰などの臨床検体を用いて，結核菌のRNAやDNAを増幅する方法が汎用されている。培養菌についても同様に核酸同定法が行われている。

　結核菌が培養で得られた場合，薬剤感受性検査を行う。薬剤感受性検査は2000年に「結核菌検査指針」が改訂され，それまで行われてきた「絶対濃度法」が「比率法」に改められた。これは結核菌集団中に含まれる耐性菌の比率を調べる方法である。一定の薬剤濃度に対して1%以上の菌が耐性の場合，臨床的に耐性とするものである。検査法としては，1%小川培地を用いるもの，BACTEC MGIT 960 AST自動培養装置を用いるものがある。後者は培養結果は前者よりも早く得られる。他にBrothMIC MTB-Iによる最小発育阻止濃度測定法がある。ジェノスカラー®・Rif TBは喀痰から直接リファンピシン耐性遺伝子の検出が可能である。CDC（米国疾病対策センター）[2]は一連の検査，すなわち塗抹検査，同定検査，薬剤感受性検査の結果は，それぞれ，1日，10〜14日以内，15〜30日以内に臨床現場に報告すべきであるとしている。

　結核の感染経路の究明や集団感染の証明を行う際に，複数の患者から検出された結核菌が同一菌株であることの確認が必要になる。その確認方法として，RFLP法（IS6110-restriction fragment length polymorphism）あるいはVNTR法（variable numbers of tandem repeats）などを用いた結核菌DNAの遺伝子タイピング法が用いられている。最近ではVNTR法が結核分子疫学の主流となっている。

ⅲ．インターフェロンγ遊離試験（interferon-gamma release assay：IGRA）

　従来，結核感染の診断はツベルクリン反応（ツ反）によって行われてきた。ツ反はBCG未接種者においては感度，特異度ともに高く，基本的には優れた方法であるが，BCG接種者においては，現れた反応が過去のBCG接種によるものか，最近受けた結核感染によるものかが区別できないという大きな問題がある。BCG接種に積極的に取り組んできたわが国では，結核感染の有無をツ反で判定するのはしばしば困難を極める。

　現在では，ツ反に代わる結核感染診断法としてIGRAが広く用いられている。IGRAは結核菌特異抗原の刺激に対するリンパ球のIFN-γ産生能を測定することによって結核感染の診断を行う方法であり，BCG接種の影響を受けない。現在，わが国で用いられているIGRAはQuantiFERON®-TB Gold（QFT-3G）とT-SPOT®.TB（T-SPOT）である。

第二章　各科感染症と抗菌薬療法

　　QFT-3G は全血を用いる検査法であり，採血管の中にすでに刺激抗原（ESAT-6，CFP-10，TB7.7）が含まれており，採血後直ちに抗原刺激が始まる。産生された IFN-γ を ELISA 法で測定する。

　　T-SPOT ではヘパリン採血した血液を用い，末梢血単核球を洗浄し細胞数をそろえ，ESAT-6 および CFP-10 を添加して培養する。ELISPOT 法（Enzyme -Linked ImmunoSpot）により IFN-γ 産生細胞の存在した場所をスポットとして可視化し，その個数を計測し結核感染を診断する。いずれの検査も感度および特異度は 90% を超えている。

　　IGRA は BCG 接種の影響を受けないため，接触者検診，医療関係者の結核管理，結核の補助診断などにツ反に代わって用いられている[3]。

❺ 診断

　　肺結核は，咳や痰の呼吸器症状があり，胸部レントゲン画像上典型的な陰影を認めた場合に疑われ，喀痰の塗抹・培養検査において結核菌を検出することにより診断が確定する。喀痰の塗抹検査が陰性であっても肺結核が強く疑われる場合は，気管支鏡検査などを行い，結核菌検出をめざす。肺生検による組織診断も可能である。

　　肺外結核については感染の主病巣と考えられる臓器から検体を採取することになる。尿，便，血液，骨髄液，脳脊髄液，生検で得られた検体等について抗酸菌検査を行う。

　　種々の検査で得られた検体から結核の診断がつかない場合，IGRA 陽性であれば結核の治療を開始して，病状の改善をみるいわゆる「治療的診断」を行うこともある。

❻ 治療―抗菌薬の選択と使い方

　　結核治療の目的は，体内に存在する結核菌を撲滅し，耐性菌の発育を阻止し，治療終了後の再発を防ぐことである。この目的を達成するためには，感受性のある薬剤の使用（必ず培養検査，感受性検査を行う），複数の薬剤の併用（感受性薬剤 3 剤以上），一定期間（少なくとも 6 ヵ月）の継続，規則正しい服薬が必要である。

　　結核の標準治療を行う上で最大の障害となるのは副作用である。多数の薬剤を長期間服薬するために副作用の出現頻度は高い。副作用に早期に気付き重篤な状態を招かないようにすることが極めて重要である。しかし，抗結核薬は他に替えるものがない特殊な薬剤が多いため，安易に薬剤を中止にして結核の治療が不十分になることも避けなければならない。それには抗結核薬の副作用と対応の仕方を熟知する必要がある。現在用いられている抗結核薬を**表 1・2** に示す[4]。

ⅰ．結核の治療[4]

(1)　感受性菌に対する標準治療法

(A)　初期 2 ヵ月間はピラジナミド（PZA；ピラマイド®）を加えたイソニアジド（INH；イスコチン®）・リファンピシン（RFP；リファジン®）・エタンブトール（EB；エサ

表 1　抗結核薬の分類 [4)]

	特性	薬剤名	略号
First-line drugs (a)	最も強力な抗菌作用を示し，菌の撲滅に必須の薬剤 RFP, RBT, PZA は滅菌的，INH は殺菌的に作用する	リファンピシン*	RFP
		リファブチン*	RBT
		イソニアジド	INH
		ピラジナミド	PZA
First-line drugs (b)	First-line drugs (a) との併用で効果が期待される薬剤 SM は殺菌的，EB は主に静菌的に作用する	ストレプトマイシン**	SM
		エタンブトール	EB
Second-line drugs	First-line drugs に比し抗菌力は劣るが，多剤併用で効果が期待される薬剤	レボフロキサシン***	LVFX
		カナマイシン**	KM
		エチオナミド	TH
		エンビオマイシン**	EVM
		パラアミノサリチル酸	PAS
		サイクロセリン	CS
新薬	使用対象は多剤耐性結核のみ	デラマニド	DLM

表は上から下に優先選択すべき薬剤の順に記載されている。なお，リファンピシンとリファブチン，またストレプトマイシン，カナマイシン，エンビオマイシンの併用はできない。

*リファブチンはリファンピシンが使用できない場合に選択する。特に HIV 感染者で抗ウイルス剤投与を必要とする場合にリファンピシンは薬物相互作用のために使用できない場合がある。

**アミノ配糖体は同時併用できない。抗菌力や交差耐性等からストレプトマイシン→カナマイシン→エンビオマイシンの順に選択する。なお，カナマイシンと同等の薬剤としてアミカシンがあり結核菌に有効であるが，カナマイシンと完全な交差耐性があり，また結核に対する保険適応はない。カプレオマイシンも結核に有効であるが，日本では販売されていない。

***レボフロキサシンはモキシフロキサシンと換えることができる。

（文献 4 より）

ンブトール®）［またはストレプトマイシン（SM；硫酸ストレプトマイシン®）］の 4 剤併用，その後 INH・RFP の 2 剤併用 4 ヵ月間の合計 6 ヵ月間。

(B)　INH・RFP・EB（または SM）の 3 剤併用 2 ヵ月間，その後 INH・RFP の 2 剤併用 7 ヵ月間。合計 9 ヵ月間。

　EB または SM を 3 ヵ月目以降の維持期に使用する意義は少なく，またこれらの薬剤は長期に使用することにより副作用の危険性も高まるので，原則として 3 ヵ月目以降は中止する。

　通常は標準治療法 (A) を選択する。高齢者など PZA を投与できない例に対しては，標準治療法 (B) を選択する。EB 耐性よりも SM 耐性の頻度が高いので，初期 2 ヵ月は通常は EB を選択する。INH，RFP ともに感受性であることが確認された場合には EB（または SM）は，2 ヵ月で終了する。

　治療期間については，下記の場合は 3 ヵ月間延長できる。

・結核再治療例

第二章　各科感染症と抗菌薬療法

表 2　抗結核薬の投与量[4]

薬剤名	標準量 mg/kg/day	最大量 mg/body/day	日本で使用可能な剤形	備考
リファンピシン	成人 10 小児 10〜20	600	カプセル	薬物相互作用が強い場合があるので，必要な場合にはリファブチンに代える
リファブチン	5	300	カプセル	リファンピシンが使用できない場合に選択できる
イソニアジド	成人 5 小児 10〜20	300 300	錠，散，注射液	間欠療法の際には 10 mg/kg/day，1 日最大量 900 mg
ピラジナミド*	25	1,500	散	
エタンブトール*	15 (20)	750 (1,000)	錠	最初の 2 ヵ月間は 20 mg/kg/day としてよいが，3 ヵ月目以降も継続する場合には 15 mg/kg/day，最大量 750 mg とする
ストレプトマイシン**	15	750 (1,000)	注射液	初期 2 ヵ月間は毎日投与してよいが，その場合には最大量は 750 mg/day，週 3 回投与の場合は 1 g/day まで使用してよい
カナマイシン**	15	750 (1,000)	注射液	初期 2 ヵ月間は毎日投与してよいが，その場合には最大量は 750 mg/day，週 2 回投与の場合は 1 g/day まで使用してよい
エンビオマイシン**	20	1,000	注射液	初期 2 ヵ月間は毎日投与，その後は週 2〜3 回とする
エチオナミド	10	600	錠	200 mg/day から漸増する
パラアミノサリチル酸	200	12,000	顆粒	
サイクロセリン*	10	500	カプセル	
レボフロキサシン*	8	500	錠，細粒，注射液	体重 40kg 未満では 375mg とする 多剤耐性結核の治療において必要な場合には適宜増量する*** 小児・妊婦は禁忌
デラマニド	—	通常量 200 mg	錠	100 mg 分 2 朝夕で使用する

1．実際の投与量は体重当たりの標準量を参考にして年齢，腎機能等を考慮して適宜調整し，カプセルまたは錠剤など確実に服用しやすい形で処方することが望ましい。

2．投与は 1 日 1 回を原則とする。ただし，デラマニドは分割投与とする。他の薬剤も，胃腸障害等のため服薬困難であれば分割投与可である。

3．EB, SM, KM, EVM および LVFX, PAS は髄液への移行は不良である。INH, RFP, PZA, TH, CS は血中濃度と同じまたは臨床的に有効なレベルに移行する。

*の薬剤については，腎機能低下時には投与間隔を長くすることを検討する必要がある。

**の薬剤は聴力低下がある時，腎機能低下時にはできるだけ使用を避けるか減量する。ただし，腎透析時には使用できる。

***註：米国胸部学会の指針では LVFX の用量は 500 mg〜1g となっていることを参考にして，必要と判断された場合には日本の添付文書用量を超えることを了解のうえ使用する。

（文献 4 より）

・治療開始時結核が重症：有空洞（特に広汎空洞型）例，粟粒結核，結核性髄膜炎

・排菌陰性化遅延：初期 2 ヵ月の治療後も培養陽性

・免疫低下を伴う合併症：HIV 感染，糖尿病，塵肺，関節リウマチ等の自己免疫疾患など

・免疫抑制剤等の使用：副腎皮質ステロイド剤，その他の免疫抑制剤

・骨関節結核で病巣の改善が遅延している場合など

⑵　標準治療が行えない場合の治療法

以下に示すが，①および②の場合で，PZA を使用できないときは，治療期間をさらに延長する必要がある。詳しくは文献[4]を参照する。

①INH 耐性または副作用のために INH が投与できない場合（RFP は使用できる）

RFP・PZA の 2 剤にレボフロキサシン（LVFX；クラビット®），SM ［またはカナマイシン（KM；カナマイシン®）またはエンビオマイシン（EVM；ツベラクチン®）］，EB の中から使用できる 2 剤以上を選び合計 4 〜 5 剤を使用する。ただし，SM（または KM または EVM）の投与は最大 6 ヵ月間とする。INH が耐性または副作用のために使用できなくなるまでの治療期間も含めて，RFP と PZA を含む感受性薬剤 3 剤以上の使用期間が 6 ヵ月以上，その後 3 ヵ月以上 RFP を含む感受性薬剤 2 剤以上の合計 9 ヵ月，かつ菌陰性化後 6 ヵ月以上の治療を行う。

②RFP 耐性または副作用のために RFP が投与できない場合（INH は使用できる）

INH・PZA の 2 剤に LVFX，SM（または KM または EVM），EB のうちから 2 剤以上を選択し，合計 4 〜 5 剤を 6 ヵ月使用する。その後 LVFX，INH，EB の中の 2 〜 3 剤で治療する。RFP が耐性または副作用のために使用できなくなるまでの治療期間も含めて，INH と PZA を含む感受性薬剤 3 剤以上の使用期間が 6 ヵ月以上，その後 INH を含む感受性薬剤 2 剤以上の継続期間を含め，全治療期間は菌陰性化後 18 ヵ月とする。

③INH，RFP を含む 2 剤以上に耐性（多剤耐性）あるいは副作用で使用できない場合

表 1 の優先順位に従って感受性がある薬剤を順次選択し変更する。RFP と INH のみに耐性である場合には，PZA・LVFX・EB・SM（または KM または EVM）・エチオナミド（ETH；ツベルミン®）のうちの 4 〜 5 剤が選択される。多剤耐性であって，これらのうち使用できる薬剤数が不足する場合には，デラマニド（DLM；デルティバ®）も選択できるが，後述のごとく使用にあたっては一定の条件がある[5]。SM（または KM または EVM）の使用は原則として最大 6 ヵ月間とするが，その他の薬剤はできるだけ継続し，治療期間は菌陰性化後 18 ヵ月間とする。

使用できる感受性薬剤が 2 つ以下の場合には，当面新たに抗結核薬を使用しないことも選択肢の一つである。今後，さらに新薬が使用可能となった場合にも最低限 3 剤の感受性薬剤が必要であり，1 剤の追加（変更を含む）は禁忌である。また，多剤耐性結核においては化学療法のみではなく外科治療も検討すべきである。

ⅱ．新しい抗結核薬

⑴　デラマニド（DLM；デルティバ®）[5]

nitro-dihydro-imidazooxazole。結核菌の細胞壁を構成するミコール酸の生成を阻害することにより殺菌効果を示す。多剤耐性肺結核の治療薬として 2014 年 9 月より使用できるようになった。副作用に QT 延長（DLM 群 9.9%，プラセボ群 3.8%）があり，QT 延長のある患者，QT 延長を起こしやすい患者には慎重な投与が必要である。8 週間投与後の菌陰性化率は，プラセボ上乗せ群の 29.6% に対して，DLM 上乗せ群は 45.4% と有意に高かった[6]。

第二章　各科感染症と抗菌薬療法

安易な使用による薬剤耐性の出現を防ぐために，高精度な薬剤感受性試験が実施できる医療機関および医師を登録することによる薬剤供給統制をとっている。使用に当たっては適格性確認委員会の審査が必要である。

⑵　モキシフロキサシン（MFLX：アベロックス®）

MFLX は抗結核薬として承認されていないが，抗結核作用が強く，MIC，動物実験，8週目の菌陰性化率などから抗結核薬として期待されている。しかし，MFLX を用いることにより，結核の治療期間を 4 ヵ月に短縮できる可能性があると期待されていたが，最近の論文で否定された[7]。標準 6 ヵ月治療群と，EB を MFLX に変更した 4 ヵ月治療群，INHを MFLX に変更した 4 ヵ月治療群の 3 群の無作為化比較試験において，MFLX 群の非劣性が証明できなかったのである。治療期間の短縮についてはさらなる検討が必要である。

❼ 予防

結核に感染しているが発病していない潜在性結核感染症の治療は，結核病学会の予防・治療合同委員会による潜在性結核感染症治療指針[8]により行う。使用する薬剤は原則として INH であるが，感染源が INH 耐性である場合，および INH が副作用で使用できないが RFP は使用できる場合には RFP を使用する。INH は 6 ヵ月ないし 9 ヵ月間，RFP は 4 ヵ月ないし 6 ヵ月間使用する。

文献

1）公益財団法人結核予防会：結核の統計 2014, 公益財団法人結核予防会，東京，2014
2）Tenover FC, Crawford JT, Huebner RE et al：Guest Commentary. The resurgence of tuberculosis : is your laboratory ready? J Clin Microbiol 31：767-770, 1993
3）日本結核病学会予防委員会：インターフェロンγ遊離試験使用指針．結核 89：717-725, 2014
4）日本結核病学会治療委員会：「結核医療の基準」の見直し-2014 年．結核 89：683-690, 2014
5）日本結核病学会治療委員会：デラマニドの使用について．結核 89：679-682, 2014
6）Gler MT, Skripconoka V, Sanchez-Garavito E et al：Delamanid for multidrug-resistant pulmonary tuberculosis. N Engl J Med 366：2151-2160, 2012
7）Gillespie SH, Crook AM, McHugh TD et al：Four-month moxifloxacin-based regimens for drug-sensitive tuberculosis. N Engl J Med 371：1577-1587, 2014
8）日本結核病学会予防委員会・治療委員会：潜在性結核感染症治療指針．結核 88：497-512, 2013

第二章　各科感染症と抗菌薬療法

8 呼吸器感染症
非結核性抗酸菌症

菊地利明

❶ 疾患の定義

　非結核性抗酸菌（nontuberculous mycobacteria：NTM）は，結核菌以外の培養可能な抗酸菌の総称であり，150以上の菌種が国際的に報告されている。NTM は土壌や水系に広く生息する環境寄生菌であり，その環境曝露によって生じる感染症が NTM 症である。ヒト-ヒト感染は確認されていない。通常肺病変を呈する他，播種性，リンパ性，皮膚，軟部組織，骨などの病変を呈しうる。本稿では最も優位な病変である肺 NTM 症を中心に概説する。

❷ 臨床症状

　肺 NTM 症患者のほぼ全例が，慢性的な咳嗽を訴える。これに非特異的な慢性呼吸器感染症状が加わり，喀痰，倦怠感，息切れ，発熱，血痰，胸痛，体重減少などの症状を訴える。

❸ 原因菌

　わが国で NTM 症の原因菌として報告されている菌種を**表1**に示す[1]。この中で，*Mycobacterium avium* と *M. intracellulare* は，生化学的性状が酷似していることから，*M. avium* complex（MAC「マック」）と一括されることが多い。そして非定型抗酸菌症研究協議会の全国調査データ（**図1**）によれば，わが国の NTM 症の8割以上は，MAC 症で占められている[2]。次にカンサシ症が 8% と続き，MAC 症とカンサシ症を合わせると NTM 症の9割超となっている。

❹ 必要な検査

　肺 NTM 症を疑った際に行うべき検査は，胸部 X 線と胸部 CT による画像検査と，喀痰の抗酸菌検査である。抗酸菌検査の感度は，喀痰より気管支洗浄液を用いた方が優れてはいるものの，肺 NTM 症に対するルーチンの気管支鏡検査は勧められていない[3]。なお，

表1 わが国でヒト感染症が報告されている非結核性抗酸菌[1]

しばしば認められる菌種
M. avium, M. intracellulare, M. kansasii, M. abscessus
比較的稀に認められる菌種
M. fortuitum, M. chelonae, M. szulgai, M. xenopi, M. nonchromogenicum, M. terrae, M. scrofulaceum, M. gordonae, M. simiae, M. shimoidei, M. thermoresistibile, M. heckeshornense, M. intermedium, M. lentiflavum, M. ulcerans subsp. shinshuense, M. malmoense, M. branderi, M. celatum, M. genavense, M. haemophilum, M. triplex, M. goodii, M. marinum, M. mageritense, M. mucogenicum, M. peregrinum

注：M.avium, M.intracelluare は性状が類似しており，一括して M.avium complex（MAC）と呼ぶことが多い。

（文献1より）

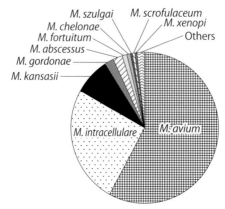

図1 NTM症 1,522例の菌種比率[2]

（文献2より）

抗 glycopeptidolipid/GPL-core IgA 抗体の測定[4] が保険収載され，肺 MAC 症の血清診断法として最近注目されているが，日常診療内での位置付けはまだ定まっていない。

❺ 診断

NTM は環境寄生菌であることから，その臨床検体からの検出は，NTM 症の診断に必要ではあるもののそれだけで十分ではない。そこで肺 NTM 症の診断は，喀痰であれば2回以上の異なった検体での培養陽性に，胸部画像所見の臨床的基準を組み合わせて行う（**表2**）[1]。

肺 MAC 症の胸部画像所見には，線維空洞型と結節・気管支拡張型の二つの病型が知られている（**図2**）。線維空洞型は50歳前後の喫煙男性に好発し，肺尖や上肺野の空洞性陰影を特徴とする。一方，結節・気管支拡張型は閉経後の非喫煙女性に好発し，中葉舌区の散布性小陰影（小結節性陰影や分枝状陰影）と気道の拡張所見を特徴とする。

肺カンサシ症は比較的若年の喫煙男性に好発し，肺結核類似の胸部画像を呈する（**図

表 2　肺非結核性抗酸菌症の診断基準（日本結核病学会・日本呼吸器学会基準）[1]

A. 臨床的基準（以下の 2 項目を満たす）	
1. 胸部画像所見（HRCT を含む）で，結節性陰影，小結節性陰影や分枝状陰影の散布，均等性陰影，空洞性陰影，気管支または細気管支拡張所見のいずれか（複数可）を示す。但し，先行肺疾患による陰影が既にある場合は，この限りではない。	
2. 他の疾患を除外できる。	
B. 細菌学的基準（菌種の区別なく，以下のいずれか 1 項目を満たす）	
1. 2 回以上の異なった喀痰検体での培養陽性。	
2. 1 回以上の気管支洗浄液での培養陽性。	
3. 経気管支肺生検または肺生検組織の場合は，抗酸菌症に合致する組織学的所見と同時に組織，または気管支洗浄液，または喀痰での 1 回以上の培養陽性。	
4. 稀な菌種や環境から高頻度に分離される菌種の場合は，検体種類を問わず 2 回以上の培養陽性と菌種同定検査を原則とし，専門家の見解を必要とする。	

以上の A，B を満たす。

（文献 1 より）

線維空洞型　　　　　　　　　結節・気管支拡張型

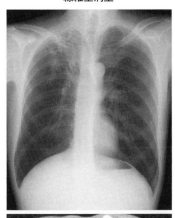
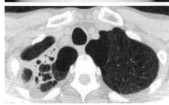
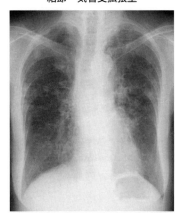
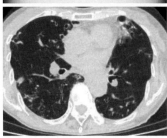

図 2　肺 MAC 症の胸部 X 線 /CT 画像

線維空洞型（52 歳喫煙男性）と結節・気管支拡張型（77 歳非喫煙女性）の二病型に分けられ，それぞれの自験例を示す。

3）。M. kansasii は NTM の中で病原性が高く，環境から検出される頻度は低い菌種である。そのため，M. kansasii が臨床検体から検出された際には，たとえ単回であっても，肺カンサシ症を鑑別すべきか否か慎重に判断しなければならない。

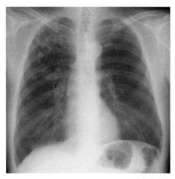
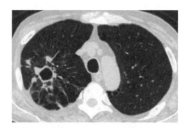

図3 肺カンサシ症（55歳喫煙男性）の胸部X線/CT画像
散在する細葉中心型肺気腫病変に合併して，右肺尖部に薄壁空洞病変を認める。周辺病巣が比較的少ないのが本症の特徴である。

表3 肺MAC症抗菌薬治療の用量と用法[5]

リファンピシン	10 mg/kg（600 mgまで）/日 分1
エタンブトール	15 mg/kg（750 mgまで）/日 分1
クラリスロマイシン	600〜800 mg/日（15〜20 mg/kg） 分1または分2（800 mgは分2とする）
ストレプトマイシン またはカナマイシン	各々15 mg/kg以下（1,000 mgまで）を 週2回または3回筋注

（文献5より）

⑥ 治療—抗菌薬の選択と使い方

　肺MAC症の標準的抗菌薬治療は，クラリスロマイシン（CAM；クラリス®，クラリシッド®），リファンピシン（RFP；リファジン®），エタンブトール（EB；エサンブトール®）による多剤併用である（**表3**）[5]。ストレプトマイシン（SM；硫酸ストレプトマイシン）またはカナマイシン（KM；カナマイシン®）の併用は，予後不良な例が多い線維空洞型に勧められている[3]。キードラッグであるCAMの用法は，1日2回の分服とすることによって，消化器症状の低減と抗菌効果の増強が期待される（**図4**）[6]。しかし，CAMをアジスロマイシン（AZM；ジスロマック®）で代替した多剤併用療法も含め，肺MAC症の薬物治療では再発再燃が決して稀ではなく，確実な根治を期待することはできない（**図5**）[7]。そのため，高齢者の肺MAC症などでは，最低限の薬物治療としてCAMとEBの二剤を選択することも許容される[3,8]。一方，根治を目指すべき若年者などでは，最大限の薬物治療に外科治療を組み合わせた集学的治療が勧められている[9]。

　肺カンサシ症の薬物反応性は良好である。**表4**に示す標準治療を菌陰性化から1年間継続することにより，ほとんどの症例で治癒を見込める。肺カンサシ症治療のキードラッグはRFPであり，再発例や標準治療の効果が乏しい場合には，RFPの薬剤感受性をまず確認する必要がある。

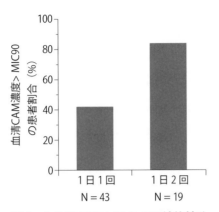

図4 クラリスロマイシンの用法比較[6]

肺MAC症患者がクラリスロマイシンを内服した7時間後に，その血清濃度を測定した。そのうち，43例は1,000mgを1日1回で，19例は500mg（18例）あるいは750mg（1例）を1日2回内服していた。それぞれの患者群の中で，血清クラリスロマイシン（CAM）濃度がMIC90（0.5 μg/mL）を超えていた患者割合を示す。

（文献6より作図）

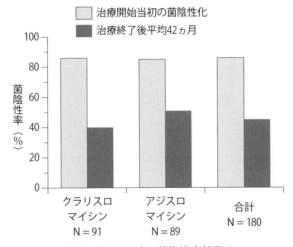

図5 肺MAC症の薬物治療効果[7]

結節・気管支拡張型肺MAC症患者（計180例）に，クラリスロマイシン（91例）あるいはアジスロマイシン（89例）を含む多剤抗菌薬治療が行われた。治療開始当初に菌陰性化した患者割合と，治療終了の平均42ヵ月後まで菌陰性化が持続した患者割合をそれぞれ示す。

（文献7より作図）

表4 肺カンサシ症抗菌薬治療の用量と用法[5]

イソニアジド	5 mg/kg（300 mgまで）/日　分1
リファンピシン	10 mg/kg（600 mgまで）/日　分1
エタンブトール	15 mg/kg（750 mgまで）/日　分1

結核よりも投与期間が長いのでこの投与量でも視力障害の発生に注意を要する。

（文献5より）

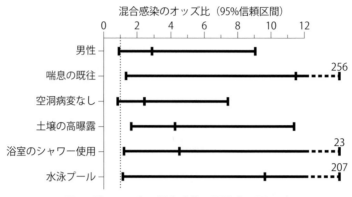

図6 肺MAC症の混合感染に関連する因子[10]

120例の肺MAC症患者を対象に調べたところ，27例はポリクローナルなMACによる混合感染で，15例は異なるNTM菌種との混合感染であった。これらの混合感染に関連する因子について多変量解析されており，各因子のオッズ比とその95%信頼区間を示す。

（文献10より作図）

❼ 予防

　肺NTM症の病因は，環境寄生菌の吸入曝露であり，感染を予防することは通常困難である。最近のわが国の研究では，肺MAC症患者が異なるMACや他のNTM菌種と混合感染を起こす危険因子として，喘息の既往の他，土壌の高曝露，浴室のシャワー使用，水泳プールが挙げられている（**図6**）[10]。肺MAC症患者にこれらの危険因子をなるべく避けるように生活指導することは，再感染による再発再燃の予防に役立つと期待される。

文献

1) 日本結核病学会非結核性抗酸菌症対策委員会/日本呼吸器学会感染症・結核学術部会：肺非結核性抗酸菌症診断に関する指針— 2008年．結核 83：525-526, 2008
2) 坂谷光則：非定型抗酸菌症．結核 80：25-30, 2005
3) Griffith DE, Aksamit T, Brown-Elliott BA et al：An official ATS/IDSA statement：diagnosis, treatment, and prevention of nontuberculous mycobacterial diseases. Am J Respir Crit Care Med 175：367-416, 2007
4) Kitada S, Kobayashi K, Ichiyama S et al：Serodiagnosis of *Mycobacterium avium*-complex pulmonary disease using an enzyme immunoassay kit. Am J Respir Crit Care Med 177：793-797, 2008
5) 日本結核病学会非結核性抗酸菌症対策委員会/日本呼吸器学会感染症・結核学術部会：肺非結核性抗酸菌症化学療法に関する見解— 2012年改訂．結核 87：83-86, 2012
6) van Ingen J, Egelund EF, Levin A et al：The pharmacokinetics and pharmacodynamics of pulmonary *Mycobacterium avium* complex disease treatment. Am J Respir Crit Care Med 186：559-565, 2012
7) Wallace RJ Jr, Brown-Elliott BA, McNulty S et al：Macrolide/Azalide therapy for nodular/bronchiectatic *mycobacterium avium* complex lung disease. Chest 146：276-282, 2014
8) Miwa S, Shirai M, Toyoshima M et al：Efficacy of clarithromycin and ethambutol for *Mycobacterium avium* complex pulmonary disease. A preliminary study. Ann Am Thorac Soc 11：23-29, 2014
9) 日本結核病学会非結核性抗酸菌症対策委員会：肺非結核性抗酸菌症に対する外科治療の指針．結核 83：527-528, 2008
10) Fujita K, Ito Y, Hirai T et al：Association between polyclonal and mixed mycobacterial *Mycobacterium avium* complex infection and environmental exposure. Ann Am Thorac Soc 11：45-53, 2014

第二章　各科感染症と抗菌薬療法

9 肝・胆道系感染症, 細菌性腹膜炎

中嶋一彦, 竹末芳生

1. 胆道系感染症

❶ 疾患の定義

胆道系感染症としては急性胆管炎と急性胆嚢炎に大別される。

ⅰ. 急性胆管炎

通常無菌状態である胆汁に細菌感染が生じる急性炎症である。胆道は閉塞, 狭窄を来しやすい解剖学的構造が背景にあるため, 容易に胆汁うっ滞を来す。胆汁のうっ滞による胆管内圧の上昇は胆管静脈逆流を来し, 感染胆汁による細菌やエンドトキシンの血流, リンパ流への流入が敗血症などをもたらす。胆道閉塞の原因としては結石症（30 〜 70%）, 悪性腫瘍による狭窄（10 〜 57%）, 良性狭窄（5 〜 16%）, 術後などが挙げられる。胆汁の感染のリスク因子としては高齢者, 緊急手術, 急性胆嚢炎の既往, 総胆管結石, 胆道系検査などである[1]。

ⅱ. 急性胆嚢炎

胆石の嵌頓により胆嚢管閉塞を来し, その結果, 胆嚢の胆汁うっ滞, 胆嚢粘膜の障害, 感染, 炎症を引き起こす。90 〜 95% は胆石が原因であるが[2], 無石性胆嚢炎も 10% 程度認められ, 手術, 熱傷, 外傷, 胆嚢の血行障害, 細菌, 寄生虫, アレルギー反応なども原因となる。

❷ 臨床症状

ⅰ. 急性胆管炎

典型的症状として Charcot3 徴候（発熱, 右上腹痛, 黄疸）が知られている。発熱, 腹痛は 80% 以上みられるのに対し, 黄疸は 60 〜 70% 程度とされる。3 徴候がそろう際の急性胆管炎の診断の特異度は高いが感度は高くない。3 徴候に加え, ショック, 意識障害を

第二章　各科感染症と抗菌薬療法

表 1　肝胆道系感染からの検出菌

グラム陰性桿菌	45.4%
Escherichia coli	11.5%
Klebsiella spp	11.9%
Enterobacter spp	10.5%
Pseudomonas aeruginosa	5.6%
その他グラム陰性菌	5.9%
グラム陽性菌	32.9%
Enterococcus spp	25.1%
Staphylococcus spp	4.6%
Streptococcus spp	2.1%
その他グラム陽性菌	1.1%
偏性嫌気性菌	18.7%
Bacteroides flagilis group	7.2%
その他偏性嫌気性菌	11.5%
真菌	3.0%

（文献 3 より作表・改変）

加えたものを Reynolds5 徴候と称し重篤な徴候である。

ⅱ. 急性胆嚢炎

　胆嚢内圧の上昇が原因で右季肋部や心窩部の疼痛が生じ，右肩から右肩甲骨下方へ疼痛が放散することもある。その他，悪心，嘔吐などがみられ，時に発熱を伴う。胆嚢周囲に炎症が進展することにより Murphy's sign（右季肋部を圧迫しつつ深呼吸させると，吸気により胆嚢が触れ，痛みが増強することで，吸気が一時的に中断する症状），腹膜刺激症状を呈することもある。

❸ 原因菌

　市中における肝・胆道系感染症の主な原因菌として，*Escherichia coli*，*Klebsiella pneumoniae*，*Enterococcus* 属が多い（**表 1**）。高齢者や胆道―腸管吻合を行っている際には嫌気性菌の関与を考慮する必要がある。

❹ 診断

　臨床症状に加え白血球数，C 反応性タンパク（CRP）上昇などの炎症所見，ALP，γ-GT，AST，ALT，ビリルビンの上昇など肝・胆道系酵素の上昇をみる。播種性血管内凝

固症候群の併発や重症度の評価のためにプロトロンビン時間など凝固系検査も必要である。画像診断として利便性，非侵襲性から腹部エコー検査が第一に選択される。

ⅰ．急性胆管炎

急性胆管炎・胆嚢炎診療ガイドライン2013は，A：発熱や血液検査所見による全身炎症所見，B：黄疸や血液検査での胆汁うっ滞の所見，C：画像診断による胆管拡張や胆管炎の原因の存在の各項目を用いることにより急性胆管炎の診断は感度91.8%，特異度77.7%としている[4]。腹部エコー検査では胆管の拡張，胆管内微細点状エコー像（sludge sign），肝内胆管の管腔描出，結石や腫瘍など閉塞の原因の検索が可能である。腹部CT検査では急性胆管炎ではエコー検査と同様に胆管の閉塞と末梢側の拡張に加え，胆石の存在がみられることもある。

ⅱ．急性胆嚢炎

急性胆管炎・胆嚢炎診療ガイドライン2013はA：① Murphy's sign，②右上腹の腫瘤触知，自発痛，圧痛，B：全身の炎症所見（①発熱，② CRP上昇，③白血球数増多），C：急性胆嚢炎の画像診断を診断基準とした場合急性胆嚢炎の感度91.2%，特異度96.9%としている[5]。

胆嚢腫大，胆嚢壁の肥厚，胆嚢壁内の低エコー像，結石，デブリエコー，胆嚢周囲の浸出液や膿瘍なども注意する。腹部CT検査は膿瘍や穿孔の診断に有効なことがあり，胆嚢腫大，壁の肥厚，胆石，胆嚢周囲の腹水貯留や膿瘍形成がみられることがある。胆膵内視鏡（ERCP）は胆道閉塞の原因検索や，胆道ドレナージを行う際にも用いられるが，造影剤の注入による胆道内圧の上昇をきたす危険性を伴う。

❺ 治療―抗菌薬の選択と使い方

急性胆管炎では胆道内圧を下げるために，中等症以上では速やかな胆道ドレナージが必要である。特に重症例では緊急胆道ドレナージを行う。

内視鏡的胆道ドレナージは内視鏡的経鼻胆道ドレナージ（ENBD）と内視鏡的胆管ステンティング（EBS）に大別される。経皮的には経皮経肝胆道ドレナージ（PTCD/PTBD）がある。胆嚢炎でも内圧を下げるためにドレナージが行われるが，手術リスクの高い患者では経皮経肝胆嚢ドレナージ（PTGBD）が行われる。

抗菌薬の選択

胆道系感染の抗菌薬治療は，従来胆汁への移行を重視した抗菌薬の選択が行われていたが，胆道の流れが悪い状態では胆汁への抗菌薬の高濃度な移行は証明されていない。現在では胆汁中への排出が低い抗菌薬でも，胆管系組織での上昇を期待した選択もなされる。原因菌は腸内細菌科が多いためグラム陰性菌に広いスペクトラムを有する抗菌薬を使用する。重症胆管炎，高齢者，胆道系悪性腫瘍などでは*Enterococcus*属，嫌気性菌も原因と

なるため胆汁移行の良いタゾバクタム / ピペラシリン（TAZ/PIPC；ゾシン®）のほかに胆汁排泄型ではないがカルバペネム系薬の単独使用かメトロニダゾール（MNZ；フラジール®，アネメトロ®）の併用となる。急性胆管炎ではドレナージなど迅速な対応が必要であり原則入院加療が必要である。軽症例ではペニシリン系薬や第一，第二世代セフェム系薬などが用いられる。中等症では TAZ/PIPC や第三，第四世代セフェム系薬を用いる。重症例ではさらにカルバペネム系薬が選択に加えられる（**表2**）。血液培養や胆汁の培養により原因菌が判明した際には感受性結果により de-escalation を行う。また Surgical Infection Society/Infectious Diseases Society of America（SIS/IDSA）の腹腔内感染ガイドラインでは，12 ヵ月以内の入院歴，ナーシングホーム，リハビリ施設での入所，免疫抑制の背景をもつ患者に発症した胆道感染を医療関連感染とし，耐性菌の関与も考慮に入れることを示している[6]。軽症の胆嚢炎では経口抗菌薬の選択も可能である。治療期間は 7 ～ 10 日間が必要であるが，軽症でも抗菌薬治療で改善を認めない際にはドレナージを考慮する。

2. 肝膿瘍

❶ 疾患の定義

肝膿瘍は経胆道的（胆石，胆嚢炎，総胆管結石，胆嚢・膵臓腫瘍など），経動脈（菌血症），経門脈（虫垂炎，憩室炎，消化管切除，腹腔内感染，アメーバ赤痢など），周囲からの直接的（肝損傷）により肝内に膿瘍を形成したものである。肝硬変，後天性免疫不全，糖尿病患者では肝膿瘍のリスク因子となる[7]。また，肝悪性腫瘍への治療である肝動脈化学塞栓療法は肝膿瘍発症のリスクを伴う。また，胆道系疾患が背景にあるものは 43% と報告されている[8]。

❷ 臨床症状

肝膿瘍の症状は発熱が最も多く，90% 以上にみられる。腹部症状は 50% 程度にみられるが，腹痛は必ずしも右上腹部に限局するとは限らない。横隔膜の近傍に膿瘍がある際には胸痛や咳嗽などの呼吸器症状も出現する。その他，倦怠感，頭痛，食思不振，関節痛などを伴うことがあり，アメーバ性肝膿瘍では下痢を伴うことがある。

❸ 原因菌

細菌性が 90% を占め，*Streptococcus milleri*，*K. pneumoniae* が多いとされ，*E. coli*，*Proteus* 属，*Enterobacter cloacae*，*Citrobacter freundii*，偏性嫌気性菌，*Staphylococcus aureus* なども原因となる。偏性嫌気性菌はグラム陰性桿菌と混合感染していることも多い。細菌性の他には赤痢アメーバが多いが，30% 以上は原因菌が不明である[9]。

表2　胆道系感染に対する抗菌薬の推奨例

治療対象		選択薬
市中感染	軽症急性胆管炎 軽症急性胆嚢炎 （Grade Ⅰ）	アンピシリン / スルバクタム 3g × 3〜4 回 / 日＋アミノグリコシド系薬
		セファゾリン 1g × 3〜4 回 / 日 ┐ セフォチアム 1g × 3〜4 回 / 日 │ セフォタキシム 1〜2g × 3〜4 回 / 日 ├ ±メトロニダゾール 0.5g × 3〜4 回 / 日 セフトリアキソン 1g × 2 回 / 日 │ ニューキノロン系薬 ┘
		セフメタゾール 1g × 3〜4 回 / 日 フロモキセフ 1g × 3〜4 回 / 日 セフォペラゾン / スルバクタム 1g × 3〜4 回 / 日 モキシフロキサシン 400mg × 1 回 / 日
	中等度急性胆管炎 中等度急性胆嚢炎 （Grade Ⅱ）	タゾバクタム / ピペラシリン 4.5g × 3〜4 回 / 日
		セフトリアキソン 1g × 2 回 / 日 ┐ セフタジジム 1g × 3〜4 回 / 日 │ セフォタキシム 1g × 3〜4 回 / 日 ├ ±メトロニダゾール 0.5g × 3〜4 回 / 日 セフォゾプラン 1〜2g × 3〜4 回 / 日 │ セフェピム 1g × 3〜4 回 / 日 │ ニューキノロン系薬 ┘
		セフォペラゾン / スルバクタム 1g × 3〜4 回 / 日 モキシフロキサシン 400mg × 1 回 / 日
	重症急性胆管炎 重症急性胆嚢炎 （Grade Ⅲ）	イミペネム / シラスタチン 0.5g × 3〜4 回 / 日 メロペネム 0.5〜1g × 3〜4 回 / 日 ドリペネム 0.5g × 3〜4 回 / 日 タゾバクタム / ピペラシリン 4.5g × 3〜4 回 / 日
		セフタジジム 1g × 3〜4 回 / 日 ┐ セフォゾプラン 1〜2g × 3〜4 回 / 日 ├ ±メトロニダゾール 0.5g × 3〜4 回 / 日 セフェピム 1g × 3〜4 回 / 日 │ アズトレオナム 1g × 3 回 / 日 ┘
医療関連		イミペネム / シラスタチン 0.5g × 3〜4 回 / 日 メロペネム 0.5〜1g × 3〜4 回 / 日 ドリペネム 0.5g × 3〜4 回 / 日 タゾバクタム / ピペラシリン 4.5g × 3〜4 回 / 日
		セフタジジム 1g × 3〜4 回 / 日 ┐ セフォゾプラン 1〜2g × 3〜4 回 / 日 ├ ±メトロニダゾール 0.5g × 3〜4 回 / 日 セフェピム 1g × 3〜4 回 / 日 │ アズトレオナム 1g × 3 回 / 日 ┘

（急性胆管炎・胆嚢炎診療ガイドライン改訂出版委員会編：急性胆管炎・胆嚢炎に対する抗菌薬療法．急性胆管炎・胆嚢炎診療ガイドライン 2013, 医学図書出版，東京，2013, p123 より一部改変）

第二章　各科感染症と抗菌薬療法

❹ 診断

　白血球増多やCRP上昇などの炎症反応のほか，AST，ALT，ALPなど肝・胆道系酵素の上昇をみることが多い。原因菌の検索のために血液培養，膿瘍ドレナージ排液の培養が必要である。アメーバ赤痢では膿瘍からの膿，便，腸管粘膜からの赤痢アメーバの検出を行う。血清アメーバ抗体は95%以上陽性となり診断に有用である。

　画像診断として腹部エコー検査，腹部CT検査などが行われる。エコー検査では初期では腫瘍様に観察され，のちに単発性または多房性の低エコー，高エコーの混在した周辺不整な不均一な領域として描出される。単純CT検査では境界不整，低吸収域としてみられ，造影CT検査では膿瘍壁の増強像と内部の低吸収像がみられる。経門脈的な膿瘍は右葉に多い。

❺ 治療―抗菌薬の選択と使い方

　細菌性肝膿瘍ではドレナージが必要であることが多く，エコーあるいはCTガイド下のドレナージが行われる。アメーバ性肝膿瘍に対してのドレナージは必須ではないとされるが，症状や入院期間を改善したとの報告もある[10,11]。アメーバ性肝膿瘍の膿汁はチョコレート，アンチョビソース様である。細菌性肝膿瘍はドレナージとともに抗菌薬治療が必要で，K.pneumoniaeなどグラム陰性桿菌に有効な第三世代セフェム系薬などが使用される。嫌気性菌感染あるいはグラム陰性菌との混合感染が考慮される際にはTAZ / PIPC（4.5g×3回/日）やカルバペネム系薬〔メロペネム（MEPM；メロペン®）0.5～1g×3～4回/日，イミペネム / シラスタチン（IPM / CS；チエナム®）0.5g×3～4回/日など〕の使用を考慮する。MNZも偏性嫌気性菌に有効である。細菌性肝膿瘍での抗菌薬の投与期間の明確な推奨はなく血液検査，画像所見の推移をみて決定するが，2～3週間静注を行い，その後は経口薬に変更し合計4～6週間とする報告もある[12,13]。

　アメーバ性肝膿瘍ではMNZ（500mg×3～4回/日）の投与を10～14日間の投与が必要である。

3. 細菌性腹膜炎

❶ 疾患の定義

　腹膜炎は腹腔内および後腹膜の細菌感染や化学的刺激による炎症である。腹膜炎はその病態より一次，二次，三次性に分類される。一次性腹膜炎は明らかな消化管穿孔等はなく，肝硬変などの特発性腹膜炎や携行式連続腹膜透析（CAPD）に関連する腹膜炎である。二次性腹膜炎は消化管穿孔や重症急性膵炎の壊死部の感染，縫合不全などにより生じる腹膜炎を指し，虫垂や大腸の穿孔性腹膜炎の市中感染型と，術後の縫合不全などによる腹膜炎での院内感染型に分けることができる。三次性腹膜炎は二次性腹膜炎に対する手術

等や抗菌薬治療後に生じる再発性腹膜炎であり，明確な膿瘍などがみられずドレナージを
すべき感染巣が明らかでない。

❷ 臨床症状

　一次性腹膜炎の症状として最も多いものは発熱であり，腹膜刺激症状を示さないことも
ある。肝硬変などでは腹水の増加などもみられる。二次性腹膜炎では炎症や穿孔部位によ
り疼痛の初発部位は異なる。炎症の広がりと共に疼痛の範囲拡大と程度が増強する。嘔
吐，悪心，発熱を伴うこともある。腹部の触診により前腹壁の筋性防御，圧痛，反跳痛が
みられる。

❸ 原因菌

　肝硬変に伴う特発性腹膜炎では *E. coli* や *S. aureus* などが多く，CAPD ではグラム陽性
菌のほか *Candida* 属が検出されることがある。市中感染の二次性腹膜炎では *E.coli*, *K.
pneumoniae* などの腸管に常在するグラム陰性菌および *Bacteroides* 属を中心とする偏性
嫌気性菌が原因となる。上部消化管の穿孔ではレンサ球菌や *Candida* 属が検出される割
合が上昇する。縫合不全など院内で生じる腹膜炎ではメチシリン耐性黄色ブドウ球菌
（MRSA）や緑膿菌が原因となることがある。市中発症の腹膜炎でも ESBL 産生菌が原因と
なることがあり注意が必要である。また，穿孔性腹膜炎ではしばしば *Candida* 属が検出
されるが腸管の常在菌でもあるため直ちに治療対象とはならず，術後 24 時間以降にド
レーンより検出される *Candida* 属はコロニゼーションと考える。抗菌薬に不応であれば
β−D−グルカンの測定や複数箇所の *Candida* 属の検出などからエムピリック治療を考慮す
る。術中の膿瘍検体や CT ガイド下ドレナージで直接採取された検体から，検鏡により酵
母様真菌が検出される際には原因菌としてよいとされる。

❹ 診断

　一次性腹膜炎では CAPD の腹膜灌流液，肝硬変では腹水の培養検査を行う。腹水中の
好中球数が 250/mL 以上で腹膜炎が疑われ，500/mL では診断確定となる。穿孔性腹膜炎
では腹痛，筋性防御などの症状に加え，腹部レントゲンにより free air 像を確認する。腹
部 CT 検査では腹部レントゲンで検出できない穿孔や腹腔内膿瘍を診断することが可能で
ある。また，術後の腹膜炎ではドレーンの排液性状や血液検査にて疑われることも多い。
ガストログラフィンを用いた消化管造影を行うことにより縫合不全の有無，場所の特定を
行うこともある。

第二章　各科感染症と抗菌薬療法

表3　日本における腹膜炎に対する抗菌薬の推奨例

治療対象		選択薬	
低リスクの市中腹腔内感染	併用	セファゾリン 1g×3～4回/日 セフォチアム 1g×3～4回/日 レボフロキサシン 500mg×1回/日	＋メトロニダゾール 0.5g×3～4回/日
重症, 術後感染, 最近抗菌薬の使用歴のある高リスク患者	単剤	イミペネム/シラスタチン 0.5g×3～4回/日 タゾバクタム/ピペラシリン 4.5g×3～4回/日	
	併用	セフォゾプラン 1g×3～4回/日 セフタジジム 1g×3～4回/日 シプロフロキサシン 300mg×2～3回/日	＋メトロニダゾール 0.5g×3～4回/日

❺ 治療—抗菌薬の選択と使い方

　二次性腹膜炎では，腹腔内に常在するグラム陰性桿菌と嫌気性菌に有効な抗菌薬を選択する。嫌気性菌に対しかつてクリンダマイシン（CLDM；ダラシン®）やセファマイシン系薬が用いられたが *Bacteroides fragilis* Group は30%以上耐性がみられるため使用しない。一方，MNZ，カルバペネム系薬，TAZ/PIPC に対する耐性はほとんどみられない。重症患者，術後感染，高齢者，基礎疾患を有する患者，耐性菌のリスクのある場合では *Enterococcus* 属や広くグラム陰性菌に活性のある抗菌薬の選択を行う。SIS/IDSA ガイドラインは二次性腹膜炎では軽度から中等症まではセフォキシチン（嫌気性菌活性を有する第二世代セファロスポリン系薬，日本では使用できない），モキシフロキサシン（MFLX；アベロックス®）など嫌気性菌への活性を有する抗菌薬か，ニューキノロン系薬やセファゾリン（CEZ；セファメジン® α），セフォキシチンなどと MNZ の併用とし，重症例，高齢者や免疫抑制状態にあるなどのハイリスクの患者に対してはカルバペネム系薬か TAZ/PIPC の単剤使用か，セフェピム（CFPM；マキシピーム®），セフタジジム（CAZ；モダシン®），ニューキノロン系薬と MNZ の併用を推奨している。

　日本では軽症，低リスクの患者であれば第一世代，第二世代セフェム系薬，レボフロキサシン（LVFX；クラビット®）などに，嫌気性菌に有効な MNZ を併用する。重症，高リスク患者に対する使用では単剤として IPM/CS，MEPM などのカルバペネム系薬，TAZ/PIPC を選択し，併用ではグラム陰性桿菌に広域なスペクトラムを有するセフォゾプラン（CZOP；ファーストシン®），CAZ などのセフェム系薬やシプロフロキサシン（CPFX；シプロキサン®）などに MNZ の併用を選択する（**表3**）。投与期間は穿孔部分や膿瘍などの感染源がドレナージによりコントロールされ，経過が良ければ4～7日の投与で良いとされる。

文献 ・・
　1）Sinanan MN：Acute cholangitis. Infect Dis Clin North Am 6：571-599, 1992
　2）Gouma DJ, Obertop H：Acute calculous cholecystitis. What is new in diagnosis and therapy? HPB Surg 6：

69-78, 1992

3 ）品川長夫，長谷川正光，平田公一ほか：外科感染症分離菌とその薬剤感受性― 2007 年度分離菌を中心に―. JPn J Antibiotics 62 ： 277-338, 2009

4 ）Kiriyama S, Takada T, Strasberg SM et al ; Tokyo Guidelines Revision Committee ： New diagnostic criteria and severity assessment of acute cholangitis in revised Tokyo Guidelines. J Hepatobiliary Pancreat Sci 19 ： 548-556, 2012

5 ）Yokoe M, Takada T, Strasberg SM et al ; Tokyo Guidelines Revision Committee ： New diagnostic criteria and severity assessment of acute cholecystitis in revised Tokyo Guidelines.J Hepatobiliary Pancreat Sci 19 ： 578-585, 2012

6 ）Solomkin JS ： Evaluating evidence and grading recommendations ： the SIS/IDSA guidelines for the treatment of complicated intra-abdominal infections. Surg Infect 11 ： 269-274, 2010

7 ）Thomsen RW, Jepsen P, Sorensen HT ： Diabetes mellitus and pyogenic liver abscess ： risk and prognosis. Clin Infect Dis 44 ： 1194-1201, 2007

8 ）Rahimian J, Wilson T, Oram V et al ； Pyogenic liver abscess ： recent trends in etiology and mortality. Clin Infect Dis 39 ： 1654-1659, 2004

9 ）Pang TC, Fung T, Samra J et al ： Pyogenic liver abscess ： an audit of 10 years' experience. World J Gastroenterol 17 ： 1622-1630, 2011

10）Van Allan RJ, Katz MD, Johnson MB et al ： Uncomplicated amebic liver abscess ： prospective evaluation of percutaneous therapeutic aspiration. Radiology 183 ： 827-830, 1992

11）Tandon A, Jain AK, Dixit VK et al ： Needle aspiration in large amoebic liver abscess. Trop Gastroenterol 18 ： 19-21, 1997

12）Chen YW, Chen YS, Lee SS et al ： A pilot study of oral fleroxacin once daily compared with conventional therapy in patients with pyogenic liver abscess. J Microbiol Immunol Infect 35 ： 179-183, 2002

13）Lee SS, Chen YS, Tsai HC et al ： Predictors of septic metastatic infection and mortality among patients with Klebsiella pneumoniae liver abscess. Clin Infect Dis 47 ： 642-650, 2008

第二章　各科感染症と抗菌薬療法

10 腸管感染症

坂本光男，細田智弘

❶ 疾患の定義

　腸管感染症はヒトの腸管内に病原微生物が侵入・定着・増殖して発症する疾患である。病原微生物の侵入門戸は口腔であり，飲食物を介することがほとんどであるが，汚染された手指あるいは環境を介する感染や，性行為を介する感染もありうる[1]。飲食物を介した腸管感染症は食・水系感染症とも称され，食中毒と重複する部分が大きい。食中毒は衛生上の危害要因となりうるものが混入した飲食物の摂取に伴って発生する健康被害の総称であり，原因となる要因は病原微生物とは限らない。散発的に発生した食・水系の腸管感染症も食中毒には違いないが，原因となる飲食物を特定することは困難であることからボツリヌス中毒など一部の例外を除いては食中毒には含めないことが一般的である。

　腸管感染症は発症機序の違いからチフス性疾患と感染性腸炎に分類される。チフス性疾患には腸チフスとパラチフスが含まれ，わが国における法律上の原因菌はそれぞれチフス菌とパラチフスA菌である。腸管の潰瘍性病変とともに，菌の細網内皮系での増殖に伴う菌血症を併発する全身疾患である。それに対し感染性腸炎では原則として炎症は腸管局所にとどまる。ただし，原因菌の種類や毒素の産生能，宿主の免疫状態などによっては菌血症などの全身感染や腸管外症状を呈することもある。

❷ 臨床症状

　チフス性疾患は2～3週間の潜伏期を経て突然の発熱で発症する。発熱は階段状に上昇し，極期には40℃を超えることも稀ではない。発熱のほか，比較的除脈，脾腫，バラ疹が3主徴とされるが，出現頻度は必ずしも高くない。発症初期（発症1週間以内）では下痢よりも便秘がみられやすい。極期を過ぎたころ（発症2週間以降）から腸出血や腸穿孔などの合併症をきたすことがあり，血便の出現や腹痛の増強などの徴候に注意する。

　感染性腸炎は病原微生物により臨床像は若干異なるが，共通する症状は下痢，悪心・嘔吐，腹痛といった胃腸炎症状である。潜伏期は数時間から10日前後と幅がある。炎症の首座が上部消化管である小腸型と下部消化管である大腸型で臨床像が若干異なる。前者では悪心・嘔吐，心窩部痛，非血性・大量の水様性下痢が主体であるのに対し，後者ではし

226

ぶり腹，下腹部痛，水様性下痢を呈し，粘血便のみられることもある。非チフス性サルモネラやカンピロバクターでは高熱を伴うことが多い。特にカンピロバクター腸炎では胃腸炎症状よりも高熱が1日程度先行することが多いので，発症早期にはインフルエンザ等の発熱性疾患との鑑別が必要となる。発熱のほか，腸管外症状としては腸管出血性大腸菌（enterohemorrhagic *Escherichia coli*：EHEC）感染症における溶血性尿毒症症候群（hemolytic-uremic syndrome：HUS）や脳症，ボツリヌス中毒による球麻痺症状などが有名であるが，非チフス性サルモネラ症では感染性動脈瘤や関節炎などが，カンピロバクター腸炎では胃腸炎症状の改善後に Guillain-Barré 症候群を発症することがある[2]。

❸ 原因菌

細菌性腸炎の原因菌は1990年代前半までは腸炎ビブリオと非チフス性サルモネラが2大原因菌であったが，1990年代後半以降これらは激減し，カンピロバクターと EHEC にとって代わられた。2000年代以降もこの傾向は続いている。2011年春には北陸を中心として焼肉チェーン店において牛肉の生食が原因と考えられる EHEC による集団食中毒事例が発生し，5例が死亡するに至った[3]。わが国では EHEC による集団食中毒事例の続発を受けて2011年10月には牛肉の生食の規格基準が変更された。次いで2012年7月には牛レバーの生食用の販売・提供も禁止された。さらに2012年には漬物による EHEC O157 の集団発生を受けて漬物の衛生規範も改正されている。これらの規制により EHEC 感染症の減少が期待されるところであるが，実際には減少をみるには至っていない。2015年6月には牛レバーの生食に続いて豚レバーの生食も禁止されたものの，鶏レバーの生食には規制がなく，カンピロバクター腸炎についても減少傾向はみられない。

ウイルスとしては冬季のノロウイルスが圧倒的に多い。5類感染症定点把握疾患のため全数が捕捉されているわけではないが，年間患者発生数は1,000万人に達すると推定されている。カキ等の二枚貝による食中毒が有名であるが，学校給食のパンを原因とした大規模な集団食中毒[4]や医療機関・老人介護施設・幼保育園での院内・施設内感染も頻発している。**図1**に過去5年間の当院における腸管感染症病原微生物の検出状況を示す。カンピロバクターが圧倒的に多く，非チフス性サルモネラ，EHEC がほぼ同数で続いている。ノロウイルスが少ないのは，確実な病原診断が行えた症例が少ないためである。根本的な治療法がないうえに，飲食店における集団食中毒でもない限り病原診断は行わないので，実態を反映したものではない。

❹ 必要な検査

詳細な問診および症状・所見から病原微生物をある程度絞り込むことは可能ではあるが，最終的な病原診断は糞便検査による。抗菌薬の投与により培養陽性率は著しく低下するため，糞便培養は必ず抗菌薬投与前に採取する。自然排便を用いるのが理想的であるが，すぐに排便が得られない場合には直腸スワブで代用する。滅菌の綿棒を肛門内に数

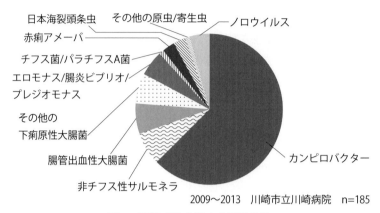

図1　腸管感染症検出病原微生物

cm挿入し，直腸粘液を採取し，キャリーブレア培地に差し込んだものを検体とする。採取した検体はすぐに細菌検査室に提出することが望ましいが，夜間・休日などでやむを得ず保存する場合には，キャリーブレア培地であれば室温で数日間保存しても培養結果には影響はない。発熱のみられる場合には血液培養を2セット採取する。検体の提出にあたっては，臨床背景から目標菌を検査室に伝えることが重要である。事前情報があれば結果判明までの時間が短縮されることもある。

集団発生が疑われる場合には保健所に連絡するとともに，検体を保存しておけば追加検査が可能である。合わせて糞便検鏡も行い，原虫・寄生虫症の有無を確認する。糞便鏡検の際にはできるだけ新鮮な検体を用いることが望ましい。さらに糞便のウイルス検索も追加する。適応は限られるがノロウイルス抗原検出キットも保険承認された。ただし現行のキットでは感度，特異度とも80～90％程度と確定診断には限界がある。ロタウイルス抗原は小児の感染性腸炎では施行することが望ましい。感染力は強いが，成人に発症することは稀であり，成人の感染性腸炎でロタウイルス抗原検査の適応となる機会は限られる。

❺ 診断

最終的な診断は糞便あるいは血液培養から病原微生物を分離することによる。チフス性疾患では有熱期の血液より高率に菌が分離される。糞便中には多数の常在細菌が存在するためグラム染色は有用ではない。またインフルエンザや肺炎球菌尿中抗原のような迅速診断キットも実用化はされていないので，糞便培養では結果判明までに1～3日程度の時間を要する。急性胃腸炎症状を有する症例から赤痢菌，コレラ菌，非チフス性サルモネラ，カンピロバクター，EHEC，腸炎ビブリオなどの腸管系病原細菌が検出された場合には，その細菌が原因菌と判定してさしつかえない。黄色ブドウ球菌（methicillin-resistant *Staphylococcus aureus*：MRSAを含む），*Clostridium difficile*（CD），*C. perfringens*（ウエルシュ菌），*Bacillus cereus*（セレウス菌）といった環境，皮膚・粘膜，腸管内に常在する細菌が検出された場合には病原因子の保有能や患者背景（抗菌薬の投与歴や周囲での同症

状者の多発など），原因食材からの分離など一定の条件がそろった場合には原因菌と判定できる。これらの細菌による感染症は頻度が低いこと，病原因子の証明には特殊な設備や技術を要することから，日常臨床では行われていないことも多い。ただし，CD 関連腸炎（CDAD）では院内や施設内での伝播の可能性のあることから糞便中の毒素（toxin A および B）を検出する簡易キットが広く用いられている。CD の培養は必ずしも容易ではないことから，簡易キットでの毒素の陽性をもって CDAD と診断している施設も少なくない。CDAD の重症型として偽膜性腸炎が知られているが，診断のためには大腸内視鏡により偽膜の証明が必要である。

　原虫や寄生虫は検出されれば，その病原体が原因と判定できることがほとんどであるが，一部の例外もある。アメーバ赤痢では新鮮な糞便が採取できれば，赤血球の貪食を伴う運動性を有する栄養体が顕微鏡下に直ちに観察できる。

　ノロウイルスやロタウイルスも糞便中の迅速診断キットで陽性となれば診断的価値は高いが，陰性の場合でも完全に否定することは困難である。

　なお，現在日本感染性腸炎学会研究協力施設の一部において糞便中のカンピロバクター抗原を検出する迅速診断キットの臨床性能試験を実施中である。培養法と比較した感度・特異度の成績は得られていないが，海外での類似キットの報告では感度 80 〜 90%，特異度 90 〜 100% と良好な成績が報告されている[5]。

❻ 治療─抗菌薬の選択と使い方

　腸管感染症に対する治療は全身状態の改善を図る対症療法と，原因となる病原微生物に対する抗菌化学療法がある。チフス性疾患では自然治癒傾向に乏しく，積極的な抗菌化学療法の対象となる。それに対し感染性腸炎は自然治癒傾向が強く，基本的には対症療法を優先させ，抗菌化学療法は必要最低限にとどめる。

i．対症療法

　チフス性疾患では主に持続する高熱により，感染性腸炎では下痢・嘔吐，摂食不良，発熱等により脱水はほぼ必発である。従来は軽度であっても経静脈的な補液が行われていたが，経口補水液の普及により経口摂取が可能な限り経口補液が優先されるようになった。長期の絶食は栄養状態の悪化を招き，回復の妨げとなる。下痢のみで嘔気・嘔吐が軽度の場合には絶食は好ましくない。ただし，消化管の消化・吸収機能は低下しているので，下痢が改善するまでは易消化食がすすめられる。生菌整腸剤は病原微生物の定着を抑制し，腸内細菌のバランスを整える。ロペラミドなどの強力な止痢剤は腸内容物の停滞を招き，かえって除菌を遅らせることがあるので，原則として使用を控える。感染性腸炎は急性経過をとることが多く，止痢剤を用いなければならないほどの激しい下痢が 1 週間以上にわたって持続することは稀である。腹痛の激しい場合には鎮痙剤の投与を考慮するが，前述の理由で好ましくないので，必要最低限とする。ノロウイルス性胃腸炎の場合には吐物に大量のウイルスが含まれ，二次感染のリスクとなるので，嘔気・嘔吐の強い場合には積極

的に制吐剤の投与を行う。発熱のみられる時には解熱剤の投与は許容されるが，感染性腸炎では発熱は一過性のことが多く，下痢の改善に先立って解熱することが多いので，積極的な解熱剤の投与は必要としないことも多い。

ii．チフス性疾患に対する抗菌化学療法

チフス菌・パラチフス A 菌に対する抗菌薬の臨床効果は，試験管内の感受性試験結果とは必ずしも一致しない。カルバペネム系薬やアミノグリコシド系薬は試験管内では優れた抗菌力を示すが，臨床的な有効性は確認されていない。これはチフス菌・パラチフス A 菌が細胞内寄生菌であること，感染巣が腸管から胆道系であることから，標的部位の抗菌薬濃度が十分に上昇しないためと考えられる。クロラムフェニコール（CP；クロロマイセチン®，クロマイ®），アンピシリン（ABPC；ビクシリン®），アモキシシリン（AMPC；サワシリン®），スルファメトキサゾール／トリメトプリム（ST；バクタ®，バクトラミン®）合剤，ニューキノロン系薬（NQ），セフトリアキソン（CTRX；ロセフィン®）は試験管内で感性と確認されれば，臨床的にも有効性が期待できる。1970 年代までは CP や ST 合剤が第一選択薬として用いられてきたが，重篤な副作用があるうえに，再発や再排菌を完全には抑制できないことから，再治療を余儀なくされる等の問題が残された。NQ が開発，臨床応用されるようになった 1980 年代後半以降は NQ が好んで用いられ，合併症や再発の頻度も低下し，チフス性疾患に対する標準的な抗菌化学療法としての地位を確立した。しかし 2000 年代以降，特にインド亜大陸からの輸入例を中心に NQ 低感受性株が増加し，ときには耐性株も散見されるようになり，その有用性は急速に失われた。NQ 低感受性および耐性株に対しては NQ の増量，NQ と CTRX あるいはセフォタキシム（CTX；クラフォラン®，セフォタックス®）の併用，CTRX 単剤，アジスロマイシン（AZM；ジスロマック®）単剤などが用いられ，一定の有効性が得られている。AZM は試験管内では 4 〜 16 μg/mL と比較的高い最小発育阻止濃度（MIC）を示すが，生体内では優れた細胞内移行性を示すことから臨床的には高い有効性が期待できる。通常は内服で用いられるが，注射剤も有効である。ただし，保険上はチフス性疾患に対する適応症は承認されていない。

臨床検体からチフス菌・パラチフス A 菌が検出された場合には，必ず試験管内での薬剤感受性を確認する。NQ 感性である限り NQ を選択すべきである。通常はレボフロキサシン（LVFX；クラビット®）500mg 分 1 を内服で用いる。ノルフロキサシン（NFLX；バクシダール®），トスフロキサシン（TFLX；トスキサシン®，オゼックス®）であれば小児適応も有している。NQ 低感受性・耐性株では CTRX 2 g を 24 時間毎あるいは 12 時間毎を単独もしくは上記 NQ と併用する。いずれの薬剤も投与期間は 2 週間である。AZM は初日に 1g を分 1，2 日目から 500mg 分 1 とし，合計で 1 週間内服する。いずれの治療を選択しても治療終了後には感染症予防法の規定に基づき，菌の消失を確認する。

iii．感染性腸炎に対する抗菌化学療法

糞便培養は当日中に結果が判明することはまず期待できないが，臨床情報や目標菌などの情報を細菌検査室に正確に伝えれば，検体提出翌日には暫定的な結果は判明する。この

表 1　原因微生物からみた抗菌薬の適応

常に適応あり
赤痢菌，O1/O139 コレラ菌，チフス菌，パラチフス A 菌，
赤痢アメーバ，ランブル鞭毛虫

症例によって適応あり
非チフス性サルモネラ，カンピロバクター，下痢原性大腸菌各型，
エルシニア，*C. difficile*，MRSA

通常は適応なし
腸炎ビブリオ，NAG ビブリオ，プレジオモナス，エロモナス，
ウエルシュ菌，セレウス菌，黄色ブドウ球菌，*K. oxytoca*

抗毒素の適応
ボツリヌス菌

ため受診当日には抗菌薬の投与を控え，翌日に糞便培養の途中経過を確認してから抗菌薬の投与の必要性について再検討するという方法も選択肢となる。不要な抗菌薬の投与を避けられるというメリットがある反面，頻回の外来受診が必要となる。しかしながらこのような対応が可能なのは，自施設で細菌検査を施行している医療機関で，しかも平日の日勤帯に限られる。糞便培養の結果が判明した場合の抗菌薬の適応について**表 1**に示す。赤痢菌と O1 および O139 コレラ菌が検出された場合は抗菌薬の投与は必須であるが，現在のわが国では検出頻度が低く，検出されてから投与を開始しても遅くはない。問題となるのはカンピロバクター，非チフス性サルモネラ，EHEC であろう。これらの細菌による感染性腸炎では，適切な時期に適切な抗菌薬を投与しなければ意味がない。抗菌薬開始以前に症状が改善した場合には，抗菌薬投与は必ずしも必要ない。

　カンピロバクターと非チフス性サルモネラによる感染性腸炎は臨床症状や推定原因食品が類似している。生もしくは加熱不十分な鶏肉関連食品の摂食歴，38 ℃以上の発熱，頻回の緑色水様便あるいは血便，右下腹部痛などが共通する所見である。相違点は潜伏期が非チフス性サルモネラでは 1 〜 2 日程度であるのに対し，カンピロバクターでは 2 〜 7 日と比較的長いことである。現在のわが国では検出頻度はカンピロバクターが高いことから，前記のような症例をみたら，まずカンピロバクターを疑う。NQ も全く無効というわけではないが，容易に耐性化するため，原則としてマクロライド系薬を用いる。クラリスロマイシン（CAM；クラリス®，クラリシッド®）なら 400mg 分 2 を 3 〜 5 日間，AZM なら 500mg 分 1 で 3 日間の投与を行う。ただし，AZM は下痢の副作用があり，感染性腸炎の極期には用いにくい。

　非チフス性サルモネラでは感染性腸炎にとどまらず菌血症や感染性動脈瘤，感染性心内膜炎，骨髄炎，関節炎などの病巣感染を引き起こすことがある。感染性腸炎単独の場合には抗菌薬投与は否定的な意見もあるが，筆者は積極的に抗菌薬の投与を行っている。選択薬は成人では NQ，小児ではホスホマイシン（FOM；ホスミシン®）であり，常用量で 3 日間投与する。菌血症や病巣感染をきたした場合には抗菌薬投与は必須であり，投与期間

も感染巣によって2～8週間と延長する必要がある。

　EHEC感染症の潜伏期は2～10日と長く，生あるいは加熱不十分な牛肉関連食品の摂取が原因として有名である。典型的には突然の腹痛・水様性下痢で発症し，半日から1日程度で鮮血便を呈してくる。便性は薬剤性出血性腸炎や虚血性腸炎と類似する。腹痛は右下腹部に著しく，虫垂炎との鑑別が困難なこともある。発熱はないか，あっても軽度とされるが，幼小児では39℃以上の高熱を伴うことも稀ではない。EHEC感染症を疑う場合には，糞便培養とともに血液・尿検査を行いHUSの合併の有無を確認する。EHEC感染症が強く疑われるか，診断確定した場合の抗菌薬の投与の是非は国内外で見解の相違がある。海外では抗菌薬投与によりHUSの頻度が上昇するため抗菌薬の投与はするべきではないとされている。一方日本感染性腸炎学会の集計では，抗菌薬投与によりHUSの頻度が上昇するとのデータは得られていない[6]。抗菌薬の投与よりも宿主や細菌側の要因が関与していると考えられるが，推測の域を出ない。わが国ではEHEC感染症の発症早期（おおむね3日以内）であれば適切な抗菌薬の投与を推奨する意見が優勢である。発症4日以降でも抗菌薬の投与でHUSのリスクが上昇するわけではないが，症状の改善や排菌期間の短縮にどの程度寄与するかは確認されておらず，適応については個々に判断する必要がある。少なくとも血便のみられる症例には一概に抗菌薬は投与すべきではないとする欧米の意見には賛成できない。できるだけ早期に成人であればNQを，小児ではFOMの常用量を3日間投与する。治療終了後には感染症予防法に基づいて菌の消失を確認する。なお，飲食業従事者の定期検便で無症状にもかかわらずEHECが検出される無症候性保菌者を稀に経験する。無症状保菌者に対して抗菌薬を投与すべきかどうかについては，統一した見解は示されていない。感染症予防法では，無症状であっても3類感染症病原体保有者は飲食業への就業が禁止されるので，このような場合に限り抗菌薬を投与することは許容されると考える。

　原虫が感染性腸炎の原因となる頻度は低いが，赤痢アメーバ症やジアルジア症では抗菌薬投与は必須である。いずれに対してもメトロニダゾール（MNZ；フラジール®，アネメトロ®）が有効である。前者では1,500～2,250mgを10～14日，後者では750mgを7日間の投与が推奨されている。

　ウイルス性腸炎には特異的な治療法はなく，対症療法に終始する。ただし，最近ノロウイルスに対し抗インフルエンザ薬であるファビピラビルが有効であるとの報告がなされている。基礎疾患のない健康成人では対症療法のみで1～2日以内に改善するので，抗ウイルス療法の適応とは考えられないが，糞便中へのウイルス排泄期間を短縮できる可能性が示されており，周囲への二次感染の予防には有効かもしれない。

おわりに

　新規の抗菌薬の開発が停滞するなか，耐性菌の検出頻度は上昇し続けている。腸管感染症の分野も例外ではない。現存する抗菌薬の有用性を長く保ち続けるためには，培養検査で薬剤感受性試験の結果を確認したうえで，安易な抗菌薬の投与は厳に慎むべきである。

文献 ・・・

1）鯉渕智彦：性感染症（STD）としての細菌性赤痢．HIV 感染症と AIDS の治療 3：35-37，2012

2）Hughes AC, Cornblath DR：Guillain-Barré syndrome. Lancet 366：1653-1666，2005

3）磯部順子，嶋　智子，木全恵子ほか：腸管出血性大腸菌 O111 による焼肉チェーン店での集団食中毒事件―富山県―．病原微生物検出情報 33：119-120，2012

4）古田敏彦，大田邦生，寺田善直：浜松市内におけるノロウイルス集団食中毒事例．病原微生物検出情報 35：164-165，2014

5）Bessède E, Delcamp A, Sifré E et al：New methods for detection of campylobacters in stool samples in comparison to culture. J Clin Microbiol 49：941-944，2011

6）吉井　肇，坂本光男，相楽裕子：腸管出血性大腸菌感染症に伴う HUS/ 脳症合併状況に関する調査― 2006 年～ 2013 年―．日化療会誌 62（Suppl）：303，2014

第二章　各科感染症と抗菌薬療法

11 尿路感染症

石川清仁

1.（急性）単純性膀胱炎

❶ 疾患の定義

　細菌感染症の原因となりうるような基礎疾患が見いだせない患者に生ずる膀胱炎で，性的活動期にある女性に好発する疾患である。乳幼児では男児にも起こりうるが，包茎が原因と考えられる。成人男性の場合は複雑性尿路感染症を考慮し，尿路や全身性の基礎疾患の有無を積極的に検索する必要がある。

❷ 臨床症状

　頻尿，排尿痛，尿混濁，残尿感，膀胱部不快感などが主症状となる。ときに肉眼的血尿を伴うこともあるが，通常発熱は伴わない。臨床症状が比較的短時間で出現することから，急性膀胱炎とも呼ばれる。

❸ 原因菌

　単純性膀胱炎を対象として，2009年に施行された3学会合同サーベイランス[1]の結果を図1に示す。サブ解析の結果，閉経前女性における分離菌の約82%がグラム陰性菌であり，Escherichia coli は約74%〔そのうち，基質特異性拡張型β-ラクタマーゼ：Extended-spectrum β-lactamase（以下，ESBL）産生菌は，約3%〕であった。閉経後の女性に比較して，グラム陽性菌の分離頻度は約17%（そのうち，Staphylococcus saprophyticus が約8%）と高率である[2]ことに注意する必要がある。

❹ 必要な検査

　診断には膿尿と細菌尿の存在が必須となるため，尿検査と培養検査は必要となる。とくに女性の場合は尿の採取法に注意が必要である。外陰部の細胞や細菌のコンタミネーショ

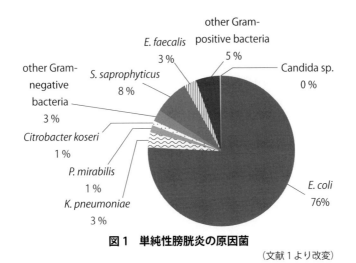

図1 単純性膀胱炎の原因菌
（文献1より改変）

ンを防止するため，カテーテル尿か外尿道口を十分に消毒したうえでの中間尿を採取する。膿尿の診断は，尿沈渣法で強拡大（400倍）白血球数≧5個，直接検鏡で白血球数≧10個/mm³を有意とする。細菌尿の診断は，尿の定量培養で行うが，ガイドライン[3-5]では10⁵cfu/mL以上の単一菌株が分離された場合を原因菌と定めているものの，急性単純性膀胱炎患者の30〜50%は，検出される細菌が10³〜10⁵cfu/mL以内であり，10³cfu/mL以上を細菌尿とする考え方が近年定着しつつある。

❺ 診断

診断は，膀胱刺激症状とともに，膿尿，細菌尿を認め，さらに細菌感染症の誘因となるような尿路や全身疾患を有しないことである。

❻ 治療─抗菌薬の選択と使い方[2]

急性単純性膀胱炎から分離される E. coli は，β-ラクタマーゼ阻害薬（以下，BLI）配合ペニシリン系薬，セファロスポリン系薬，キノロン系薬などいずれも90%以上の薬剤感受性を保持している。ESBL産生株のうち約70%はキノロン耐性も示すが，その90%以上はホスホマイシン（FOM；ホスミシン®）またはファロペネム（FRPM；ファロム®）に良好な感受性を示している。

Empiric therapy
- グラム陽性菌の分離頻度が高い閉経前女性においては，単純性膀胱炎全体に対するempiric therapyとしてのキノロン系薬の有効率は約90%，セファロスポリン系薬の有効率は約75%と推定される。
- 尿検査または患者背景・既往から原因菌としてグラム陽性菌が強く疑われる場合にはキノロン系薬を選択してもよい。

第二章　各科感染症と抗菌薬療法

■原因菌としてグラム陰性菌が強く疑われる場合には，セファロスポリン系薬または
FOM，FRPM 等を選択する。

■グラム陰性菌におけるキノロン耐性，ESBL 産生の誘導（collateral damage）を避ける
ためにも，キノロン系薬（または第三世代セファロスポリン系薬）を常に第一選択とす
ることは控えるべきである。

第一選択

●レボフロキサシン（LVFX；クラビット®）：経口 500mg・1 日 1 回・3 日間[*1]

●シプロフロキサシン（CPFX；シプロキサン®）：経口 200mg・1 日 2 ～ 3 回・3 日間[*1]

●トスフロキサシン（TFLX；トスキサシン®，オゼックス®）：経口 150mg・1 日 2 回・
3 日間[*1]

第二選択

●セファクロル（CCL；ケフラール®）：経口 250mg・1 日 3 回・7 日間

●セフジニル（CFDN；セフゾン®）：経口 100mg・1 日 3 回・5 ～ 7 日間

●セフカペン ピボキシル（CFPN-PI；フロモックス®）：経口 100mg・1 日 3 回・5 ～ 7
日間

●セフポドキシム プロキセチル（CPDX-PR；バナン®）：経口 100mg・1 日 2 回・5 ～
7 日間

●FOM：経口 1g・1 日 3 回・2 日間[*2]

●FRPM：経口 1 回 200mg・1 日 3 回・7 日間[*2]

＊注釈

＊1　グラム陽性球菌が疑われる場合，または検出されている場合

＊2　ESBL 産生菌が疑われる場合，または検出されている場合

2.（急性）単純性腎盂腎炎

❶ 疾患の定義

　尿路や全身性基礎疾患が合併せず，主に性的活動期の女性に好発する有熱性尿路感染症
で，尿路病原性を有する原因菌が細菌尿とともに尿管を逆行し，腎盂粘膜へ付着・増殖
し，炎症の一部が腎実質に及ぶ病態と定義される。比較的重篤感のある疾患で，入院治療
を必要とする症例が多い。基礎疾患が存在しなくても，菌血症，敗血症，播種性血管内凝
固症候群（DIC），ショック状態に陥ることもあり，正確な病態の把握が求められる感染
症である。

❷ 臨床症状

　発熱・悪寒，全身倦怠感などの全身感染所見に加え，腰背部痛，腎部圧痛，肋骨・脊椎
角部叩打痛（CVA tenderness）などの症状・所見がみられる[2]。悪心・嘔吐など後腹膜刺

236

激症状を合併することもある。敗血症性ショックを見落とさないためにも，来院時のバイタルサインには注意する。

❸ 原因菌[2]

E. coli が約70%であり，その他のグラム陰性桿菌として *Klebsiella pneumoniae* や *Proteus mirabilis* などもときに関与する。稀にグラム陽性球菌の *S. saprophyticus* や *Enterococcus faecalis* などが原因菌となる。

❹ 必要な検査

尿一般検査，尿沈渣，尿培養検査，薬剤感受性検査は必須となる。血液検査では，C反応性タンパク（CRP）や赤血球沈降速度（血沈）など炎症マーカーも必要である。入院が必要な症例では菌血症や敗血症の可能性も考慮し，血液ガス，血液培養検査とプロカルシトニン（PCT）の測定も積極的に行うべきである。

気腫性腎盂腎炎，膿腎症，腎膿瘍など重篤で早急な泌尿器科的ドレナージを要する特殊病態と一般的な急性腎盂腎炎との鑑別診断のため，画像診断（超音波断層は必須で，適時単純CT検査）が必要である[2]。とくに腎機能が正常であれば，造影CTを撮ることにより，局在診断と重症度判定が容易となる。

❺ 診断

尿検査より膿尿と細菌尿の出現がみられる。血液検査では，白血球増多，CRP上昇，血沈亢進などの炎症反応がみられる。ショック症状を伴うことがあり，血行動態にも注意が必要である[2]。単純CT検査では腎周囲脂肪組織の毛羽立ちや局所の腫大所見，造影CT検査では腎実質に楔状の造影効果不良領域を認める。

❻ 治療—抗菌薬の選択と使い方[2]

E. coli や *K. pneumoniae* は薬剤感受性が良好であり，セファロスポリン系薬，キノロン系薬，アミノグリコシド系薬などに高い感受性を有している。しかし，近年，ESBL産生菌やキノロン耐性 *E. coli* が漸増している[6]。また，グラム陽性菌の場合，一般的な第一・第二選択薬への感受性が劣ることがあるため，治療において抗菌薬の選択に注意を要する。

Empiric therapy

■腎排泄型の薬剤で，β-ラクタム系薬，キノロン系薬などがある。アミノグリコシド系薬は安全域が狭いので腎機能低下時には注意を要する。

■「軽症・中等症」は主治医判断で「外来治療可能症例」，「重症」は「入院加療が必要と

第二章　各科感染症と抗菌薬療法

なる症例」を目安とする。

■治療開始3日後を目安に empiric therapy の効果を判定し，培養結果が判明次第，definitive therapy に切り替える。

軽症・中等症の病態[*1]

第一選択

- LVFX：経口500 mg・1日1回・7～14日間[*2]
- CPFX：経口200 mg・1日3回・7～14日間[*2]
- TFLX：経口150 mg・1日3回・7～14日間[*2]
- シタフロキサシン（STFX；グレースビット®）：経口100 mg・1日2回・7～14日間[*2]

第二選択

- セフジトレン ピボキシル（CDTR-PI；メイアクトMS®）：経口200 mg・1日3回・14日間
- CFPN-PI：経口150 mg・1日3回・14日間
- CPDX-PR：経口200 mg・1日2回・14日間

※経口治療開始時にのみ one-time intravenous agent としてセフトリアキソン（CTRX；ロセフィン®），キノロン系薬，アミノグリコシド系薬などの点滴静注も推奨される。

重症の病態[*1,3]

第一選択

- セフォチアム（CTM；パンスポリン®）：点滴静注1～2 g・1日3～4回[*4]
- CTRX：点滴静注1～2 g・1日1～2回
- セフタジジム（CAZ；モダシン®）：点滴静注1～2 g・1日3回[*4]

第二選択

- アミカシン（AMK；アミカシン硫酸塩）：筋注または点滴静注200～400 mg・1日1回[*5]
- パズフロキサシン（PZFX；パシル®，パズクロス®）：点滴静注1,000 mg・1日2回[*6]
- タゾバクタム／ピペラシリン（TAZ/PIPC；ゾシン®）：点滴静注4.5 g・1日3回
- メロペネム（MEPM；メロペン®）：点滴静注1 g・1日3回

＊注釈

＊1　Empiric therapy で投与開始3日目に無効なら，尿培養・薬剤感受性試験により definitive therapy に切り替える。

＊2　地域の単純性尿路感染症分離 *E. coli* のキノロン系薬耐性率が20%以上の場合，および患者に6ヵ月以内の抗菌薬投与歴がある場合は，第二選択薬が推奨される。

＊3　解熱など症状寛解後24時間を目処に，経口抗菌薬に切り替え，外来治療とし合計で14日間投与する。

＊4　2g・3回以上は保険適用外。

＊5　アミノグリコシド系薬は，相乗効果を期待してペニシリン系薬を併用してもよい。

＊6　保険適用は敗血症合併症例に限る。

表1　複雑性尿路感染症の基礎疾患

	MRSA	*E. faecalis*	*E. coli*	*K. oxytoca*	*K. pneumoniae*	*P. mirabilis*	*S. marcescens*	*P. aeruginosa*	計
神経因性膀胱	22	46	186	23	71	27	13	30	418
前立腺肥大症	16	72	65	15	34	10	8	29	249
膀胱癌	6	35	41	1	10	5	1	9	108
前立腺癌	3	25	22	2	5	1	4	7	69
尿管結石	5	14	29		4	7	2	4	65
腎結石	3	10	22	1	6	7	1	10	60
水腎症	5	13	24	3	3	2	1	4	55
尿管狭窄	5	14	12	1	4	2		8	46
膀胱結石	2	5	2		1	2		2	14
膀胱憩室		1	5		5				11
尿道狭窄		3	1	1	2			2	9
間質性膀胱炎		2	1	1	1	1		1	7
膀胱尿管逆流		2	1		2			1	6
間欠的自己導尿中		1	1	2	1				5
その他・不明	3	12	30		10	8	4	11	78
計	70	255	442	50	159	72	34	118	1,200

（文献7より改変）

3．複雑性尿路感染症

❶ 疾患の定義

　単純性と異なり，尿路あるいは全身性に何らかの基礎疾患を持つ患者に発症する尿路感染症である。通常は無症候性に経過するが，尿路閉塞や菌交代が生ずると症候性尿路感染症となる。臨床症状は単純性に比し軽微であるが，難治性で再発・再燃を繰り返す特徴をもつ。

　2011年に日本感染症学会・日本化学療法学会・日本臨床微生物学会の三学会合同で42医療施設を対象に2回目の複雑性尿路感染症に関する全国規模のサーベイランスが行われた[7]。その結果から得られた菌種別複雑性尿路感染症の基礎疾患を**表1**に示す。

　神経因性膀胱，前立腺肥大症，膀胱癌の順に頻度が高く，それ以外には前立腺癌，尿路結石，尿路狭窄，膀胱尿管逆流などがある。世代別には，小児では尿路の先天異常が多く，高齢者では尿路の悪性腫瘍や神経因性膀胱などが多い。

　また，基礎疾患には解剖学的・機能的な尿路異常のみならず，糖尿病，ステロイド・抗癌剤投与中など全身性感染防御能の低下状態も含まれる[2]。

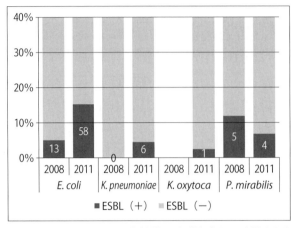
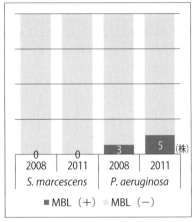

図2 複雑性尿路感染症より分離されたESBL・MBL産生株

(文献7, 8のデータより作成)

❷ 臨床症状

膀胱炎の典型的な急性増悪時には，排尿痛，頻尿，残尿感などが出現するが，それ以外は軽い頻尿，下部不快感などを緩徐に自覚する程度である。腎盂腎炎でも臨床症状は単純性と大きく変わることはないが，幾分軽微な印象がある。

❸ 原因菌

複雑性尿路感染症の原因菌は多岐にわたり，培養検査を行わないかぎり推定困難である。
グラム陽性菌の中ではEnterococcus属が多くを占め，Staphylococcus属も分離される。グラム陰性菌では，E. coliをはじめKlebsiella属，Citrobacter属，Enterobacter属，Serratia属，Proteus属などの腸内細菌，および緑膿菌などのブドウ糖非発酵菌も分離される[2]。

複雑性の特徴として，過去の抗菌薬投与歴より各種抗菌薬に耐性を示す菌が分離される頻度が高く，キノロン耐性菌，ESBL産生菌，メタロ-β-ラクタマーゼ：metallo-β-lactamase（以下，MBL）産生菌，メチシリン耐性黄色ブドウ球菌（MRSA）などの存在に注意が必要である。

図2には菌種別のESBLおよびMBL産生菌の分離頻度を示す。いずれの菌種でも単純性膀胱炎由来株[1]と比して高率に分離されている。また，2008年に行われた第1回サーベイランス結果[8]と比較しても，耐性化が進んでいることがわかる。さらに，2011年に分離されたE. coliは，STFX以外のキノロン系薬に対し，30％以上が耐性株となっていた。

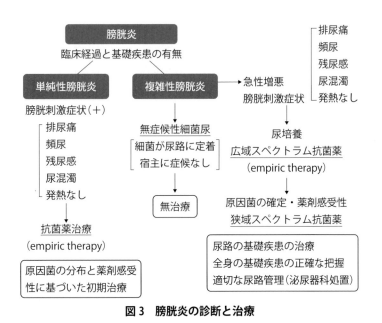

図3 膀胱炎の診断と治療

❹ 必要な検査

　尿一般検査，沈渣，細菌培養検査，薬剤感受性検査は必須となる。腎盂腎炎では血液検査も必要である。超音波検査は腎の局所的腫大，水腎症の有無，腎実質の血流障害，膿瘍形成，膀胱壁肥厚，残尿，前立腺肥大などを捉えることができ，有用である。CT 検査の有用性については，急性腎盂腎炎の項で前述した通りである。

❺ 診断

　初診時に比較的軽微で緩徐に進行する症状を訴える症例，単純性尿路感染症に準じた治療を施しても改善しない難治症例，既往歴に複数回の尿路感染症がある再発症例，さらに尿から *E. coli* 以外の原因菌や耐性菌が分離された症例では積極的に基礎疾患の存在を疑うべきである。診断法はそれぞれの基礎疾患により異なるが，尿路以外の基礎疾患についても注意を払う必要がある。

　図3に診断と治療のアルゴリズムを示す。具体的には，前述した基礎疾患が存在することが確認でき，膿尿，細菌尿を証明されれば複雑性尿路感染症であり，発熱や腰背部痛などが存在すれば腎盂腎炎，なければ膀胱炎である。無症候性細菌尿の場合は細菌が尿路に定着しているだけなので，このカテゴリーには含まれない。

❻ 治療―抗菌薬の選択と使い方

　尿細菌培養は必須となるが，診断がついた時点で今までの原因菌検出歴も参考にしなが

ら empiric therapy を開始する。無症候時に監視培養で得られた菌種は，急性増悪時の原因菌とは一致しないこともしばしばあるので注意する。原因菌が確定し，薬剤感受性試験の結果が判明したら狭域スペクトラムの抗菌薬に de-escalation すべきである。

しかしながら，複雑性尿路感染症の治療において重要なことは，尿路の基礎疾患の治療，全身の基礎疾患の正確な把握，泌尿器科処置を含む適切な尿路管理であり，抗菌薬治療はむしろ補助的治療と考えるべきである。

結石関連腎盂腎炎，尿路原性敗血症，全身性炎症反応症候群：systemic inflammatory response syndrome（SIRS），DIC の合併など，より重篤な腎盂腎炎患者では複数の抗菌薬による併用も考慮する[2]。

ⅰ．複雑性膀胱炎

Empiric therapy[2]

■新経口セファロスポリン系薬や経口キノロン系薬など抗菌スペクトラムが広く，抗菌力に優れている薬剤を選択し，薬剤感受性検査成績の判明後はその結果に基づき，より狭域スペクトラムの薬剤に de-escalation することが必要である。

■難治性感染症においては，入院加療とし注射薬も考慮する。

■通常 7 〜 14 日間の治療期間が必要であるが，症例によっては 21 日間の投与も必要となる。

第一選択
- LVFX：経口 500 mg・1 日 1 回・7 〜 14 日間
- CPFX：経口 200 mg・1 日 2 〜 3 回・7 〜 14 日間
- TFLX：経口 150 mg・1 日 3 回・7 〜 14 日間
- STFX：経口 100 mg・1 日 1 回・7 〜 14 日間
- アモキシシリン / クラブラン酸（AMPC/CVA；オーグメンチン®）：経口 250 mg・1 日 3 回・7 〜 14 日間
- スルタミシリン（SBTPC；ユナシン®）：経口 375 mg・1 日 3 回・7 〜 14 日間

第二選択
- CFDN：経口 100 mg・1 日 3 回・7 〜 14 日間
- CPDX-PR：経口 200 mg・1 日 2 回・7 〜 14 日間
- CFPN-PI：経口 100 〜 150 mg・1 日 3 回・7 〜 14 日間

難治例
- MEPM：点滴静注 0.5 g・1 日 2 回・3 〜 14 日間
- ドリペネム（DRPM；フィニバックス®）：点滴静注 0.25 g・1 日 2 回・3 〜 14 日間
- イミペネム / シラスタチン（IPM/CS；チエナム®）：点滴静注 0.5 g・1 日 2 回・3 〜 14 日間
- セフェピム（CFPM；マキシピーム®）：点滴静注 1 g・1 日 2 回・3 〜 14 日間
- セフォゾプラン（CZOP；ファーストシン®）：点滴静注 1 g・1 日 2 回・3 〜 14 日間
- TAZ/PIPC：点滴静注 4.5 g・1 日 2 〜 3 回・3 〜 14 日間

ii．複雑性腎盂腎炎

Empiric therapy[2]

■ Empiric therapy では治療開始 3 日後を目安に効果を判定し，培養結果が判明次第，薬剤感受性検査成績に基づき薬剤の変更（definitive therapy）を行う。

■ 治療効果が認められる場合でも，薬剤感受性検査成績に基づいて，より狭域のスペクトラムの薬剤に de-escalation することが望ましい。

■「軽症・中等症」は主治医判断で「外来治療可能症例」，「重症」は「入院加療が必要となる症例」を目安とする。

軽症・中等症の場合[*1]

第一選択

- LVFX：経口 500 mg・1 日 1 回・7 〜 14 日間[*2]
- CPFX：経口 200 mg・1 日 3 回・7 〜 14 日間[*2]
- TFLX：経口 150 mg・1 日 3 回・7 〜 14 日間[*2]
- STFX：経口 100 mg・1 日 2 回・7 〜 14 日間[*2]

第二選択

- CDTR-PI：経口 200 mg・1 日 3 回・14 日間
- CFPN-PI：経口 150 mg・1 日 3 回・14 日間
- CPDX-PR：経口 200 mg・1 日 2 回・14 日間

※経口治療開始時にのみ one-time intravenous agent として CTRX，キノロン系薬，アミノグリコシド系薬などの点滴静注も推奨される。

重症の場合[*1,3]

第一選択

- CAZ：点滴静注 1 〜 2 g・1 日 3 回[*4]
- CTRX：点滴静注 1 〜 2 g・1 日 1 〜 2 回
- TAZ/PIPC：点滴静注 4.5 g・1 日 3 回

第二選択

- AMK：筋注または点滴静注 200 mg・1 日 1 回[*5]
- PZFX：点滴静注 1,000 mg・1 日 2 回[*6]
- CFPM：点滴静注 1 〜 2 g・1 日 3 回
- IPM/CS：点滴静注 0.5 〜 1 g・1 日 2 〜 3 回
- MEPM：点滴静注 0.5 〜 1 g・1 日 2 〜 3 回
- DRPM：点滴静注 0.5 g・1 日 2 〜 3 回

＊注釈

＊1　Empiric therapy で 3 日目無効なら，尿培養・薬剤感受性成績により definitive therapy に切り替える。

＊2　地域の単純性尿路感染症分離 *E. coli* のキノロン系薬耐性率が 20% 以上の場合，お

第二章　各科感染症と抗菌薬療法

　　　　および患者に 6 ヵ月以内の抗菌薬投与歴がある場合は，第二選択薬が推奨される。
＊3　症状寛解後 24 時間を目処に経口抗菌薬に切り替え，外来治療とし合計で 14 日間投
　　　与する。
＊4　2 g・3 回以上は保険適用外。
＊5　アミノグリコシド系薬には，相乗効果を期待してペニシリン系薬を併用してもよい。
＊6　保険適用は敗血症合併症例に限る。

文献

1) Hayami H, Takahashi S, Ishikawa K et al：Nationwide surveillance of bacterial pathogens from patients with acute uncomplicated cystitis conducted by the Japanese surveillance committee during 2009 and 2010：antimicrobial susceptibility of Escherichia coli and Staphylococcus saprophyticus. J Infect Chemother 19：393-403, 2013

2) 清田　浩，荒川創一，山本新吾ほか：XI 尿路感染症．JAID/JSC 感染症治療ガイド 2014（JAID/JSC 感染症治療ガイド・ガイドライン作成委員会編），ライフサイエンス出版，東京，2014，p203-219

3) Schaeffer AJ, Schaeffer EM ：Infection of urinary tract. Canpbell-Walsh Urology (ed. by Wein AJ, Kavoussi LR, Novick AC, et al), 10th ed, Saunders Elsevier, Phiadelphia, 2011, p257-326

4) Nicolle LE ：The quantitative urine culture for the diagnosis of urinary tract infection. Urogenital Infections, Edition 2010（ed. by Naber KG, Schaeffer AJ, Heyns CF et al), European Association of Urology, Stockholm, 2010, p160-169

5) Yasuda M, Takahashi S, Kiyota H et al ：Japanese guideline for clinical research of antimicrobial agents on urogenital infections ：the first edition. J Infect Chemother 17：579-594, 2011

6) 松本哲朗，濱砂良一，石川清仁ほか：尿路感染症主要原因菌の各種抗菌薬に対する感受性．日化療会誌 58：466-482, 2012

7) Ishikawa K, Hamasuna R, Uehara S et al : Japanese nationwide surveillance in 2011 of antibacterial susceptibility patterns of clinical isolates from complicated urinary tract infection cases. J Infect Chemother 21：623-633, 2015

8) Ishikawa K, Matsumoto T, Yasuda M et al：The nationwide study of bacterial pathogens associated with urinary tract infections conducted by the Japanese Society of Chemotherapy. J Infect Chemother 17：126-138, 2011

第二章　各科感染症と抗菌薬療法

12 外科感染症—治療

渡邉　学

❶ はじめに

　外科感染症には，外科的な処置を必要とする皮膚・軟部組織感染症，胆道系感染症，腹腔内・胸腔内感染症，術後感染症などが含まれる。ただし，現在では抗菌薬の進歩によって上記感染症が必ずしも外科的処置を必要としない場合もある。例えば，急性虫垂炎は現在では保存的抗菌化学療法により急性期治療を行い，炎症の消退を待って，必要に応じて根治手術を行う（interval appendectomy）も行われるようになった。この外科感染症の中でも，手術および周術期管理において手術侵襲と直接関連して発症する感染症は「術後感染症」と呼ばれている。術後感染症は，患者の術後経過を大きく変化させ，入院期間の延長や医療コストの増大を招くため，外科医にとって極めて重要な問題である。本稿では，外科感染症の中でも「術後感染症」に対する治療抗菌薬について述べる。

❷ 疾患の定義

　術後感染症は，手術部位感染症（Surgical Site Infection：SSI）と遠隔感染症（Remote Infection：RI）に分類される（**表1**）。SSIとは手術操作が直接及ぶ部位の感染症で，術野感染とも呼ばれる。これには，切開創SSI（表層切開創SSI：Superficial Incisional SSI，深部切開創SSI：Deep Incisional SSI）と臓器/体腔SSI（Organ/Space SSI）が含まれており，いわゆる「創感染」のみを指すものではない。SSIは，米国疾病管理予防センター（Centers for Disease Control and Prevention：CDC）によってサーベイランスのために定義された用語[1]であり，厳密には術野感染とは異なる。一方，RIは術野外感染とも呼ばれ，手術操作が直接及ばない部位の感染症であり，呼吸器感染症や血管内カテーテル感染，尿路感染症，抗菌薬関連性腸炎などが含まれる。しかし，「術後感染症」の概念には，わが国と欧米では相違がある。わが国では，SSI，RIの両者を含めて「術後感染症」と考えるのが一般的である。これに対し欧米では，「術後感染症」とは前者のSSIのみを指す。

　なお，「外科感染症」という言葉には，本来，外科系各科全てにおける特有な感染症が入りうる。そのため，本稿で述べる外科感染症とは消化器一般外科を対象とし，他領域の感染症に関しては，該当他稿を参照頂きたい。

第二章　各科感染症と抗菌薬療法

表1　術後感染症の分類

手術部位感染症（Surgical Site Infection：SSI）
　切開創 SSI（表層切開創，深部切開創），臓器 / 体腔 SSI
遠隔感染症（Remote Infection：RI）
　呼吸器感染症，カテーテル感染，尿路感染症，抗菌薬関連性腸炎など

❸ 臨床症状

　術後感染症も，他の感染症と同様に発熱や白血球増多などの臨床所見を呈することが多い。しかし，ある程度以上の侵襲的な手術の後には，術後感染症を発症しなくても，38℃程度の発熱や，15,000/mm³ 程度の白血球数の増加，CRP（C-reactive protein；C 反応性蛋白）の上昇などの臨床所見が認められる。術後感染が発症しなければ，これらの症状は術後経過とともに消失するが，炎症所見が改善傾向を示さなかったり，逆に悪化する場合には，術後感染症の発症を強く疑う[2]。

i．手術部位感染症（SSI）

　切開創 SSI と臓器 / 体腔 SSI では，臨床症状も異なる。切開創 SSI では，創部の発赤・腫脹・疼痛，創からの膿性排液などが特徴的な所見であり，創部の観察が最も重要である。一方，臓器 / 体腔 SSI は様々な症状を呈する。手術操作の及んだ部位の感染であるため場所の特定は比較的容易であるが，腹腔など生理的に無菌的な場所を外界に曝露することに起因する感染症が多いため，その生体反応は一般に強く激しい。術後比較的早期に発症し，適切な処置が行われないと致命的になることもしばしばある。一方で，埋入物（インプラント）が関連する感染は術後晩期に発症することが多い[3]。

ii．遠隔感染症（RI）

　代表的なものとして，呼吸器感染症，尿路感染症などが挙げられるが，これらは臓器に特異的な臨床症状を呈する。また，近年抗菌薬関連性腸炎として新たな問題となっている *Clostridium difficile* infection では，軽度の下痢から頻回の水様便や粘血便を呈し，稀に中毒性巨大結腸症が発現する。

❹ 原因菌

　SSI における原因菌は，皮膚常在菌と臓器特異的な細菌叢の 2 種類に大別される。皮膚常在菌は皮膚表面または角質深層に存在し，通常は無害である。しかし，手術の際の切開により皮下組織より深部に入り込むと，本来無菌的なそれらの部位において増殖し，感染症の原因菌となりうる。臓器特異的細菌叢も，本来は生体に対し無害であるが手術により術野に露出され感染の原因となる[3]。

　治療抗菌薬の選択をする上で，原因菌を予測することは極めて重要である。ドレナージ

246

などで検体を採取できた場合には，グラム染色を行う。グラム染色では，グラム陽性菌であれば，ブドウ球菌属（*Staphylococcus* sp.），連鎖球菌属（*Streptococcus* sp.），腸球菌属（*Enterococcus* sp.）のおおよその判別が可能である。グラム陽性ブドウ球菌が証明されれば，多くは MRSA（methicillin-resistant *Staphylococcus aureus*）が予想される。グラム染色で，グラム陰性桿菌が証明されれば，クレブシエラ属（*Klebsiella* sp.），大腸菌（*Escherichia coli*），緑膿菌（*Pseudomonas aeruginosa*）を疑う。また，感染部位が腹腔内で閉鎖腔の感染であれば，*Bacteroides fragilis* 等の嫌気性菌感染を疑う。

外科感染症分離菌感受性研究会による 29 年間（1982〜2011 年）の消化器外科領域での SSI 巣からの分離菌の報告では，SSI 巣からの分離菌は予防抗菌薬による選択を受けるため，薬剤感受性の低い菌が多くを占めていた。分離菌種は，①腸球菌属（*Enterococcus* spp.）（おもに *Enterococcus faecalis*）が多く，次いで，②バクテロイデス属（*Bacteroides* spp.）（おもに *Bacteroides fragilis*），③ブドウ球菌属（*Staphylococcus* spp.）（おもに *Staphylococcus aureus*）であり，グラム陰性好気性菌は少ない。グラム陰性好気性菌では，創感染で緑膿菌やエンテロバクター属（*Enterobacter* spp.）など抗菌薬感受性の低い菌が多く分離されている[4,5]。

また，RI では，呼吸器感染症は術後の呼吸不全の対処として行われる人工呼吸器管理を原因として発症することが多く，院内耐性菌の影響が強く緑膿菌・MRSA が多い。血管カテーテル感染は，薬剤注入や接続の際に連結部の不潔操作があった場合や皮膚の常在細菌がカテーテル刺入部から血液中に入ることから発症し，ブドウ球菌属が多い。尿路感染症はバルーンカテーテルの長期留置が発症の最も大きな要因で，大腸菌，クレブシエラ属，緑膿菌などが多い。

❺ 必要な検査・診断

一般的に，感染症の診断においては，まずその疾患が感染症であることを確認し，感染部位を決定し，原因菌の推定あるいは決定を行うことが基本である。SSI は**表2**のように定義されており[6]，その診断のために，発熱，疼痛など臨床症状の把握，臨床検査による炎症反応（白血球数増多，CRP 上昇など）のチェック，X-P（X-ray photograph），US（ultrasonography），CT（computed tomography），内視鏡検査などの画像診断，そして細菌学的検査（分離培養，組織病理学的検査，血清学的検査など）を行う。切開創 SSI では，発赤，腫脹，疼痛など局所症状の観察が重要である。特に表層切開創 SSI では創からの膿性排液を伴うことが多く，視認により比較的容易に診断できることも多い。

❻ 治療―抗菌薬の選択と使い方

術後感染症に対する周術期の抗菌化学療法は，術後感染予防薬と術後感染治療薬を明確に区別することが基本である。術後感染治療薬とは，術後感染予防薬の投与にもかかわらず術後感染症が発症した場合に，その術後感染治療薬目的で投与される抗菌薬，または汚

第二章　各科感染症と抗菌薬療法

表 2　手術部位感染（SSI）の定義

1．表層切開創 SSI（Superficial Incisional SSI）

　術後 30 日以内に起こる感染であり，切開創の皮膚と皮下組織のみに限定しており，以下の少なくとも 1 項目に該当するもの。
① 表層切開創から膿性排液がある。
② 表層切開創から無菌的に採取した液体または組織から病原体が分離される。
③ 疼痛，圧痛，限局性腫脹，発赤，熱感のうち，少なくとも 1 つの感染兆候や症状を認め，さらに表層切開創が医師によって開放されたもので培養陽性あるいは培養されなかった場合。培養陰性の場合はこの基準を満たさない。
④ 医師による表層切開創 SSI の診断。

2．深部切開創 SSI（Deep Incisional SSI）

　術後 30 日以内に起こる感染であるが，埋入物（インプラント）が留置されている場合は術後 1 年以内に発生する感染。その感染は手術手技に関連したものであり，切開創の深部軟部組織（筋膜と筋層）に及んでおり，以下の少なくとも 1 項目に該当するもの。
① 切開創の深部軟部組織（筋膜と筋層）から膿性排液がある。
② 創の自然哆開した場合，または発熱，限局した疼痛，限局した圧痛を少なくとも一つ認め医師が開放創としたもので培養陽性あるいは培養されなかった場合。培養陰性の場合はこの基準を満たさない。
③ 深部切開創に及ぶ膿瘍または感染が，直接的検索，再手術，組織病理学的，放射線学的検査によって明らかとなっている場合。
④ 医師による深部切開創 SSI の診断。

3．臓器 / 体腔 SSI（Organ/Space SSI）

　術後 30 日以内に起こる感染であるが，埋入物（インプラント）が留置されている場合は術後 1 年以内に発生する感染。その感染は手術手技に関連したものであり，表層・深部切開創を除く手術操作部位に及んでいる。さらに，以下の少なくとも 1 項目に該当するもの。
① 刺創を通じて臓器／体腔に留置されているドレーンから膿性排液がある。
② 臓器 / 体腔から無菌的に採取した液体または組織検体から病原体が分離される。
③ 臓器 / 体腔に及ぶ膿瘍または感染が，直接的検索，再手術，組織病理学的，放射線学的検査によって明らかとなっている場合。
④ 医師による臓器 / 体腔 SSI の診断。

（文献 6 より改変）

　染手術の周術期に投与される抗菌薬のことである。術後感染症を疑った場合には，まず感染巣の検索を行い，外科的な処置を考慮する。同時に抗菌薬投与の適応，原因菌の予測を行う。外科的な処置とは，創感染に対する創の開放，腹腔内膿瘍に対するドレナージや再手術である。比較的軽症の創感染であれば，創の開放だけで発熱，白血球数の増加，CRP の上昇などの臨床所見が消退する場合も多く，このような症例には治療抗菌薬投与の必要はない。しかし，感染を疑う臨床所見が改善されなければ，もしくは持続することが予想される感染症（ドレナージが不完全な腹腔内膿瘍など），広範な創感染であれば感染治療の目的で抗菌薬を投与する。感染治療薬を投与すべきか否か，迷いが生じた場合には投与すべきであり，「疑わしきは治療開始」で良いと考える。ただし，臨床所見が改善された

場合には，速やかに抗菌薬投与を中止する。抗菌薬投与において，全身投与された抗菌薬の効果を最も高く引き出すためには，目的とする臓器に高い濃度で移行し，組織内濃度を維持し，なおかつ副作用が少ないことが要求される。そのためには，臓器移行性，Pharmacokinetics（PK）/Pharmacodynamics（PD）理論に基づいた投与を行うことが重要である。

治療抗菌薬の選択には，原因菌が感受性である薬剤を選択しなければならない。ドレナージが行われた症例では，原因菌＝分離菌と考えられるので，分離菌の薬剤感受性を知る必要がある。しかし，実際には分離菌の薬剤感受性結果が報告されるには数日を要する。そのため，分離菌の薬剤感受性を予想して抗菌薬を選択し投与開始する。これを，empiric therapy と呼んでいる。この際には原因菌をいくつか想定し，広い抗菌スペクトラムの薬剤を選択すべきである。初期治療の抗菌薬が，後に判明した原因菌と不一致であった場合には，予後は不良である。抗菌薬治療を開始して，48～72 時間後には細菌学的検査の結果が判明するので，臨床データや画像診断に基づいて再評価し，可能であれば，より狭域スペクトラムの抗菌薬への変更を行う。これは de-escalating therapy，もしくは de-escalating strategy と呼ばれており，抗菌薬耐性出現を防ぎ毒性やコストを減らすことが可能である[7]。万一，原因が感染症で無いと判明した場合は抗菌薬療法を直ちに終了して，耐性菌の発生と菌交代による感染症の出現を最小限に抑える。

術後感染症，特に SSI に対し抗菌薬療法を行う場合には，その感染巣が閉鎖腔なのか開放された病巣であるのかをまず判断する。閉鎖腔の感染で嫌気性菌の関与が疑われる場合には，*B. fragilis* に対して抗菌力を持つカルバペネム系薬の適応となる。また，敗血症を呈している場合にも，エンドトキシンの遊離が少ないカルバペネム系薬が適応となる。それ以外の状況では，カルバペネム系薬を術後早期から選択せずに温存することが重要である。

しかし，術後感染創からの分離菌は，それまでに投与された抗菌薬（多くの場合は術後感染予防薬）に対する耐性菌であることが予想される。そのため，術後感染予防薬の如何によって分離菌の薬剤感受性は異なる。例えば，清潔手術の場合には予防的抗菌薬としてセファゾリン（CEZ；セファメジン®α）が投与されていることが多く，それに耐性のブドウ球菌属である可能性が高い。そのため，MRSA の可能性を念頭に置いて抗 MRSA 薬の投与を考慮する。また，臓器・体腔など嫌気性条件の場所で発生している場合は，嫌気性菌に抗菌力を持つ薬剤を投与する必要がある。予防的抗菌薬として CEZ を投与していた場合にはセフメタゾール（CMZ；セフメタゾン®）やフロモキセフ（FMOX；フルマリン®）が第一選択となり，CMZ や FMOX を予防的抗菌薬として使用していた場合にはカルバペネム系薬や第 3, 4 世代セフェム系薬が第一選択となる[3]。ここで，最も推奨されることは，各施設において術後感染予防薬をある程度固定し，分離菌の薬剤感受性結果を自らの施設のデータとしてあらかじめ把握しておくことである。このことは，耐性菌の出現を予防する上でも有用であると考える。

第二章　各科感染症と抗菌薬療法

文献 ···

1）Mangram AJ, Horan TC, Pearson ML et al：Guideline for Prevention of Surgical Site Infection 1999, Infect Control Hosp Epidermiol 20；247-278, 1999

2）炭山嘉伸：周術期における抗菌薬. 日本外科感染症学会雑誌 1：7-15, 2004

3）森兼啓太：外科感染症—治療. 抗菌薬臨床ハンドブック, ヴァンメディカル, 東京, 2006, p207-212

4）品川長夫, 平田公一, 古畑智久ほか：外科感染症分離菌とその薬剤感受性—2009年度分離菌を中心に—. Jpn J Antibiot 64：125-169, 2011

5）品川長夫：第6章　術後感染症　4術後感染分離菌の種類と頻度, 外科医のための抗菌薬療法, 医薬ジャーナル社, 大阪, 2011, p341-347

6）森兼啓太, 小林寛伊：改訂5版　サーベイランスのためのCDCガイドライン〔NHSNマニュアル（2011年版）より〕. メディカ出版, 大阪, 2012

7）Alvarez-Lerma F, Grau S, Gracia-Arnillas MP：Gram-positive cocci infections in intensive care：guide to antibacterial selection. Drugs 66：751-768, 2006

第二章 各科感染症と抗菌薬療法

13 外科感染症ー予防

渡邉 学

❶ 抗菌薬予防投与の基本的考え方

外科感染症には，前稿で記載したように外科的な処置を必要とする皮膚・軟部組織感染症，胆道系感染症，腹腔内・胸腔内感染症，術後感染症などが含まれる。なかでも，「術後感染症」は，「外科感染症」と同義語に用いられることもある。術後感染症は，手術部位感染症（Surgical Site Infection：SSI）と遠隔感染症（Remote Infection：RI）に分類され，SSI は，切開創 SSI（表層切開創 SSI：Superficial Incisional SSI，深部切開創 SSI：Deep Incisional SSI）と臓器／体腔 SSI（Organ/Space SSI）に分類される（**図1**）（定義は前稿 p248 **表2** 参照）。一方，RI は手術操作が直接及ばない部位の感染症であり，呼吸器感染症や血管内カテーテル感染，尿路感染症，抗菌薬関連性腸炎などが含まれる。RI は院内環境の汚染菌によることが多く，外因性感染の形をとることが多い。これらを全て術後の抗菌薬投与で予防することは困難である。したがって，術後抗菌薬の予防投与は，SSI の予防が主目的となる。そこで，本稿では，SSI に対する予防的抗菌薬投与について

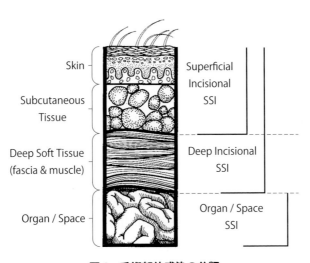

図1 手術部位感染の分類

（文献1より引用）

第二章　各科感染症と抗菌薬療法

表1　手術創の分類

Class Ⅰ：清潔手術 （Clean）	感染や炎症が無い手術。 手術創が一期的に閉鎖されている。 例）ヘルニア，乳腺，甲状腺など
Class Ⅱ：準清潔手術 （Clean-contaminated）	消化器，呼吸器，泌尿生殖器の手術で切開は行うが，管理された条件下で行い，異常な汚染がない手術。 例）腸切除術，肝切除術，肺切除術など
Class Ⅲ：汚染手術 （Contaminated）	開放性の新鮮な外傷，消化管内容物の多量の漏出，無菌操作の破綻などがあった手術。 例）上部消化管穿孔，虫垂炎，急性胆嚢炎など
Class Ⅳ：感染手術 （Dirty / Infected）	消化管穿孔，壊死組織の存在，糞便汚染，処置の遅れた汚染外傷など，術後感染を起こす細菌が，手術前から術野に存在している手術。 例）下部消化管穿孔，腹腔内膿瘍など

（文献1より改変）

述べる。

　わが国では，1999年の米国疾病管理予防センター（Centers for Disease Control and Prevention：CDC）によるSSI予防のためのガイドライン[1]が導入され，多くのエビデンスによってかなりの無駄を省いた管理が行われるようになった。特に，術前在院日数の短縮，術前全身状態の改善，カテーテルやドレーン類の早期抜去などの周術期管理の改善等が挙げられるが，周術期の抗菌化学療法はその中でも大きな位置を占めている[2]。周術期抗菌化学療法のうち術後感染予防薬とは，SSIの発症を予防する目的で周術期に投与される抗菌薬であり，RIは対象とされていない。

　予防抗菌薬投与の基本的考え方は組織の無菌化が目的ではなく，術中汚染による細菌量を宿主防御機構でコントロール可能なレベルまで下げるために補助的に行うことである。したがって，術後感染予防薬は術野汚染菌に対して十分な抗菌力を持ち，常在菌の細菌叢を攪乱させず，耐性菌の出現しにくい薬剤を選択すべきである。つまり，術後感染予防薬としては手術部位に常在する術野汚染菌をターゲットとし，SSIの原因菌を対象とした広域スペクトラムを有する抗菌薬を用いる必要はない。

❷ 想定する原因菌

　SSIにおける原因菌は，皮膚常在菌と消化管や胆道系など臓器特異的な細菌叢の2種類に大別され，内因性感染の形を取ることが多い。CDCでは，手術を創の汚染度により，Class Ⅰ：清潔手術，Class Ⅱ：準清潔手術，Class Ⅲ：汚染手術，Class Ⅳ：感染手術に分類している（**表1**）[1]。この分類は，術後感染予防薬を選択する上で極めて重要である。術後感染予防薬の選択は，これらの手術汚染度に加えて手術部位による常在菌や細菌叢を考慮して行う。

　常在細菌叢がいない臓器（ヘルニア，乳腺，甲状腺など）の清潔手術（Class Ⅰ）では，皮膚常在菌が対象となり，MRSA（methicillin-resistant *Staphylococcus aureus*）以外

のブドウ球菌属（*Staphylococcus* spp.）や，連鎖球菌属（*Streptococcus* spp.）を想定する。

　準清潔手術（Class Ⅱ）は，常在細菌叢が存在する臓器を開放とする手術で，その中でも術野の汚染が軽度のものとしている。具体的には，呼吸器の手術，腸管を開放する消化器手術が含まれ，消化器手術では皮膚常在菌に加え消化管内の常在細菌叢を念頭に置く必要がある。上部消化管手術では清潔手術同様にグラム陽性球菌を想定すればよいが，下部消化管や肝胆膵手術では，これらに加え腸球菌属（*Enterococcus* spp.），大腸菌（*Escherichia coli*），や肺炎桿菌（*Klebsiella pneumoniae*）に代表されるグラム陰性桿菌や嫌気性菌も想定に入れる[2]。

　汚染手術（Class Ⅲ），感染手術（Class Ⅳ）は手術時に汚染・感染が成立しており，それぞれの感染の原因菌に対する治療的抗菌薬の適応とされている。

❸ 予防投与の適応

　術後感染症に対する予防的抗菌薬投与の有用性は多くの手術で証明されており，その適応は，前述のように手術創の汚染度が Class Ⅰ および Class Ⅱ のものが対象となる。しかし，米国外科感染症学会（Surgical Infection Society：SIS）のガイドライン[3]では，腹腔内汚染のみで感染が成立していない外傷性，医原性の腸管穿孔（intestinal perforation）（12時間未満）や胃十二指腸穿孔（gastric and duodenal perforation）（24時間未満）は予防的抗菌薬の適応としている。また，腹膜炎非合併の非穿孔性虫垂炎（nonperforated appendicitis），胆囊炎（cholecystitis），絞扼性イレウス（strangulation ileus）は手術により感染巣が完全に除去されるため，これらについても予防抗菌薬の適応としている[4]。筆者らも，SIS のガイドラインと同様に Class Ⅲ までは術後感染予防薬の適応範囲と考えている。Class Ⅳの感染手術に関しては，感染治療薬の適応となり術後感染予防薬の適応からはずれる。しかし，Class Ⅰ および Class Ⅱ すべての手術症例が術後感染予防薬投与の適応としているわけではない。以下のような症例は適応外としている。

① 術前何らかの抗菌薬が投与されている症例：手術対象臓器の常在細菌叢や薬剤感受性が変化している危険性があるため。

② すでに MRSA が分離されている症例：MRSA による感染リスクが高いことに注意すべきである。特に，術後に呼吸管理を必要とする手術などのように MRSA 縦隔洞炎を起こしやすい手術，人工物を埋没させる手術などである。

③ 腸切除を伴ったイレウス症例：腸内細菌叢が変化するため。

　また，過大侵襲手術や高齢者，糖尿病，肝硬変などの基礎疾患を有する，いわゆる術後感染を発症しやすいとされている患者においても，侵襲の程度や宿主の状態で消化管の常在菌に変動は少なく，必ずしも抗菌薬を変更する必要性はないと考えられる。

❹ 予防投与における抗菌薬の選択と使い方

　従来，術後感染予防薬の選択理論は，術野の汚染菌をすべて抑制する広域抗菌スペクトラムの薬剤を投与して，術野の汚染菌を徹底的に減少させるとするものであった。しか

第二章　各科感染症と抗菌薬療法

し，抗菌スペクトラムが広い抗菌薬を術後感染予防薬として用いると，腸内細菌叢が撹乱されMRSAなどの外因性耐性菌が出現する危険性がある。そのため，現在では術後感染予防薬には，手術対象臓器の常在菌に目標を絞った狭域抗菌スペクトラムの薬剤を選択する。

　具体的には，清潔手術では皮膚常在菌を目標に黄色ブドウ球菌，連鎖球菌を想定して，第一世代セファロスポリン系薬〔セファゾリン（CEZ；セファメジン®α）など〕やペニシリン系薬〔ピペラシリン（PIPC；ペントシリン®）〕が使用される。準清潔手術ではそれらに加え大腸菌，肺炎桿菌に抗菌活性を有する第一，第二世代セファロスポリン系薬〔セフォチアム（CTM；パンスポリン®）など〕が第一選択薬となる。下部消化管手術では *Bacteroides fragilis* 等の嫌気性菌も抗菌範囲に含む第二世代セファマイシン系薬のセフメタゾール（CMZ；セフメタゾン®）が第一選択薬となる[1]が，同様の抗菌活性を示すオキサ型のフロモキセフ（FMOX；フルマリン®）も使用可能である。また，わが国においても注射用メトロニダゾール（MNZ；アネメトロ®）が承認され，CEZとの併用も選択肢となる。肝胆膵手術では，基本的に下部消化管と同様の薬剤でよいが，術後感染の少ない腹腔鏡下胆嚢摘出術ではCEZで十分であると考えている。いずれにしても，予防抗菌薬では原因菌に有効であり，副作用が少ない薬剤を選択することが必要である。しかし，より高い感染予防効果が証明されない限り，医療経済性を考えて高価な薬剤を選択しないことも重要である。

　適切な術後感染予防薬の投与開始時期を考える際には，"術野が汚染されるときに有効な血中濃度を保つ"ことが原則である。よって，"術野の汚染が最も強い時期の30分から1時間前に投与を開始する"ことが基本となる。多くの抗菌薬は，投与開始後，30分後には有効な血中濃度に達し，以後，2～3時間は効果が持続する。そのため，消化器手術における投与開始時期は，消化管を開放する30分～1時間前ということになる。しかし，実際は，皮膚切開の際でも術野は汚染されているので，"手術中は血中濃度を維持する"と考えた方が実用的であり，執刀の30分前に投与を開始することが現実的である。また，短時間の手術であれば，手術開始直前の1回投与で充分な効果が期待できるが，長時間手術においては1回だけの抗菌薬投与では手術中の汚染を制御できないので，術中再投与が必要となる。一般的には，3時間毎に投与すべきとされている。

　一方，術後感染予防薬の投与期間については，感染予防効果，耐性菌出現防止，コストのバランスを考え最短の投与期間を決めなければならない。CDCのSSI予防のためのガイドライン[1]では，術後感染予防抗菌薬の投与期間は手術から24時間以内に投与を終了するとされている。わが国では，「抗菌薬使用のガイドライン」（**表2**）[5]が発表されており，手術当日を含めて3～4日間までの投与が推奨され慣習的に投与されている。しかし，日本外科感染症学会主導により行われた「予防的抗菌薬投与期間に関する多施設共同ランダム化比較試験」では，胃癌胃全摘術，肝細胞癌肝切除術において，術後24時間の予防的抗菌薬投与終了は，従来の術後72時間での投与終了と比較してSSI発生率に関して非劣性が証明されている。いずれにしても，術後感染予防抗菌薬投与においては，前述の適応を考慮し適切な薬剤の選択投与を行い，感染徴候がみられれば直ちに治療抗菌薬の

表2　手術別予防抗菌薬の選択と投与期間

手術の種類	選択薬剤	投与期間
ヘルニア，乳腺，甲状腺などの手術	第一，二世代セファロスポリン系薬 広域ペニシリン系薬	1回〜1日
上部消化管 　食道 　（開胸開腹）	第一，二世代セファロスポリン系薬 第二世代セファマイシン系薬 広域ペニシリン系薬	2〜4日
胃切除など	第一，二世代セファロスポリン系薬 第二世代セファマイシン系薬 広域ペニシリン系薬	1〜3日
下部消化管 （結腸切除，直腸切断術など）	第二世代セファマイシン系薬 第一，二世代セファロスポリン系薬 第二世代オキサセフェム系薬	1〜3日
肝胆道系手術 　胆嚢摘出術，肝切除	第一，第二世代セファロスポリン系薬 広域ペニシリン系薬	1〜3日*
胆管（膵）空腸吻合など	第二世代セファロスポリン系薬 第二世代セファマイシン系薬	2〜4日

＊腹腔鏡手術：1回〜1日
注1）広域ペニシリン系薬には β-ラクタマーゼ阻害薬配合薬を含む。
注2）下部消化管手術では，経口抗菌薬による術前処置が，術前日に限り行われることがある。
注3）胆管（膵）空腸吻合で，術前に胆汁中細菌の薬剤感受性の情報が得られる場合には，それを考慮して予防薬を選択する。
注4）術後も引き続き投与する場合，血中半減期が2時間以内の薬剤では投与間隔は8時間毎とする。
（日本感染症学会 / 日本化学療法学会　編：抗菌薬使用のガイドライン．協和企画，東京，2005，p170 より）

投与に変更することが重要である。

文献 ･･･

1）Mangram AJ, Horan TC, Pearson ML et al：Guideline for Prevention of Surgical Site Infection 1999, Infect Control Hosp Epidermiol 20；247-278, 1999
2）三宅　洋：外科感染症―予防．抗菌薬臨床ハンドブック，ヴァンメディカル，東京，2006，p213-217
3）Mazuski JE, Sawyer RG, Nathens AB et al：The surgical infection society guidelines on antimicrobial therapy for intra-abdominal infections：an executive summary. Surg Infet 3：161-173, 2002
4）楠　正人，小林美奈子：第2章手術部位感染（SSI）　B．予防抗菌薬　1．適応，薬剤選択．周術期感染管理テキスト，診断と治療社，東京，2012，p73-77
5）日本感染症学会，日本化学療法学会　編：II各論　II -7-4（外科系感染症）一般・消化器外科領域．抗菌薬使用のガイドライン　第1版，協和企画，東京，2005，p165-172

第二章　各科感染症と抗菌薬療法

14 耳鼻咽喉科領域感染症

矢野寿一

1. 急性中耳炎

❶ 疾患の定義

　急性中耳炎は，小児期に最も頻繁に罹患する急性感染症の一つである。小児急性中耳炎診療ガイドライン 2013 年版では「急性中耳炎とは，急性に発症した中耳の感染症で，耳痛，発熱，耳漏を伴うことがある疾患」と定義されている[1]。多くは上気道感染症に続いて発症する。上気道感染症を起こしたウイルスや細菌が，耳管を通して中耳に侵入し，急性中耳炎を引き起こす。

❷ 臨床症状

　急性中耳炎の主な症状は耳痛，耳漏，鼻漏，発熱である。耳痛は鼓室内に膿汁が貯まり，炎症で中耳の内圧が高まることにより鼓膜を外方に圧迫するために起こり，鼓膜に穴があくと軽減する。この時耳漏がある場合は，急性中耳炎と気付かれる。耳漏のない場合，乳幼児では耳痛を自分からは訴えないため，急性中耳炎と気付かれないことがある。

❸ 原因菌

　2011 年 1 月〜 2012 年 6 月まで行われた日本感染症学会，日本化学療法学会，日本臨床微生物学会の 3 学会合同抗菌薬感受性サーベイランスによれば，15 歳以下の小児急性中耳炎原因菌は，インフルエンザ菌 32.5%，肺炎球菌 31.2%，モラクセラ・カタラーリス 12.3% であり，三大原因菌と言われているこの 3 菌種で 75% 以上を占めている[1]。

　このサーベイランスでは，肺炎球菌 113 株中，ペニシリン（PCG）感性肺炎球菌〔PSSP；PCG の最小発育阻止濃度（MIC）$\leqq 0.06$ μg/mL〕，ペニシリン中等度耐性肺炎球菌（PISP；PCG の MIC $0.12\sim1$ μg/mL），ペニシリン耐性肺炎球菌（PRSP；PCG の MIC $\geqq 2$ μg/mL）の割合はそれぞれ，50.4%，37.2%，12.4% であった。2010 年の 7 価結合型肺炎球菌ワクチンの任意接種開始，2013 年定期接種開始，13 価結合型肺炎球菌ワクチン

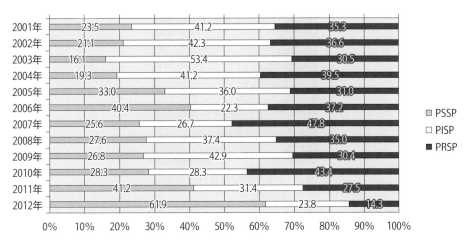

図1　宮城県で分離された肺炎球菌の経年変化
2歳以下の小児急性中耳炎症例の中耳貯留液および耳漏検体
（文献2より和訳改変して使用）

への切り替えなどにより，PRSP分離頻度の減少が報告され始めている。PRSPの分離率は乳幼児で高い傾向にあるため，年齢構成の異なるサーベイランスと比較することは出来ないが，宮城県での2歳以下小児急性中耳炎の調査では，2012年よりPRSPが減少し，PSSPが増加している（**図1**）[2]。

一方インフルエンザ菌は，3学会合同抗菌薬感受性サーベイランスによれば，β-ラクタマーゼ非産生アンピシリン感性（BLNAS），β-ラクタマーゼ非産生アンピシリン耐性（BLNAR），β-ラクタマーゼ産生アンピシリン耐性（BLPAR）は，106株中それぞれ34.0％，50.9％，15.1％であり，BLNARは微増ないし横ばいとなっている[1]。

各種呼吸器系ウイルスも急性中耳炎の原因微生物となりうる。その中でもRSウイルスが最も急性中耳炎を合併しやすいウイルスで，RSウイルス感染症に伴う急性中耳炎では，中耳貯留液中からRSウイルスが高頻度で検出される[3]。その他，インフルエンザウイルス，パラインフルエンザウイルス，エンテロウイルス，ライノウイルスなども急性中耳炎の原因となることが知られている[4]。ウイルスが中耳貯留液から検出された場合，ウイルス単独の急性中耳炎もみられるが，細菌との混合感染例も多い。

❹ 必要な検査

中耳貯留液の細菌検査が必要であるが，中耳貯留液を得るためには鼓膜切開または穿刺が必要となる。耳漏流出例では耳漏を検体とできるが，外耳道のブドウ球菌属が混入することがあるため注意を要する。外耳道を清掃後，中耳より流出する耳漏を新たに採取することが望ましい。中耳からの検体採取が困難であれば，経鼻的に上咽頭ぬぐい液を採取し，急性中耳炎原因菌の推定を行うことができる。

2011年にイムノクロマトグラフィー法による迅速抗原検査が保険適用になった。中耳

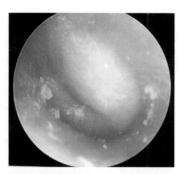

図2 小児急性中耳炎症例の左鼓膜所見
(矢野寿一:耳鼻科領域感染症が疑われるとき. ベッドサイドで役立つ微生物検査ガイド(河野　茂, 平潟洋一編集), 文光堂, 東京, 2006, p76-80 より)

貯留液(または耳漏)および鼻咽腔ぬぐい液を検体とすることができ, 肺炎球菌性急性中耳炎の診断に有用であるが, 小児で鼻咽腔ぬぐい液を検体とする場合は, 保菌との鑑別が必要である.

成人の急性中耳炎例では, 内耳炎合併の診断のため聴力検査を行う.

❺ 診断

急性中耳炎の診断には鼓膜所見の観察が必要で, 顕微鏡, 内視鏡, あるいは拡大耳鏡が用いられる(図2). また, 機密式拡大耳鏡による鼓膜可動性の減少あるいは消失がみられれば, 中耳貯留液の存在を推測することが出来る. 耳鼻咽喉科医以外の場合, 鼓膜所見の観察は困難なことが多いが, 臨床症状から急性中耳炎が疑われる場合, ティンパノメトリーの使用も有用である[5]. 耳介聳立, 耳後部の腫脹を認める場合, 急性乳様突起炎が疑われるため, 専門医にコンサルトする.

❻ 治療―抗菌薬の選択と使い方

鼓膜の膨隆, 発赤が強くない軽症例であればウイルス性急性中耳炎が疑われ, 抗菌薬を使用せず解熱鎮痛剤など対症療法のみで経過を観察する. 小児急性中耳炎診療ガイドラインでは, 臨床症状, 鼓膜所見から重症度分類を行い, 軽症であれば, 抗菌薬非投与で3日間の経過観察を推奨している[1].

細菌感染症が疑われる急性中耳炎ではアモキシシリン(AMPC;サワシリン®)高用量, アモキシシリン/クラブラン酸(AMPC/CVA;オーグメンチン®, クラバモックス®)などが第一選択薬として, 第二選択薬として, これらに加えセフジトレン ピボキシル(CDTR-PI;メイアクト MS®)などが推奨される. 近年, 発売されたトスフロキサシン(TFLX;トスキサシン®, オゼックス®)やテビペネム ピボキシル(TBPM-PI;オラペネ

ム®）は，治療効果不良で耐性菌の関与が疑われる場合などに使用し，第一選択薬として使用すべきではない。重症例，難治例では，専門医にコンサルトし，鼓膜切開など局所処置を含めた対応や抗菌薬の点滴静注を考慮する。

点耳薬の使用により鼓室内に高濃度の抗菌薬を投与できるが，鼓膜に穿孔がない場合は，薬液は中耳内に到達しない。鼓膜換気チューブ留置が施行されているなど，中耳内に点耳薬が充分移行可能な症例を選択する必要がある[6]。

2．急性鼻副鼻腔炎

❶ 疾患の定義

日本鼻科学会により作成された急性鼻副鼻腔炎診療ガイドラインでは，急性鼻副鼻腔炎とは「急性に発症し，発症から4週間以内の鼻副鼻腔の感染症で，鼻閉，鼻漏，後鼻漏，咳嗽といった呼吸器症状を呈し，頭痛，頬部痛，顔面圧迫感などを伴う疾患」と定義されている[7]。なお，副鼻腔における急性炎症の多くは急性鼻炎に引き続き生じ，そのほとんどが急性鼻炎を伴っているため，急性副鼻腔炎よりも急性鼻副鼻腔炎の用語が適切であるとの考えから，急性鼻副鼻腔炎が採用されている。

❷ 臨床症状

鼻閉，鼻漏，後鼻漏などが主たる臨床症状であり，頭痛，頬部痛，顔面圧迫感，顔面腫脹・発赤，嗅覚障害を呈する場合もある。小児では後鼻漏を原因とした咳嗽も重要な所見となる。顔面腫脹・発赤，眼窩周囲浮腫，眼球位置異常，複視などがある場合や，頭蓋内合併症が疑われる場合は，専門医にコンサルトする。

❸ 原因菌

一般に急性鼻副鼻腔炎では，多くはライノウイルス，パラインフルエンザウイルスなど呼吸器系ウイルス感染症が先行し，その後，細菌感染症に移行する場合が多い。原因菌は急性中耳炎と同様に，肺炎球菌，インフルエンザ菌，モラクセラ・カタラーリスが多い。

第4回耳鼻咽喉科領域感染症臨床分離菌全国サーベイランスでは[8]，急性鼻副鼻腔炎から分離された134株のうち，肺炎球菌23.9%，インフルエンザ菌13.5%，黄色ブドウ球菌8.2%，モラクセラ・カタラーリス6.0%であった。5歳以下の小児例では，肺炎球菌33.3%，インフルエンザ菌33.3%，モラクセラ・カタラーリス20.8%，黄色ブドウ球菌0%であったが，年齢が上がると *Staphylococcus* 属や *Peptostreptococcus* 属，*Prevotella* 属などの嫌気性菌の分離率が高くなっている。肺炎球菌89株の内訳は，PSSP 53.9%，PISP 33.3%，PRSP 12.8%であった。インフルエンザ菌55株では，BLNAS 50.8%，BLNAR 44.6%，BLPAR 4.6%であった。

第二章　各科感染症と抗菌薬療法

❹ 必要な検査

　鼻咽腔細菌検査が必要である。検体採取においては，鼻前庭の皮膚に触れないよう無菌的に採取する。可能であれば，中鼻道より新たに流出する膿汁を採取する。イムノクロマトグラフィー法による迅速抗原検査が保険適用になり，肺炎球菌性の急性鼻副鼻腔炎の診断に有用であるが，急性中耳炎同様に，小児では保菌との鑑別が必要である。

　X線検査（Waters法など）は診断に有用であるが（**図3**），2歳以下の小児では副鼻腔の発達が充分でなく，施行する意義は少ない。合併症が疑われる場合は副鼻腔CT検査を施行する。

❺ 診断

　診断は，臨床症状，局所所見に基づき行い，画像診断，細菌検査の結果をふまえ総合的に判断する。小児では，臨床症状の訴えが明確でなく，鼻腔が狭く局所所見が取りにくいこと，X線検査が有用でないことから，診断に苦慮する場合がある。

❻ 治療―抗菌薬の選択と使い方

　重症度に応じた治療が重要である。重症度は，臨床症状（小児：鼻漏，不機嫌あるいは湿性咳嗽，成人：鼻漏，顔面痛あるいは前頭部痛），鼻腔所見（鼻汁あるいは後鼻漏）で評価することできる[7]。軽症例であればウイルス性鼻副鼻腔炎のことが多く，抗菌薬非投与で5日間の経過観察期間をおくことが望ましい。改善しない場合や中等症以上の場合，AMPC高用量，AMPC/CVAが第一選択薬となる。急性中耳炎同様，TFLXやTBPM-PIは，治療効果不良で耐性菌の関与が疑われる場合などに使用するが，第一選択薬として使用すべきではない。

　治療開始3～5日程度で効果判定を行い，効果不良の場合は専門医へコンサルトする。鼻処置や自然口開大処置などを行う場合や，重症例あるいは難治例では上顎洞穿刺や抗菌薬静注が必要な場合がある。

3．急性扁桃炎

❶ 疾患の定義

　急性扁桃炎とは，急性に発症した口蓋扁桃の感染症で，ウイルス性と細菌性扁桃炎があり鑑別が重要である。小児期に多くみられるが，成人も発症する。急性扁桃炎を繰り返すものを反復性扁桃炎と呼ぶ。

❷ 臨床症状

　発熱，咽頭痛，嚥下時痛が主症状である。発熱は38度以上の高熱であることが多い。悪寒，全身倦怠感，嚥下障害，含み声，嚥下時の耳痛を伴うものもみられる。

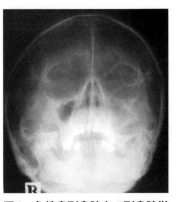

図3 急性鼻副鼻腔炎の副鼻腔単純 X-p（Waters 撮影）

左上顎洞の陰影がみられる。
（矢野寿一：耳鼻科領域感染症が疑われるとき．ベッドサイドで役立つ微生物検査ガイド（河野　茂，平潟洋一編集），文光堂，東京，2006，p76-80 より）

❸ 原因菌

　最も重要な原因菌は A 群溶血性連鎖球菌であり，本菌による急性扁桃炎は重症化しやすく，扁桃周囲炎や扁桃周囲膿瘍を起こしやすい。本菌の分離頻度は約 10% である[8]。その他に，肺炎球菌，インフルエンザ菌，黄色ブドウ球菌，α-溶血性連鎖球菌などが分離されるが，口腔内常在菌であり，保菌か感染症かの鑑別が必要である。ウイルス感染症では，アデノウイルス，EB ウイルスが多くみられる。

❹ 必要な検査

　細菌培養検査を実施する。A 群溶連菌，アデノウイルス感染症ではイムノクロマトグラフィー法による迅速抗原検査も有用である。頸部リンパ節腫脹が著明である場合，血液，生化学検査を行い，伝染性単核球症の診断を行う。

❺ 診断

　扁桃所見と臨床症状により急性扁桃炎の診断をつける。扁桃所見は，口蓋扁桃の発赤，腫脹，膿栓付着，前口蓋弓の発赤などの所見がみられるが，扁桃所見のみからではウイルス性か細菌性かの鑑別は難しい。激しい咽頭痛，嚥下時痛，含み声，開口障害がみられるときは扁桃周囲膿瘍や急性喉頭蓋炎を疑う必要がある。

❻ 治療―抗菌薬の選択と使い方

　A 群溶連菌による扁桃炎の第一選択薬はペニシリン系薬であり，小児では 10 日間投与

第二章　各科感染症と抗菌薬療法

が基本となる。咽頭痛，発熱に対して適宜，解熱鎮痛剤を用いる。伝染性単核球症ではペニシリン系薬により皮疹が誘発されやすいため使用を避ける。疼痛が強く，炎症所見の強いものには，抗菌薬点滴静注を考慮する。反復性扁桃炎症例では，口蓋扁桃摘出術の施行について専門医にコンサルトを行う。

4．扁桃周囲炎・扁桃周囲膿瘍

❶ 疾患の定義

　一般に，扁桃周囲炎・扁桃周囲膿瘍は，急性扁桃炎に引き続き発症する。口蓋扁桃の炎症が扁桃被膜を越え，扁桃収縮筋との間に炎症を起こしたものが扁桃周囲炎，膿瘍を形成したものが扁桃周囲膿瘍である。

❷ 臨床症状

　高度の咽頭痛，発熱，嚥下時痛，開口障害，含み声，流涎などの症状を呈する。深頸部膿瘍，縦隔膿瘍へ進展すると，頸部の疼痛，発赤，腫脹を呈することがある。

❸ 原因菌

　Peptostreptococcus 属，*Prevotella* 属，*Fusobacterium* 属などの嫌気性菌が30% 弱を占める[8]。A 群溶連菌は約 10% から検出される。その他，*Streptococcus* 属，黄色ブドウ球菌などグラム陽性菌が多く検出される。

❹ 必要な検査

　嫌気培養を実施する。扁桃周囲炎であれば扁桃陰窩から検体を採取する。扁桃周囲膿瘍であれば，穿刺した膿汁を検体とする。血液，生化学検査では，強い炎症反応が見られる。頸部 CT 検査による膿瘍形成の有無，部位，範囲の確認と，深頸部膿瘍や縦隔膿瘍の進展の有無を確認する（**図 4**）。喉頭内視鏡検査により喉頭浮腫の有無を観察し，気道の状態を確認する。

❺ 診断

　扁桃周囲炎では，扁桃，前口蓋弓，軟口蓋などの発赤と腫脹がみられる。扁桃周囲膿瘍では，これらの所見に加え，口蓋垂の健側への偏位がみられる。診断は，視診所見と前述した検査により行われる。

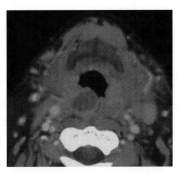

図4 扁桃周囲膿瘍の頸部造影CT所見
右扁桃周囲に膿瘍を認める。
（文献9より）

❻ 治療—抗菌薬の選択と使い方

　咽頭痛，嚥下時痛が強く，飲水，食事が出来ない症例がほとんどであり，一般的には入院の上，抗菌薬の点滴静注と補液，対症療法を行う．抗菌薬投与は嫌気性菌を考慮し，アンピシリン／スルバクタム（ABPC/SBT；ユナシン®－S）やタゾバクタム／ピペラシリン（TAZ/PIPC；ゾシン®）などが選択される．扁桃周囲膿瘍では，膿瘍穿刺を行う．反復例では口蓋扁桃摘出術が施行されることがあり，消炎治療後に行われる．

文献

1）日本耳科学会，日本小児耳鼻咽喉科学会，日本耳鼻咽喉科感染症・エアロゾル学会編：小児急性中耳炎診療ガイドライン2013年版，金原出版，東京，2013
2）Ozawa D, Yano H, Hidaka H et al：Twelve-year survey (2001-2012) of the antimicrobial susceptibility of *Streptococcus pneumoniae* isolates from otorhinolaryngology clinics in Miyagi Prefecture, Japan. J Infect Chemother 20：702-708, 2014
3）Sagai S, Suetake M, Yano H et al：Relationship between respiratory syncytial virus infection and acute otitis media in children. Auris Nasus Larynx 31：341-345, 2004
4）Yano H, Okitsu N, Hori T et al：Detection of respiratory viruses in nasopharyngeal secretions and middle ear fluid from children with acute otitis media. Acta Oto-Laryngologica 129：19-24, 2009
5）Laine MK, Tähtinen PA, Helenius KK et al：Acoustic reflectometry in discrimination of otoscopic diagnoses in young ambulatory children. Pediatr Infect Dis J 31：1007-1011, 2012
6）Dohar J, Giles W, Roland P et al：Topical ciprofloxacin/dexamethasone superior to oral amoxicillin/clavulanic acid in acute otitis media with otorrhea through tympanostomy tubes. Pediatrics 118：e561-569, 2006
7）日本鼻科学会：急性鼻副鼻腔炎診療ガイドライン．日鼻誌 49：143-247，2010
8）鈴木賢二，黒野祐一，小林俊光ほか：第4回耳鼻咽喉科領域感染症臨床分離菌全国サーベイランス結果報告．日耳鼻感染誌 26：15-26，2008
9）矢野寿一：セミナーⅠ　いわゆる「かぜ」症状の感染症を診る「かぜ」という病名はありません—急性上気道炎（急性副鼻腔炎，急性咽頭炎，急性扁桃炎など）へのアプローチ．臨床感染症ブックレット5巻，文光堂，東京，2012，p2-7．

第二章　各科感染症と抗菌薬療法

15　骨・関節感染症

松下和彦

1. 化膿性骨髄炎

❶ 疾患の定義，病態

　骨組織は，①皮質骨と海綿骨より成る骨，②網目状の海綿骨の間隙にある骨髄，③最外側の骨膜から構成されている。細菌が血行性に骨組織に侵入した場合，最初に炎症が起きる部位は血液供給の豊富な骨髄であり，その後炎症は海綿骨，皮質骨，骨膜へ波及する。したがって骨組織の感染症を総称して化膿性骨髄炎（以下骨髄炎と略す）という名称が使われている。

　感染経路は血行性感染と，外傷・手術後の骨髄炎の様に細菌が直接侵入する直接感染に大別される。四肢長管骨では，前者が減少して後者が増加する傾向にある[1]。

❷ 臨床症状

　急性骨髄炎では，悪寒，戦慄，発熱などの全身症状と局所熱感，発赤，腫脹などの局所所見を伴う。小児の上肢発症例では上肢を使いたがらず，下肢発症例では歩こうとしないなどの機能障害がある点が蜂窩織炎と異なる点である。基本的な支持機構である骨自体に障害があることを示唆する所見である。

　慢性骨髄炎では瘻孔を形成し排膿している場合が多く，急性骨髄炎にみられるような全身および局所所見は軽微である。瘻孔が閉じると膿が貯留して全身・局所の炎症所見が増悪し，再び瘻孔を形成する。

❸ 原因菌

　川嶌ら[1]は骨髄炎498例について，細菌が検出された症例が54.4%，細菌培養陰性例17.5%，不明28.1%であり，細菌が検出された271例の内訳は，メチシリン感性黄色ブドウ球菌（MSSA）39.9%，緑膿菌21.8%，メチシリン耐性黄色ブドウ球菌（MRSA）16.2%，表皮ブドウ球菌10.7%の順であったとしている。原因菌は現在においても黄色ブ

ドウ球菌が主流である。

❹ 必要な検査

血液検査，細菌培養，画像検査（単純 X 線撮影，CT，MRI など）が必要である。

❺ 診断

診断は，臨床所見，血液検査での炎症所見，画像所見による。単純 X 線像上の骨萎縮像，骨破壊像，骨膜反応などの急性骨髄炎の初期変化が出現するまで 10 日以上かかるとされている。臨床所見，血液検査での炎症所見と併せれば MRI は早期診断に有用である。

骨組織は無菌組織であり，細菌が証明されれば診断は確定する。膿瘍形成が疑われる場合は，積極的に穿刺し検体を採取する。一方，血行性骨髄炎では血液培養も診断に重要である。

❻ 治療—抗菌薬の選択と使い方

各種画像診断より病巣の局在性，および血行が障害され抗菌薬が到達しない腐骨の有無を把握することが重要である。骨破壊や腐骨を生じる前にできるだけ早期に抗菌薬の投与を開始することが重要である。

⑴ 抗菌薬の選択，用法用量

細菌培養の結果が出る前に行う empiric therapy（経験的治療）および細菌培養の結果を見て行う definitive therapy（最適治療）における抗菌薬の選択，投与法を**表 1** に示す。経験的治療として骨髄炎では MSSA を，外傷後の骨髄炎では MSSA に加え緑膿菌などのグラム陰性桿菌を標的として抗菌薬を選択する。易感染性宿主，敗血症などの合併症が重篤で細菌培養の結果を待つ余裕がない症例，最近抗菌薬が投与された症例は，MRSA を標的として抗菌薬を選択する。原因菌判明後は薬剤感受性結果を参考に抗菌薬を変更する。従来より，わが国における抗菌薬の添付文書最大用量は，海外での用量と比較し少ないことが指摘されてきた。近年，こうした背景をふまえ，海外での用量に準じた投与量で感染症治療を行うとの意見がある。骨髄炎は難治性感染症であり，患者の認容性があれば高用量での治療が望ましい。

MRSA 骨髄炎では，バンコマイシン（VCM；塩酸バンコマイシン®），テイコプラニン（TEIC；タゴシッド®），リネゾリド（LZD；ザイボックス®），ダプトマイシン（DAP；キュビシン®）から選択する。VCM，TEIC は治療薬物モニタリング（TDM）が必要であるが，難治性感染症であり高用量を用いたほうがよいとされている[3]。緊急性がない場合は VCM，TEIC を選択し，TDM で投与量を調節する。手術時など，どうしてもここで感染を鎮静化しなければならない時など重要な局面では，躊躇せずに TDM が不要な LZD や DAP を選択する。この領域における LZD や DAP の治療成績は，他の抗 MRSA 薬より優

第二章　各科感染症と抗菌薬療法

表 1　骨髄炎における抗菌薬の選択・投与法

　本邦最大用量と海外での用量との間で大きな違いがある場合には，海外での用量も付記した。本稿で記載した投与量は腎機能が正常な成人男性の投与量であり，性別，体重，肝機能，腎機能を考慮し適宜減量する。体格が良く，腎機能が正常で認容性が良好と判断できる症例では，海外での用法用量に準じた投与を検討しても良い。
　LZD は骨髄抑制，DAP は CPK 上昇に注意する。

【Empiric Therapy（経験的治療）】

● 　MSSA が標的の場合
・CEZ 点滴静注　1 回 1 ～ 1.5g　1 日 3 回（体重＞ 80kg では 1 回 2g：本邦での最大用量は 5g/ 日，海外での用法用量 1 回 2g　1 日 3 回）

● 　MRSA が標的の場合
・VCM 点滴静注　1 回 1g（または 15mg/kg）1 日 2 回（TDM での目標トラフ値 15 ～ 20 μg/mL）

【Definitive Therapy（最適治療）】

● 　MSSA
・CEZ 点滴静注：上記と同じ
・骨への移行性がよくバイオフィルムにも作用する MINO，あるいは RFP を併用した方がよいとする意見がある。
　MINO 点滴静注 or 経口　1 回 100 mg　1 日 2 回（海外での用法用量：左記と同じ）
　RFP 経口　1 回 450mg　1 日 1 回*（海外での用法用量：1 回 600mg　1 日 1 回）

● 　MRSA
・VCM 点滴静注：上記と同じ
　TEIC 点滴静注　1 回 600 mg（6 ～ 12mg/kg）1 日 2 回・2 日間*，以後 1 回 400 mg　1 日 1 回*など（TDM での目標トラフ値 20 ～ 30 μg/mL を早期に達成し，かつ維持するために，専門家に相談してローディング投与や維持投与を工夫する必要がある。）
　LZD 点滴静注　1 回 600mg　1 日 2 回*（海外での用法用量：左記と同じ）
　DAP 緩徐に静注または点滴静注　1 回 6 ～ 8mg/kg　1 日 1 回*（海外での用法用量：左記と同じ）
・緊急性がない場合は VCM，TEIC を選択し，TDM で投与量を調節する。手術時など，どうしてもここで感染を鎮静化しなければならない時など重要な局面では，躊躇せずに TDM が不要な LZD や DAP を選択する。
・骨への移行性がよくバイオフィルムにも作用する RFP を併用した方がよいとする意見がある。RFP の用量は上記と同じである。
・さらに，炎症反応（CRP，赤沈，WBC）などの改善が遅い場合には RFP に加え，下記から感受性のある 1 剤を併用した方がよいとする意見もある。
　MINO 点滴静注 or 経口：上記と同じ
　CLDM 点滴静注　1 回 600mg　1 日 3 ～ 4 回*（海外での用法用量：左記と同じ）
　ST 合剤点滴静注 or 経口　ブドウ球菌感染症では高用量の投与が必要であり，海外での用法用量に準ずる*（海外での用法用量：Trimethoprim として 1 回 4mg/kg　1 日 2 ～ 3 回）。

● 　緑膿菌
・CFPM 点滴静注　1 回 1g　1 日 3 回 or 1 回 2g　1 日 2 回*（海外での用法用量：1 回 2g　1 日 3 回）
・TAZ/PIPC 点滴静注　1 回 4.5g　1 日 3 ～ 4 回*（海外での用法用量：左記と同じ）
・CPFX 点滴静注　1 回 300mg　1 日 2 回*（海外での用法用量：1 回 400mg　1 日 2 ～ 3 回）

MSSA：メチシリン感受性黄色ブドウ球菌，MRSA：メチシリン耐性黄色ブドウ球菌，CEZ：セファゾリン，VCM：バンコマイシン，MINO：ミノサイクリン，RFP：リファンピシン，TEIC：テイコプラニン，LZD：リネゾリド，DAP：ダプトマイシン，CLDM：クリンダマイシン，ST：スルファメトキサゾール・トリメトプリム，CFPM：セフェピム，TAZ/PIPC：タゾバクタム・ピペラシリン，CPFX：シプロフロキサシン

*：保険適応外

（文献 2 より改変）

れている印象はあるが，明らかなエビデンスはない[4]。米国感染症学会（IDSA）のガイドライン[5]では，MRSA 骨髄炎に有効な抗 MRSA 薬として VCM，DAP，LZD が同じ推奨度・エビデンスレベルで記載されており，アルベカシン（ABK；ハベカシン®），TEIC は米国で販売されていないため記載されていない。抗 MRSA 薬の治療成績の優劣に関しては，臨床比較試験を行わないと結論がでない問題と思われる。

リファンピシン（RFP；リファジン®），スルファメトキサゾール / トリメトプリム（ST；バクタ®）は，わが国では使用量が少なく MRSA に対する感受性が担保されている。また，RFP，ミノサイクリン（MINO；ミノマイシン®），クリンダマイシン（CLDM；ダラシン®）は骨への移行性が良い。MINO，RFP，DAP はバイオフィルム中の MRSA に対して効果が認められるとの報告がある。骨髄炎はバイオフィルムを形成しやすく，感受性のある RFP，MINO を併用すると良いとの意見がある。しかし，RFP，ST は単剤で使用すると耐性化する危険性があるので，単剤では使用しないことが基本である。

⑵ 投与期間

手術の有無，臨床経過により異なるが，骨が血行のある組織で覆われるのに約 4 ～ 6 週間を要すると考えられることより，症状出現後あるいは病巣掻爬後 4 ～ 6 週間の投与が必要とされている。MRSA 骨髄炎の場合の投与期間は明らかではないが，それより長期の投与が必要である。

2. 化膿性関節炎

❶ 疾患の定義，病態

化膿性関節炎（以下関節炎と略す）は滑膜炎として発症して関節腔内に滲出液が貯留し，軟骨や骨の破壊へと至る疾患である。

感染経路により①先行感染巣よりの血行性感染，②外傷，手術，および関節内注入などによる直接感染，③隣接感染巣や化膿性骨髄炎からの波及によるものに分類される。滑膜は血行に富んでおり，かつ基底膜が欠損することにより血中の菌は関節内に侵入しやすく，血行性感染が多い理由とされている。また，ステロイド薬の関節内注入などに伴う医原性感染症も時に認められる。さらに，乳児では骨幹端と骨端の血管が交通しており，小児では橈骨，上腕骨，大腿骨の近位骨幹端は関節包内にあるため，骨幹端の化膿性骨髄炎が化膿性関節炎へ進展する場合がある。

❷ 臨床症状

乳児では敗血症を合併していることが多い。発熱，機嫌が悪い，ミルクの飲みが悪い，体重が増えないなどの症状がみられ，局所の腫脹，熱感，発赤などが出現する。股関節の場合は深部に位置するため局所所見に乏しいが，疼痛のため股関節は軽度屈曲・外転・外旋位をとり，麻痺したごとく自動運動は消失し，オムツ交換時など他動的に動かすと激し

第二章　各科感染症と抗菌薬療法

く啼泣する。成人では発熱などの全身症状，局所の疼痛，腫脹，熱感，発赤などが出現する。

❸ 原因菌

わが国の一施設において，1955～2005 年までの 50 年間に経験した関節炎 53 例の報告[6]がある。そのうち，1996～2005 年の 10 年間に治療した 18 例中，MSSA および培養陰性が各 7 例（38.9%），MRSA および *Streptococcus* 属が各 2 例（11.1%）で，黄色ブドウ球菌が約半数を占めていた。また，それ以前の年代ではグラム陰性桿菌も 10% 前後認められた。わが国の原因菌としては MSSA，MRSA，*Streptococcus* 属の頻度が高く，海外の報告のように *Haemophilus influenzae* や *Neisseria gonorrhoeae* の頻度は少ないと言える。

❹ 必要な検査

血液検査，関節液検査，細菌培養，画像検査（単純 X 線撮影，超音波検査，CT，MRIなど）が必要である。膝関節は，周囲を覆う組織が薄く臨床所見をとりやすい。一方，股関節は深部に位置するため臨床所見がわかりにくい。早期に超音波検査，造影 CT，MRIで関節水腫の有無を判断し，検体を採取することが重要である。単純 X 線像では初期には変化は認められないが，進行すると関節軟骨の消失による関節裂隙の狭小化や骨破壊像が認められるようになる。血液培養も重要である。

❺ 診断

診断は，臨床所見，血液検査での炎症所見，関節液検査，細菌培養，画像所見による。関節液検査で関節液は膿様で，白血球数は 100,000/mm^3 以上で，その 90% 以上が多核白血球である。尿酸結晶の有無は痛風性関節炎，ピロリン酸カルシウムの結晶の有無は偽痛風との鑑別に重要である。関節組織は無菌組織であり，関節液から細菌が証明されれば診断は確定する。関節液のグラム染色による検鏡は迅速にでき，原因菌の推定に有用である。

❻ 治療—抗菌薬の選択と使い方

関節液中のサイトカインやある種の菌体成分が軟骨を破壊するとされており，抗菌薬の投与のみで関節軟骨の損傷を防ぐことは困難である。診断確定後，できるだけ早期に手術的に洗浄する。関節鏡が可能な部位では早期に関節鏡視下に洗浄する。進行した場合は滑膜切除も必要となる。

⑴ 抗菌薬の選択，用法用量

一般的に抗菌薬の滑膜への移行性は，いずれの抗菌薬でも良好とされている。抗菌薬の

268

選択，用法用量は化膿性骨髄炎の項（**表1**）に準ずる。

⑵　投与期間

抗菌薬の投与期間は，感染が骨組織まで波及し骨髄炎を併発したか否かにより異なる。骨髄炎まで進展しなかった場合は3～4週間の投与，骨髄炎が併発した場合は化膿性骨髄炎の項に準じ，より長期の投与が必要である。

文献

1）川嶋眞人，田村裕昭，佐々木誠人ほか：化膿性骨髄炎に対する高気圧酸素治療. 日本骨・関節感染症研究会雑誌 17：41-45, 2003

2）松下和彦，松本　浩：1）疾患からみた感染症の治療と予防　5.整形外科　化膿性骨髄炎. 最新・感染症治療指針　2013年度改訂版, 医薬ジャーナル社, 大阪, 2013, p178-183

3）日本化学療法学会抗菌薬 TDM ガイドライン作成委員会 / 日本 TDM 学会 TDM ガイドライン策定委員会―抗菌薬領域―編：抗菌薬 TDM ガイドライン. 日本化学療法学会, 東京, 2012, p19-47

4）MRSA 感染症の治療ガイドライン作成委員会編：MRSA 感染症の治療ガイドライン　改訂版2014, 日本化学療法学会／日本感染症学会, 東京, 2014, p58-67

5）Liu C, Bayer A, Cosgrove SE et al：Clinical practice guidelines by the infectious diseases society of America for the treatment of methicillin-resistant *Staphylococcus aureus* infections in adults and children. Clin Infect Dis 52：e18-e55, 2011

6）Okano T, Enokida M, Otsuki R et al：Recent trends in adult-onset septic arthritis of the knee and hip：retrospective analysis of patients treated during the past 50 years. J Infect Chemother 17：666-670, 2011

第二章　各科感染症と抗菌薬療法

第二章　各科感染症と抗菌薬療法

16

眼感染症

宇野敏彦

❶ 疾患の定義

　眼科領域の感染症は，2つのコンパートメントに分けて考えるとわかりやすい。1つは眼瞼・角膜・眼球結膜・眼瞼結膜で，常に常在菌叢と共存している部分であり"外眼部"と呼ぶことができる。眼球表面は常に涙液で覆われており，この涙液にはリゾチーム・IgA等の免疫グロブリン等が存在し，非特異的な感染防御機構として働いている。免疫抑制状態，角結膜上皮障害を契機として感染が成立することが多い。もう1つのコンパートメントは本来無菌状態である眼球内でありこれを"内眼部"と呼ぶ。内眼部へは手術や外傷により直接微生物が侵入する場合（外因性）と肝膿瘍などの他臓器感染病巣から血行性に転移（内因性）する2つのルートで感染が成立する。

ⅰ．外眼部感染症の概要

　眼瞼には脂腺であるマイボーム腺など，いくつかの外分泌腺が存在する。この分泌腺に感染が成立することが多い。慢性的に起こる眼瞼炎や急性化膿性炎症として発症する麦粒腫が代表的である。

　細菌性結膜炎の好発年齢は二峰性である。乳幼児から学童期にはインフルエンザ菌（*Haemophilus influenzae*）や肺炎球菌（*Streptococcus pneumoniae*）によるものが多い。青壮年期には少ないが，高齢者になると黄色ブドウ球菌（*Staphylococcus aureus*）による結膜炎を起こしやすくなる。

　角膜への感染成立は視機能に甚大な影響を及ぼす。若年者ではコンタクトレンズ装用を起因として発症することが多い。その他が"つき目"などの外傷やドライアイ等によって角膜表面にびらんが生じ，眼表面の常在菌により感染が成立することも多い。

ⅱ．内眼部感染症の概要

　内眼部感染症は眼内炎とも呼ばれる。外因性眼内炎は眼外傷や手術によって直接病原体が内眼部に持ち込まれる場合のほかに，角膜に成立した細菌性角膜炎が内眼部に波及する場合もある。白内障手術に起因する術後眼内炎は社会的に大きな問題となっている。診断・治療が遅れると網膜壊死など視機能に甚大な影響を及ぼす。内因性眼内炎は中心静脈

栄養（IVH）などのカテーテル留置に関連する真菌性眼内炎の頻度が高く，細菌性のものは多くない。

❷ 臨床症状

ⅰ．外眼部感染症の場合

外眼部感染症であれば結膜の充血や浮腫，眼脂の増強，流涙が主な症状である。麦粒腫であれば眼瞼の腫脹発赤と疼痛が起こる。臨床的に最も重篤なのは細菌性角膜炎である。透明組織である角膜に感染巣が出現すれば視力低下を起こしやすく，重篤化すると角膜穿孔を来たし，失明にいたることも少なくない。さらに感染が沈静化しても白色の瘢痕組織を角膜に残すこととなり，恒久的な視力障害を来たすこととなる。

ⅱ．内眼部感染症の場合

内眼部感染症では視力低下が症状の中心であり，眼痛や結膜充血，羞明（まぶしさ）などの症状を来たす。結膜等の外眼部所見の程度は様々で，時に結膜充血をほとんど来たさないこともあり，自覚症状に注意しないと診断が遅れることもある。

内因性眼内炎の代表である真菌性眼内炎は進行が緩慢であり，「なんとなくかすむ」程度の軽い訴え，あるいは飛蚊症程度の訴えであることも少なくない。初期であれば硝子体に軽度の炎症細胞の出現を認め，網膜および硝子体に小円形の白色滲出斑を散在性に認める。進行した場合，滲出斑は拡大し，網膜出血が出現する。次第に硝子体混濁は増強し眼底が透見できなくなることもある。放置すれば高い確率で失明する。入院患者でIVH等，体内に長期カテーテル留置を行っている例において，視力低下等の訴えがあった場合，ないしはカテーテル・血液よりカンジダ属（*Candida* sp.）が培養同定された場合，血中カンジダ抗原検査で陽性に出た場合には速やかに眼科受診をして眼底検査を受ける必要がある。

頻度は少ないが肺膿瘍・肝膿瘍・胆のう炎等の感染病巣から血行性に転移して発症する細菌性眼内炎も内因性のものとして忘れてはならない。これは特に全身状態の悪いimmunocompromised hostに発症することが多い。自覚症状を訴えることのできない症例が少なくないこと，進行が急速であること，全身状態から硝子体手術などの外科的治療が施行できない場合が多いことなど，種々の条件が重なり，視力予後は極めて悪い。

外因性眼内炎では明らかな契機が存在しているので診断は容易であるが，腸球菌（*Enterococcus* group）など，原因菌によっては発症後数時間で網膜壊死が起こり失明する場合もあるので，いかに早く診断治療を行うかが問題となる。外因性眼内炎としては，白内障手術を契機とするものが社会的に問題となっている。多くの場合術後1週以内に発症することが多い。

❸ 原因菌

i．外眼部感染症

　眼瞼炎や麦粒腫の原因菌としては黄色ブドウ球菌あるいは表皮ブドウ球菌
(*Staphylococcus epidermidis*) が多く，細菌性結膜炎は前述の通りである。細菌性角膜炎
の原因菌としてはグラム陽性菌では肺炎球菌と黄色ブドウ球菌が主であり，グラム陰性菌
においては緑膿菌 (*Pseudomonas aeruginosa*) とモラクセラ属 (*Moraxella* spp.) が多
い。若年者ではコンタクトレンズ装用に関連するものが問題となっており，特に重症症例
において緑膿菌が多く検出される[1]。2週間頻回交換ソフトコンタクトレンズなどは毎日
レンズの洗浄と消毒が必要であるが，この過程でレンズあるいはレンズ保存ケースが細菌
（特にグラム陰性桿菌）に汚染されることが一般的に見受けられる。緑膿菌は比較的健常
な角膜上皮に感染を成立しやすいとされており，このためコンタクトレンズ装用者の細菌
性角膜炎の主要原因菌になっていると考えられる。

　上記外眼部感染症の原因菌は細菌のみではない。特に角膜において，酵母真菌であるカ
ンジダ属，およびフザリウム属 (*Fusarium* spp.) をはじめとする多様な糸状真菌が原因
菌となることがある。とくに漫然と抗菌点眼薬を使用している症例や，樹木や土壌の関連
する外傷のあとに発症する場合にその可能性が高くなり，鑑別として重要である。

ii．内眼部感染症

　内眼部感染症の原因菌において，血行転移で発症する内因性（眼内炎）と外傷・手術を
起因とする外因性（眼内炎）で大きく異なることが興味深い。内因性で最も頻度が高いの
はカンジダ属である。以前は *Candida albicans* が主体であったが，最近では non-*albicans*
Candida と呼ばれるものの頻度が高くなっている。なかでも抗真菌薬として頻用されてい
るフルコナゾール（FLCZ；ジフルカン®）に耐性傾向を示す *Candida krusei, Candida*
glabrata の台頭が問題とされている。内因性の細菌による眼内炎では肺炎桿菌 (*Klebsiella*
pneumoniae)，大腸菌 (*Escherichia coli*) が多い。

　外因性，特に白内障等の眼科手術後の細菌性眼内炎の原因菌としては，コアグラーゼ陰
性ブドウ球菌（coagulase negative *staphylococci*：CNS）が最も頻度が高い。続いて黄色
ブドウ球菌，腸球菌，連鎖球菌属が挙げられる。黄色ブドウ球菌が原因菌である場合，そ
の多くがメチシリン耐性黄色ブドウ球菌（methicillin-resistant *Staphylococcus aureus*：
MRSA）であるとされている。CNSにおいても耐性菌である可能性は高い。視力予後につ
いては腸球菌が原因菌の場合，急速に網膜壊死を来たすので大変予後が悪い。CNSは適
切に対処すれば比較的視力が保たれることが多い。

❹ 必要な検査

　眼科のルーチン検査として細隙灯顕微鏡および眼底検査が行われる。この基本診察で眼

科領域の感染症を疑っていくことになるが，細菌学的検査が診断および薬剤の選択のために極めて重要であることはいうまでもない。細菌学的検査については次項で述べる。

　麦粒腫等眼瞼腫脹を伴う場合，鑑別診断として眼瞼腫瘍を考えておく必要がある。とくに高齢者の場合で経過が長い場合，治療に反応しにくい場合，切開排膿をするも思った程排膿がない場合などは腫瘍を疑い病理検査を行うことも視野にいれておくべきであろう。

　内眼部感染症の場合，硝子体混濁等で眼底所見が得にくい場合，様々な補助検査が必要となる。まずは超音波Bモードによる硝子体の観察が挙げられる。硝子体混濁の程度，網膜剥離の併発の有無がポイントとなろう。網膜電図（ERG）は網膜機能のモニターとして大変重要である。ERGが消失している場合は視力予後が悪いなど，感染の進行や予後の判断に有用である。

❺ 診断

　結膜炎ではまず眼脂の性状に注目する必要がある。多量の膿性の眼脂が認められる場合原因菌としてまず考えるべきものとして淋菌（*Neisseria gonorrhoeae*）がある。結膜炎は通常視機能に影響を与えることは稀であるが，淋菌に限っては早期に角膜穿孔をきたすこともあり，慎重に対応する必要がある。その他髄膜炎菌（*Neisseria meningitidis*）やブドウ球菌属も原因となりうる。逆に漿液性で“さらさら”した眼脂の場合は流行性角結膜炎など，ウイルス性の結膜炎の可能性が高くなる。

　外眼部感染症の場合はスパーテルや綿棒で病巣擦過を行い検鏡および培養検査を行うのが基本である。得られる検体が微量であることが多いので検体採取には細心の注意を払う。スライドグラスへの塗布も綿棒をグラス上にスタンプするように軽く押し付けるか，転がすようにすると糸状真菌との鑑別もしやすく望ましい[2]。外眼部は本来無菌状態でないため，検鏡で検出された菌を原因菌と短絡的に結びつけることはできない。観察される菌量が多い場合，好中球による貪食像が観察される場合，原因菌である可能性が高くなる。一方，培養検査においても菌量についての情報は重要である。緑膿菌など，通常眼表面に常在していない菌が検出された場合は少量でも原因菌と推定できるが，常在菌の場合慎重に判断する必要がある。さらに臨床所見や治療経過と検鏡培養検査で得られた結果に整合性があるかを踏まえて再考していく必要がある。培養検査で捉えにくい糸状真菌の感染であるにもかかわらず，偶然に検出された細菌を原因菌と考えてあやまった治療をしてしまうという状況も日常よく遭遇するものである。

　内眼部感染症は失明に直結する状態であり，診断の確定は迅速に行わなくてはならない。細菌性眼内炎を疑えば，通常前房水や硝子体液，白内障術後であれば挿入した眼内レンズなどを検体として細菌検査を行う。検体を採取する際には涙液等に存在する眼表面の常在菌の混入を防ぐことが重要である。同時に結膜ぬぐい液から菌の検出を試みることも多いがその結果は参考程度であろう。

第二章　各科感染症と抗菌薬療法

❻ 治療—抗菌薬の選択と使い方

　眼科領域の細菌感染症の治療の基本は抗菌薬の点眼療法である。まず現在使用可能な点眼薬について整理してみたい（**表1**）。

　現在，ニューキノロン系，β−ラクタム系，アミノグリコシド系をはじめとする点眼抗菌薬が市販されている。これらの作用メカニズムおよび抗菌スペクトルについては他項に譲るが，眼瞼結膜炎，角膜炎，眼内炎などの主要原因菌に対応して，その薬剤感受性パ

表1　眼局所に用いられている抗菌薬（点眼・軟膏）

抗菌薬		略号	主な特徴
ニューキノロン系	オフロキサシン	OFLX	溶解安定性が高く，抗菌スペクトルが広い。GFLX あるいは TFLX，MFLX では連鎖球菌属への感受性が向上し，クラミジアに対する効果が期待される。
	ノルフロキサシン	NFLX	
	ロメフロキサシン	LFLX	
	レボフロキサシン	LVFX	
	ガチフロキサシン	GFLX	
	トスフロキサシン	TFLX	
	モキシフロキサシン	MFLX	
β−ラクタム系	セフメノキシム	CMX	溶解後の安定性が低いため，使用時に溶解する。抗菌スペクトルは広いが耐性も多い。連鎖球菌属に対しての臨床効果に期待。ペニシリン系点眼薬は販売中止となっている。
アミノグリコシド系	ゲンタマイシン	GM	ニューキノロン系点眼薬が登場するまでは点眼抗菌薬の第一選択薬であった。緑膿菌に対しては第一選択薬と考えられる。PAE（post-antibiotic effect）の強い薬剤であり，この点で点眼としての使用に適している。FRM は一部のステロイド製剤に合剤として配合されている。
	ジベカシン	DKB	
	トブラマイシン	TOB	
	フラジオマイシン	FRM	
マクロライド系	エリスロマイシン	EM	眼軟膏，点眼（用時溶解）で使用可能。グラム陽性球菌がターゲットであるが，耐性化も進んでいるので注意が必要である。クラミジアにも有効。
クロラムフェニコール系	クロラムフェニコール	CP	抗菌スペクトルは広く，グラム陽性，陰性菌ともに効果を有する。MRSA にも有効なことが多い。
ポリペプチド系	コリスチン	CL	エリスロマイシンやクロラムフェニコールとの合剤として使用されている。緑膿菌などのグラム陰性桿菌に有効。
グリコペプチド系	バンコマイシン	VCM	眼軟膏として使用可能。グラム陽性球菌，とくに MRSA 等の多剤耐性菌に効果を発揮する。本剤への耐性化を防ぐ目的で，使用は限定される必要がある。

274

ターンを把握しておく必要がある。

ポイントとして，肺炎球菌を代表とする連鎖球菌属，および緑膿菌に対する抗菌スペクトルの違いを理解することにある。前者に対してはβ-ラクタム系が第一選択で，アミノグリコシド系や従来のニューキノロン系では効果が期待しにくい。一方，後者に対してはその逆で，アミノグリコシド系やニューキノロン系が第一選択となる。

耐性菌については極めて憂慮すべき問題がある。点眼という簡便な手法で使用できること，眼科医も患者も"眼脂"すなわち細菌感染という短絡的発想が少なくないこともあり，漫然と長期間抗菌点眼薬が使用されている場合が多い。点眼薬は鼻涙管を介し，鼻腔さらには口腔へと移行する。点眼薬は極めて高濃度の薬剤を直接眼表面に接触させるものであるが，鼻腔口腔へ移行する間にその濃度は次第に小さくなる。抗菌点眼薬を使用することにより眼局所あるいは鼻腔等で薬剤耐性菌が選択され増殖していく可能性があることも念頭におく必要がある。

増加傾向が指摘されて久しい MRSA に関しては，点眼薬の自家調製も含めた特別対策が必要である。

i．ニューキノロン系

溶解後の安定性が良く，幅広い抗菌スペクトル，防腐剤が添加されているものが少なく角結膜上皮への障害が少ないといったこともあいまって，現時点で最も繁用されている点眼抗菌薬である。眼感染症の主要な原因菌に対して非常に広い抗菌スペクトルを有するが，ノルフロキサシン（NFLX；バクシダール®），ロメフロキサシン（LFLX；ロメフロン®），オフロキサシン（OFLX；タリビッド®）など，古くから使用されてきた薬剤では肺炎球菌を含む連鎖球菌属に対する活性にやや物足りない感があった。抗菌力のない光学異性体を取り除いたレボフロキサシン（LVFX；クラビット®）は OFLX よりも抗菌力が2倍となり，しかも市販点眼薬の濃度が0.5％から1.5％と他薬剤の0.3％よりも高いこともあり，上記の欠点は改善した。

ガチフロキサシン（GFLX；ガチフロ®），モキシフロキサシン（MFLX；ベガモックス®），トスフロキサシン（TFLX；オゼックス®，トスフロ®）は"新世代"のキノロン系ともいわれ，肺炎球菌等への抗菌力を強めている。このような意味では LVFX あるいは"新世代"キノロン系といわれるものを第一選択にすることにより，弱点の少ない初期治療が可能になってきていると考えられる。

クラミジア・トラコマティス（*Chlamydia trachomatis*）によるクラミジア結膜炎に対しては OFLX 眼軟膏の使用が有効であるが，"新世代"のキノロン点眼薬も *in vitro* では最小発育阻止濃度（MIC）も低く，臨床における有用性が期待される。

ii．β-ラクタム系

眼科領域では連鎖球菌属や眼内炎の原因菌として注目されるアクネ菌（*Propionibacterium acnes*）に対しての臨床効果が期待されている。

従来はペニシリン系のスルベニシリン（SBPC）が市販されていたが，販売中止となり

セフメノキシム（CMX；ベストロン®）のみが用時溶解の形で市販されている。

iii．アミノグリコシド系

1980年代にはその抗緑膿菌作用から最も汎用されていたが，今はその地位をニューキノロン系に譲っている。ただ，緑膿菌に対しては現在も第一選択の抗菌薬であり，ブドウ球菌属に対しても比較的良好な感受性を維持している。連鎖球菌属への抗菌活性は極めて悪い。ゲンタマイシン（GM；ゲンタロール®），トブラマイシン（TOB；トブラシン®）などが点眼薬として市販されている。MRSAに対してはアルベカシン（ABK；ハベカシン®）が有効であるので，全身投与に用いるものを溶解後点眼として使用することも行われている。

iv．マクロライド系

眼科用としてエリスロマイシン（EM）およびコリスチン（CL）との合剤（エコリシン®）が市販されている。抗菌活性以外に，スライム（バイオフィルム）生成抑制の作用もある。薬剤の移行性を高める作用が期待できる。クラミジア結膜炎にも有効である。

v．クロラムフェニコール

再生不良性貧血等の問題から全身的にほとんど使用されなくなった薬剤であるが，耐性菌は少なくなっているようである。眼科領域ではMRSA, メチシリン耐性表皮ブドウ球菌（methicillin-resistant *Staphylococcus epidermidis*：MRSE）に対する有効性が指摘されている。現在クロラムフェニコール（CP）単剤およびCLとの合剤（オフサロン®）が市販されている。

vi．グリコペプチド系

本邦ではバンコマイシン（VCM；バンコマイシン®）が眼軟膏製剤で市販されている。グラム陽性球菌，とくにMRSA等の多剤耐性菌に有効である。VCMはその薬効より，有効濃度以上を維持することが必要とされる。眼軟膏としての投与方法は全身投与とは異なり，有効濃度を維持するのが困難であり，この点で臨床効果が発揮できているか，常に検証が必要である。また本剤への耐性化を防ぐ目的で，使用は厳格に制限される必要がある。

vii．処方例

以下，実際の処方例について述べる。

⑴　麦粒腫

俗に“ものもらい”，あるいは“めいぼ”などと呼ばれるものである。眼瞼皮膚側の睫毛の毛包，汗腺，脂腺に生じたものを外麦粒腫，マイボーム腺に生じたものを内麦粒腫という。数日内外の経過で次第に眼瞼腫脹と疼痛を自覚するようになる。内麦粒腫でマイボーム腺開口部からの自然排膿を認めることもある。

原因菌としては黄色ブドウ球菌が多い。治療はキノロン系ないしはβ-ラクタム系点眼薬が中心となり，加えてOFLX眼軟膏を併用することもある。また，セフェム系の内服を併用すべきであろう。点眼による病巣への移行性は不十分であり，切開排膿が必要になることも多い。
(処方例)
　CMX点眼　1日4回
　OFLX眼軟膏　1日　1〜2回
　経口セフェム系の併用

(2) 細菌性結膜炎

結膜充血，眼脂が主な症状である。急性に発症するものもあれば主に高齢者において月単位の慢性の経過をもつ場合もある。慢性結膜炎の場合，鼻涙管閉塞や涙嚢炎の併発の有無に注意する。前述のように学童期まではインフルエンザ菌や肺炎球菌，高齢者では黄色ブドウ球菌（MRSAを含む）を原因菌として想定する。
(処方例)
　LVFX点眼　1日4回

(3) 細菌性角膜炎（図1）

角膜に白色の浸潤病巣を形成し，多くの場合融解傾向を示す。病巣周囲の角膜浮腫と前房内の炎症を認める。原因として若年者ではコンタクトレンズ装用が多い。外傷も少なくないが，誘因が見つからない場合もある。ドライアイその他で角膜上皮障害が先行し，日和見的に発症することも多い。原因菌は細菌に限らないので，真菌を含めて総合的に鑑別していく必要がある。
(処方例)
　GFLX点眼　1時間毎
　CMX点眼　1時間毎
　OFLX眼軟膏　眠前1回

(4) 白内障術後眼内炎（図2）

白内障術後眼内炎はその他の感染性眼内炎とともに迅速な対応が必要である。基本的に

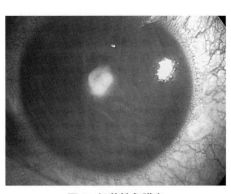

図1　細菌性角膜炎
本症例はモラクセラ属が原因菌であった。

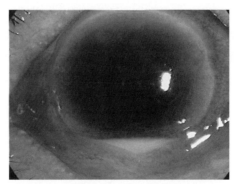

図2　白内障手術後の細菌性眼内炎
前房蓄膿がみられる。前房内はフィブリン析出をみる。

は硝子体切除手術を行って外科的に病巣を洗浄，除去し網膜機能を守る必要がある。抗菌薬のみによる治療はそれまでの"つなぎ"と考えるべきであろう。点眼や全身投与は補助手段にしか過ぎず，硝子体注射が必要である。

(処方例)
　　VCM　10mg/mL に生理食塩水で調製し　0.1mL 硝子体注射
　　セフタジジム（CAZ；モダシン®）　22.5 mg/mL に生理食塩水で調製し　0.1mL 硝子体注射
　　　上記2剤を併用する

文献
1) 宇野敏彦, 福田昌彦, 大橋裕一ほか：重症コンタクトレンズ関連角膜感染症全国調査. 日眼会誌 115：107-115, 2011
2) 日本眼感染症学会　感染性角膜炎ガイドライン作成委員会：感染性角膜炎診療ガイドライン　第1章　感染性角膜炎の診断. 日眼会誌 111：774-785, 2007

第二章　各科感染症と抗菌薬療法

17 皮膚・軟部組織感染症

渡辺晋一

❶ 疾患の定義

　一般に皮膚の細菌感染症は，原発性の皮膚・軟部組織感染症と続発性の皮膚・軟部組織感染症に分かれ，前者は直接皮膚に細菌が感染したもので，化膿球菌によるものが多いことから膿皮症（pyoderma）と呼ばれることが多い（**表1**）。後者は創傷，熱傷，褥瘡などすでに皮膚損傷があった部位に細菌感染を起こしたものであるが，原発性と続発性を厳密に区別することは困難なことも多い。また皮膚表面に細菌が感染して生ずる紅色陰癬，黄菌毛，pitted keratolysis やハンセン病も皮膚の細菌感染症に属する。そのほかに細菌の産生する毒素によって，皮膚症状が生ずる細菌毒素関連感染症があり，代表的なものが toxic shock syndrome や toxic shock-like syndrome，staphylococcal scalded skin syndrome であり，これも広い意味では皮膚・軟部組織感染症に含まれる。

　このように皮膚・軟部組織感染症は多岐にわたるため，我が国の抗菌薬の臨床評価方法に関するガイドラインでは，皮膚・軟部組織感染症を**表2**のように分類している。ここでいう単純性というのが原発性の皮膚・軟部組織感染症で，複雑性というのは続発性の皮膚・軟部組織感染症をさす。さらに原発性の皮膚・軟部組織感染症を表在性と深在性に分類している。勿論抗菌薬の評価という立場からは，複雑性皮膚・軟部組織感染症も抗菌薬の外用あるいは内服で治療可能な表在性と抗菌薬の点滴が必要なことが多い深在性に分けた方が，臨床実地上便利である。

❷ 臨床症状

　上記のように皮膚・軟部組織感染症の症状は様々であるので，その皮膚症状は多彩である。そのためここでは，ページ数の関係から皮膚・軟部組織感染症の多くを占める膿皮症の臨床症状を述べる。一般に膿皮症では皮膚に発赤，腫脹，疼痛，熱感の感染症状が同一部位にみられる。しかし初期にはこの感染兆候が4つそろわないこともある。またこの症状が癤腫症以外，多発することは通常ない。一方，発赤，腫脹，疼痛，熱感などの感染兆候がほとんど見られない皮膚・軟部組織感染症があり，代表的なものが伝染性膿痂疹である。伝染性膿痂疹では水疱が多発して，あちこちに飛び火するように生ずる。しかも水疱

第二章　各科感染症と抗菌薬療法

表 1　膿皮症の分類

原因菌	黄色ブドウ球菌性			連鎖球菌性
部位	付属器感染症		非付属器感染症	非付属器感染症
	汗腺	毛包		
表皮	汗孔炎	Bockhart 膿痂疹	伝染性膿痂疹	伝染性膿痂疹
表皮 ｜ 真皮 ｜ 皮下 浅層筋膜	乳児多発性汗腺膿瘍 化膿性汗腺炎	毛包炎 尋常性毛瘡 癤，癤腫症，癰	ブドウ球菌性丹毒 蜂窩織炎 壊死性筋膜炎	丹毒 蜂窩織炎 壊死性筋膜炎

表 2　皮膚・軟部組織感染症の分類

A. 単純性皮膚・軟部組織感染症（膿皮症）
　　1）表在性皮膚感染症
　　　　a）附属器関連感染症（毛包炎，化膿性汗孔周囲炎など）
　　　　b）非附属器関連性感染症（伝染性膿痂疹など）
　　2）深在性皮膚感染症
　　　　a）附属器関連感染症（癤，癤腫症，癰など）
　　　　b）非附属器関連性感染症（蜂巣炎，丹毒，リンパ管炎・リンパ節炎など）
B. 複雑性皮膚・軟部組織感染症
　　1）慢性膿皮症（感染性粉瘤，化膿性汗腺炎など）
　　2）皮膚二次感染症（外傷・熱傷・手術創などの二次感染）

が破れると糜爛となり，痂疲が付着するようになる。また細菌毒素関連感染症では，発熱などの全身症状以外に，皮膚ではび漫性の紅斑がみられ，黄色ブドウ球菌性熱傷様皮膚症候群では水疱や糜爛がみられる。

❸ 原因菌

　皮膚科領域の細菌感染症の原因菌には種々のものがあるが，急性化膿性疾患の病変部を培養すると表皮ブドウ球菌と黄色ブドウ球菌が全体の 7 割近く分離され，特に黄色ブドウ球菌が優位を占める。一方，化膿連鎖球菌が分離される頻度は 10% 以下と，分離頻度が少ないが，連鎖球菌性膿痂疹や連鎖球菌性壊死性筋膜炎などで，稀ならず遭遇する疾患である。またグラム陰性桿菌は 10% 前後であり，侵襲的な皮膚病変をきたすことは稀である。

　表皮ブドウ球菌は Propionibacterium acnes と並んで，皮膚常在菌の代表的なもので，病変部に定着している可能性が多く，感染を起こしていると断定できないことも多い。このような意味からいって皮膚科領域では，治療上重要なターゲットとなる細菌は黄色ブド

280

表3　医療施設型 MRSA と市中感染型 MRSA

	医療施設型 MRSA	市中感染型 MRSA
定義	入院または 医学的処置あり	過去1年間入院なし 医学的処置なし
患者背景	Compromised host ［高齢者，挿管あり，外科手術，抗菌薬 　投与，集中治療室，大部屋入院など］	健常人
診療科	全科の入院患者	皮膚科外来・入院
薬剤感受性	多剤耐性	β-ラクタム系薬にのみ耐性が 多い
パルスフィールドゲル電気泳動法による型判別	院内感染型分離株	院内感染型分離株と異なる

ウ球菌である。しかし現在皮膚科領域の細菌感染症で分離される黄色ブドウ球菌は，その20〜40%をメチシリン耐性黄色ブドウ球菌（MRSA）が占めると言われている。

　MRSA といえば，かつては病院内でみられる医療施設型 MRSA であったが，現在市中感染型 MRSA（以下，市中 MRSA）が問題となっている。この市中 MRSA は，最近（過去1年以内）入院していない者，または医学的処置（透析，外科手術，カテーテル）を受けたことがない者に生じた MRSA 感染症をさす。この市中 MRSA 患者には，医療施設型 MRSA 感染症を引き起こすような危険因子は認められず，また抗菌薬感受性パターンも医療施設型と異なる。つまり市中 MRSA 株は β-ラクタム系薬に対してのみ耐性で，他の薬剤に対してはまだ感受性を有していることが多い（**表3**）。そして皮膚科領域で分離される MRSA の多くはこの市中 MRSA である[1]。

❹ 必要な検査

　皮膚・軟部組織感染症の場合，臨床症状から原因菌の推定がある程度可能であるが，原因菌と確認するためには，病巣より菌の分離培養を行わなければならない。ただし細菌培養の際には，膿や浸出液を確実に採取することが重要で，皮膚表面を綿棒で擦っても皮膚表面に存在する常在菌を拾うだけであるのでこれを慎む。また細菌培養の結果が出るまで，多少の時間を要するため，膿があればグラム染色を行い，グラム染色からある程度原因菌を推定することができる。

❺ 診断

　皮膚に発赤，腫脹，疼痛，熱感の感染症状がある場合は，皮膚感染症と診断するが，結節性紅斑などの紅斑症との鑑別が問題になる。通常皮膚・軟部組織感染症では，皮膚病変

表4　皮膚・軟部組織感染症の診断アルゴリズム

A.　発赤はあるが腫脹・熱感がほとんどない
　　1）毛孔一致性の膿疱
　　　●顔面，前胸部，上背部に分布：尋常性痤瘡
　　　●上記以外の部位：毛包炎（毛嚢炎）
　　2）水疱・痂皮が多発
　　　●膿が有る場合：伝染性膿痂疹
　　　●明らかな膿がない場合：貨幣状湿疹などの湿疹・皮膚炎*
　　3）感染症以外の皮膚疾患（湿疹・皮膚炎など）
B.　発赤・腫脹・疼痛・熱感の感染症状がある
　　1）多発している場合
　　　●感染症以外の皮膚疾患（結節性紅斑など）
　　　●癤腫症（アトピー性皮膚炎を合併していることが多い）
　　　●乳幼児の頭部顔面に多発：乳児多発性汗腺膿瘍
　　2）体の一部に限局
　　　●皮膚・軟部組織感染症

湿疹・皮膚炎*：細菌培養すると細菌が分離されることが多いが，定着
であり，感染を起こしている訳ではない。

が多発することはないので，病変が多発する場合は，細菌感染症は否定的である。ただし伝染性膿痂疹では水疱が多発して，あちこちに飛び火するように生ずるので，ある程度の経験を積まないと診断が難しい。実際アトピー性皮膚炎が悪化して，ぐじゅぐじゅした糜爛局面が多発したものを伝染性膿痂疹と診断している医師は少なくない。鑑別には経過をみることが大切で，例えば炎症を抑えることができる強さのステロイドを外用しているにも関わらず，急激に全身に水疱や痂疲が生じた場合は，伝染性膿痂疹と診断する。しかし実際はアトピー性皮膚炎に対し，弱いステロイドを使用したり，強いステロイドでも保湿剤などと混合して薄めて使用するなど，不適切な外用療法を行って悪化していることが多い。この場合は伝染性膿痂疹として治療するとアトピー性皮膚炎はさらに悪化する。このように皮膚・軟部組織感染症の診断はある程度皮膚科のトレーニングを受けていないと難しいが，診断のアルゴリズムは**表4**のようになる。

　さらに細菌培養で細菌が分離された場合，感染（infection）か定着（colonization）かを鑑別することが重要である。鑑別には細菌が分離された病変部に感染症状，つまり発赤，腫脹，疼痛，熱感の四徴があるかどうかを確認する必要がある。ただし皮膚潰瘍の場合は潰瘍面に触れると疼痛があるので，潰瘍辺縁の皮膚に発赤，腫脹，疼痛，熱感があること，あるいは膿があることが重要な指標になる。ただし膿の場合は，膿のグラム染色で好中球の貪食像の有無（貪食像があれば感染，なければ定着）で判定する。また培養した菌量が多いか少ないかで感染か定着かをある程度区別することも可能である。特にMRSAは皮膚に定着することが多いので，感染か定着かの鑑別が重要である。

❻ 治療—抗菌薬の選択と使い方

皮膚・軟部組織感染症の治療のアルゴリズムを**表5**に示す。

i．分離された細菌が感染を起こしている場合

⑴　外来患者の場合

　皮膚・軟部組織感染症から分離される細菌は黄色ブドウ球菌などグラム陽性菌が多いので，グラム陽性球菌に感受性を示すペニシリン，セフェム系薬を empiric therapy の第一選択として使用する[1]。あるいはマクロライド系薬でもよいが，マクロライド系薬は溶連菌の感受性が弱い。β-ラクタム系薬を3日投与してもあまり軽快しない場合は，MRSAを想定し，抗菌薬の変更を行う。MRSA が分離された場合は，市中 MRSA の可能性が高いので，スルファメトキサゾール／トリメトプリム（ST；バクタ®，バクトラミン®）合剤，ミノサイクリン（MINO；ミノマイシン®）を投与する。ただしテトラサイクリン系薬は歯牙の着色の可能性があるため8歳未満の小児に使用すべきではない。またニューキノロン系薬も MRSA に有効であるので，16歳以上の場合は，キノロンの中でもレスピラトリーキノロン〔レボフロキサシン（LVFX；クラビット®），トスフロキサシン（TFLX；トスキサシン®，オゼックス®），モキシフロキサシン（MFLX；アベロックス®）〕を投与する。ただし最近一部のニューキノロン系薬は小児への適用が拡大されたので，16歳以下にもニューキノロン系薬の使用が可能であるが，保険上の適応疾患の縛りがある。クリンダマイシン（CLDM；ダラシン®）も市中 MRSA に有効なことがあるが，我が国は米国と比べ耐性が多いので，無効のことも少なくない。その他ファロペネム（FRPM；ファロム®），ホスホマイシン（FOM；ホスミシン®）が市中 MRSA に有効なことがあるので，市中 MRSA 感染症が疑われる場合は，試してみる価値はある。またリネゾリド（LZD；ザイボックス®）の経口投与は市中および院内の MRSA に有効であるが，保険の縛りのために外来では使用しづらい。またリファンピシン（RFP；リファジン®）も市中 MRSA に有効であるが，耐性菌を生じやすいので，単独では使用しない。いずれにせよ皮膚・軟部組織感染症から分離される MRSA は市中 MRSA のことが多いので，最初から抗 MRSA 薬を投与する必要はない。

⑵　重症例あるいは全身症状を伴う場合

　β-ラクタム系薬の注射薬を使用するが，MRSA 感染症を疑う場合は，抗 MRSA 薬の投与を行う。我が国では抗 MRSA 薬としてバンコマイシン（VCM；塩酸バンコマイシン®），アルベカシン（ABK；ハベカシン®），テイコプラニン（TEIC；タゴシッド®），LZD，ダプトマイシン（DAP；キュビシン®）が認可されているが，これらの薬剤のうち，深在性皮膚感染症に保険の適用が承認されたものは TEIC，LZD，DAP である。また外傷・熱傷および手術創の二次感染症の場合は，これに VCM が加わる。ABK はグラム陽性菌ばかりでなくグラム陰性菌にも有効であるが，皮膚科領域の MRSA 感染症に対する保険の適用はとれていない。MRSA 感染症に対して，どの抗 MRSA 薬を使用すべきかはまだ議論の分かれるところではあるが，IDSA（米国感染症学会）のガイドライン[2]では，VCM の静注

表5　皮膚・軟部組織感染症の治療アルゴリズム

A. 毛包炎（毛嚢炎）
　●NDFX 軟膏か FA 軟膏の外用。ただし自然治癒もありえる。
　●癤に進行しそうな場合はβ-ラクタム系薬（ペニシリン系薬，セフェム系薬）の経口投与
B. 伝染性膿痂疹
　1）全身状態がよく，比較的限局したもの
　　●NDFX 軟膏か FA 軟膏の外用
　2）広範囲の伝染性膿痂疹や，アトピー性皮膚炎などに合併したもの
　　●β-ラクタム系薬（ペニシリン系薬，セフェム系薬）の経口投与
　　*治療後 3 日経っても改善がみられない場合
　　　a）MRSA 感染症
　　　　●市中 MRSA 感染症を想定して ST 合剤，MINO，ニューキノロン系薬などの内服
　　　b）診断の見直し
C. 上記以外の皮膚・軟部組織感染症
　1）中等症以下
　　●β-ラクタム系薬（ペニシリン系薬，セフェム系薬）の経口投与
　　*治療後 3 日経っても改善がみられない場合
　　　a）MRSA 感染症を考える
　　　　●市中 MRSA 感染症を想定して ST 合剤，MINO，ニューキノロン系薬などの内服
　　　b）診断の見直し
　2）重症
　　●β-ラクタム系薬の点滴静注
　　*治療後 3 日経っても改善がみられない場合
　　　a）MRSA 感染症考える
　　　　●抗 MRSA 薬の点滴静注
　　　b）壊死性筋膜炎・ガス壊疽など
　　　　●ただちに debridement と高用量の抗菌薬の点滴静注
　　　c）診断の見直し

か，LZD 600mg を 1 日 2 回経口あるいは静注，DAP 4mg/kg を 1 日 1 回静注が推奨されている。

　皮膚・軟部組織感染症で入院中の小児には，empiric therapy としてペニシリン系薬，セフェム系薬の点滴を行うが，MRSA 感染症の場合は VCM が推奨される。MRSA 感染症の場合，症状が落ち着いて，菌血症などがない患者では，CLDM の耐性化率が例えば 10%未満であれば，CLDM 10〜13mg/kg を 6〜8 時間おきに静注か 1 日に 40mg/kg を静注でもよい。また CLDM に感受性がある MRSA であれば，経口薬の投与でもよい。また 12 歳以上の小児の MRSA 感染症では LZD 600mg を 1 日 2 回経口あるいは静注，12 歳未満の小児には LZD 10mg/kg を 8 時間おきに経口あるいは静注でもよい。

⑶ 膿瘍を形成している場合

膿瘍の程度に応じて切開やドレナージが必要で，特に炎症性粉瘤で膿瘍を形成した場合は切開やドレナージは必須である。ただし重症化と遷延化の防止，および治療期間の短縮，手術創瘢痕の軽減のため，抗菌薬の全身投与を行った方がよい。

⑷ 特殊な皮膚・軟部組織感染症

① 壊死性筋膜炎

丹毒，蜂巣炎症状があり，皮疹が悪化したり急激に拡大した場合，あるいは病変部に壊死傾向や激痛があり，全身症状を伴う場合，または適切と思われる抗菌薬を投与したのにもかかわらず，治療開始後 48 時間経っても効果が見られない場合は，壊死性筋膜炎を疑う。壊死性筋膜炎が疑われた場合は，速やかに debridement を行い（必須），得られた膿のグラム染色を行い，原因菌を推定する。そして直ちに感受性を示す抗菌薬を大量に投与すると同時に注意深い全身管理を行う。γ-グロブリン製剤の静注は併用効果があると言われている。debridement 部は術後しばらく洗浄を繰り返し，時期をみて植皮などで再建する。

② 細菌毒素関連感染症

溶連菌によるものと，黄色ブドウ球菌によるものがあるが，最近黄色ブドウ球菌が産生する毒素による toxic shock syndrome やブドウ球菌性熱傷様皮膚症候群（staphylococcal scalded skin syndrome：SSSS）では，MRSA によるものが増えている。MRSA によるものは，通常の β-ラクタム系薬では反応せず，しかも全身の潮紅，紅斑が出現するため，抗菌薬が投与されていると薬疹と間違われることが多い。SSSS では，特異的な顔貌と全身の紅斑（特に頚部，腋窩，鼠径部のび慢性の紅斑）に擦過痛（皮膚を触ると痛がる）を伴うことが特徴である[3]。乳幼児では薬疹は少ないため，SSSS の存在を常に念頭に置いて診察すれば，誤診することはない。

③ 伝染性膿痂疹の場合

伝染性膿痂疹には，ナジフロキサシン（NDFX）軟膏かフシジン酸（FA）軟膏の外用を行う。我が国で汎用されているゲンタシン®軟膏は MRSA ばかりでなく，MSSA にも耐性を示すことが多い。MRSA による場合は 2% ムピロシン軟膏が有効であるが，我が国では保険の適用がないので，NDFX 軟膏か FA 軟膏を使用するが，NDFX 軟膏の方が市中 MRSA に有効である。ただし溶連菌による伝染性膿痂疹やアトピー性皮膚炎などに合併した伝染性膿痂疹では経口抗菌薬を併用する。経口抗菌薬を使用する場合は，empiric therapy として β-ラクタム系薬を使用するが，これで反応しない場合は MRSA 感染症を想定する。この場合，上記 i．⑴に記載されているような市中 MRSA に有効な経口抗菌薬の投与を行う。

ⅱ．分離された細菌が皮膚に定着している場合

⑴ 糜爛面から細菌が分離された場合

細菌が皮膚に定着している場合は，全身の抗菌薬投与は必要ない。例えば湿疹・皮膚炎群の病変から細菌培養を行うと，種々の細菌が分離されることが多いが，単に菌が付着し

第二章 各科感染症と抗菌薬療法

ているだけのことが多く，ステロイド外用薬で湿疹・皮膚炎病変を治療するとそこに定着
している細菌も自然に消失する[4]。そのため，細菌培養で細菌が得られたからといって抗
菌薬の投与を行うべきではない。

(2) 褥瘡など皮膚潰瘍から細菌が分離された場合

潰瘍面からも種々の細菌が分離されるが，抗菌薬の全身投与は必ずしも行う必要はな
い。ただしもともと局所の循環不全や虚血性変化がある場合，あるいは褥瘡の場合は，皮
膚潰瘍はなかなか治癒しない。また細菌の定着があると，潰瘍の治癒も遅延する。さらに
入院患者では，他の患者に細菌を供給することになるので，特に入院患者の場合は除菌が
必要となる。

具体的には褥瘡などの難治性皮膚潰瘍の場合は，創面の消毒，洗浄や抗菌作用がある外
用薬などを用いて感染制御を図る必要がある。ただし消毒薬の使用は創傷治癒を遅らせる
ので，その使用は限定的である。また細菌がバイオフィルムを形成すると消毒薬や抗菌薬
の効果がなくなり，細菌が存続するので，これを防ぐことが大切である。このとき最も有
効な方法はバイオフィルム形成の温床となっている壊死組織の除去，つまり debridement
を行うことである。debridement には化学的あるいは外科的な debridement があり，外
科的な debridement が一般的な方法であるが，化学的な debridement は手技的に手軽で，
患者に対する苦痛も少ないというメリットを有している。またユーパスタ®（ポビドン
ヨード・シュガー）に含まれる白糖，ゲーベンクリーム®（スルファジアジン銀）に含ま
れる銀，または酸化亜鉛や酢酸などは MRSA を含めた黄色ブドウ球菌のバイオフィルム
形成を抑制する[5]ので，バイオフィルムが形成されている可能性がある場合はこれらの
外用薬を使用するとよい。

勿論皮膚潰瘍でも発熱，白血球増加や C 反応性タンパク（CRP）の増加が見られた場合
は，細菌感染症を引き起こしている可能性が高いので，抗菌薬の点滴静注を要する。また
褥瘡部位の下床やその周囲に発赤，腫脹，疼痛，熱感などの感染症状がみられた場合も，
抗菌薬の全身投与が必要である。

文献 ・・

1）渡辺晋一：皮膚科領域感染症の治療法—特に MRSA 対策—．日皮会誌 120：5-9, 2010

2）Liu C, Bayer A, Cosgrove SE et al：Clinical practice guidelines by the infectious diseases society of america
for the treatment of methicillin-resistant Staphylococcus aureus infections in adults and children.Clin Infect
Dis 52：e18-55, 2011

3）渡辺晋一：ブドウ球菌性熱傷様皮膚症候群（SSSS）を薬疹と間違えない．皮膚科診療のコツと落とし穴（西
岡 清編集），中山書店，東京，2006, p14-15

4）渡辺晋一，大原国章，大路昌孝ほか：トプシムクリーム（FAPG 基剤）の湿潤型湿疹・皮膚炎群に対する有用
性—抗生物質添加コルチコステロイド外用剤との比較検討．西日皮膚 46：1186-1192, 1984

5）渡辺晋一：慢性疾患と感染症 5．褥瘡と感染症．化学療法の領域 28：1509-1516, 2012

第二章　各科感染症と抗菌薬療法

18 歯科・口腔外科感染症

坂本春生

❶ 疾患の定義

　いわゆる齲蝕（ムシ歯）や歯周組織炎（根端性病変，歯周病）などの歯性感染症による疾患およびその継発症がほとんどである。その他，唾液腺炎，リンパ節炎，歯性上顎洞炎などが含まれる。

　歯性感染症は抗菌薬の適応の為に標準化を行い，便宜的に以下の4群に分類している。

Ⅰ群　歯周組織炎

　齲蝕から歯髄に感染を生じて，根尖部に病巣を生じる根尖性歯周炎と歯肉ポケットから生じる辺縁性歯周炎に大別される。

Ⅱ群　歯冠周囲炎

　主に未萌出歯の歯冠周囲に生じる感染症を指す。智歯周囲炎が最も多い。

Ⅲ群　顎炎

　主にⅠ，Ⅱ群の感染症が，顎骨内あるいはその周囲に波及したものを指す。波及部位により，骨膜下膿瘍，顎骨骨髄炎などと呼ばれる。

Ⅳ群　顎骨周囲の蜂巣炎

　顎骨周囲から周囲の筋膜間隙に波及したものを指す。波及した部位により，口底炎，顎下隙膿瘍，扁桃周囲膿瘍などと呼ばれる。時に重症化する。

❷ 臨床症状

　局所の発赤，腫脹，発熱，疼痛などの炎症症状が感染症の局在部位により様々な症状を呈する。Ⅰ群の軽症例では，原因歯の打診痛や動揺，歯肉の腫脹や発赤，ポケットからの排膿，瘻孔などを生じる。Ⅱ群では，粘膜と歯冠周囲の空隙に膿瘍形成を生じることが多く，ときにⅣ群へ移行する。Ⅲ群では，局所の腫脹が拡大するとともに，開口障害や神経症状（下顎骨髄炎によるオトガイ神経麻痺など）を生じ，骨膜下に限局的な膿瘍形成を生じる。Ⅳ群では，上記の症状に加え，高度の開口障害，嚥下障害，呼吸苦，顎下部の圧痛などが生じる。これらの症状は，総じて重症化のサインであり，高度医療機関への転送の目安となる。

❸ 原因菌

閉塞膿瘍を形成するⅢ群，Ⅳ群からの検出菌について述べる。検体採取の基本は針穿刺による膿瘍内容の吸引採取であり，空気になるべく触れないように行う。検体は，速やかに嫌気状態へ保存して培養を行う。嫌気培養を厳密に行った報告では，ほとんどの症例が好気性菌と嫌気性菌の混合感染症であることを示している。主な検出菌は，口腔由来のレンサ球菌（*Streptococcus anginosus* group, viridans streptococcus, *Streptococcus mitis* group, oral *streptococcus* etc.）と嫌気性グラム陰性桿菌（*Prevotella* 属，*Fusobacterium* 属，*Porphyromonas* 属 etc.）あるいは嫌気性グラム陽性球菌（*Peptostreptococcus* 属，*Finegoldia* 属 etc.）などである[1,2]。我々の直接塗抹法による検討では，1症例あたりの検出株数は4.86であり，比率は好気性菌1.35株に対して嫌気性菌3.51株であった[1]。嫌気性菌の各症例への関与率は，口腔レンサ球菌（OS）が80%，*Prevotella* 属（Pre）が40%，*Peptostreptococcus* 属（Pept）が20%，*Fusobacterium* 属（Fuso）が15%であった。主な検出菌の組み合わせは，OS+Pre+Pept+Fuso の組み合わせが全体の26%，OS+Pre+Pept 13%，OS+Pre 13%，OS+Pept+Fuso 9%，Pre+Fuso 9% などであった[1]。嫌気性菌感染症は，好気性菌が初発感染を生じ感染部位の酸化還元電位を低下させ，嫌気性菌優位の環境が形成される，いわゆる二相性感染と言われている。閉塞膿瘍内は，酸素の供給が低く，膿瘍形成は感染症の末期であることを考えると，嫌気性菌優位の結果となるものと思われる。

検出菌の薬剤感受性に関しては，金子ら[3]によると，アンピシリン（ABPC；ビクシリン®）の *Streptococcus anginosus* group に対する抗菌活性は MIC90 で 0.25 μg/mL 以下であった。同様に *Peptostreptococcus* 属に対しても 0.5 μg/mL と良好な成績であったが，*Prevotella* 属に対しては 32 μg/mL 以上となっている。これらの *Prevotella* 属が治療上の問題となっていることは明らかである（**表1**）。

金川ら[4]によると閉塞膿瘍から検出された630株のうち，嫌気性グラム陰性桿菌が314株検出され，175株が *Prevotella* 属であった。このうち44株（25.1%）がβラクタマーゼ産生株であった。その内訳は *Prevotella intermedia*（27.8%），*P. buccae*（26.1%），*P. melaninogenica*（21.7%）となっている。これらの株はβラクタマーゼ阻害薬である Clavulanic acid に高感受性であるが，Madinier らにより2001年に *P. intermedia* の一部の株には cfxA 遺伝子の点変異による Class A, group2e の拡張型βラクタマーゼである Amblar class A（CfxA2）の存在があることが報告された[5]。その後，メタロβラクタマーゼ産生 *Prevotella* の増加傾向が指摘されていることから，十分な注意を払う必要がある。

❹ 必要な検査と診断

i．血液検査

白血球数，C反応性タンパク（CRP）がよく用いられる。一般に白血球の増加，核の左

表1　歯性感染症由来細菌に対する抗菌薬感受性

	ABPC	ABPC/SBT	CCL	CTRX	CLDM	AZM	STFX
口腔レンサ球菌	S	S	V	S	S	S	S
Prevotella	V	S	V	V	V	V	S
Peptostreptococcus	S	S	V	S	V	V	S
Porphyromonas	V	S	V	ND	V	ND	S
Fusobacterium	V	S	V	S	S	V	S

ABPC（アンピシリン），ABPC/SBT（アンピシリン / スルバクタム），CCL（セファクロール），CTRX（セフトリアキソン），AZM（アジスロマイシン），STFX（シタフロキサシン）

S（generally susceptible）：感受性　　V (variable)：一部感受性の低下株あり　　R（generally resisitant）：耐性　　ND：data なし

(Hedberg M, Nord C：Anaerobic bacteria. antimicrobe org, Infectious Disease and Antimicrobial Agents. http://www.antimicrobe.org/b77.asp（on line）および文献 1-4，6，9 から改変)

方移動を目安とすることが多い。

ii．画像診断

●オルソパントモグラフィー：歯科における胸部 X 線写真のような存在であり，顎骨，顎関節，歯，上顎洞，鼻腔などの情報が得られる。必須の画像検査である。

●CT 検査：重症感染症の際には必須な検査である。特に造影 CT 検査は，頸部筋膜隙への感染症の進展範囲の診断に有用である。

●MRI 検査：顎関節疾患，下顎骨骨髄炎，重症感染症などに有用である。膿瘍形成がある際には T2 強調画像が陽性となる。慢性硬化性下顎骨骨髄炎の際には罹患側は T1 強調画像で低信号となる。

●超音波検査：膿瘍の局在を知るのに簡便で非侵襲的である。深部のリンパ節膿瘍の穿刺などに，エコーガイド下で行うことがある。

●骨シンチグラフィ：放射線同位元素を用いた検査であり，骨病変の範囲を明確にすることが可能である。高感度であり，治癒過程でも集積するため，臨床所見と合わせて評価する必要がある。

iii．歯科的検査

●歯髄診断：歯髄の壊死の有無が細菌感染の指標となることから，電気歯髄診断などが用いられる。

●デンタル X 線検査：歯一本ずつの詳細な観察が可能となる。多数歯の検索には向かない。

第二章　各科感染症と抗菌薬療法

❺ 治療─抗菌薬の選択と使い方

ⅰ．原因歯の処置

　歯性感染症の原因となった歯に対する処置が必要となる。感染根管に対しては感染根管
処置と呼ばれる根管内の清掃を行う。清掃が困難な際には抜歯を選択する。歯周病の際に
は，局所洗浄，ポケット清掃，歯肉切除などが行われる。動揺が著しく保存不可能な際に
は，抜歯を行う。

ⅱ．外科的処置

　歯性感染症は嫌気性菌優位の為，切開により好気的環境を形成することが効果的であ
る。歯肉に限局した切開から，深頸部膿瘍のドレナージまで多岐にわたるが，基本的な考
え方は同じである。深頸部膿瘍の治療は画像診断による炎症範囲の局在判定が重要であ
る。筋膜により境されるいわゆる筋膜隙は連続的に存在しており，感染はその隙間を多く
は重力により進展する。これらの筋膜隙は頭蓋底から横隔膜上まで連なり，「脳膿瘍」や
下降して「下降性壊死性縦隔炎」を生じることもある。とくに縦隔炎症例は，壊死性筋膜
炎から生じる可能性が高く，急速に進展するため早期の外科処置が必要である[6]。縦隔の
ドレナージは内視鏡的な治療が可能となり，近年は開胸症例が減り，予後の改善に寄与し
ているものと思われる。

ⅲ．抗菌薬療法

⑴　Ⅰ，Ⅱ群は主に経口抗菌薬の対象となる。

　口腔由来のレンサ球菌および嫌気性菌をターゲットする抗菌薬を選択する。第一次選択
はβラクタム薬のペニシリン，特にアモキシシリン（AMPC；サワシリン®），アンピシリ
ンプロドラッグを選択する。AMPC は，ABPC に比較して血中濃度が高く維持できること
が最大の利点である。AMPC 250mg 投与時の空腹時最高血中濃度は 3.67 μg/mL である。
また，ABPC のプロドラッグであるバカンピシリン（BAPC；ペングッド®）250mg の最高
血中濃度は 4.50 μg/mL であり，これらのアンピシリンプロドラッグも同様の効果がある
ものと思われる[7]。経口セフェムの使用，特に第 3 世代のセフェムは血中濃度が低く，組
織移行性も低いため，臨床効果が期待できず，さらに低濃度の曝露による耐性株の誘導を
引き起こすことが指摘されている[8]。その他，歯科適応はないが，βラクタム薬＋βラク
タマーゼ阻害薬は有用である可能性が高い。βラクタム薬に対するアレルギーがある際に
は，クリンダマイシン（CLDM；ダラシン®）を選択するが，近年嫌気性菌にも感受性低
下があることは理解する必要がある。
　抗菌薬適正使用生涯教育テキストによると，急性歯性感染症の第一選択抗菌薬として，
経口剤では AMPC，セフェム〔セフカペン ピボキシル（CFPN-PI；フロモックス®），セフ
ジトレン ピボキシル（CDTR-PI；メイアクト MS®），セフジニル（CFDN；セフゾン®），
セフロキシム アキセチル（CXM-AX；オラセフ®）〕，CLDM，膿瘍形成を認めない歯周炎

290

ではアジスロマイシン（AZM；ジスロマック®）を推奨している。Ⅲ群で経口薬にて対応可能な症例については，CLDM，ファロペネム（FRPM；ファロム®）を推奨している[9]。

処方例

経口薬

① AMPC 250mg　1日4回

② AZM 500mg　1日1回

③ シタフロキサシン　（STFX；グレースビッド®）100mg　1日1回

④ CLDM 150mg　1日3〜4回

⑤ スルタミシリン（SBTPC；ユナシン®）375mg　1日3回

⑥ アモキシシリン / クラブラン酸（AMPC/CVA；オーグメンチン®）250mg　1日3〜4回

(2)　Ⅲ群およびⅣ群は主に注射薬の対象となる

　重症例の顎骨周囲炎，蜂巣炎，あるいは深頸部膿瘍に対しては注射薬の適応となる。外来にて注射薬を選択する際にはその長い半減期からセフトリアキソン（CTRX；ロセフィン®）を使用する。しかし，本剤の Prevotella 属に対する薬剤感受性が近年低下しており，ESBL（基質特異性拡張型βラクタマーゼ）が関与しているとの報告もある。このため，臨床的に効果が期待できない症例もあることを知る必要がある。重症例においては，より嫌気性菌の関与が疑われるため，SBT/ABPC，ABPC と CLDM の併用が勧められるが，上述の通り CLDM の口腔レンサ球菌，嫌気性菌への感受性低下が認められることを理解する。近年は CLDM の外毒素抑制効果がより重要視されているため，その点からは使用を勧められる。カルバペネムに関しては，薬剤感受性は良好であり，他の医療機関でβラクタム薬の治療が先行されている症例では，第一選択としても良い。βラクタム薬アレルギーに関しては，CLDM の投与が勧められてきたが，メトロニダゾール（MNZ；アネメトロ®）注射剤が 2014 年から認可されたため，今後は MNZ 注射剤による治療が増加するものと思われる。本邦における臨床データはほとんどないが，欧米では既に 30 年以上の臨床応用があり，頭頸部領域での使用頻度も高い。βラクタム薬アレルギーの際には，バンコマイシン（VCM；塩酸バンコマイシン®）＋ MNZ 注射剤なども選択肢として今後考えられる可能性がある。

処方例

注射薬

① CTRX 1 〜 2g　1日1回（外来使用）

② SBT/ABPC 3g　1日4回

③ ABPC 1g ＋ CLDM 600mg　1日3〜4回

④ メロペネム（MEPM；メロペン®）1g　1日3回

⑤ ABPC 1g ＋ MNZ 注射剤 500mg　1日3回

文献

1）Sakamoto H, Kato H, Sato T et al : Semiquantitative bacteriology of closed odontogenic abscesses. Bull Tokyo Dent Coll 39 : 103-107, 1998

2）Kuriyama T, Karasawa T, Nakagawa K et al：Bacteriologic features and antimicrobial susceptibility in isolates from orofacial odontogenic infections. Oral Surg Oral Med Oral Pathol Oral Radiol Endod 90：600-608, 2000

3）金子明寛：見直されるペニシリン．歯科における薬の使い方　2015-2018（金子明寛，須田英明，佐野公人ほか編），デンタルダイヤモンド社，東京，2014，p59

4）金川昭啓，上村俊介：膿瘍を形成した歯性感染症の細菌学的検討．日本口腔外科学会誌 44：133-139, 1998

5）Madinier I, Fosse T, Giudicelli J et al：Cloning and biochemical characterrizaiton of a Class A β-lactamase from *Prevotella intermedia*. Antimicrob Agents Chemother 45：2386-2389, 2001

6）Sakamoto H, Aoki T, Kise Y et al：Descending necrotizing mediastinitis due to odontogenic infections. Oral Surg Oral Med Oral Pathol Oral Radiol Endod 89. 412-419, 2000

7）佐々木次郎，井本　隆：抗菌薬のヒト血中濃度．メディカルインターフェース社，東京，1991

8）岩田健太郎：歯科におけるセフェム系薬の役割．歯科における薬の使い方　2015-2018（金子明寛，須田英明，佐野公人ほか編），デンタルダイヤモンド社，東京，2014，p54-58

9）日本化学療法学会　抗菌化学療法認定医認定制度審議委員会編：歯性感染症における抗菌薬の使い方．抗菌薬適正使用生涯教育テキスト，日本化学療法学会，東京，2013，p294-303

第二章　各科感染症と抗菌薬療法

19 産婦人科感染症

岩破一博

1. 骨盤内炎症性疾患

❶ 疾患の定義

　子宮頸管から上部の内性器に発症する腟からの上行性の感染で，子宮内膜炎，子宮付属器炎，子宮傍結合織炎などの炎症の総称で，pelvic inflammatory disease：PID ともいわれる。また，骨盤内感染症とは，ほぼ同義語として使用されている。子宮内膜炎は，本来，無菌である子宮内膜に炎症が引き起こされた状態で，産褥性（分娩後，流産後あるいは人工妊娠中絶後）と非産褥性〔子宮内膜掻爬，子宮卵管造影，子宮内避妊器具（intrauterine device：IUD）挿入，放射線治療などにより起こるもの〕がある。子宮付属器炎は，内性器の炎症の中で最も頻度が高く，流産，分娩，子宮内掻爬術などの子宮内操作，IUD 装着，子宮卵管造影後，性交などが誘引となる。子宮傍結合織炎は，小骨盤腔内の骨盤壁，骨盤底筋膜と骨盤腹膜の間で，子宮，膀胱，直腸などの周囲間隙間を満たす広範囲な結合組織の炎症で特に後腹膜の炎症である。分娩時の産道損傷ならびに流産，人工妊娠中絶時の頸管裂傷などの外傷，子宮全摘術後，悪性腫瘍の子宮傍結合織浸潤が激しい場合などに起こりやすい。骨盤結合織炎と同義語である。

　狭義の PID は，卵管炎で，それに起因する膿瘍性の疾患を卵巣卵管膿瘍（Tubo-ovarian abscess：TOA）と呼び，卵管炎とその進展した骨盤内膿瘍性疾患（ダグラス窩膿瘍含む）が広義の PID である。

❷ 臨床症状と診断

　下腹部痛，下腹部圧痛等の症状があり，内診では，子宮頸部の可動痛，子宮や付属器に圧痛を認める。ダグラス窩の所見として膨隆や圧痛，またダグラス窩の液体貯留も重要な所見である。右上腹部の痛みの訴えがある患者では，肝周囲炎（Fitz-Hugh-Curtis syndrome）を疑う。

　CDC ガイドライン[1]では，下記のように診断基準を定めている。

〔必須診断基準〕（A）

　1. 子宮頸部可動痛　2. 子宮圧痛　3. 付属器圧痛

〔付加診断基準〕（B）

　1. 口腔体温＞38.3℃　2. 異常な頸管や腟内の粘稠膿性帯下

　3. 腟分泌物の過剰な白血球数の存在　4. 赤血球沈降速度（赤沈，以下ESR）の上昇

　5. C反応性タンパク（CRP）の上昇　6. 淋菌またはクラミジアの子宮頸部感染の存在

〔特異的診断基準〕（C）

　1. 子宮内膜組織診による子宮内膜炎の組織学的根拠

　2. 経腟超音波やMRI検査により，卵管肥厚や卵管留水腫の所見が認められた場合

　3. ドップラーにより，卵管の血流増加が認められた場合

　4. 腹腔鏡でのPIDと一致した所見（卵巣卵管膿瘍の存在）

❸ 原因菌

　子宮内膜炎，子宮付属器炎，子宮傍結合織炎では，好気性グラム陰性桿菌，好気性グラム陽性球菌，*Neisseria gonorrhoeae*，嫌気性菌，*Chlamydia*属，*Mycoplasma*属，*Ureaplasma*属，ときに真菌（*Candida*属）などが原因菌となり，β-ラクタマーゼ産生菌であることが多い。また，好気性菌および嫌気性菌の複数菌感染症であることが多い。IUDの長期間留置例では，嫌気性菌の*Actinomyces*属が検出される。子宮傍結合織炎では，複数菌感染である場合が多く，悪性腫瘍等の術後症例では，メチシリン耐性*Staphylococcus aureus*（MRSA）が関係する頻度も高い。

❹ 必要な検査

　鑑別診断は，「女性を診たら，妊娠と思え！」のとおり，妊娠かどうか確認し，妊娠反応が陰性であれば，虫垂炎，結石，腎盂炎など消化器系疾患，尿路系疾患，婦人科疾患としては，子宮内膜症，卵巣出血，卵巣嚢腫茎捻転，術後の癒着などによる急性腹症がある。

　内診や直腸診を行い，子宮頸部可動痛や子宮および付属器の圧痛や腫瘤の触知，ダグラス窩の膨隆や圧痛の有無を診察する。

　経腟超音波，MRIやCTなどの画像検査は有用で，子宮，卵管やダグラス窩への液体，膿の貯留や膿瘍の形成がみられる。

　感染症の診断として白血球数の増加および左方移動，CRP，ESRなどの検査である。

　原因菌検索は，子宮内感染では子宮内分泌物を採取し，卵管炎，骨盤腹膜炎やダグラス窩膿瘍などではダグラス窩穿刺液，または代用法として子宮内容物を採取し，好気性菌および嫌気性菌の検査を必ず行う。腟，頸管の分泌物検査も基礎疾患としての腟炎，子宮頸管炎の診断に有用であるので分泌物のグラム染色や細菌培養検査を行う。

　子宮頸管からクラミジア，淋菌のPCRなどの核酸増幅法検査を行う。

卵管炎などクラミジア検出が困難な場合にはクラミジア IgA および IgG 抗体があくまでも補助診断として有用である。

❺ 治療─抗菌薬の選択と使い方

抗菌薬治療：日本感染症学会および日本化学療法学会の感染症治療ガイド[2]や日本化学療法学会および日本嫌気性菌感染症研究会のガイドライン[3]など[4]に推奨薬が記載されている。

外来での治療

第一選択
1）レボフロキサシン（LVFX；クラビット®）：経口または点滴静注
1回 500mg・1日 1回経口，または点滴静注 1回 500mg・1日 2〜3回
2）シタフロキサシン（STFX；グレースビット®）：経口 1回 100mg・1日 2回
3）セフトリアキソン（CTRX；ロセフィン®）：点滴静注または静注 1回 2g・1日 1回
±メトロニダゾール（MNZ；フラジール®，アネメトロ®）：経口または点滴静注 1回 500mg・1日 2〜3回

クラミジア感染が疑われる場合

第一選択
1）アジスロマイシン（AZM；ジスロマック®）：経口
1回 1g・単回投与，徐放製剤 2g・単回投与（徐放製剤は空腹時投与）
2）ドキシサイクリン（DOXY；ビブラマイシン®）：経口
1回 100mg・1日 2回 7日間

第二選択
1）クラリスロマイシン（CAM；クラリス®，クラリシッド®）：経口
1回 200mg・1日 2回 7日間
2）ミノサイクリン（MINO；ミノマイシン®）：経口
1回 100mg・1日 2回 7日間
3）LVFX：経口
1回 500mg・1日 1回 7日間
4）トスフロキサシン（TFLX；トスキサシン®，オゼックス®）：経口
1回 150mg・1日 2回 7日間
5）STFX：経口
1回 100mg・1日 2回 7日間

入院治療

外来治療が原則であるが，入院が必要な場合は，外科的な緊急疾患（虫垂炎など）を除外できない症例，妊婦，経口抗菌薬が無効であった症例，経口抗菌薬投与が不可能な症例，悪心・嘔吐や高熱を伴う症例，卵巣卵管膿瘍を伴う症例である。

第二章　各科感染症と抗菌薬療法

第一選択
1）セフメタゾール（CMZ；セフメタゾン®）：点滴静注
1回 2g・1日 3回
± MINO：点滴静注または経口
1回 100mg・1日 2回
または DOXY：経口
1回 100mg・1日 2回
2）フロモキセフ（FMOX；フルマリン®）：点滴静注
1回 1g・1日 3回
± MINO：点滴静注または経口
1回 100mg・1日 2回
または DOXY：経口
1回 100mg・1日 2回
3）メロペネム（MEPM；メロペン®）：点滴静注
1回 0.5～1g・1日 3回
4）ドリペネム（DRPM；フィニバックス®）：点滴静注
1回 0.5～1g・1日 3回
5）クリンダマイシン（CLDM；ダラシン®）：点滴静注
1回 600mg・1日 3回
±ゲンタマイシン（GM；ゲンタシン®）：点滴静注
初回 2mg/kg　その後 1回 1.5mg/kg・1日 3回
6）セフタジジム（CAZ；モダシン®）：点滴静注
1回 1g・1日 3回
± CLDM：点滴静注
1回 600mg・1日 3回
7）セフォゾプラン（CZOP；ファーストシン®）：点滴静注
1回 1g・1日 3回
± CLDM：点滴静注
1回 600mg・1日 3回
または MNZ：経口または点滴静注
1回 500mg・1日 2～3回

クラミジアの関与が強く疑われる場合
1）AZM：点滴静注
1回 500mg・1日 1回2時間かけて点滴静注，その後，経口投与可能と判断した
時点で，静注から AZM：経口1回 250mg・1日 1回経口投与に切り替え（静注薬
の投与期間は1～2日間，総投与期間は合計7日間程度，AZM を単剤もしくは他剤
と併用する）
2）MINO：点滴静注

1回 100mg・1日 2回 3〜5日間，その後経口投与可能と判断した時点で，静注から MINO 経口1回 100mg・1日 2回に切り替え（合計 14 日間前後）

＜骨盤内放線菌症＞

第一選択

1）アンピシリン（ABPC；ビクシリン®）：経口

1回 12.5mg/kg・1日 4回 4〜6週間，

その後アモキシシリン（AMPC；サワシリン®，パセトシン®）：経口

1回 500mg・1日3回 3〜6ヵ月間

2）ベンジルペニシリン（PCG；ペニシリン G カリウム®）：点滴静注

1回 1,000〜2,000 万単位・1日 4回 4〜6週間

第二選択

1）DOXY：経口

1回 100mg・1日 2回

2）CTRX：点滴静注または静注

1回 2g・1日 1回

外科的治療：膿瘍形成などの難治例では抗菌薬の投与のみではコントロールが困難な場合も有り，臨床経過を観察しながら適時外科的治療を併用するのがよい。すなわち，適切な抗菌薬投与後 72 時間して効果が得られない場合，膿瘍の大きさが 6cm 以上，膿瘍の破裂の疑い，卵巣腫瘍など他の疾患との鑑別がつかない場合などである。

2．子宮頸管炎

「臨床的には外子宮口から連続する多量の混濁した粘液性分泌物が認められる」という肉眼所見による。診断基準として用いられているものではないが，

1）子宮頸管粘液塗抹標本（グラム染色）を 1,000 倍にて鏡検し，1 視野に多核白血球が 10 個以上存在し，かつ頸管粘液の培養，あるいは塗抹標本（グラム染色）にて乳酸桿菌以外の菌が検出される。

2）頸管から *N. gonorrhoeae* あるいは *C. trachomatis* が検出される。

以上のとちらかを満たす場合に子宮頸管炎とする。

子宮頸管炎は，帯下増量感，不正出血，下腹部痛，性交痛，内診痛などを主訴とする女性性器感染症である。

原因菌により，淋菌性，クラミジア性に分けられる。*N. gonorrhoeae* または *C. trachomatis* が検出されない子宮頸管炎は，尿道炎などで問題になっている *Mycoplasma* 属や *Ureaplasma* 属によるものかもしれない。

診断は，腟分泌物や子宮頸管スワブを用いた核酸増幅法による。*N. gonorrhoeae*，*C. trachomatis* は同時検査を行う。耐性菌が大きな問題となっている淋菌では薬剤感受性を検討できる培養法も重要である。

最近の性行動の多様化に伴いクラミジア性および淋菌性の咽頭炎がしばしば見られるよ

うになってきており，症状がないことが多いことから感染源としてより重要となってきている。またこれらによる咽頭炎は頸管炎より難治とされている。

治療[5]

＜淋菌性子宮頸管炎＞

第一選択

　1）CTRX：点滴静注または静注 1回 1g・1日 1回

第二選択

　2）セフォジジム（CDZM；ケニセフ®）：点滴静注 1回 1g・単回投与

　3）スペクチノマイシン（SPCM；トロビシン®）：単回筋注 1回 2g・単回投与

＜クラミジア性子宮頸管炎＞

第一選択

　1）AZM；経口

　　　1回 1g・単回投与，徐放製剤 2g・単回投与（徐放製剤は空腹時投与）

　2）DOXY；経口

　　　1回 100mg・1日 2回 7日間

　治療中，コンドームを使用しない性交渉は禁じ，セックスパートナーの同時治療を行う。

3．外陰腟感染症 [6,7]

❶ 細菌性腟症

　腟内の常在乳酸菌（*Lactobacillus* 属）が減少し，嫌気性菌などの複数の雑菌が異常増殖した病的状態である。性感染症のスクリーニングとしても細菌性腟症が注目され，また細菌性腟症が流早産，前期破水のリスクファクターで早産既往症例，子宮頸管長短縮が認められるような早産のハイリスク症例に対しては，細菌性腟症を治療することにより周産期予後を改善できるという考えが主流である。

　診断は，帯下のグラム染色標本を用いた Nugent score，または帯下生食標本を用いた Lactobacillary grade，または Amsel の臨床的診断基準のいずれかにより客観的に診断する。

　局所療法と内服療法があるが，局所療法が基本である。2011 年 8 月にメトロニダゾール（MNZ）の公知申請が認可され，「細菌性腟症」に対し処方可能となった。クロラムフェニコール（CP；クロマイ®）は雑菌だけでなく乳酸菌まで殺菌してしまうので，腟内の自浄作用を考えると乳酸菌を殺菌しない MNZ（フラジール®）を第一選択にすべきである。抗菌薬を使用しない ecologic therapy として probiotics による細菌性腟症治療の有用性がある。米国 CDC ガイドライン [8] では，MNZ か CLDM を推奨している。

　1）MNZ：腟錠 250mg　1錠／日 分1 腟内挿入 6日間

　2）CP；腟錠 100mg　1錠／日 分1 腟内挿入 6日間

内服療法として

1）MNZ；内服錠 250mg　4 錠 分 2　7 日間
　または MNZ；内服錠 250mg　3 錠 分 3　7 日間

❷ トリコモナス腟炎 [7, 9, 10]

トリコモナス原虫（*Trichomonas vaginalis*）が原因で，年齢層が幅広く，性交経験のない女性や幼児にも感染者がみられることから，性感染症以外の感染経路も考慮する必要があり，幼児虐待もあるので注意を要する。トリコモナス腟炎ではトリコモナス原虫だけではなく，細菌性腟症関連細菌が増殖し，混合感染の形態をとる。帯下の鏡検でトリコモナス原虫を確認できるのは約 70％とされ，確認できない場合は，トリコモナス培地で培養する。

泡沫状，悪臭の強い，黄緑色の帯下の症状を認め，進行すると腟の痛みや掻痒感，性交困難，性交後出血が出現する。泡沫状帯下の増量，腟壁の発赤や子宮頸部の溢血性点状出血などがあれば本症を疑う。

治療は，抗トリコモナス剤（5-ニトロイミダゾール剤：MNZ，チニダゾール）を尿路への感染も考慮して経口剤による全身投与を7〜10 日間服用し，さらに治療の効果を上げるために 10〜14 日間あわせて腟内へ坐薬を挿入する。

妊婦がトリコモナス原虫に感染しても，胎児に影響があったり，出産のとき新生児にうつることはない。胎児移行性を考慮し，妊娠 12 週未満の経口薬の服用は避け，腟坐薬の挿入のみを行う。

ニトロイミダゾール系の薬剤は，ニトロ基を持っており発癌性が否定できないので 1 クールの内服投与は 10 日間程度に留め，追加投与が必要なときは 1 週間あけて再投与する。また投与中の飲酒により，腹部の疝痛，嘔吐，潮紅などのアンタビュース様作用が現れることがあるので投与中および投与後 3 日間は飲酒を避けるように指導する。

1）MNZ：内服錠 250mg　2 錠 分 2　10 日間内服
2）チニダゾール（チニダゾール錠 200mg「F」）2 錠 分 2　7 日間
3）MNZ：腟錠 250mg　1 錠 / 日 分 1 腟内挿入 10〜14 日間
4）チニダゾール（チニダゾール腟錠 200mg「F」）1 錠 / 日 分 1 腟内挿入 6 日間
パートナーにも同時期に同様の治療（内服）を行うのが原則である。
1）チニダゾール（チニダゾール錠 500mg「F」）4 錠 単回内服
妊婦
1）チニダゾール（チニダゾール腟錠 200mg「F」）1 錠 / 日 分 1 腟内挿入 6 日間

❸ 性器カンジダ症 [11, 12, 13, 14]

Candida albicans や最近増加，難治性化している *Candida glabrata*，*Candida tropicalis* などの増殖による真菌症である。その存在だけではカンジダ腟炎とはいえず，症状がなけ

れば治療の必要がない。外陰炎を合併することが多く，外陰腟カンジダ症と呼ばれる。

症状は，粥状，酒粕状，ヨーグルト状の白色帯下と外陰部掻痒感，灼熱感が特徴である。帯下の鏡検で分芽胞子や仮性菌糸体を検出し，かつ掻痒感，帯下増量などの症状を認めた場合にカンジダ症と診断する。

診断は，問診，外陰部所見の観察，腟鏡診，鏡検（スライドグラス上に滅菌生理食塩水を1滴落とし，腟内容物を混合し，カバーグラスで覆い，顕微鏡で分芽胞子や仮性菌糸を確認する。）
簡易培地（水野-高田培地，CA-TG培地，カンジダ培地フジなど）で，*C.albicans* と *C. glabrata* の鑑別が可能である。

1）クロトリマゾール（エンペシド®腟錠100mg）1錠・1日 分1 腟内挿入 6日間
2）ミコナゾール硝酸塩（MCZ；フロリード®腟坐剤100mg）1錠・1日 分1 腟内挿入 6日間
3）オキシコナゾール硝酸塩（オキナゾール®腟錠100mg）1錠・1日 分1 腟内挿入 6日間

通院困難な症例に対しては，週1回投与
1）イソコナゾール硝酸塩（アデスタン®腟錠300mg）2錠／週
2）オキシコナゾール硝酸塩（オキナゾール®腟錠600mg）1錠／週

局所塗布剤：外陰炎を併発している場合，腟錠と以下を組み合わせて処方する。
1）クロトリマゾール（エンペシド®クリーム1%）2～3回塗布/日 6日間
2）ミコナゾール硝酸塩（フロリード®Dクリーム1%）2～3回塗布/日 6日間
3）オキシコナゾール硝酸塩（オキナゾール®クリーム1%）2～3回塗布/日 6日間
4）イソコナゾール硝酸塩（アデスタン®クリーム1%）2～3回塗布/日 6日間

フルコナゾール（FLCZ；ジフルカン®）150mg単回投与（内服）は欧米では以前より推奨されていたが[13]，本邦でも2015年4月に「カンジダ外陰腟炎」に対する保険適用が認められた。国内臨床試験の成績では，臨床症状は投与3日目から改善傾向を認め，第7日と第28日の臨床評価における改善率はそれぞれ100%，95.9%，真菌の消失率は95.7%，85.9%，総合評価における有効率は33.7%，74.7%，と報告されている。有害事象は重度のものは認められず，下痢や悪心などである[14]。投与後は4～7日目に効果判定を行い，評価・対応するよう勧められている。妊婦や授乳婦では禁忌であることには注意が必要である。

4．妊婦感染症の治療

感染症合併妊娠の管理の原則は，①薬物動態の特殊性，薬物の経胎盤移行性に基づき胎芽・胎児への影響を考慮，②可能な限り単剤を必要最少量で短期間投与，③全身投与（経口・静注）は妊娠16週以降，④分娩までに治療を終了することである。

妊婦感染症の治療は，安全性の点からβ-ラクタム剤が第一選択で，抗菌力の点からセフェム剤が第一選択である。クラミジア感染症では，マクロライド剤のみが使用可能であ

る。周産期領域では，安全性・有効性の検討された第2，3世代のセフェム剤の使用が中心になる。母子化学療法研究会，周産期感染症研究会で検討されたセフェム剤[15] として，セファロリジン（CER；ケフロジン®），セファロチン（CET；ケフリン®），セファゾリン（CEZ；セファメジン®），セフメタゾール（CMZ；セフメタゾン®），セフォタキシム（CTX；クラフォラン®，セフォタックス®），ラタモキセフ（LMOX；シオマリン®），セフォチアム（CTM；バンスポリン®），セフスロジン（CFS；タケスリン®），セフメノキシム（CMX；ベストコール®），CAZ，CTRX，セフチゾキシム（CZX；エポセリン®），イミペネム / シラスタチン（IPM/CS；チエナム®），アズトレオナム（AZT；アザクタム®），フロモキセフ（FMOX；フルマリン®）などがある。

妊婦での性器カンジダ症やトリコモナス腟炎では，腟坐薬を中心にした治療を行う。

文献

1）CDC：Sexually Transmitted Diseases Treatment Guidelines, 2010. MMWR Recommendations and Reports 59：63-67（Guideline），2010

2）清田 浩，三鴨廣繁，荒川創一ーほか：XⅡ 性器感染症．JAID/JSC 感染症治療ガイド 2014（JAID/JSC 感染症治療ガイド・ガイドライン作成委員会編），ライフサイエンス出版，東京，2014，p220-228

3）日本化学療法学会・日本嫌気性菌感染症研究会編：放線菌症（actinomtcosis）．嫌気性菌感染症診断・治療ガイドライン 2007，協和企画，東京，2007，p160-162

4）藤原道久：骨盤内炎症性疾患．女性性器感染症（岩破一博編），医薬ジャーナル，大阪，2012，p88-99

5）清田 浩，荒川創一，濵砂良一ーほか：XⅢ 性感染症．JAID/JSC 感染症治療ガイド 2014（JAID/JSC 感染症治療ガイド・ガイドライン作成委員会編），ライフサイエンス出版，東京，2014，p229-240

6）日本産科婦人科学会／日本産婦人科医会編：細菌性腟症の診断と治療は？ 産婦人科診療ガイドライン婦人科外来編 2011，日本産科婦人科学会／日本産婦人科医会，東京，2011，p15-17

7）吉村和晃：外陰腟炎．女性性器感染症（岩破一博編），医薬ジャーナル，大阪，2012，p73-87

8）CDC：Sexually transmitted diseases treatment guidelines. 2015. MMWR. Recommendation and Reports 64：69-72（Guideline），2015

9）日本性感染症学会：腟トリコモナス．性感染症 診断・治療ガイドライン 2011，日性感染症誌 22：77-79，2011

10）日本産科婦人科学会／日本産婦人科医会編：トリコモナス腟炎の診断と治療は？ 産婦人科診療ガイドライン婦人科外来編 2014，日本産科婦人科学会／日本産婦人科医会，東京，2014，p10-11

11）日本産科婦人科学会／日本産婦人科医会編：カンジダ外陰腟炎の診断と治療は？ 産婦人科診療ガイドライン婦人科外来編 2014，日本産科婦人科学会／日本産婦人科医会，東京，2014，p12-14

12）日本性感染症学会：性器カンジダ症．性感染症 診断・治療ガイドライン 2011，日性感染症誌 22：87-91，2011

13）CDC：Sexually transmitted diseases treatment guidelines, 2015. MMWR. Recommendations and Reports 64：75-78（Guideline），2015

14）Mikamo H, Matsumizu M, Nakazuru Y et al：Efficacy and safety of a single oral 150mg dose of fluconazole for the treatment of vulvovaginal candidiasis in Japan. J Infect Chemother 21：520-526, 2015

15）岩破一博：産科領域で重要な感染症．産婦人科の薬物療法「産婦人科における薬物療法」改訂版（岡田弘二編），医薬ジャーナル社，大阪，1995，p284-296

第二章　各科感染症と抗菌薬療法

第二章　各科感染症と抗菌薬療法

20 小児感染症

福田陽子，尾内一信

❶ 小児感染症の特徴と抗菌薬療法

　小児が小児外来を受診する最多の理由は感染症である。小児の感染症にはウイルス性で抗菌薬を使用せず回復するものが多い反面，敗血症や細菌性髄膜炎のような適正な抗菌薬を迅速に投与しなければ予後不良となる疾患も少なくない。小児科領域における抗菌薬療法の基本は，小児の特殊性（下記）に配慮しながら感染症の原因菌を想定し，感受性のある抗菌薬を投与することである。必要に応じて迅速診断法を活用する。また，耐性菌を増やさないためには，原因菌が特定できたら薬剤感受性のある狭域の抗菌薬に de-escalation する。また，長期に抗菌薬を投与すると耐性菌を作りやすいため，同じ治療効果が期待できる高用量・短期治療を行う。さらに，同じ系統の抗菌薬を投与すると耐性機構が同じであるため，新たな耐性菌の誘導や選択がされやすい。そのため，異なった系統の薬剤をミキシングして使用する必要がある。

<小児の特殊性> [1]
(1) 年齢によって原因菌が異なる。
(2) 検体の採取が容易でない。
(3) 新生児には母子感染症がみられる。
(4) 基礎疾患として先天性心疾患を伴うことがある。
(5) 新生児や乳幼児は免疫が未熟であり，病状の進行が早い。
(6) 年少児は病状の訴えに乏しい。
(7) 体重によって投与量が異なる。
(8) 内服薬は服用性を考慮に入れる。
(9) 小児独特の副作用によって小児に使用制限がある薬剤に留意する（**表1**）。

❷ 敗血症

　小児の全身性炎症反応症候群（systemic inflammatory response syndrome：SIRS）は成人と異なり，年齢により診断基準が異なる（**表2**）。
　敗血症治療は抗菌薬治療と並行して全身管理が重要である。ここでは抗菌薬治療を中心

302

表1 小児に使用制限のある抗菌薬

抗菌薬	副作用	使用制限
クロラムフェニコール	グレイ症候群	新生児に禁忌
サルファ剤	核黄疸	新生児に禁忌
テトラサイクリン系薬	歯牙の着色とエナメル質形成不全，骨への沈着，一過性骨形成不全	8歳未満の小児 他の薬剤が使用できないか無効の場合にのみ投与
ニューキノロン系薬（ノルフロキサシン，トスフロキサシン以外）	幼若実験動物で関節障害	小児には禁忌

（文献1より）

表2 小児 SIRS 診断基準と小児 SIRS 診断のための年齢別基準

SIRS 診断基準

以下の診断基準4項目中2項目を満たす（体温の異常または白血球数の異常は必須）

● 中心体温＞38.5℃または＜36℃
● 脈拍の異常
　頻脈（＞年齢の正常域の2 SD or 説明のつかない脈拍の上昇が0.5〜4時間以上続く）
　徐脈（＜年齢の正常域の10パーセンタイル or 説明のつかない脈拍の低下が0.5〜1時間以上続く）
● 呼吸数＞年齢の正常域の2 SD or 急速に人工呼吸管理が必要になる
● 白血球数が正常域より上昇または低下 or 未熟好中球＞10％

Sepsis（敗血症）

感染症により SIRS に至った状態

年齢	心拍数（回/分） 頻脈	心拍数（回/分） 徐脈	呼吸数（回/分）	白血球数（× 10³/mm³）	血圧（mmHg）
0〜1週	＞180	＜110	＞50	＞34	＜65
1週〜1ヵ月	＞180	＜100	＞40	＞19.5 or＜5	＜75
1ヵ月〜1歳	＞180	＜90	＞34	＞17.5 or＜5	＜100
2〜5歳	＞140	NA	＞22	＞15.5 or＜6	＜94
6〜12歳	＞130	NA	＞18	＞13.5 or＜4.5	＜105
13〜18歳	＞110	NA	＞14	＞11 or＜4.5	＜117

（文献2より改変）

に述べる。

　敗血症・菌血症の原因菌は年齢や基礎疾患によって異なる。健常児では肺炎球菌とインフルエンザ菌が多いが，肺炎球菌ワクチンとインフルエンザ菌b型ワクチンが普及した国では患者数は激減している。新生児ではB群β溶血性レンサ球菌（GBS），大腸菌など

第二章　各科感染症と抗菌薬療法

が主であり，免疫機能の低下した児ではクレブシエラ属やエンテロバクター属といったグラム陰性の腸内細菌，緑膿菌，メチシリン耐性黄色ブドウ球菌（MRSA），α溶血性レンサ球菌，血管内留置カテーテルを挿入している患者ではコアグラーゼ陰性ブドウ球菌（CNS）が多い。

　まずは Empric Therapy を行い，原発巣，原因菌が判明すれば，その臓器に移行性がよく，臨床的に効果が高いと証明されている狭域な抗菌薬に変更する（de-escalation）。推奨される治療薬を以下に示す。

　これより先は JAID/JSC 感染症治療ガイド 2014 から引用・改変した。

ⅰ. 原発巣不明の敗血症（疑い）小児患者（新生児以降，免疫状態正常）：市中発症 [3]

＜推定される原因菌＞

Streptococcus pneumoniae, Haemophilus influenzae（Type b）, *Staphylococcus aureus, Neisseria meningitidis*, GroupA *streptococci*

＜推奨される治療薬＞

第一選択

●セフトリアキソン（CTRX；ロセフィン®）静注または点滴静注 1 回 50 〜 100 mg/kg・1 日 1 〜 2 回（最大 100 mg/kg/ 日，4 g/ 日）
　±バンコマイシン（VCM；塩酸バンコマイシン®）点滴静注 1 回 15 mg/kg・1 日 4 回（最大 2 g/ 日）

●セフォタキシム（CTX；クラフォラン®，セフォタックス®）静注または点滴静注 1 回 50 mg/kg・1 日 4 回（最大 4 g/ 日）
　± VCM 点滴静注 1 回 15 mg/kg・1 日 4 回（最大 2 g/ 日）

第二選択

●タゾバクタム／ピペラシリン（TAZ / PIPC；ゾシン®）静注または点滴静注 1 回 112.5 mg/kg・1 日 2 〜 3 回（最大 13.5 g/ 日）
　± VCM 点滴静注 1 回 15 mg/kg・1 日 4 回（最大 2 g/ 日）

●メロペネム（MEPM；メロペン®）点滴静注 1 回 40 mg/kg・1 日 3 回（最大 3 g/ 日，後発品は 1 日 2g まで）
　± VCM 点滴静注 1 回 15 mg/kg・1 日 4 回（最大 2 g/ 日）

●ドリペネム（DRPM；フィニバックス®）点滴静注 1 回 40 mg/kg・1 日 3 回（最大 3 g/ 日）
　± VCM 点滴静注 1 回 15 mg/kg・1 日 4 回（最大 2 g/ 日）

MRSA，セフェム系薬耐性の *S. pneumoniae* の検出頻度が高い地域やグラム陽性菌による細菌性髄膜炎が強く疑われる場合

●上記の VCM を追加した処方。その際には適宜血中濃度を測定し（TDM），至適レベルを維持する。髄膜炎が疑われる場合は細菌性髄膜炎に準じた治療を行う。

ii．原発巣不明の敗血症（疑い）小児患者：院内発症（新生児除く）[3]

＜推定される原因菌＞

S. aureus（MRSA を含む），腸内細菌科（*Escherichia coli*，*Klebsiella* 属など），ブドウ糖非発酵菌（特に *Pseudomonas aeruginosa*），*S. pneumoniae*

＜推奨される治療薬＞

第一選択

抗緑膿菌作用のある下記の β - ラクタム系薬の中で，当該施設におけるグラム陰性菌（*P. aeruginosa* や腸内細菌科）に対するアンチバイオグラムをもとに，感受性の保たれている薬剤を選択する。

- ●ピペラシリン（PIPC；ペントシリン®）静注または点滴静注 1 回 100 mg/kg・1 日 3 ～ 4 回（最大 8 g/ 日）
- ●TAZ/PIPC 点滴静注 1 回 112.5 mg/kg・1 日 3 回（最大 4.5 g/ 回）
- ●セフタジジム（CAZ；モダシン®）静注または点滴静注 1 回 50 mg/kg・1 日 3 ～ 4 回（最大 4 g/ 日）
- ●セフェピム（CFPM；マキシピーム®）（保険適応外）静注または点滴静注 1 回 50mg/kg・1 日 3 回（最大 4 g/ 日）
  ±（MRSA が否定できない場合に併用）
- ●VCM 点滴静注 1 回 15 mg/kg・1 日 4 回（最大 2 g/ 日）
- ●アルベカシン（ABK；ハベカシン®）点滴静注 1 回 4 ～ 6 mg/kg・1 日 1 回

第二選択

ESBL 産生菌感染症の高リスク群（過去の培養で ESBL 産生菌陽性など）の場合

- ●MEPM 点滴静注 1 回 40 mg/kg・1 日 3 回（最大 3 g/ 日，後発品の 1 日 2g まで）（下記*参照）
- ●DRPM 点滴静注 1 回 40 mg/kg・1 日 3 回（最大 3 g/ 日）
  ±（MRSA が否定できない場合に併用）
- ●VCM 点滴静注 1 回 15 mg/kg・1 日 4 回（最大 2 g/ 日）
- ●ABK 点滴静注 1 回 4 ～ 6 mg/kg・1 日 1 回

＊嫌気性菌感染症の可能性がある場合（例：腹腔内感染症など）

- ●クリンダマイシン（CLDM；ダラシン®）点滴静注 1 回 10 mg/kg・1 日 4 回（最大 2.4 g）（TAZ/PIPC や MEPM 使用時を除く）を併用する。
  （*Bacteroides* 属では耐性化していることが多いので注意を要する）

真菌の関与が否定できない場合

- ●フルコナゾール（FLCZ；ジフルカン®）点滴静注 1 回 6 ～ 12 mg/kg・1 日 1 回（最大 400 mg/ 日）
- ●アムホテリシン B リポソーム製剤（L-AMB；アムビゾーム®）点滴静注 1 回 2.5 ～ 5 mg/kg・1 日 1 回
- ●ミカファンギン（MCFG；ファンガード®）点滴静注 1 回 3 ～ 6 mg/kg・1 日 1 回（最

大 150 mg/ 日）

セフェム系薬，カルバペネム系薬にアレルギーの場合
●それらの代わりにアズトレオナム（AZT；アザクタム®）の使用を考慮

iii．新生児敗血症 [3]

＜推定される原因菌＞
●早期敗血症（日齢 7 頃まで）：Group B *streptococci, Listeria monocytogenes, Enterococcus* 属，腸内細菌科（*E. coli, Klebsiella* 属など），*S. pneumoniae*
●新生児集中治療室（NICU）など院内敗血症（いわゆる後期敗血症）：*S. aureus*（MRSA を含む），*Staphylococcus epidermidis*〔メチシリン耐性表皮ブドウ球菌（MRSE）〕，*CNS, Enterococcus* 属，腸内細菌科（*E. coli, Klebsiella* 属など），*P. aeruginosa, Serratia* 属，*Candida* 属

＜推奨される治療薬＞
第一選択
●アンピシリン（ABPC；ビクシリン®）静注または点滴静注＋ゲンタマイシン（GM；ゲンタシン®）点滴静注
第二選択
髄膜炎を否定できない場合
●ABPC 静注または点滴静注＋ CTX 静注または点滴静注
嫌気性菌感染症の可能性がある場合（例：腹腔内感染症など）
●MEPM，アンピシリン／スルバクタム（ABPC/SBT；ユナシン-S®），TAZ/PIPC のいずれかを用いる
MRSA，MRSE の関与が否定できない場合
●MEPM，ABPC/SBT，TAZ/PIPC のいずれかに VCM を追加
単純ヘルペス感染症による重症化が疑わしい場合
●ウイルス検査（PCR）を行い，否定されるまでは，アシクロビルを投与
真菌感染が疑わしい場合
●FLCZ またはアムホテリシン B（AMPH-B；ファンギゾン®）（または L-AMB）を追加
セフェム系薬，カルバペネム系薬のアレルギーの場合
●それらの代わりに AZT を考慮

❸ 呼吸器感染症

気管支炎，肺炎が代表疾患である。ここでは市中肺炎を中心に述べる。

i．市中肺炎 [4]

発熱，咳嗽や多呼吸などを主訴とし，断続性副雑音や呼吸音の減弱を聴取すれば本症を疑い，胸部 X 線写真で新たな浸潤影を認めれば本症と診断する。

表3 小児市中肺炎重症度分類 [5]

	軽症	中等症	重症
全身状態	良好		不良
チアノーゼ	なし		あり
呼吸数 [*1]	正常		多呼吸
努力呼吸（呻吟，鼻翼呼吸，陥没呼吸）	なし		あり
胸部X線での陰影	一側肺の1/3以下		一側肺の2/3以上
胸水	なし		あり
SpO$_2$	＞96％		＜90％ [*2]
循環不全	なし		あり [*2]
人工呼吸管理	不要		必要 [*2]
判定基準	上記すべてを満たす	軽症でも重症でもない場合	*2：いずれか一つを満たす

＊1：年齢別呼吸数（回/分）：新生児＜60，乳児＜50，幼児＜40，学童＜30

（文献5より）

　原因菌は，一般細菌（*S. pneumoniae, H. influenzae, Moraxella catarrhalis*），非定型細菌（*Mycoplasma pneumoniae, Chlamydia trachomatis, Chlamydophila pneumoniae, Chlamydophila psittaci*），種々の気道ウイルス（インフルエンザウイルス，パラインフルエンザウイルス，RSウイルス，メタニューモウイルス）である。

　S. pneumoniae, H. influenzae, M. pneumoniae の耐性菌も考慮して抗菌薬を選択する。

　小児は年齢や重症度によって原因菌が異なるので，年齢と重症度（**表3**）を考慮して抗菌薬を選択する。抗微生物薬は，原則として1剤を選択する。

　小児では洗浄喀痰培養を採取することは成人に比べて容易ではないが，できるかぎり喀痰培養による原因菌の検索が望まれる。

　全身状態など総合的に判断する必要があるが，原則として1歳未満全例と2歳以上の中等症以上は入院しての点滴治療が望ましい。

　推奨用量に範囲がある場合，おおむね高用量を推奨した。小児用量は体重に基づいて計算するが，小児用量の上限は成人用量の上限と同一である。

　治療開始後2〜3日で有効性を判断し，無効であれば洗浄喀痰や血液培養結果，診断の妥当性や薬剤の特性を考慮し抗菌薬を変更する。

　抗菌薬投与期間は，*M. pneumoniae, Chlamydophila* 属は10日間〔アジスロマイシン（AZM；ジスロマック®）は3日間〕であるが，それ以外は解熱後3日間がおおよその目安である。

推奨される治療薬を示す。

＜推奨される治療＞

生後2ヵ月〜5歳

外来（軽症）

第二章　各科感染症と抗菌薬療法

第一選択

耐性菌リスクのない場合

●アモキシシリン（AMPC；サワシリン®）経口　1回10～15 mg/kg・1日3回

●スルタミシリン（SBTPC；ユナシン®）経口　1回10 mg/kg・1日3回

●セフジトレン ピボキシル（CDTR-PI；メイアクト MS®）経口　1回3 mg/kg・1日3回

●セフカペン ピボキシル（CFPN-PI；フロモックス®）経口　1回3 mg/kg・1日3回

●セフテラム ピボキシル（CFTM-PI；トミロン®）経口　1回3 mg/kg・1日3回

耐性菌感染が疑われる場合1.～4.

［1. 2歳以下　2. 抗菌薬の前投与（2週間以内）　3. 中耳炎の合併　4. 肺炎・中耳炎反復の既往］

●AMPC 経口　1回20～30 mg/kg・1日3回

●アモキシシリン／クラブラン酸〔14:1製剤（AMPC/CVA；クラバモックス®）〕経口　1回48.2 mg/kg・1日2回（保険適応外）

●CDTR-PI 経口　1回6 mg/kg・1日3回

●CFPN-PI 経口　1回6 mg/kg・1日3回（保険適応外）

●CFTM-PI 経口　1回6 mg/kg・1日3回

上記（耐性菌感染疑い）の治療を過去に受けているにもかかわらず発症・再発・再燃したなど

●テビペネム ピボキシル（TBPM-PI；オラペネム®）経口　1回4～6mg/kg・1日2回

●トスフロキサシン（TFLX；オゼックス®）経口　1回6 mg/kg・1日2回

上記すべてで *M. pneumoniae* や *C. trachomatis, C. pneumoniae* 感染症が強く疑われるときはマクロライド系薬を併用

第二選択

●AZM 経口　1回10 mg/kg・1日1回・3日間

●クラリスロマイシン（CAM；クラリス®, クラリシッド®）経口　1回7.5 mg/kg・1日2回

入院（中等症，一般病棟）

第一選択

●ABPC 静注または点滴静注　1回50 mg/kg・1日3回

●PIPC 静注または点滴静注　1回50 mg/kg・1日3回

●ABPC/SBT 静注または点滴静注　1回75 mg/kg・1日3回

M. pneumoniae や *C. trachomatis, C. pneumoniae* 感染症が強く疑われるときはマクロライド系薬を併用

第二選択

●CTX 静注または点滴静注　1回40 mg/kg・1日3回

●CTRX 静注または点滴静注　1回25～60 mg/kg・1日1～2回（50～60mg/kg/日）

入院（重症，ICU）

●パニペネム／ベタミプロン（PAPM/BP；カルベニン®）点滴静注　1回20 mg/kg・1日3回

- ●MEPM 点滴静注 1回 20 mg/kg・1日3回
- ●TAZ/PIPC 点滴静注 1回 112.5 mg/kg・1日3回

レジオネラ症が否定できない場合はマクロライド系薬を併用

6歳以上

外来（軽症）

第一選択
- ●AZM 経口 1回 10 mg/kg・1日1回・3日間
- ●CAM 経口 1回 7.5 mg/kg・1日2回

第二選択
- ●AMPC 経口 1回 10〜15 mg/kg・1日3回
- ●SBTPC 経口 1回 10 mg/kg・1日3回
- ●CDTR-PI 経口 1回 3 mg/kg・1日3回
- ●CFPN-PI 経口 1回 3 mg/kg・1日3回
- ●CFTM-PI 経口 1回 3 mg/kg・1日3回
- ●ミノサイクリン（MINO；ミノマイシン®）経口 1回 1〜2 mg/kg・1日2回（8歳未満の小児には他剤が使用できないか無効の場合に限る）

入院（中等症，一般病棟）

細菌性肺炎が疑われる場合
- ●ABPC 静注または点滴静注 1回 50 mg/kg・1日3回
- ●PIPC 静注または点滴静注 1回 50 mg/kg・1日3回
- ●ABPC/SBT 静注または点滴静注 1回 75 mg/kg・1日3回
- ●CTX 静注または点滴静注 1回 40 mg/kg・1日3回
- ●CTRX 静注または点滴静注 1回 25〜60 mg/kg・1日1〜2回（50〜60mg/kg/日）

非定型肺炎が疑われる場合
- ●AZM 経口 1回 10 mg/kg・1日1回・3日間
- ●CAM 経口 1回 7.5 mg/kg・1日2回
- ●エリスロマイシン（EM；エリスロシン®）点滴静注 1回 10 mg/kg・1日3〜4回
- ●MINO 経口あるいは点滴静注 1回 1〜2 mg/kg・1日2回（8歳未満の小児には他剤が使用できないか無効の場合に限る）

細菌性肺炎か非定型肺炎かが鑑別できない場合
- ●上記「細菌性肺炎が疑われる場合」，「非定型肺炎が疑われる場合」からそれぞれ1剤を選択して併用

入院（重症，ICU）

- ●PAPM/BP 点滴静注 1回 20 mg/kg・1日3回
- ●MEPM 点滴静注 1回 20 mg/kg・1日3回
- ●TAZ/PIPC 点滴静注 1回 112.5 mg/kg・1日3回

第二章　各科感染症と抗菌薬療法

レジオネラ症が否定できない場合はマクロライド系薬を併用

❹ 細菌性腸炎 [6]

　小児は成人より発症しやすく，重症化しやすいので注意が必要である。
　Campylobacter 属の頻度が最も多く，非チフス性 *Salmonella* 属がそれに次ぐ。
その他，下痢原性 *E. coli*, *Yersinia* 属 , *Shigella* 属などがある。
　細菌性腸炎を疑った場合は抗菌薬投与前に便培養を行う。
　Salmonella 属による菌血症ではさまざまな器官に局在性化膿性感染巣をきたし，骨髄炎，関節炎，心外膜炎，腹膜炎などを合併する。急性脳症の発症も報告されており，けいれん，意識障害，などの中枢神経症状に注意する。
　コレラ，細菌性赤痢，腸管出血性大腸菌感染症，腸チフス，パラチフスは 3 類感染症であり，ただちに最寄りの保健所に届出が必要である。
　推奨される治療薬を示す。

＜推奨される治療薬＞

健常児で軽症であれば便培養を採取のうえ，まず対症療法を行う。
高熱，血便など重篤な症状があれば抗菌薬の投与を行う。
乳児（特に 3 ヵ月未満），慢性消化器疾患，免疫抑制状態にあるものでは empiric therapy を考慮する。

- ●ホスホマイシン（FOM；ホスミシン®）経口 1 回 10 〜 40 mg/kg・1 日 3 〜 4 回（40 〜 120mg/kg/ 日，最大 3,000mg/ 日）
- ●ノルフロキサシン（NFLX；バクシダール®）経口 1 回 2 〜 4mg/kg・1 日 3 回（6 〜 12mg/kg/ 日，最大 600mg/ 日）（乳児には投与しない）

重症例または内服困難例では抗菌薬の点滴治療を行う。
CTRX 静注または点滴静注 1 回 10 〜 60mg/kg・1 日 1 〜 2 回（20 〜 60mg/kg/ 日，最大 2,000mg/ 日）難治性または重症感染症には症状に応じて 1 回 60mg/kg・1 日 2 回（120mg/kg/ 日，最大 4,000mg/ 日）（保険適応外）まで増量可。

❺ 尿路感染症 [7]

　小児の尿路感染症（urinary tract infection：UTI）は全小児の 1 〜 5% が罹患する common disease であり，呼吸器疾患に次いで頻度が高い。上部 UTI は発熱，側腹部痛，悪心，嘔吐，下痢などの症状を呈するが，乳幼児では症状が非特異的（発熱，不機嫌のみ）である。乳幼児の発熱，特に 3 ヵ月〜 2 歳児で感染源が不明の高熱の患児を診た場合はまず UTI を疑うことが重要である。下部 UTI では頻尿，排尿痛，下腹部不快感を訴えるが，発熱は通常認めない。
　正確な診断には中間尿，カテーテル尿の採取が重要である。バッグ尿（採尿用のビニール袋）では外陰部の汚染が多く培養に使用すべきでない。有意菌数は中間尿で ≧ 10⁵/

mL，カテーテル尿で ≧ 10^4/mL である。また，UTI の初期には尿沈渣で白血球がみられ
ないこともあり注意を要する。

　小児では成人と比較して複雑性 UTI ［膀胱尿管逆流現象（vesicoureteral reflux：VUR）
や水腎症を合併する］の割合が高い。反復性 UTI では腎エコー検査，排尿時膀胱尿道造
影（voiding cystourethrography：VCUG）等の画像検査が必須となる。

ⅰ．上部尿路感染症

　単純性 UTI の大部分を占める *E. coli* に対する，各地域や施設ごとのアンチバイオグラ
ムを参考に，第一～三世代セフェム系薬で empiric therapy を開始する。

　治療期間は初期に 2 ～ 4 日の静注治療とその後の経口治療を含め合計 7 ～ 14 日間とす
る。菌血症を伴っている場合は経静脈治療を行う。

　1 歳未満の乳児では敗血症の合併が多いため，入院加療を原則とする。

　有効ならば 2 日以内に解熱し，全身状態も改善する。

　複雑性 UTI では *P. aeruginosa*，多剤耐性 *Klebsiella* 属の比率が上昇するため，CAZ，第
四世代セフェム系薬，アミノグリコシド系薬，カルバペネム系薬の中から，各地域や施設
のアンチバイオグラムとグラム染色の結果を参考に薬剤を選択する。

　Enterococcus faecalis ではペニシリン系薬が有効である。

　近年 ESBL 産生株が増加傾向にあり注意が必要である。ESBL 産生株には，アミノグリ
コシド系薬，カルバペネム系薬が有効である。また第二選択として FOM，ファロペネム
（FRPM；ファロム®）を考慮してもよい。

　多くの抗菌薬は尿中に排泄され，その尿中濃度は血中濃度よりもはるかに高いため，薬
剤耐性があっても初期治療に対する臨床効果が認められることも多い。

　培養結果が得られ次第，速やかに有効な薬剤の変更，または de-escalation を行う。

＜推定される原因菌＞

E. coli, K. pneumoniae, Proteus mirabilis が三大原因菌である。尿路系に異常を合併しない
単純性 UTI では 80 ～ 90% 以上で *E. coli* が原因菌である。一方，尿路系に異常を有する複
雑性 UTI では *E. coli* が占める割合が低下し，*Proteus* 属，*P. aeruginosa, Klebsiella* 属，*E. faecalis* の頻度が増加する。したがって，*E. coli* 以外の細菌が検出された場合は尿路の器
質的疾患が疑われる。推奨される治療薬を以下に示す。

＜推奨される治療薬＞

新生児期

第一選択

●ABPC 静注または点滴静注＋ GM 点滴静注

第二選択

●CTX 静注または点滴静注

乳児期以降

第一選択

●セファゾリン（CEZ；セファメジン®）静注または点滴静注　1 回 30 mg/kg・1 日 3 回

●セフメタゾール（CMZ；セフメタゾン®）静注または点滴静注 1回 40 mg/kg・1日3回
●セフォチアム（CTM；パンスポリン®）静注または点滴静注 1回 40 mg/kg・1日3回
●CTRX 静注または点滴静注 1回 25 mg/kg・1日2回または 50 mg/kg・1日1回
●CTX 静注または点滴静注 1回 40 mg/kg・1日3回

第二選択

複雑性 UTI の場合（*P. aeruginosa*，多剤耐性 *Klebsiella* 属を想定する場合）

●CFPM 静注または点滴静注 1回 30 〜 50 mg/kg・1日3回（保険適応外）
●CAZ 静注または点滴静注 1回 40 mg/kg・1日3回

グラム陽性球菌がグラム染色で検出された場合（*E. faecalis, Enterococcus faecium*＊を想定する場合）以下のいずれかの追加を検討する。

●ABPC 静注または点滴静注 1回 40 mg/kg・1日3回
●VCM 点滴静注 1回 15 mg/kg・1日3回

＊ *E. faecium* は頻度として少ないが，ABPC 耐性のことが多い。

●TAZ/PIPC 点滴静注 1回 112.5 mg/kg・1日2〜3回

ESBL 産生グラム陰性桿菌が疑われる場合

●MEPM 点滴静注 1回 20 mg/kg・1日3回
●DRPM 点滴静注 1回 20 mg/kg・1日3回

＜ VUR を有する患者＞

再発と腎瘢痕の予防目的で，グレードⅣ以上ではセフェム系薬を少量，予防的に内服する。グレードⅢに対する予防効果の是非は明確ではなく，患者ごとに検討すべきである。再発があれば少量のスルファメトキサゾール / トリメトプリム（ST；バクタ®，バクトラミン®）合剤に変更し，無効なら手術を考慮する。

再発がなければ投薬継続し，1年後に VCUG の再評価を行う。

●セファクロル（CCL；ケフラール®）経口 1回1〜5 mg/kg・1日1回（就寝時）
●ST 合剤経口 1回（TMP として）2 mg/kg・1日1回（就寝時）

ⅱ．下部尿路感染症

下部 UTI（膀胱炎，尿道炎）は膀胱・尿道に感染をきたすが，腎・尿管には及ばない。排尿時痛，頻尿を伴うが発熱は認めない。幼児以降の女児に多い。

＜推定される原因菌＞

E. coli が原因菌となることが多いが，細菌以外にアデノウイルス（11 型，21 型）も出血性膀胱炎の原因になる。推奨される治療薬を以下に示す。

＜推奨される治療薬＞

第二・三世代経口セフェム系薬に対する，*E. coli* などのグラム陰性菌の感受性は一般的に良好である。

●CCL 経口 1回 10 mg/kg・1日3回・3〜5日間
●CDTR-PI 経口 1回 3 mg/kg・1日3回・3〜5日間
●CFPN-PI 経口 1回 3 mg/kg・1日3回・3〜5日間

●セフジニル（CFDN；セフゾン®）経口 1 回 3 mg/kg・1 日 3 回・3 〜 5 日間
●セフポドキシム プロキセチル（CPDX-PR；バナン®）経口 1 回 3 mg/kg・1 日 3 回・3 〜 5 日間
●ST 合剤経口 1 回（TMP として）4 〜 6 mg/kg・1 日 2 回（生後 2 カ月未満は禁忌）
●外陰炎には GM 軟膏を塗布する。

文献

1）尾内一信：抗菌薬使用の原則と選択法・使用法．小児科 55：893-898，2014
2）Goldstein B, Giroir B, Randolph A et al：International pediatric sepsis consensus conference：Definitions for sepsis and organ dysfunctionin in pediatrics. Pediatr Crit Care Med 6：2-8, 2005
3）荒川創一，大曲貴夫，笠井正志ほか：Ⅰ 敗血症．JAID/JSC 感染症治療ガイド 2014（JAID/JSC 感染症治療ガイド・ガイドライン作成委員会編），ライフサイエンス出版，東京，2014，p1-20
4）三笠桂一，青木信樹，青木洋介ほか：Ⅶ 呼吸器感染症．JAID/JSC 感染症治療ガイド 2014（JAID/JSC 感染症治療ガイド・ガイドライン作成委員会編），ライフサイエンス出版，東京，2014，p84-156
5）尾内一信，黒崎知道，岡田賢司ほか：小児呼吸器感染症診療ガイドライン 2011，協和企画，東京，2011，p36
6）大西健児，相野田祐介，今村顕史ほか：ⅩⅥ 腸管感染症．JAID/JSC 感染症治療ガイド 2014（JAID/JSC 感染症治療ガイド・ガイドライン作成委員会編），ライフサイエンス出版，東京，2014，p274-286
7）清田 浩，荒川創一，山本新吾ほか：ⅩⅠ 尿路感染症．JAID/JSC 感染症治療ガイド 2014（JAID/JSC 感染症治療ガイド・ガイドライン作成委員会編），ライフサイエンス出版，東京，2014，p203-219

第二章　各科感染症と抗菌薬療法

第二章　各科感染症と抗菌薬療法

21 高齢者感染症

丸山貴也

❶ 高齢者感染症の特徴

　我が国の高齢化の進行は世界的にみても著しく，内閣府によると 65 歳以上の高齢者の割合は既に 25 %（4 人に 1 人）に達し，2025 年には 30 %，更に 2060 年には 40 %（2.5人に 1 人）に達するとされている。

　高齢者では，1. 基礎疾患に伴う活動性の低下，2. 加齢による液性免疫，細胞性免疫などの全身の防御能の低下，3. 医原性の要因：疾患に対する薬物治療（特にステロイドや免疫抑制剤，長期の抗菌薬投与）や血管内カテーテル留置，尿道カテーテル留置などが原因で多様な感染症を合併しやすい。また，高齢に伴う基礎疾患の合併，栄養不良，日常生活動作（ADL）の低下は，感染症が発症する危険因子であると同時に重症化する原因になり得る。

　医療行為に伴うものとしては，主に血管内カテーテル，尿道カテーテル，気管内チューブの留置が各々，血流感染，尿路感染，人工呼吸器関連肺炎（VAP）の発生要因となり得るが，適切な使用と管理によって減少させることができる。特に中心静脈カテーテルの留置はカテーテル関連血流感染症のリスクであり，米国の報告によると 1,000 カテーテルあたり 3 〜 11 件の頻度で発生する [1]。また，30 日以上留置されているカテーテルには有意に内腔の汚染が多かったことが報告されている [2]。血流感染を防ぐことと栄養管理のうえでも，経腸栄養が可能かどうかを早期に検討する必要がある。また，以前は誤嚥性肺炎の予防のために胃瘻造設を積極的に行う施設も多くみられたが，胃瘻造設により誤嚥性肺炎が予防されるというエビデンスは無く，安易な造設は推奨されない。しかしながら実際の医療現場では，経口摂取が困難で誤嚥を繰り返す患者について，胃瘻が造設されていないと入所を認めない高齢者施設や長期療養施設は多く，社会的な背景を優先して胃瘻造設をせざるを得ない状況があることも事実である。

　尿路感染症の 80% が尿道カテーテルを留置された患者に発症する。尿路感染症は基礎疾患を有しない単純性尿路感染症と，尿路や全身性の基礎疾患を有する複雑性尿路感染症に分類される。外科手術後や急性期疾患の管理のために尿道カテーテルはよく留置されるが，3 週間の長期留置ではほぼ 100 % 尿路感染症を発症することが報告されており，漫然と留置せず，可能な限り早く抜去する必要がある。

気管内挿管による人工呼吸器管理 48 時間以降に発症した肺炎は VAP と定義されるが，人工呼吸器管理の日数が経過するにつれて 1%/ 日の頻度で上昇する。特に口腔内の汚染物質の気管チューブ外測から気道への流入が問題であり，適切なカフ圧の調節，カフ上部に貯留した分泌物の吸引が VAP の予防には重要である。また，鎮静剤を早期に終了して覚醒させること，可能な限り早期に抜管する努力が必要である。

「肺炎は老人の友である」（1989 年ウィリアム・オスラー）という言葉が示す通り，わが国の高齢化に伴う呼吸器感染症の発症率，死亡率の上昇は著しい。悪性疾患，心疾患に次いで日本人の死因の第 3 位を占め，さらには死亡者の実に 95 ％以上が 65 歳以上の高齢者というのが現状である。

以後，高齢者肺炎の予防と治療を自験例と日本呼吸器学会ガイドライン（市中肺炎，院内肺炎，医療・介護関連肺炎ガイドライン，ストップ肺炎）の内容を中心に解説する[3-6]。

❷ 臨床症状

肺炎の主要症状は発熱，咳嗽，喀痰であるが，胸痛，呼吸困難，全身倦怠感，脱力感，食欲不振，重症例では意識障害をきたす症例も認められる。高齢者ではこれらの症状が出現しないことがあるため，診断が遅れ，治療が開始される頃には重症化していることがある。筆者らは 85 歳以上の高齢者に発症した 101 例の肺炎（市中肺炎 47 例と高齢者施設で発症した肺炎 54 例）を検討したところ，約 30 ％に発熱を認めず，若年者の肺炎では典型的な咳嗽，呼吸困難という症状が，高齢者では半数以上で認められなかった[7]。また，「腹部症状」，「尿失禁」，「食欲低下」，「普段よりコミュニケーションが取りにくい」などの非典型的な症状で胸部単純写真を撮影したところ，広範な浸潤影が確認されることもある。認知症や脳血管障害の後遺症を有する患者では，症状を自ら訴えることができないこともあり，医療者側としては客観的な評価が必要とされる。食欲不振や，元気がないことに家族が気付いて病院を受診させるが，医療者側が典型的な症状がないために帰宅させ，後日，重症化して救急搬送されることも実臨床ではしばしば経験されている。頻脈や頻呼吸がないかを確認し，聴診に加え，パルスオキシメーターで低酸素血症の有無を確認することも重要である。そして肺炎を疑えば，胸部単純写真へすすめ，診断を確定する。呼吸器感染症の進行は早く，診断，治療の遅れは重症化につながるため，コミュニケーションが困難な高齢者では特に家族の話に耳を傾け，「いつもとの違い」に注意する必要がある。

❸ 原因菌

日本呼吸器学会のガイドラインに基づいて，肺炎は市中肺炎（CAP），院内肺炎（HAP），医療・介護関連肺炎（NHCAP），の 3 種類に分類される。CAP の原因菌は肺炎球菌，インフルエンザ桿菌，マイコプラズマ・ニューモニエ，クラミドフィラ・ニューモニエの頻度が高い[8]（**表 1**）。筆者らは 85 歳以上の CAP に限定して原因菌を調査したが，クラミドフィラ・ニューモニエの頻度が高く検出された以外は，前述の CAP の原因菌とほぼ，同

第二章　各科感染症と抗菌薬療法

表 1　肺炎の原因菌　（日本）

	市中肺炎 n= 232 (%)	医療・介護関連肺炎[*] n=321 (%)	院内肺炎 n=816 (%)
肺炎球菌	24.6	33	5
黄色ブドウ球菌	3.4	11.5	25.5
MRSA	0	6.9	17.3
腸内細菌科	1.3	7.8	11.1
緑膿菌	0.4	6.9	18.3
インフルエンザ桿菌	18.5	3.4	3.6
モラクセラ・カタラーリス	2.2	1.2	-
クラミドフィラ・ニューモニエ	6.5	5	-
クラミドフィラ・シッタシ	2.2	0.9	-
マイコプラズマ・ニューモニエ	5.2	4	-
レジオネラ・ニューモフィラ	3.9	0	-
インフルエンザ・ウィルス	13.4	2.8	-
RS ウィルス	0.4	1.2	-
パラインフルエンザウィルス	0.9	1.2	-
不明	26.7	34	58.2
	Saito A, J Infect Chemother, 2006	Maruyama T, CID, 2013	Watanabe A, Intern Med, 2008

[*]：原著では HCAP として報告されている。

等であった[7]。

　HAP の原因菌は CAP とは大きく異なり，肺炎球菌，インフルエンザ桿菌，マイコプラズマ・ニューモニエの頻度は低く，黄色ブドウ球菌（MRSA），緑膿菌，腸内細菌科の頻度が高くなる[9]（**表 1**）。

　3 つの分類の中で，最も高齢者に特徴的であるのが NHCAP で，1）高齢者施設の入所者，2）90 日以内に病院を退院した症例，3）介護を必要とする高齢者，身体障害者，4）通院にて継続的に血管内治療を受けている症例に発症した肺炎である。NHCAP は，2005年の米国胸部疾患学会（ATS）と米国感染症学会（IDSA）の合同ガイドライン（ATS/IDSA ガイドライン）で定義された医療ケア関連肺炎（HCAP）を日本の医療環境に合致するように改変した分類である[10]。ATS/IDSA ガイドラインでは，全ての HCAP に対して多剤耐性菌をカバーする多剤併用療法を推奨しているが，日本呼吸器学会ガイドラインでは，耐性菌の危険因子によって分類し，初期治療を選択することを推奨している（**図 1**）[5]。その主な理由は，国や地域，医療環境によって，それぞれに異なる多様な原因菌が関与することが明らかとなっており，必ずしもすべての患者に多剤併用療法が必要ではないからである。北米からの疫学調査では，「HCAP の原因菌は HAP と同様に耐性菌が占める頻度が高い」と報告されている[11]。それに対し，最近の欧州，日本を中心とした HCAP（NHCAP）

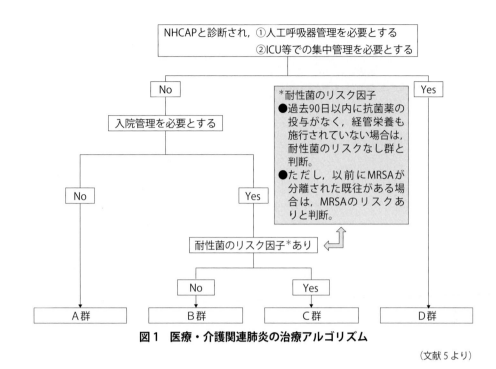

図1 医療・介護関連肺炎の治療アルゴリズム

(文献5より)

の疫学調査では，原因菌の中で耐性菌が占める頻度は低く，CAPと同様に肺炎球菌，インフルエンザ桿菌，非定型病原体の頻度が高いという報告が多い[12-18]。また，Kettらは，耐性菌のハイリスク症例（HAPとHCAP）に対し，ATS/IDSAガイドラインが推奨する「耐性菌をカバーする広域抗菌薬の併用療法を受けた群」と，「耐性菌をカバーしない治療を受けた群」を比較したところ，前者の方が予後不良であったことを報告しており，その原因として，広域抗菌薬の多剤併用療法に伴う薬剤の副作用が予後に影響したことを挙げている[19]。

日本呼吸器学会のNHCAPガイドラインで推奨されているアルゴリズムでは，NHCAPと診断された症例に対して，まずは治療区分（ICUまたは人工呼吸器管理を要するかどうか）で分類し，次に耐性菌の危険因子（①過去90日以内に抗菌薬の投与 ②経管栄養 ③MRSAの分離の既往）があるかないかで，「耐性菌をカバーする治療を行う群」と「カバーしない治療を行う群」に分類する（**図1**）[5]。Ishidaらの報告では，NHCAPとCAPの特徴，原因菌，生命予後が前方視的に比較されている。最も頻度が高い原因菌は両方とも肺炎球菌であったが，耐性菌（MRSA，緑膿菌）の頻度はNHCAPの方がCAPよりも高かった[15]。また，この試験ではNHCAPの80％以上が単剤治療を受け，抗MRSA薬は0.7％でしか使用されていないにもかかわらず死亡率は13.1％であった。これは前述の米国で報告された死亡率19.8％よりも低く，ATS/IDSAガイドラインが推奨する多剤併用療法を行わなくても良好な生命予後を達成できることが示唆される。

また，筆者らは日本呼吸器学会のNHCAPアルゴリズムの原案となったBritoとNiedermanの提案した「耐性菌の危険因子に基づいてHCAPの初期治療を決定するアルゴリズ

第二章 各科感染症と抗菌薬療法

表2 耐性菌の危険因子に基づいて分類した医療ケア関連肺炎（HCAP）の原因菌

n=445	CAP n=124 （%）	HCAP 耐性菌の低リスク n= 151 （%）	HCAP 耐性菌の高リスク n=170 （%）	* p-value
肺炎球菌	31 （25）	59 （39.1）	47 （27.6）	0.03
黄色ブドウ球菌	1 （0.8）	7 （4.6）	30 （17.6）	<0.001
メチシリン耐性 （MRSA）	0	0	22 （12.9）	<0.001
腸内細菌科	3 （2.4）	4 （2.6）	21 （12.4）	0.001
緑膿菌	1 （0.8）	3 （2）	19 （11.2）	0.001
インフルエンザ桿菌	8 （6.5）	6 （4.0）	6 （3.5）	0.834
多剤耐性菌	1 （0.8）	3 （2）	46 （27.1）	<0.001
クラミドフィラ・ニューモニエ	5 （4.0）	4 （2.6）	12 （7.1）	0.072
クラミドフィラ・シッタシ	0	0	2 （1.2）	0.5
マイコプラズマ・ニューモニエ	11 （8.9）	8 （5.3）	5 （2.9）	0.285
レジオネラ・ニューモフィラ	1 （0.8）	0	0	-
インフルエンザウィルス	6 （4.8）	8 （5.3）	1 （0.6）	0.012
RS ウィルス	2 （1.6）	0	4 （2.4）	0.077
パラインフルエンザ3型	3 （2.4）	1 （0.7）	3 （1.8）	0.357

＊：HCAP 耐性菌の低リスク vs HCAP 耐性菌の高リスク

（Maruyama T et al, Clin Infect Dis, 2013）

ムの有効性」を評価した[18, 20]。その結果，HCAP の中でも耐性菌のリスクが高い群では耐性菌のリスクが低い群より，黄色ブドウ球菌（MRSA），腸内細菌科，緑膿菌と薬剤耐性菌の頻度が有意に高かった。一方，耐性菌のリスクが低い群の原因菌は CAP と同様であり，CAP と同様の初期治療，つまり耐性菌をカバーしない治療を行ったにもかかわらず，30 日以内の死亡率は 8.6% と低かった（**表2**）[18]。これらの研究結果より，耐性菌のリスクを評価して初期治療に使用する抗菌薬を選択することは，不要な抗菌薬投与による副作用，医療費を削減しつつ，良好な予後を保つために有効であることが示唆される。

❹ 診断と検査

　肺炎の診断基準は，発熱，咳嗽，喀痰，呼吸困難などの症状，血液検査上，白血球，C 反応性タンパク（CRP），プロカルシトニン（PCT），赤血球沈降速度（赤沈）亢進などの炎症所見に加え，胸部単純写真で新たな浸潤影を認めることである。高齢者では症状が出現しないことがあるため，胸部聴診所見での肺雑音の聴取は重要な所見であり，体温，脈拍，血圧，呼吸回数，SpO_2 はルーチンで測定すべきである。肺炎が疑われた症例に対しては血液検査，胸部単純写真の撮影をし，診断を確定する。なお，肺に基礎疾患を有する場合や，淡いスリガラス影を呈する症例では胸部単純写真では判別ができないこともある

ため，時には胸部 CT での評価も必要となる。肺炎の診断がなされた後には原因菌の精査が必要である。ルーチン検査としては喀痰培養，血液培養，尿中抗原検査が推奨される。高齢者では良質な喀痰が採取しにくく，口腔内の汚染もあることから，グラム染色と定量（半定量）培養を組み合わせて原因菌を推察することが重要である。また，血液培養で肺炎の原因菌が診断される確率は数％とされているが，検出された場合は確定診断となるため，特に皮膚の常在菌の混入を避けるために刺入部を変えた 2 セットの採取が望ましい。また，尿中抗原検査では肺炎球菌とレジオネラ・ニューモフィラが約 15 分で測定でき，いずれも感度，特異度ともに高く信頼性の高い検査である。特に筆者らは今までに肺炎の臨床研究で 1,000 例以上を測定し，評価しているが，良質な喀痰が採取しにくい高齢者においても尿中肺炎球菌抗原は有用な検査であった。しかしながら，肺炎の発症後，半年以上陽性が持続する症例があることや，尿中レジオネラ抗原では serogroup1 しか測定できないなどの弱点もある。また，薬剤感受性はわからないため，実臨床では培養検査と合わせて使用する必要がある。なお，通常の細菌性肺炎と診断し，一般病棟へ入院させた後に，結核菌が検出される例もしばしば報告される。結核は，時に非定型的な陰影を呈することもあるため，喀痰を採取する際には，抗酸菌の塗抹検査，培養検査を提出することも推奨される。

❺ 治療─抗菌薬の選択と使い方

　市中肺炎，院内肺炎，医療・介護関連肺炎の 3 つに分類して初期抗菌薬を選択するが，現在，日本呼吸器学会では，ガイドラインを 1 冊に統合する方向で会議が進められている。なお，2014 年に日本呼吸器学会から出版された「ストップ！肺炎」では，3 つの肺炎の初期治療で使用する抗菌薬が一つの表に集約されているため，ここではその内容に従って抗菌薬の選択法を紹介する（**図 1-3，表 3**）。なお，投与量は年齢，腎機能（GFR）によって調整する。（詳細はガイドラインを参照。）

ⅰ．外来治療（表 3）

1．マイコプラズマをはじめとする非定型病原体を疑う場合→ A
　　ただし高齢者では，市中肺炎ガイドラインの細菌性肺炎と非定型肺炎の鑑別が困難なケースが多い。
2．肺炎球菌，インフルエンザ菌などの一般細菌を疑う場合→ B
3．高齢者で誤嚥を強く疑う場合→ B または C
4．高齢者で誤嚥が明らかでない場合や最近抗菌薬の治療を受けている場合→ C

ⅱ．入院治療　肺炎の代表的な原因菌は（**表 1**）を参照

⑴　市中肺炎
　図 2 のアルゴリズムに基づいて重症度を評価し，治療場所を決定する。
1．基礎疾患が軽症，誤嚥が明らかでなく，集中治療を要さない場合→ D または E

第二章　各科感染症と抗菌薬療法

表 3　推奨抗菌薬

抗菌薬グループ

グループ		抗菌薬名		通常の成人用量（腎機能正常の場合）
経口薬	A	CAM	：クラリスロマイシン	1回200mg，1日2回
		AZM	：アジスロマイシン	1回500mg，1日1回，3日間，あるいは2g単回投与
	B	SBTPC	：トシル酸スルタミシリン	1回750mg，1日3～4回
		AMPC/CVA	：アモキシシリン/クラブラン酸	1回500mg，1日3～4回
	C	MFLX	：モキシフロキサシン	1回400mg，1日1回
		GRNX	：ガレノキサシン	1回400mg，1日1回
		LVFX	：レボフロキサシン	1回500mg，1日1回
注射薬	D	CTRX	：セフトリアキソンナトリウム	1回1～2g，1日1～2回
	E	SBT/ABPC	：スルバクタム/アンピシリン	1回3g，1日3～4回
	F	PAPM	：パニペネム	1回0.5～1g，1日2～4回（最大2g／日）
	G	TAZ/PIPC	：タゾバクタム/ピペラシリン	1回4.5g，1日3～4回
	H	IPM/CS	：イミペネム/シラスタチン	1回0.5g，1日3回
		MEPM	：メロペネム	1回0.5～1g，1日3回
		DRPM	：ドリペネム	1回0.5～1g，1日3回
	I	CFPM	：セフェピム	1回1～2g，1日2～3回（最大2g／日）
		CPR	：セフピロム	1回1～2g，1日2～3回（最大2g／日）
	J	LVFX注	：レボフロキサシン注	1回500mg，1日1回
	K	AZM注	：アジスロマイシン注	1回500mg，1日1回
	L	MTZ注	：メトロニダゾール	
		CLDM	：クリンダマイシン	1回600g，1日2～3回
	M	CPFX	：シプロフロキサシン注	1日300mg，1日2回
		PZFX	：パズフロキサシン	1回500～1,000mg，1日2回
	N	AMK*	：アミカシン	1回100～200mg，1日2回（最大120mg／日）
		TOB*	：トブラシン	1回60～90mg，1日2～3回（最大180mg／日）
		GM*	：ゲンタマイシン	1回40～60mg，1日2～3回（最大120mg／日）
	O	VCM	：塩酸バンコマイシン	1回1g，1日2回（TDMによりトラフ値を15～20μg/mLに設定）
		LZD	：リネゾリド	1回600mg，1日2回
		TEIC	：テイコプラニン	1回200～400mg，1日2回（初回）：1回200～400mg，1日1回（2回目以降）

*アミノ配糖体系薬剤に関して，PK-PD理論に基づき1回投与量を上げて1回投与回数を減ずる用法・用量は，現時点では保険承認されてはいないが，有効率と安全性を上げて耐性化を抑制するためにも有用と考えられている。
AMK：　15mg/kg，1日1回（ピーク値<60μg/mL，トラフ値<1mg/mL）
TOB, GM：5mg/kg，1日1回（ピーク値<20μg/mL，トラフ値<1mg/mL）

（文献6より）

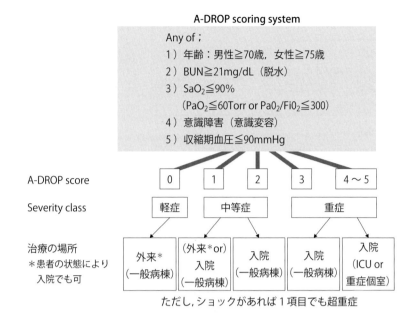

図2 市中肺炎の治療アルゴリズム

（文献6より）

2．高齢者で誤嚥を強く疑う場合→EまたはH
3．非定型肺炎を疑う場合→JまたはK
　細菌性肺炎との鑑別が困難な場合→（DまたはE）＋（JまたはK）
4．慢性呼吸器疾患（気管支拡張症など）がある場合→GまたはH
5．集中治療を要する重症例の場合→（GまたはH）＋（JまたはK）

(2) 医療・介護関連肺炎

図1のアルゴリズムに基づいて治療区分，耐性菌の危険因子を評価し，抗菌薬を選択する。

1．耐性菌の危険因子（過去3ヵ月以内の抗菌薬使用歴，経管栄養）がない場合
　→市中肺炎と同じ考え方で抗菌薬を選択。
2．耐性菌の危険因子（過去3ヵ月以内の抗菌薬使用歴，経管栄養）がある場合
　→GまたはHまたはI＋L
過去にMRSAの分離歴がある場合や，グラム染色でグラム陽性ブドウ状球菌の貪食像がある場合→Oを併用

(3) 院内肺炎

図3のアルゴリズムに基づいて重症度を決定し，抗菌薬を選択する。
軽症→DまたはEまたはF
中等症→GまたはHまたはI+L
重症→（GまたはH）＋（MまたはN）

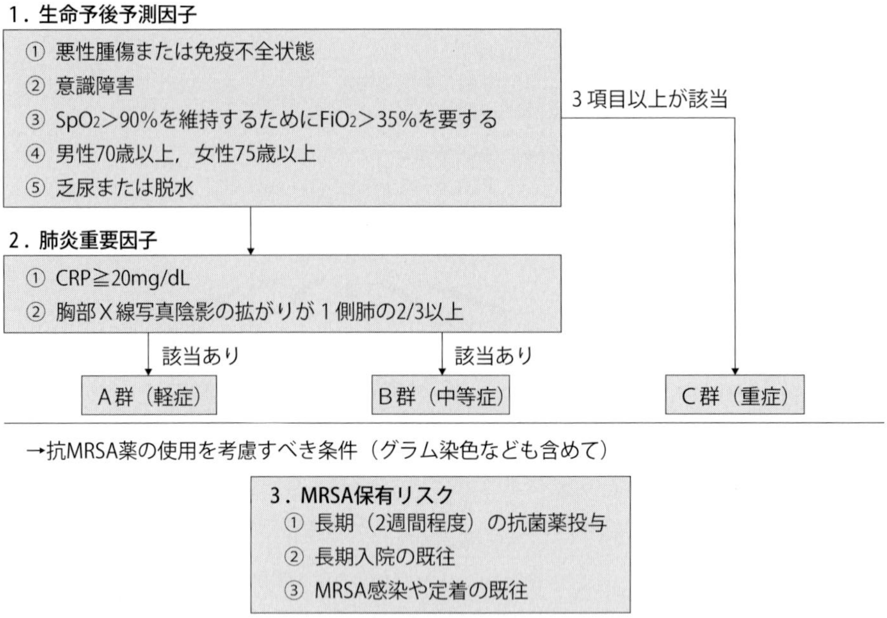

第二章　各科感染症と抗菌薬療法

1．生命予後予測因子
① 悪性腫傷または免疫不全状態
② 意識障害
③ $SpO_2 > 90\%$を維持するために$FiO_2 > 35\%$を要する
④ 男性70歳以上，女性75歳以上
⑤ 乏尿または脱水

3項目以上が該当

2．肺炎重要因子
① $CRP \geqq 20mg/dL$
② 胸部X線写真陰影の拡がりが1側肺の2/3以上

該当あり → A群（軽症）
該当あり → B群（中等症）
C群（重症）

→抗MRSA薬の使用を考慮すべき条件（グラム染色なども含めて）

3．MRSA保有リスク
① 長期（2週間程度）の抗菌薬投与
② 長期入院の既往
③ MRSA感染や定着の既往

図3　院内肺炎の治療アルゴリズム

（文献4より改変）

　長期（2週間程度）の抗菌薬使用歴，長期入院例，過去にMRSAが分離されたことがある場合→Oを追加。

原因菌が判明しているときの抗菌薬選択については**表4**を参照。

❻ 高齢者肺炎の予防

　高齢者肺炎の予防戦略には，高齢者が肺炎を発症しやすい原因を考慮した対策が必要であり，その原因として，加齢に伴う免疫能の低下，基礎疾患や治療に伴うADLの低下，低栄養，免疫不全，気道線毛輸送系の機能低下，嚥下機能の低下，咳嗽反射の低下などが挙げられる。日本人を対象とした無作為化比較試験（RCT）では，口腔ケア[21]，インフルエンザワクチンと肺炎球菌ワクチンの両接種[22-24]，薬物療法：アンジオテンシン変換酵素（ACE）阻害剤[25,26]とシロスタゾール[27]の3件において，肺炎の予防効果が報告されている。特にYoneyamaらは，高齢者施設の入所者を対象に，歯科専門職によって口腔ケアを積極的に行った群と，通常通りの口腔ケアを行った群を比較しており，前者においては肺炎の発症を40％減少させ，肺炎による死亡者数を50％減少させたことを報告した[21]。また，高齢者肺炎の観察研究では，栄養不良，脱水，ADLの低下，嚥下機能の評価を行わないことが，肺炎の発症危険因子や予後規定因子として報告されており[28-30]，ADLを向上させるためのリハビリテーション，嚥下機能を評価し誤嚥を軽減するための嚥下リハビリテーション，栄養サポートチーム（NST）の介入による入院患者の厳密な栄養管理も，高齢者肺炎の発症予防と重症化を抑制するために有効であると考えられる。

表 4　原因菌が判明した際の推奨抗菌薬

病原体	特徴	経口 （代表的なもの）	注射 （代表的なもの）
肺炎球菌	健常人でも発症しうる。時に大葉性肺炎像を呈する。血液培養陽性の頻度は 10 ～ 30 ％。尿中抗原が診断に有用。マクロライド系抗菌薬には80 ％耐性。	ABPC AMPC MFLX GRNX	PCG ABPC CTRX IPM/CS
インフルエンザ菌	健常人でも発症しうる。気管支肺炎像を呈する。血液培養陽性の場合 b 型（Hib）を想定する。	SBT/ABPC LVFX MFLX GRNX	SBT/ABPC PIPC CTM CTRX
黄色ブドウ球菌 （MSSA）	インフルエンザ罹患後の肺炎，血行性肺炎，空洞，化膿巣，膿胸を形成することがある。	SBT/ABPC CVA/AMPC	SBT/ABPC CEZ
肺炎クレブシェラ	時に大葉性肺炎像を呈する。粘稠性のある痰。アルコール症，糖尿病などの基礎疾患のある高齢者に多い。	CPFX LVFX MFLX GRNX	CTM CAZ MEPM DRPM
緑膿菌	基礎疾患のある患者（免疫抑制状態，白血球減少状態，低栄養，COPD など呼吸器合併症のある患者）。喀痰から分離されても原因菌か否か不明。血液培養は参考になる。	CPFX	薬剤感受性を確認して抗菌薬を選択する。
マイコプラズマ	若年者に頻度が高い。陰影の割には活気がある。頑固な咳が特徴。周囲に同様な症状の人がいる。白血球は 10,000/ μL 以下のことが多い。	CAM AZM LVFX	AZM LVFX
レジオネラ	次第に重症化してゆく肺炎。温泉旅行，循環式浴槽などの滞留する水の曝露歴は重要。	AZM CAM CPFX LVFX	AZM CPFX LVFX
肺炎クラミドフィラ	高齢者に多い。軽症の肺炎であることが多い。すりガラス陰影主体。	MINO LVFX	MINO LVFX
オウム病クラミドフィラ	病鳥との接触歴が重要。	MINO LVFX	MINO LVFX

（文献 6 より）

ⅰ．インフルエンザワクチンと肺炎球菌ワクチンの重要性

　高齢者肺炎の原因菌の中で最も頻度が高く，重症化しやすいのが肺炎球菌である。肺炎球菌は莢膜の構造の違いから，94 種類に分類され，その内約 30 種類の肺炎球菌が肺炎の原因になるとされている。その内の 23 種類に対して予防効果が期待されるのが 23 価肺炎球菌ワクチン（PPSV23）であり，65 歳以上の高齢者と，65 歳以下でも基礎疾患を有する肺炎球菌感染症のハイリスク群に対して接種が推奨されている[3,5]。また，インフルエンザウィルス感染症は肺炎球菌の二次感染で重症化することが明らかとなっており，インフ

第二章　各科感染症と抗菌薬療法

表5　23価肺炎球菌ワクチンの予防効果　（肺炎の抑制効果）

	発症頻度　人（1,000人・年）		発症の削減率	P 値
	ワクチン群	プラセボ群	（95%信頼区間）	
肺炎球菌性肺炎	12	32	63.8%（32.1 - 80.7）	0.0015
肺炎球菌以外の肺炎	43	59	29.4%（-4.3 - 52.3）	0.0805
全ての原因による肺炎	55	91	44.8%（22.4 - 60.8）	0.0006

統計：ロジスティック回帰分析

（文献 24 より翻訳）

ルエンザワクチンと PPSV23 を両方接種することが重要である[31]。日本人を対象とした無作為化比較試験（RCT）で Kawakami らは，786 例の基礎疾患を有する高齢者を対象に RCT（オープンラベル）を施行した。その結果，ワクチン群においては，75 歳以上の症例と，歩行困難な症例に対し，全ての原因による肺炎の入院を抑制した[23]。筆者らは 1,006 例の高齢者施設の入所者を対象に，RCT（二重盲検）を施行し，肺炎球菌性肺炎を 63.8%，肺炎全体を 44.8 % 抑制し，肺炎球菌性肺炎の死亡を有意に削減することを報告した（**表5**）[24]。これらの日本人を対象とした RCT の結果をふまえ，2014 年 10 月から 65 歳以上の高齢者に対して PPSV23 の定期接種が施行され，今後の接種率の向上が期待されている。

ii．13 価肺炎球菌結合型ワクチン（PCV13）と 23 価肺炎球菌ワクチン（PPSV23）の連続接種

　2014 年 6 月より，新たに 13 価肺炎球菌結合型ワクチン（PCV13）が 65 歳以上の高齢者に対する適用を取得した。PPSV23 と PCV13 には，それぞれ長所と短所がある。PCV13 は再接種時や，免疫抑制患者（HIV 感染患者）に対して PPSV23 よりも強力な免疫効果が得られる[32,33]。反面 PPSV23 が肺炎の原因になる約 30 種類の内の 23 種類に対して有効であることに対し，PCV13 は 13 種類と，予防できる肺炎球菌の種類が少なくなるという短所がある。最近，オランダで施行された約 85,000 例の高齢者を対象とした PCV13 の RCT の結果が一部公開された。それによると，PCV13 含有の莢膜型が原因である肺炎球菌性肺炎を 46%，PCV13 含有の莢膜型が原因である侵襲性肺炎球菌感染症（IPD）を 75% 削減するという良好な結果であった[34]。2014 年 9 月米国予防接種諮問委員会（ACIP）は，PPSV23 の高いカバー率，PCV13 の高い免疫原性を有効に生かすため，PCV13 と PPSV23 を組み合わせて接種することを推奨した。これによると，今まで PPSV23 を接種したことが無い人に対しては最初に PCV13 を接種し，6 ～ 12 ヵ月あけて PPSV23 を接種。既に PPSV23 を接種したことがある人に関しては，1 年以上あけて PCV13 を接種（65 歳未満で PPSV23 を接種している人はその後 PPSV23 を接種）するという方法である[35]。各ワクチンの最適な接種間隔については未だ調査されていないが，海外で PCV（PCV7 または PCV13）と PPSV23 を連続接種した RCT では，PCV を PPSV23 より先に接種した方がより高い免疫反応を示すことが報告され，この接種間隔では重篤な副作用が無いことが確認

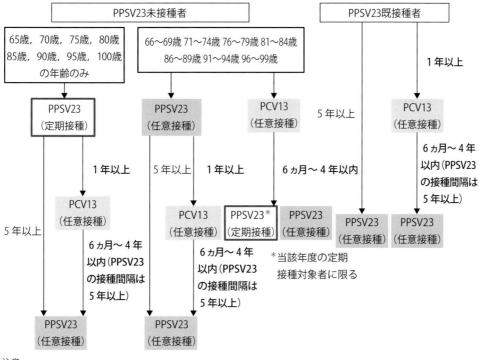

図4 65歳以上の成人に対する肺炎球菌ワクチン接種の考え方（2015年1月）
（日本呼吸器学会 呼吸器ワクチン検討WG委員会／日本感染症学会ワクチン委員会・合同委員会：65歳以上の成人に対する肺炎球菌ワクチン接種に関する考え方．http://www.jrs.or.jp/modules/information/index.php?content_id=864 より）

されている[33,36-39]。

　それを受け，日本呼吸器学会と日本感染症学会の合同委員会では，PPSV23の定期接種を優先しつつ，PCV13とPPSV23の連続接種の方法を示した（**図4**）。今のところPCV13とPPSV23の連続接種による臨床的な予防効果は報告されておらず，今後の症例の蓄積が必要である。また，小児のPCV13導入の影響で成人の肺炎球菌感染症でもPCV13でカバーできる莢膜型が減少しているため，この推奨は日米ともに3年以内に見直されることが決定している[33]。

文献 ••

1 ）National Nosocomial infections Surveillance System：National nosocomial infections surveillance（NNIS）system report, data summary from January 1992 through June 2004. Am J Infect Control 32：470-485, 2004

2 ）Raad I, Costerton W, Sabharwal U et al：Ultrastructural analysis of indwelling vascular catheters：a quantitative relationship between luminal colonization and duration of placement. J Infect Dis 168：400-407, 1993

3 ）日本呼吸器学会　市中肺炎診療ガイドライン作成委員会：成人市中肺炎診療ガイドライン．日本呼吸器学会，東京，2007

4 ）日本呼吸器学会　呼吸器感染症に関するガイドライン作成委員会：成人院内肺炎診療ガイドライン．日本呼吸器学会，東京，2008

5 ）日本呼吸器学会　医療・介護関連肺炎診療ガイドライン作成委員会：医療・介護関連肺炎（NHCAP）診療ガイドライン．日本呼吸器学会，東京，2011

6 ）日本呼吸器学会：ストップ！肺炎　医療従事者用．日本呼吸器学会，東京，2014

7 ）Maruyama T, Gabazza EC, Morser J et al：Community-acquired pneumonia and nursing home-acquired pneumonia in the very elderly patients. Respir Med 104：584-592, 2010

8 ）Saito A, Kohno S, Matsushima T et al；Study Group：Prospective multicenter study of the causative organisms of community-acquired pneumonia in adults in Japan. J Infect Chemother 12：63-69, 2006

9 ）Watanabe A, Yanagihara K, Kohno S et al；HAP study group：Multicenter survey on hospital-acquired pneumonia and the clinical efficacy of first-line antibiotics in Japan. Intern Med 47：245-254, 2008

10）American Thoracic Society/Infectious Diseases Society of America：Guidelines for the management of adults with hospital-acquired, ventilator-associated, and healthcare-associated pneumonia. Am J Respir Crit Care Med 171：388-416, 2005

11）Kollef MH, Shorr A, Tabak YP et al：Epidemiology and outcomes of health-care-associated pneumonia：results from a large US database of culture-positive pneumonia. Chest 128：3854-3862, 2005

12）Carratalà J, Mykietiuk A, Fernández-Sabé N et al：Health care-associated pneumonia requiring hospital admission：epidemiology, antibiotic therapy, and clinical outcomes. Arch Intern Med 167：1393-1399, 2007

13）Venditti M, Falcone M, Corrao S et al：Outcomes of patients hospitalized with community-acquired, health care-associated, and hospital-acquired pneumonia. Ann Intern Med 150：19-26, 2009

14）Chalmers JD, Taylor JK, Singanayagam A et al：Epidemiology, antibiotic therapy, and clinical outcomes in health care-associated pneumonia：a UK cohort study. Clin Infect Dis 53：107-113, 2011

15）Ishida T, Tachibana H, Ito A et al：Clinical characteristics of nursing and healthcare-associated pneumonia：a Japanese variant of healthcare-associated pneumonia. Intern Med 51：2537-2544, 2012

16）Miyashita N, Kawai Y, Akaike H et al：Clinical features and the role of atypical pathogens in nursing and healthcare-associated pneumonia（NHCAP）：differences between a teaching university hospital and a community hospital. Intern Med 51：585-594, 2012

17）Shindo Y, Ito R, Kobayashi D et al：Risk factors for drug-resistant pathogens in community-acquired and healthcare-associated pneumonia. Am J Respir Crit Care Med 188：985-995, 2013

18）Maruyama T, Fujisawa T, Okuno M et al：A new strategy for healthcare-associated pneumonia：a 2-year prospective multicenter cohort study using risk factors for multidrug-resistant pathogens to select initial empiric therapy. Clin Infect Dis 57：1373-1383, 2013

19）Kett DH, Cano E, Quartin AA et al；Improving Medicine through Pathway Assessment of Critical Therapy of Hospital-Acquired Pneumonia（IMPACT-HAP）Investigators.：Implementation of guidelines for management of possible multidrug-resistant pneumonia in intensive care：an observational, multicentre cohort study. Lancet Infect Dis 11：181-189, 2011

20）Brito V, Niederman MS：Healthcare-associated pneumonia is a heterogeneous disease, and all patients do not need the same broad-spectrum antibiotic therapy as complex nosocomial pneumonia. Curr Opin Infect Dis 22：316-325, 2009

21）Yoneyama T, Yoshida M, Ohrui T et al；Oral Care Working Group：Oral care reduces pneumonia in older patients in nursing homes. J Am Geriatr Soc 50：430-433, 2002

22）Chiba H, Ohrui T, Matsui T et al：Benefits of pneumococcal vaccination for bedridden patients. J Am Geriatr

Soc 52：1410, 2004

23）Kawakami K, Ohkusa Y, Kuroki R et al：Effectiveness of pneumococcal polysaccharide vaccine against pneumonia and cost analysis for the elderly who receive seasonal influenza vaccine in Japan. Vaccine 28：7063–7069, 2010

24）Maruyama T, Taguchi O, Niederman MS et al：23-valent pneumococcal polysaccharide vaccine prevents pneumonia and improves survival in nursing home residents. -A double blind, randomized and placebo controlled trial-. BMJ 340：c1004, 2010

25）Sekizawa K, Matsui T, Nakagawa T et al：ACE inhibitors and pneumonia. Lancet 352：1069, 1998

26）Caldeira D, Alarcão J, Vaz-Carneiro A et al：Risk of pneumonia associated with use of angiotensin converting enzyme inhibitors and angiotensin receptor blockers：systematic review and meta-analysis. BMJ 345：e4260, 2012

27）Shinohara Y：Antiplatelet cilostazol is effective in the prevention of pneumonia in ischemic stroke patients in the chronic stage. Cerebrovasc Dis 22：57–60, 2006

28）Maruyama T, Niederman MS, Kobayashi T et al：A prospective comparison of nursing home-acquired pneumonia with hospital-acquired pneumonia in non-intubated elderly. Respiratory medicine 102：1287–1295, 2008

29）Polverino E, Dambrava P, Cillóniz C et al：Nursing home-acquired pneumonia：a 10 year single-centre experience. Thorax 65：354–359, 2010

30）Riquelme R, Torres A, El-Ebiary M et al：Community-acquired pneumonia in the elderly：A multivariate analysis of risk and prognostic factors. Am J Respir Crit Care Med 154：1450–1455, 1996

31）Brundage JF：Interactions between influenza and bacterial respiratory pathogens：implications for pandemic preparedness. Lancet Infect Dis 6：303–312, 2006

32）French N, Gordon SB, Mwalukomo T et al：A trial of a 7-valent pneumococcal conjugate vaccine in HIV-infected adults. N Engl J Med 362：812–822, 2010

33）Paradiso PR：Pneumococcal conjugate vaccine for adults：a new paradigm. Clin Infect Dis 55：259–264, 2012

34）Bonten MJ, Huijts SM, Bolkenbaas M et al. Polysaccharide Conjugata Vaccine against Pneumococcal Pneumonia in Adults. N Engl J Med 372：1114–1125, 2015

35）Tomczyk S, Bennett NM, Stoecker C et al：Use of 13-Valent Pneumococcal Conjugate Vaccine and 23-Valent Pneumococcal Polysaccharide Vaccine Among Adults Aged ≧ 65years：Reommendation of the Advisory Committee on Immunization Practices（ACIP). MMWR Morb Mortal Wkly Rep 63；822–825, 2014

36）Greenberg RN, Gurtman A, Frenck RW et al：Sequential administration of 13-valent pneumococcal conjugate vaccine and 23-valent pneumococcal polysaccharide vaccine in pneumococcal vaccine–naïve adults 60-64 years of age. Vaccine 32：2364–2374, 2014

37）Jackson LA, Gurtman A, van Cleeff M et al：Influence of initial vaccination with 13-valent pneumococcal conjugate vaccine or 23-valent pneumococcal polysaccharide vaccine on anti-pneumococcal responses following subsequent pneumococcal vaccination in adults 50 years and older. Vaccine 31：3594–3602, 2013

38）Goldblatt D, Southern J, Andrews N et al：The immunogenicity of 7-valent pneumococcal conjugate vaccine versus 23-valent polysaccharide vaccine in adults aged 50-80 years. Clin Infect Dis 49：1318–1325, 2009

39）Miernyk KM, Butler JC, Bulkow LR et al：Immunogenicity and reactogenicity of pneumococcal polysaccharide and conjugate vaccines in Alaska Native adults 55-70 years of age. Clin Infect Dis 49：241–248, 2009

MEMO

第三章

抗菌薬関連の
基礎知識と最新知見

第三章　抗菌薬関連の基礎知識と最新知見

❶ 抗生物質と抗菌薬

渡辺　彰

　抗菌薬は大きく，抗生物質と合成抗菌薬（化学療法薬ともいう）の2つに分けられる。最初のペニシリンGがそうであるように，抗生物質は，ある微生物が自分以外の細菌等を排除するために生み出してきた「物質」が起源であり，それに種々の修飾を加えてヒトや動物の感染症治療に応用したものである。すなわち，人類が地球上に出現する前からそれらの「物質」は存在するものでもあり，また，そのような「物質」に対抗する手段を保持するようになった細菌も地球上には存在する。一方，合成抗菌薬は，我々人類が化学的に製造した抗菌力を有する合成化合物の総称であり，代表はキノロン薬やサルファ剤などである。抗生物質と抗菌薬には上記のような違いがあるが，近年，合成抗菌薬の品目数が増えてきたため，専門家の間では2つを合わせて「抗菌薬」と呼称することが多くなっている。

❷ 抗菌薬の殺菌作用と静菌作用

渡辺　彰

　抗菌薬には，文字通り菌を殺滅する殺菌作用を示す殺菌性抗菌薬と，殺滅するのではなく増殖を抑える静菌作用を示す静菌性抗菌薬とがある。β-ラクタム薬・アミノ配糖体薬・キノロン薬・バンコマイシン・リファンピシンなどの細胞壁合成阻害薬・細胞質膜障害薬・核酸合成阻害薬・一部の蛋白合成阻害薬は殺菌作用を示し，マクロライド薬・テトラサイクリン薬・クロラムフェニコールなどの蛋白合成阻害薬の多くは静菌作用を示す。静菌作用で増殖の抑えられた菌をさらに殺滅するのは生体防御機構であるが，白血球減少時，感染性心内膜炎，髄膜炎などで防御機構の減弱した宿主には殺菌性抗菌薬の使用が勧められる。殺菌性抗菌薬と静菌性抗菌薬の併用は拮抗作用を示すと言われるが，抗菌薬の種類がまだ少なかった1950年代前半に報告されたものであり，実際には，拮抗作用のみを示すとは限らない。併用の組み合わせを一つずつ検証する必要がある。

❸ 組織内移行

渡辺　彰

　細菌感染症の治療効果向上には，抗菌薬の組織移行性が大きく関与する。感染病巣の多くは人体組織内に存在するからである。また，組織を構成する最小単位は細胞なので，細胞内への移行も重要である。抗菌薬は，内服および静脈内投与によって血流に乗り，体内の感染炎症部位へ到達し，組織内・細胞内へ移行する。細胞膜は脂質二重層からなるので，疎水性の高い薬剤は細胞膜を通過し易い（＝細胞内に良く移行する）。マクロライド薬は疎水性が高く，組織・細胞内への移行性が良好であるが，β-ラクタム薬やアミノ配

糖体薬は疎水性が低い（＝親水性が高い）ため，組織移行性は低い。ただ，炎症の極期には移行し易く，抗菌効果が期待できる。細菌には細胞内寄生性の高いもの（細胞内寄生菌；マイコプラズマやレジオネラ，クラミジアなど）があるので，それらによる感染症では，細胞内移行性の良い薬剤（マクロライド薬など）を選ぶ必要がある。

❹ Drug lag（使い方を含めて）　　　　　　　　　　　　　　　　　渡辺　彰

　多くの医薬品で，海外の標準薬とされている薬剤のわが国での承認が遅れることが多く，不十分な治療を強いられるのが Drug lag である。Drug lag は薬剤の使い方，例えば，わが国の用法・用量が不十分で，海外のそれに追いついていない面にも存在する。わが国のレボフロキサシン（LVFX）の用法・用量は以前，1回 100mg，1日3回が標準であった。しかるに，LVFX はわが国が開発した薬剤でありながら，わが国以外の多くの国で 1990 年代後半から 1回 500mg，1日1回投与に切り替わっていた。わが国で1日1回投与がなかなか実現しない状況を打開するため，日本化学療法学会等が LVFX の海外と同じ高用量投与承認を当局に再三要望し，足かけ5年がかりで 2009 年に 500mg の1日1回投与が実現した。化学療法学会を中心に行っているサーベイランスでは，2010 年から肺炎球菌等の LVFX 感受性が回復していることも確認されている。なお，抗菌薬はわが国での開発が世界でも有力であることもあり，他の領域よりは Drug lag が少ないとも言われる。

❺ De-escalation　　　　　　　　　　　　　　　　　　　　　　　　渡辺　彰

　抗菌化学療法において，治療開始時に原因菌が特定されていることは少ないので，当初は抗菌スペクトラムが広域で抗菌力の強い薬剤を投与し，2,3日後に原因菌と薬剤感受性が判明し，かつ，その時点で治療効果が得られていることを確認したら，原因菌に適合しながらも狭域の抗菌薬に切り替える。これが De-escalation の概念である。これが明確になったのは 2005 年の米国感染症学会と米国胸部学会共同の院内肺炎ガイドラインからである。同ガイドラインは医療ケア関連肺炎（HCAP）の概念をも打ち出しているが，これは，市中肺炎に分類されていた中に薬剤耐性菌が高率に関与する群があって予後も不良なため，これを鑑別して綿密な治療を行う目的で HCAP の概念を打ち出したものである。De-escalation はこれとも関連がある。薬剤耐性菌肺炎や重症・難治例肺炎であっても，これによって，副作用の軽減や医療費の節減，及び耐性菌の拡大を防止しようというものである。

第三章　抗菌薬関連の基礎知識と最新知見

❻ 細胞壁合成阻害薬
健山正男

　ペプチドグリカンは，N-アセチルグルコサミン（GlcNAc）とN-アセチルムラミン酸
（MurNAc）が交互につながった糖鎖と，MurNAcに結合したペプチド鎖から構成され，
この糖・ペプチドポリマーの架橋により，細胞全体を層状に被覆し，細胞の高い圧力から
細菌の形状構造が破壊されることを防いでいる。

　ペプチドグリカンの合成は，細胞内で前駆物質が作られ，細胞膜を通過後に細胞質外
で，既存のペプチドグリカンへ組み込まれる。

　細胞壁合成阻害薬は，このペプチドグリカンの生合成のいずれかを阻害して，細胞壁伸
長を阻害または脆弱化させることにより，最終的に細菌の細胞分裂阻害や浸透圧溶菌を引
き起こす。この機序を持つ抗菌薬として，β-ラクタム系薬，グリコペプチド系薬，ホス
ホマイシン，サイクロセリンがある。

　組み込みは細胞膜上の酵素群により行われる。これらの酵素はペニシリンを始めとする
β-ラクタム系薬と特異的に結合するためpenicillin‐binding protein（PBP）と称され，
PBPのトランスペプチダーゼ活性を阻害して細胞壁の合成を阻害する。

　グリコペプチド系薬はペプチドグリカンモノマーと結合してグリコシル基転移を抑止，
細胞壁と直下の細胞膜に損傷を与える。

　ホスホマイシンはペプチドグリカン合成の初期段階で作用するphosphoenolpyruvic
acid（PEP）を拮抗阻害する。

❼ 蛋白合成阻害薬
健山正男

　細菌においても蛋白合成系は必須の代謝系であり，蛋白合成阻害薬はリボソームの構
成，その転写と翻訳のいずれかを阻害する。

　この作用機序を有する薬剤にはアミノグリコシド系薬，マクロライド系薬，テトラサイ
クリン系薬，リンコマイシン，クロラムフェニコール，オキサゾリジノン系薬が挙げられる。

　この系統の抗菌薬の多くは細菌リボソームの30Sサブユニットのタンパク質に結合し
て阻害活性を発揮するが，ゲンタマイシンとカナマイシンは30Sと50Sの両サブユニッ
トに結合し，コドンの誤読，転座反応の阻害を引き起こす。

　マクロライド系薬は50Sサブユニットの23SrRNAに結合して，ペプチド転移反応を阻
害する。

　テトラサイクリン系薬は，細菌リボソーム30Sサブユニットに結合して，アミノアシル
tRNAがリボソームに結合するのを阻害する。

❽ DNA・RNA 合成阻害薬

健山正男

　細菌のリボ核酸（RNA）やデオキシリボ核酸（DNA）の合成を阻害することにより遺伝情報の発現を抑制し，蛋白合成を停止させる。抗癌剤または抗ウイルス薬はこれらの作用機序により，抗菌作用も併せ持つが，そのヒト毒性から，実用的な抗菌薬はサルファ剤，リファンピシン，キノロン系薬などに限られる。

　リファンピシンは細菌の DNA 依存性 RNA ポリマーゼにより合成される RNA の生成を阻害する。

　キノロン系薬の抗菌活性は，細菌の DNA 複製に関与するⅡ型トポイソメラーゼ（DNAジャイレースとトポイソメラーゼⅣ）の酵素活性を阻害することにより発揮される。グラム陽性菌に対しては前者，グラム陰性菌には後者がプライマリーターゲットとして重要である。キノロン系薬によって主たる標的酵素が異なることが，スペクトラムの違いを生じている。

❾ 細胞質膜障害薬

健山正男

　細胞膜は細菌の生命維持に必要な物質の透過を支配しているが，この細胞質膜内のリン脂質に結合して，脂質の分解による膜機能を損傷させ，結果的に選択的な膜透過性を消失せしめることにより，細胞を破壊する。この作用を持つ抗菌薬にはポリペプチド系薬のコリスチン，ポリミキシンBがある。

❿ PK-PD

藤村　茂

　Pharmacokinetics-Pharmacodynamics（PK-PD）理論は，対象の抗菌薬投与において，血中濃度をベースにした薬物体内動態を考慮し，それを基に各薬剤の特徴から適切な用法・用量にて良好な抗菌効果を得ることを目的としている。さらに PK-PD 理論に基づく抗菌薬投与は，薬剤耐性菌の出現も抑制でき，今日の抗菌化学療法の基礎となっている。この理論を抗菌化学療法に活かすには，抗菌薬の特性を理解した上で，関連する PK-PD パラメータを使い分ける必要がある。関連パラメータは，Cmax/MIC，AUC/MIC，Time above MIC（TAM）の３つであり，前者２つは，濃度依存的に抗菌力を示す薬剤の関連パラメータである。これに該当する抗菌薬は，ニューキノロン系薬やアミノグリコシド系薬のほか，最近の薬剤では，抗 MRSA 薬のダプトマイシンも含まれる。一方の TAM は，時間依存型の薬剤で，特に 24 時間あたり最小発育阻止濃度（MIC）を超える薬物血中濃度を示す割合を %TAM として表される。この %TAM の値をどれだけ高く維持できるかが，

第三章　抗菌薬関連の基礎知識と最新知見

より優れた抗菌効果を示すカギであり，注射用カルバペネム系薬をはじめβ-ラクタム系薬が該当する。これら3つのパラメータは，全てMICをベースに考えられており，血中濃度のピーク値（最高血中濃度：Cmax, Cpeak），MIC以上の濃度を維持する時間やトラフ値，血中濃度－時間曲線下面積（area under the blood concentration-time curve：AUC）との関係から，抗菌薬の各系統によって，それぞれ抗菌効果を最大限発揮するために必要なパラメータが異なっている。細菌感染症の治療では，抗菌薬のターゲットが細菌である。感染病巣は，血管内だけでなく，肺や髄液，皮膚・軟部組織など多岐にわたるため，抗菌力を示すMICが低く「感性」と判定される菌に対してPK-PD理論を駆使した抗菌化学療法を実施しても，抗菌薬の組織移行性を考慮しなければ，抗菌効果は得られにくいこともある。抗菌化学療法を成功に導く第一歩は，原因菌に対し抗菌力を有し，かつ病巣部への移行性に優れた薬剤を選択することであり，その薬剤の投与設計にPK-PD理論が寄与している。

⓫ AUC
藤村　茂

　AUC（area under the blood concentration-time curve）とは，血中濃度－時間曲線下面積と訳され，薬物投与後の時間軸に沿って薬物の吸収量（分布量）を示したものである。静脈内投与された抗菌薬は，必ず血中から体内組織へ分布するため，AUCは，経皮吸収の外用剤など一部の剤型を除いて，投与間隔ごとの平均血中濃度と等しくなる。PK-PDパラメータとして，Cmax / MICやAUC / MICが使われているが，Cmaxは，あくまで血液中の薬物濃度を示したものであり，一方のAUCは，体内に吸収されている薬物量を表している。抗菌化学療法を考える上で，菌血症などの血流感染では，抗菌薬のCmaxなど血中濃度が最適な指標と考えられるが，他の部位に感染巣がある場合，血中濃度より組織移行濃度の方が，より実践的といえる。実際には，組織ごとに移行する薬物濃度を測定し，それをベースにPK-PD理論は考慮されるべきであるが，全ての抗菌薬において，そうしたデータがそろっていない現状では，抗菌薬開発時の臨床試験によるAUCを用いたPK-PD解析が有用なツールとなる。

⓬ TDM
藤村　茂

　TDM（therapeutic drug monitoring）とは，薬物血中濃度を測定し，専用の血中濃度解析プログラムを用いて，患者個々の薬物血中動態を予測することである。これにより現在の薬物投与が，有効血中濃度域を考慮した用法・用量であるか判明するだけでなく，副作用出現の抑制も期待される。このTDMは，必ずしも抗菌薬に限定されたものではな

く，抗てんかん薬，喘息治療薬，抗がん剤などでも実施されており，こうした点から血中濃度の測定および解析は，病院の薬剤部が担当することが多い。しかし最近では，抗菌薬のTDMを検査部にて実施する病院もある。

抗菌薬のTDMは，患者負担軽減を目的とした1回の採血により得られた血中濃度から患者の体重やクレアチニンクリアランスなどのパラメータを入力し，蓄積された母集団パラメータを基にベイズ推定にて，患者個々の血中濃度曲線を予測するものである。また抗MRSA薬のように投与直後（投与終了後30分の場合が多い）の最高血中濃度と次回投与直前の血中トラフ値を測定するため，複数回の採血により，薬物血中動態を予測する方法もある。

最近では，血中濃度を測定できる抗菌薬のキットの種類が減少してきており，一般市中病院では，主に抗MRSA薬に限って実施していることが多い。今日では，バンコマイシン，テイコプラニン，アルベカシンの3剤でTDM解析が実施されている。各々の薬剤のTDM解析ソフトは，製薬メーカーによって開発され，臨床現場で活用されている。

⓭ MIC

石井良和

最小発育阻止濃度（minimum inhibitory concentration：MIC）とは，希釈法における薬剤感受性検査結果を表す値である。具体的には，2倍希釈系列の抗菌薬を含有する培地に一定濃度の菌を接種し，16〜24時間培養後に目視にて濁度を認めない最小の抗菌薬濃度を指す。一般的に，菌が濁度を認める程度に増殖した場合，1mL中に10^8個のコロニーを形成する程度の菌数が存在する。すなわち，10^7個程度が1mLに存在する場合，そこに生菌が存在しても，濁度を認めないことに注意を要する。あくまでも試験管内での抗菌力を表す一つの指標であるが，MIC値が小さいほど抗菌力が強く，反対にMIC値が大きいほど被検菌に対して当該抗菌薬が効きにくいことを示していると考えられる。ただし，感染症の原因菌が同一株であっても，抗菌薬の臨床効果は組織移行性などの体内動態や患者の免疫力などによって大きく異なることに注意を要する。

⓮ time above MIC

石井良和

Time above MIC（%T＞MIC, TAM）とは，抗菌薬の血中濃度が定常状態に達した後，その濃度がMICを超えている時間が，24時間中の何%を占めるのかを示す薬力学的パラメータである。βラクタム系薬の臨床的有効性を予測するには，この%T＞MICが有用であり，一般的に40%〜50%を超える必要があると考えられている。同量の抗菌薬を投与し

ても，1回の投与量を増やすより投与回数を増やす方が高い %T>MIC 値を得ることができる。

⑮ MBC
石井良和

MIC は，試験管内（*in vitro*）で菌の発育を阻止する最小の抗菌薬濃度を意味するのに対して，最小殺菌濃度（minimum bactericidal concentration：MBC）は，*in vitro* で菌を殺菌する最小の抗菌薬濃度を意味する。MBC 値は 16 時間〜24 時間に 99.9% 以上の供試菌株を殺滅できる濃度であると定義される。具体的には，微量液体希釈法で MIC 値を測定した後，MIC 値以下の澄明な培地を寒天培地上あるいは新たな液体培地に接種し，菌の発育を目視で確認して菌の発育を認めない最低の抗菌薬濃度を MBC 値とする。MBC 値の測定は煩雑で結果報告までに時間を要することなどから日常検査として行われることはない。一般的に殺菌性の高い抗菌薬は，MIC 値と MBC 値はほぼ同一の値を示す。

⑯ MPC
石井良和

突然変異に伴う耐性菌出現抑制濃度（mutant prevention concentration：MPC）は，抗菌薬の投与に伴って出現する耐性菌の防止を目的として，PK-PD の観点から提唱された概念の一つである。通常，突然変異は 10^{-5}〜10^{-9} 程度の頻度で発生しており，その中には抗菌薬耐性に関連する突然変異も含まれている。突然変異に伴って出現した耐性菌を抗菌薬が選択し，発育させてしまう可能性のある MIC 値を超える濃度範囲を mutant selection window（MSW）という。さらに MSW を超える抗菌薬濃度を菌に作用させると突然変異に伴う耐性菌の出現が抑制できると考えられ，この濃度が MPC に相当する。

⑰ MIC creep
石井良和

MIC creep とは，ある抗菌薬に対する感受性が経年的にわずかずつ低下する，すなわち特定菌種の薬剤に対する MIC 値がわずかずつ上昇する現象をいう。米国ノースカロライナ州の病院で 2001 年から 2005 年までに血液培養で分離された 662 菌株のメチシリン耐性黄色ブドウ球菌（MRSA）のバンコマイシンに対する感受性率は 100 % であったが，MIC_{50} 値は $0.75\,\mu g/mL$ から $1.0\,\mu g/mL$ と上昇していた。また，2001 年には認められなかったバンコマイシンの MIC 値が $1.5\,\mu g/mL$ の MRSA が含まれていることが分かった。

MIC が 0.5 μg/mL 以下と 1〜2 μg/mL の MRSA による感染症を比較したところ，1〜2 μg/mL の MIC の菌株が原因の感染症に対するバンコマイシンの治療効果が低かったとの報告もある。これらのことから，MIC creep が，MRSA による感染症に対するバンコマイシンによる治療効果低下の一因だと考えられている。

❶❽ ブレイクポイント

石井良和

　ブレイクポイントとは，薬剤感受性検査によって測定された抗菌薬の MIC が臨床的に有効であるか否かを判定する基準をいう。ブレイクポイントは，日本化学療法学会や米国臨床検査標準委員会（Clinical and Laboratory Standards Institute：CLSI），欧州薬剤感受性検査協会（European Committee on Antimicrobial Susceptibility Testing：EUCAST）などが提供している。CLSI および EUCAST は，抗菌薬・菌種ごとに，臨床的効果が期待できる（感受性，sensitive：S），抗菌薬の投与量を上げれば臨床的効果が期待できる（中間，intermediate：I），臨床的効果が期待できない（耐性，resistant：R）の 3 クライテリアに分類している。この S，I，R といった値を臨床的ブレイクポイントと呼ぶ。注意すべき点は，ブレイクポイントは各国の平均的な人を対象であること，および抗菌薬の臓器移行性は考慮されていないことなどが挙げられる。これに対して，日本化学療法学会の感受性ブレイクポイントは，病態別に各種抗菌薬の特性，組織移行性，体内動態を考慮して定められている。

❶❾ 薬剤感受性検査成績の読み方

石井良和

　薬剤感受性検査成績は，MIC 値をもって報告される。この MIC 値に基づいて抗菌薬が選択される。MIC 値が小さい抗菌薬ほど抗菌力が強く，逆に大きい抗菌薬ほど抗菌力が弱いと考えられる。そして，耐性の基準値より高い MIC 値を示す菌株は耐性菌と判定される。しかし，これはあくまでも *in vitro* の検査で得られた数値であり，実際には薬剤感受性検査成績をもとに MIC 値が小さい抗菌薬を投与しても期待される臨床効果が得られないこともある。抗菌薬の選択に際しては，薬剤感受性検査成績，感染臓器，抗菌薬の組織移行性，安全性，患者の免疫能などにも考慮することが肝要である。さらに，感染臓器別に分離頻度が高い原因菌とその治療に有用な基本的な抗菌薬の組み合わせについて理解しておくことも必要である。

第三章　抗菌薬関連の基礎知識と最新知見

⑳ 耐性プラスミド

石井良和

　プラスミド（plasmid）は細菌や酵母の細胞質内に存在し，染色体とは独立して自律的に複製される通常は環状の2本鎖DNAで，娘細胞に分配される染色体以外のDNA分子の総称である。プラスミドの中には，その保有株から線毛（pili）を出して非保有株と接合して遺伝情報の伝達に関与するものがあり，これを伝達性プラスミドと呼ぶ。また，抗菌薬に対する耐性因子をコードする遺伝子を保有して，その性質を宿主にもたらすものなどがあり，これを耐性プラスミドと呼ぶ。耐性因子をコードする遺伝子を保有する伝達性プラスミドをRプラスミド，耐性因子をコードする遺伝子を保有する非伝達性プラスミドをrプラスミドと呼ぶ。通常，複製開始点の遺伝子が同一のプラスミドは同一宿主菌内では共存できない。このことを不和合性（incompatibility：inc）と呼び，複製開始点の遺伝子はプラスミドの疫学マーカーとして使われる。

㉑ トランスポゾン

石井良和

　トランスポゾンは，Barbara McClintockによってDNAの構造が判明する以前にトウモロコシの研究から減数分裂の際，一本の遺伝子の一部が，同じ遺伝子の全く異なる部分，あるいは別の遺伝子に移動する場合があることを示した。彼女はこの現象を「遺伝子内の要素の動き（transposition）」と呼び，その因子はトランスポゾン（transposon）あるいは転移因子（transposable element）と呼ばれている。トランスポゾンの転移にはトランスポゾン自身がコードするトランスポゼース（transposase）が必要である。トランスポゾンはトランスポゼース両端に逆向きの反復配列を有し，トランスポゼースは，この配列を認識してトランスポゾンを切り出す。そしてトランスポゼースは適当なゲノム配列に再度トランスポゾンを挿入する。耐性因子の中には，トランスポゾンが複数集合した複合トランスポゾン（composite transposon）中に存在し，染色体やプラスミドなどのゲノムを自由に移動するものが存在する。

㉒ バイオフィルム

石井良和

　バイオフィルム（菌膜：biofilm）とは，微生物が形成する構造体の一つである。細菌が表層に付着すると，細胞外多糖（extracellular polysaccharide：EPS）を分泌し，閉鎖的な菌の生息密度が高い菌の集合体（colony）を形成する。このcolonyの中の菌は，外部環境の変化や化学物質から守られるとともに，バイオフィルム内の細菌はEPSを通じて情報伝達物質をやり取りし，お互いの置かれた状況を察知していると考えられている。

また，colony 外部は好気条件であるのに対して，内部は嫌気条件であり，細菌の置かれる環境は大きく異なる。バイオフィルムを形成した細菌に対する抗菌薬の感受性は通常とは全く異なり，多くの抗菌薬はバイオフィルムを形成した細菌に対しては殺菌力が低下するとされている。

㉓ エンピリック・セラピー
前田光一

　微生物の培養結果とその薬剤感受性が判明するまでの間に，感染臓器と原因菌を推測し，有効と考えられる抗菌薬を選択して開始する初期治療をいう。原因菌は患者の基礎疾患・背景因子や臨床症状，身体所見，流行状況，グラム染色その他の迅速検査などから総合的に判断して推定し，抗菌薬の選択は地域や施設のアンチバイオグラムも参考にしながら行う。これに対して，原因菌と薬剤感受性が判明した後に，その結果から最適な抗菌薬を用いて行う治療をデフィニティブ・セラピー（definitive therapy）という。またこの時，エンピリック・セラピー（empiric therapy）で用いた広域スペクトラムの抗菌薬をより狭域な抗菌薬へ変更することをデエスカレーション（de-escalation）という。これにはより良い治療効果を得ることと，広域抗菌薬の長期投与によって高まる耐性菌の出現のリスクを低下させる目的がある。

㉔ サイクリング療法
前田光一

　抗菌薬ローテーション療法の一つで，施設や病棟で使用する抗菌薬を一定期間ごとに変更して投与し，治療を行う方法である。抗菌薬を定期的に入れ替えることで，それぞれの抗菌薬の選択圧を減らし，耐性菌の出現を減少させる狙いがある。使用する抗菌薬の選択と入れ替えを行う期間については明確に定まったものはないが，多くは 3〜4 系統の抗菌薬のうち 1 剤ずつを一定期間ごとに順番に変えて，第一選択薬として指定する方法がとられる。抗菌薬は第四世代セフェム系薬，β-ラクタマーゼ阻害薬配合ペニシリン系薬，ニューキノロン系注射薬，カルバペネム系薬などが候補となり，各抗菌薬を入れ替える期間は 3 ヵ月程度にされることが多い。ただし，サイクリング療法の効果についてのエビデンスは十分ではなく，その有用性についてはまだ議論がある。

第三章　抗菌薬関連の基礎知識と最新知見

㉕ スイッチ療法

前田光一

　感染症治療で注射用抗菌薬を投与後，患者の全身状態や症状が改善した場合に，早期に抗菌薬を経口投与に切り替える方法である。これを行うことで入院期間の短縮を図ることができ，医療経済的にも有用とされる。スイッチ療法を安全かつ有効に行うためには，適応となる症例の選択と経口薬への切り替えの可否についての判断が必要となる。肺炎を例にとると，米国胸部学会の市中肺炎ガイドラインでは注射薬から経口薬に変更する基準として，①体温が 37.8 ℃以下，②心拍数 100 回／分以下，③呼吸数 24 回／分以下，④収縮期血圧 90mmHg 以上，⑤室内気下 SaO_2 90 ％以上または PaO_2 60 mmHg 以上，⑥経口摂食の継続が可能，⑦正常な意識レベル，の 7 項目が挙げられている。スイッチ療法に用いる経口薬は，注射薬と同系統のもの（たとえば β-ラクタム系薬同士やマクロライド系薬同士など）か，あるいはキノロン系薬が用いられる。

㉖ 発熱性好中球減少症 （febrile neutropenia：FN）

徳江　豊

定義：
●1 回の検温で 38 ℃以上の発熱，又は 1 時間以上持続する 37.5 ℃以上の発熱。
●好中球数が 500/mm³ 未満の場合，又は 1,000/mm³ 未満で 500/mm³ 未満に減少することが予測される場合。

　FN 患者の血液培養分離菌として，以前は緑膿菌，大腸菌などのグラム陰性菌が優位であったが，近年はコアグラーゼ陰性ブドウ球菌，黄色ブドウ球菌，レンサ球菌などグラム陽性菌の頻度が高い。緑膿菌による菌血症は死亡率が高く，適切な抗菌薬治療が 24 時間以内に開始されなかった場合の死亡率は 40 ％に達する。好中球減少持続期間が長期にわたる場合は，カンジダ属，アスペルギルス属など真菌感染症を考慮する。真菌ではムーコル目，フザリウム属，トリコスポロン属，スケドスポリウム属などは抗真菌薬投与下でも発症し，重症感染症を起こす。多剤耐性菌の分離頻度は世界的に増加傾向にあり，日本では多剤耐性緑膿菌・カルバペネム耐性緑膿菌の分離頻度が比較的高い。

㉗ COPD の急性増悪

徳江　豊

　慢性閉塞性肺疾患（COPD）の増悪とは，呼吸困難，咳，喀痰などの症状が日常の生理的変動を超えて急激に悪化し，安定期の治療内容の変更を要する状態をいう。ただし，他疾患（心不全，気胸，肺血栓塞栓症など）の合併により増悪した場合を除く。

　増悪の原因として多いのは呼吸器感染症と大気汚染であるが，約 30 ％の症例では原因

が特定できない。増悪時の薬物療法の基本は，ABC アプローチ（抗菌薬：antibiotics，気管支拡張薬：bronchodilators，ステロイド：corticosteroids）である。呼吸困難の増悪に対する第一選択薬は，短時間作用性β2刺激薬の吸入である。ステロイドの全身性投与は，安定期の病期がⅢ期（高度の気流閉塞）以上の増悪症例，入院管理が必要な症例，外来管理でも呼吸困難が高度な症例で勧められる。プレドニゾロン30〜40mg/ 日の7〜10日間の使用が一般的である。抗菌薬の使用は，喀痰の膿性化が認められる症例や換気補助療法が必要な症例に勧められる。

❷❽ 輸入感染症

徳江　豊

　輸入感染症とは，本来はわが国に常在しない，主として熱帯地方に限られた伝染病が，旅行者や輸入食品等を通じて国内に持ち込まれる感染症をさす。旅行者感染症は，腸管毒素原性大腸菌（ETEC）が30〜70％と最も頻度が高く，細菌性赤痢，サルモネラ，カンピロバクター，腸管付着性大腸菌，ロタウイルス，ランブル鞭毛虫，赤痢アメーバなどが知られている。東南アジアを中心に増加しているデング熱・デング出血熱等に海外渡航中に現地で感染し，潜伏期間中に帰国し，国内で発症するケースがある。輸入感染症は，鑑別診断が重要である。発熱には，血液塗抹標本を作成し，熱帯熱マラリアの診断を早期に行う必要がある。マラリア以外にトリパノソーマ症やリンパ系フィラリア症の診断ができる。血液培養では，腸チフス，パラチフス，ペスト，炭疽，バルトネラ症などが，血清診断では，出血熱や，ウイルス性肝炎，赤痢アメーバ症，ツツガムシ病，トリパノソーマなどが診断可能である。検便にて多くの寄生虫症やアメーバ赤痢，クリプトスポリジウムなどが診断できる。

❷❾ 耐性菌とは

矢野邦夫

　耐性菌とは抗菌薬が存在している環境であっても死滅しない細菌のことである。耐性には自然耐性と獲得耐性がある。自然耐性では抗菌薬の接触に関係なく，細菌の構造などによって，もともと耐性であることをいう。獲得耐性は当初は感受性菌であったものが抗菌薬に接触しているうちに耐性を獲得したり，遺伝子の突然変異や他の耐性菌からプラスミドなどを介して耐性遺伝子を獲得して耐性化するものである。

　細菌が抗菌薬に耐性か否かを知るためには薬剤感受性検査を実施しなければならない。薬剤感受性検査では米国臨床検査標準委員会（CLSI：Clinical and Laboratory Standards Institute）に基づく微量液体希釈法により MIC（最小発育阻止濃度）を測定している。CLSI は菌種ごとに感受性の判定基準を定めており，「感性（S）」「中間（I）」「耐性（R）」のカテゴリーがある。多くの抗菌薬に耐性を獲得した場合は多剤耐性菌という。

㉚ VAP

矢野邦夫

　人工呼吸器関連肺炎（VAP：ventilator associated pneumonia）は人工呼吸器が装着されている患者で発症する肺炎である。早期発症型肺炎および晩期発症型肺炎に分類され，前者は集中治療室への入院または人工呼吸のための挿管後 96 時間以内に発症した肺炎，後者は 96 時間以降に発症した肺炎と定義されている。早期発症型では非多剤耐性菌（クレブシエラ属や肺炎球菌など）が原因菌であることが多く，晩期発症型では多剤耐性菌（緑膿菌やアシネトバクター属など）が原因菌となっている。VAP は当然のことながら，挿管されていることが最大の誘引となるが，高齢（＞70 歳），慢性呼吸器疾患，意識抵下，誤嚥などもリスク因子となっている。VAP を引き起こすリスク要因にはさまざまなものがあり，それらに対して単一の対策で十分ということはない。VAP を防ぐには，制酸剤の抑制，口腔ケア，患者の体位，声門下ドレナージなど複数の対策を同時または逐次に実施するケアバンドルが重要である。

㉛ MRSA 感染症

矢野邦夫

　MRSA は「メチシリン耐性黄色ブドウ球菌（methicillin-resistant *Staphylococcus aureus*)」の略語であるが，メチシリンのみに耐性ではなく，多くの抗菌薬に耐性である。院内感染型 MRSA は 1980 年代の後半より，医療施設で問題となり始め，現在は病院で分離される黄色ブドウ球菌の約半数が MRSA となっている。MRSA に感染している人のほとんどが何ら症状を呈しない保菌者であるが，抗がん剤治療や手術などによって抵抗力が低下すると重篤な感染症（人工呼吸器関連肺炎，菌血症，複雑性皮膚・軟部組織感染症，髄膜炎や脳膿瘍，尿路感染症）を発症することがある。1990 年代以降，健康な成人や小児において市中感染型 MRSA による感染症が報告されるようになった。この MRSA は市中に存在している黄色ブドウ球菌が院内感染型 MRSA とは異なる経緯で *mecA* 耐性遺伝子を獲得して出現したものと考えられている。市中感染型 MRSA による感染症は皮膚・軟部組織感染が最も多いが，壊死性肺炎，壊死性筋膜炎，重症骨髄炎，敗血症などの重症感染症がみられることもある。

㉜ ESBL 産生菌感染症

矢野邦夫

　ESBL（extended-spectrum β-lactamase）は「基質特異性拡張型βラクタマーゼ」と邦訳されている。ペニシリナーゼはペニシリンを分解するβラクタマーゼであり，セファロスポリン系薬は分解できない。この遺伝子に突然変異がみられて，分解可能な抗菌薬の

種類が広がり，第3世代以降のセファロスポリン系薬も分解することができるようになったβラクタマーゼが ESBL である。ESBL 産生遺伝子は R プラスミド（薬剤耐性プラスミド）上に存在するので，細菌から細菌に移動でき，移動先の細菌も ESBL を産生するようになる。その結果，耐性化する。ESBL 産生遺伝子は異なる菌種にも移動できるので，肺炎桿菌や大腸菌のみならず，*Proteus mirabilis, Serratia marcescens, Enterobacter cloacae* など多菌種に広がっている。ESBL 産生菌の感染部位としては，呼吸器系，消化管系，尿路系，手術創，カテーテル挿入部，血流などが挙げられるが，特に，尿路系や消化管系の感染症が多くみられる。

❸ MDRP 感染症
矢野邦夫

　MDRP（多剤耐性緑膿菌：multiple drug resistant *Pseudomonas aeruginosa*）は様々な耐性機序（バイオフィルムの産生増加，メタロβラクタマーゼの産生，外膜透過孔の減少，薬剤排出ポンプの機能亢進，標的蛋白の変異，薬剤修飾酵素の産生など）によってカルバペネム系薬，アミノグリコシド系薬，キノロン系薬にも耐性化した緑膿菌である。緑膿菌は湿潤環境を好むので，手洗い場，恒温槽，シャワー室，吸入液，加湿器などといったところは MDRP が繁殖しやすい。MDRP 感染症には様々なものがあるが，特に問題となる感染症には好中球減少患者の敗血症，人工呼吸器関連肺炎，血管内カテーテル由来血流感染症，尿道留置カテーテル由来尿路感染症，重症熱傷患者における感染症がある。MDRP は感染症法の五類感染症（定点報告）となっている。

❹ MDRA 感染症
矢野邦夫

　アシネトバクター属には30以上の菌種があるが，多剤耐性アシネトバクター（MDRA：multiple drug resistant *Acinetobacter*）として問題となるのが，*Acinetobacter baumannii* である。MDRA の耐性機序は MDRP に似ており，βラクタマーゼ産生，外膜透過孔の減少，薬剤排出ポンプの機能亢進などがある。平成26年9月19日より「薬剤耐性アシネトバクター感染症」が5類定点報告疾患から5類全数報告疾患に変更され，全例が届出対象となった。通常，無菌の検体（血液，腹水，胸水，髄液など）からイミペネム，アミカシン，シプロフロキサシンに耐性のアシネトバクターが検出された場合には届出が必要である。通常，無菌ではない検体（喀痰，膿，尿など）から検出された場合には分離菌が感染症の原因菌と判定されたら届けることになっている。MDRA で最も頻回にみられる感染症は人工呼吸器関連肺炎と菌血症であるが，その他の感染症も報告されている。

㉟ VRE 感染症
矢野邦夫

　バンコマイシン耐性腸球菌（VRE：vancomycin-resistant enterococci）はバンコマイシンに耐性（MIC 値 ≧ 16 μg/mL）の腸球菌のことをいう。VRE で問題となるのは *Enterococcus faecalis* と *E. faecium* である。感染症法ではバンコマイシン耐性腸球菌感染症は5類全数報告疾患となっている。通常，無菌の検体（血液，腹水，胸水，髄液など）から VRE が検出された場合には届出が必要である。そして，通常，無菌ではない検体（喀痰，膿，尿など）から検出された場合には分離菌が感染症の原因菌と判定されたら届けることになっている。VRE による感染症には尿路感染症，菌血症，心内膜炎，髄膜炎などがある。ただ，培養検体から VRE が分離されたとしても，必ず抗菌薬治療が必要ということはない。単なる保菌（呼吸器検体，尿道留置カテーテルなど）や混合感染（腹腔内手術や外傷での複数菌感染など）の一部のことがある。混合感染では VRE よりも毒性のある病原体の治療が必要となる。

㊱ PRSP 感染症
矢野邦夫

　2008年に CLSI は肺炎球菌のペニシリンに対する感受性の定義を変更し，「髄膜炎」と「髄膜炎以外の感染症」に分けた。「髄膜炎」でのペニシリン耐性肺炎球菌（PRSP：penicillin resistant *Streptococcus pneumoniae*）の定義は MIC ≧ 0.12 μg/mL であり，「髄膜炎以外の感染症」では MIC ≧ 8 μg/mL となっている。これは髄液での薬剤濃度は，血漿や肺胞での濃度と比較すると著しく低く，髄液での濃度では耐性かもしれない肺炎球菌であっても急性中耳炎，急性鼻副鼻腔炎，肺炎ならば感受性を示すからである。PRSP による感染症には肺炎，急性鼻副鼻腔炎，急性中耳炎，髄膜炎，菌血症などがあるが，これらの中で本来は病原体が存在しない体の部分（血液や髄液など）に病原体が侵入した状況を「侵襲性肺炎球菌感染症」（髄膜炎，菌血症）という。感染症法では，侵襲性感染症のうち，肺炎球菌が髄液または血液から検出された感染症を「侵襲性肺炎球菌感染症」と定義し，平成25年4月1日から5類全数報告疾患とした。

㊲ CRE 感染症
矢野邦夫

　CRE はカルバペネム耐性腸内細菌科細菌（carbapenem-resistant *Enterobacteriaceae*）」の略語である。腸内細菌科細菌には様々な細菌が含まれるが，CRE の多くは肺炎桿菌であり，次いで大腸菌である。CRE はカルバペネム系薬のみならず，フルオロキノロン系薬やアミノグリコシド系薬なども不活化するカルバペネマーゼを産生している。この酵素

には複数の種類があり，KPC型，OXA-48型，NDM型，VIM型，IMP型などが確認されている。CREは院内感染によって尿路感染症，呼吸器感染症，菌血症，手術部位感染症などを引き起こしているが，平成26年9月19日より「カルバペネム耐性腸内細菌科細菌感染症」が新たに5類全数報告疾患に追加指定された。「メロペネムに耐性」もしくは「イミペネムおよびセフメタゾールに耐性」の腸内細菌科細菌が，通常は無菌の検体（血液，腹水，胸水，髄液など）から検出された場合には届出が必要である。そして，通常は無菌ではない検体（喀痰，膿，尿など）から検出された場合には分離菌が感染症の原因菌と判定されたら届けることになっている。

抗菌薬略号一覧

略号	一般名	主な製品名
ABK	アルベカシン	ハベカシン
ABPC	アンピシリン	ビクシリン
ABPC/MCIPC	アンピシリン / クロキサシリン	ビクシリン S 他
ABPC/SBT	アンピシリン / スルバクタム	ユナシン -S
AMK	アミカシン	アミカシン硫酸塩 他
AMPC	アモキシシリン	サワシリン, パセトシン 他
AMPC/CVA	アモキシシリン / クラブラン酸	オーグメンチン, クラバモックス
ASPC	アスポキシシリン	ドイル
AZM	アジスロマイシン	ジスロマック
AZT	アズトレオナム	アザクタム
BAPC	バカンピシリン	ペングッド
BC	バシトラシン	バラマイシン 他
BIPM	ビアペネム	オメガシン
CAM	クラリスロマイシン	クラリス, クラリシッド
CAZ	セフタジジム	モダシン
CCL	セファクロル	ケフラール 他
CDTR-PI	セフジトレン ピボキシル	メイアクト MS
CDZM	セフォジジム	ケニセフ
CET	セファロチン	コアキシン
CETB	セフチブテン	セフテム
CEX	セファレキシン	ケフレックス 他
CEZ	セファゾリン	セファメジン α
CFDN	セフジニル	セフゾン
CFIX	セフィキシム	セフスパン
CFPM	セフェピム	マキシピーム
CFPN-PI	セフカペン ピボキシル	フロモックス
CFTM-PI	セフテラム ピボキシル	トミロン
CL	コリスチン	オルドレブ
CLDM	クリンダマイシン	ダラシン 他
CMNX	セフミノクス	メイセリン
CMX	セフメノキシム	ベストコール
CMZ	セフメタゾール	セフメタゾン 他
CP	クロラムフェニコール	クロロマイセチン, クロマイ
CPDX-PR	セフポドキシム プロキセチル	バナン
CPFX	シプロフロキサシン	シプロキサン
CPR	セフピロム	ブロアクト, ケイテン
CPZ	セフォペラゾン	セフォペラジン, セフォビッド 他
CPZ/SBT	セフォペラゾン / スルバクタム	スルペラゾン
CTM	セフォチアム	パンスポリン, ハロスポア 他
CTM-HE	セフォチアム ヘキセチル	パンスポリン T
CTRX	セフトリアキソン	ロセフィン
CTX	セフォタキシム	クラフォラン, セフォタックス
CXD	セフロキサジン	オラスポア 他
CXM-AX	セフロキシム アキセチル	オラセフ
CZOP	セフォゾプラン	ファーストシン
CZX	セフチゾキシム	エポセリン

略号	一般名	主な製品名
DAP	ダプトマイシン	キュビシン
DBECPCG	ベンジルペニシリンベンザチン	バイシリンG
DKB	ジベカシン	パニマイシン
DLM	デラマニド	デルティバ
DMCTC	デメチルクロルテトラサイクリン	レダマイシン
DOXY	ドキシサイクリン	ビブラマイシン 他
DRPM	ドリペネム	フィニバックス
EB	エタンブトール	エサンブトール 他
EM	エリスロマイシン	エリスロシン 他
ETH	エチオナミド	ツベルミン
EVM	エンビオマイシン	ツベラクチン
FMOX	フロモキセフ	フルマリン
FOM	ホスホマイシン	ホスミシン 他
FRM	フラジオマイシン	ソフラチュール 他
FRPM	ファロペネム	ファロム
GM	ゲンタマイシン	ゲンタシン 他
GRNX	ガレノキサシン	ジェニナック
INH	イソニアジド	イスコチン 他
IPM/CS	イミペネム / シラスタチン	チエナム
ISP	イセパマイシン	イセパシン, エクサシン
JM	ジョサマイシン	ジョサマイシン 他
KM	カナマイシン	カナマイシン 他
LCM	リンコマイシン	リンコシン 他
LFLX	ロメフロキサシン	ロメバクト, バレオン
LMOX	ラタモキセフ	シオマリン
LVFX	レボフロキサシン	クラビット
LZD	リネゾリド	ザイボックス
MEPM	メロペネム	メロペン
MFLX	モキシフロキサシン	アベロックス
MINO	ミノサイクリン	ミノマイシン 他
MUP	ムピロシン	バクトロバン
NA	ナリジクス酸	ウイントマイロン 他
NFLX	ノルフロキサシン	バクシダール, ノフロ 他
OFLX	オフロキサシン	タリビッド
OTC	オキシテトラサイクリン	テラマイシン
PAPM/BP	パニペネム / ベタミプロン	カルベニン
PAS	パラアミノサリチル酸	ニッパスカルシウム 他
PCG	ベンジルペニシリン	ペニシリンGカリウム
PIPC	ピペラシリン	ペントシリン 他
PL-B	ポリミキシンB	硫酸ポリミキシンB
PMPC	ピブメシリナム	メリシン
PPA	ピペミド酸	ドルコール 他
PUFX	プルリフロキサシン	スオード
PZA	ピラジナミド	ピラマイド
PZFX	パズフロキサシン	パシル, パズクロス
QPR/DPR	キヌプリスチン / ダルホプリスチン	シナシッド

略号	一般名	主な製品名
RBT	リファブチン	ミコブティン
RFP	リファンピシン	リファジン 他
RKM	ロキタマイシン	リカマイシン
RSM	リボスタマイシン	ビスタマイシン
RXM	ロキシスロマイシン	ルリッド
SBTPC	スルタミシリン	ユナシン
SM	ストレプトマイシン	硫酸ストレプトマイシン
SPCM	スペクチノマイシン	トロビシン
SPM	スピラマイシン	アセチルスピラマイシン
ST	スルファメトキサゾール/トリメトプリム	バクタ, バクトラミン 他
STFX	シタフロキサシン	グレースビット
TAZ/PIPC	タゾバクタム/ピペラシリン	ゾシン
TBPM-PI	テビペネム ピボキシル	オラペネム
TC	テトラサイクリン	アクロマイシン
TEIC	テイコプラニン	タゴシッド
TFLX	トスフロキサシン	トスキサシン, オゼックス
TGC	チゲサイクリン	タイガシル
TOB	トブラマイシン	トブラシン
VCM	バンコマイシン	塩酸バンコマイシン

本書に登場する主な抗真菌薬・抗原虫薬

〔抗真菌薬〕

一般名	略号	主な製品名
アムホテリシンB	AMPH-B	ファンギゾン 他
アムホテリシンB リポソーム製剤	L-AMB	アムビゾーム
アモロルフィン	—	ペキロン
イトラコナゾール	ITCZ	イトリゾール
オキシコナゾール	—	オキナゾール
カスポファンギン	CPFG	カンサイダス
ケトコナゾール	KCZ	ニゾラール
テルビナフィン	—	ラミシール
ナイスタチン	NYS	ナイスタチン
ブテナフィン	—	メンタックス 他
フルコナゾール	FLCZ	ジフルカン
フルシトシン	5-FC	アンコチル 他
ペンタミジン	PNT	ベナンバックス
ボリコナゾール	VRCZ	ブイフェンド
ミカファンギン	MCFG	ファンガード
ミコナゾール	MCZ	フロリード 他

〔抗原虫薬〕

一般名	略号	主な製品名
チニダゾール	—	チニダゾール
パロモマイシン	PRM	アメパロモ
メトロニダゾール	MNZ	フラジール, アネメトロ

索引

あ

悪性腫瘍　203, 217, 219, 239, 294
アクネ菌　65, 275
アシクロビル　306
アジスロマイシン　86, 200, 214, 230, 291, 295, 307
　─徐放製剤　41
アシネトバクター属　58, 72, 80, 147, 200, 342, 343
アズトレオナム　71, 301, 306
アスペルギルス属　340
アデノウイルス　172, 173, 176, 261, 312
　─感染症　261
アトピー性皮膚炎　282, 285
アドレナリン作動薬　130
アナフィラキシー　29
　─反応・ショック　43, 70
　─様症状　53, 105, 114
アミカシン　76, 79, 191, 238, 343
アミノグリコシド（アミノ配糖体）系薬　53, 76, 79, 81, 82, 83, 84, 101, 104, 141, 147, 163, 192, 230, 237, 238, 243, 244, 274, 275, 276, 311, 330, 332, 333, 343, 344
アミノペニシリン　24, 29
アムホテリシンB　84, 306
　─リポソーム製剤　305
アメーバ性肝膿瘍　220, 222
アメーバ赤痢　151, 220, 229, 341
アモキシシリン　24, 38, 89, 230, 258, 290, 297, 308
アモキシシリン／クラブラン酸　24, 57, 199, 242, 258, 291, 308
アルコール　151
アルベカシン　79, 267, 276, 283, 305, 335
アレルギー反応　122
アンジオテンシン変換酵素（ACE）阻害剤　322
アンピシリン　24, 39, 165, 230, 288, 297, 306
アンピシリン／スルバクタム　24, 57, 95, 163, 190, 200, 263, 306

い

意識障害　53
意識喪失　53
イセパマイシン　79
イソコナゾール硝酸塩　300

イソニアジド　206
イミペネム　76, 343, 345
イミペネム／シラスタチン　45, 70, 191, 200, 222, 242, 301
医療・介護関連肺炎（NHCAP）　28, 39, 59, 116, 181, 195, 196, 197, 200, 201, 202, 315, 316, 317, 319, 321
医療関連感染　29
医療関連腹膜炎　40
医療ケア関連肺炎（HCAP）　316, 317, 318, 331
医療施設型 MRSA　281
インターフェロン γ 遊離試験（IGRA）　205, 206
咽頭・咽喉炎　65
咽頭炎　25, 177, 178, 297, 298
咽頭膿瘍　173
院内感染型 MRSA　342
院内肺炎（HAP）　28, 39, 59, 98, 113, 181, 187, 190, 191, 192, 194, 196, 315, 316, 317, 319, 321
インフルエンザ　180, 181, 228
　─ウイルス　173, 176, 182, 257, 307
　─ウイルス感染症　323
インフルエンザ桿菌　38, 89, 138, 149, 195, 199, 315, 316, 317
インフルエンザ菌　24, 25, 47, 58, 59, 60, 65, 67, 72, 86, 87, 90, 148, 166, 167, 168, 181, 187, 190, 256, 257, 259, 261, 270, 277, 303, 319
　─髄膜炎　169
　─b 型髄膜炎　165
　─b 型（Hib）ワクチン　167, 303
インフルエンザワクチン　19, 185, 201, 322, 323

う

ウイルス性咽頭炎　172, 179
ウイルス性肝炎　341
ウイルス性髄膜炎　167
ウイルス性腸炎　232

え

エイズ　89
壊死性筋膜炎　59, 98, 173, 285, 342
壊死性肺炎　342
エタンブトール　206, 214
エチオナミド　209
エノキサシン　116
エリスロマイシン　86, 99, 276, 309

遠隔感染症（RI）　245, 246, 247, 251, 252
エンテロウイルス　173, 257
エンテロバクター属　49, 60, 65, 72, 80, 139, 147, 148, 247, 304
エンビオマイシン　209
エンピリック治療（セラピー）　24, 29, 121, 147, 149, 180, 183, 223, 339

お

黄色ブドウ球菌　24, 25, 26, 36, 39, 41, 47, 81, 83, 87, 90, 98, 117, 118, 125, 126, 144, 159, 162, 165, 167, 187, 199, 228, 254, 259, 261, 262, 264, 268, 270, 272, 277, 280, 281, 283, 285, 286, 316, 318, 340, 342
　─感染症　81
　─性大腸炎　108
　─性熱傷様皮膚症候群　280
黄疸　54
オウム病クラミジア　153
横紋筋融解症　70
オキサシリン　55
オキサセフェム系薬　34, 37, 40, 55
オキサゾリジノン系薬　124, 126, 332
オキシコナゾール硝酸塩　300
オフロキサシン　275
オリエンチア　138

か

外陰炎　300, 313
外陰腟カンジダ症　300
外陰腟感染症　298
外眼部感染症　270, 271, 272
外耳炎　65
外傷・熱傷および手術創等の二次感染　65, 104, 108, 110, 126, 147, 283
下顎骨骨髄炎　289
顎炎　65, 287
顎下隙膿瘍　287
顎骨骨髄炎　287
角膜炎　65, 72, 274
角膜潰瘍　65, 72
下降性壊死性縦隔炎　290
ガス壊疽　29
ガチフロキサシン　116, 275
滑膜炎　267
カテーテル関連血流感染症　144
カナマイシン　79, 209, 214, 332
化膿球菌　279

349

化膿性関節炎　267
化膿性骨髄炎　264, 269
化膿性髄膜炎　50, 53, 108, 110, 150
化膿性連鎖球菌　41, 159, 173, 280
カルバペネマーゼ　49, 50, 344
　―産生腸内細菌科細菌　101
カルバペネム系薬　39, 40, 42, 45,
　47, 49, 50, 52, 53, 55, 60, 64, 95, 143,
　147, 168, 185, 190, 191, 200, 220,
　222, 224, 230, 249, 291, 306, 311,
　334, 339, 343
カルバペネム耐性菌　47
カルバペネム耐性腸内細菌　62
カルバペネム耐性緑膿菌　47, 340
カルバペネム耐性 Acinetobacter　62
カルバマゼピン　105
カルモナム　71
ガレノキサシン　115, 199
肝炎　54, 172
眼科感染症　72
眼瞼炎　110, 270, 272
眼瞼結膜炎　274
肝硬変　97, 134, 220, 222, 223
カンサシ症　211
ガンシクロビル　54
カンジダ外陰腟炎　300
カンジダ症　62, 170, 300
カンジダ属　159, 271, 272, 340
カンジダ腟炎　299
間質性腎炎　29, 43, 105, 172
間質性肺炎　54, 70
肝周囲炎　293
環状リポペプチド　144
　―系薬　143
関節炎　108, 110, 172, 227, 231, 268,
　310
関節リウマチ　208
感染性血栓性静脈炎　164
感染性心内膜炎　27, 29, 90, 108, 110,
　113, 144, 158, 159, 161, 162, 231, 330
感染性腸炎　108, 110, 111, 148, 150,
　226, 227, 228, 229, 230, 231
感染性動脈瘤　227, 231
肝胆道感染症　53
眼内炎　270, 272, 274, 275, 277
肝膿瘍　220, 271
カンピロバクター　87, 227, 228, 231,
　341
　―腸炎　89, 91, 227
肝不全　54

き

気管支炎　180, 306

気管支拡張症　38, 321
気管支拡張薬　341
気管支痙攣　54
気管支結核　204
気胸　340
気腫性腎盂腎炎　237
キニジン　135
キヌプリスチン / ダルホプリスチン
　131
キノロン系薬　38, 41, 59, 83, 89, 115,
　116, 117, 118, 119, 120, 121, 122,
　235, 236, 237, 238, 242, 243, 277,
　330, 333, 340, 343
　―耐性率　238, 243
キノロン耐性　41, 119, 235, 236
　―菌　120, 240
　― Escherichia coli　237
偽膜性大腸炎　54, 70, 99, 105, 108,
　110
急性咽頭炎　59
急性肝炎　97
急性気管支炎　65, 89, 174, 178
急性喉頭蓋炎　59, 173, 261
急性骨髄炎　264
急性出血性大腸炎　170
急性腎盂腎炎　237
急性腎不全　54, 70, 114
急性胆管炎　217, 219, 220
急性単純性膀胱炎　140
急性胆嚢炎　217, 218, 219
急性中耳炎　59, 256, 257, 258, 259,
　260, 344
急性虫垂炎　245
急性脳症　310
急性鼻副鼻腔炎　259, 260, 344
急性腹症　294
急性副鼻腔炎　59
急性扁桃炎　260, 261, 262
胸腔内感染症　245, 251
虚血性腸炎　232
菌血症　82, 113, 131, 135, 144, 166,
　220, 226, 231, 236, 284, 303, 310,
　311, 340, 342, 343, 344, 345
菌交代症　170

く

クラブラン酸　56
クラミジア　41, 53, 101, 102, 116,
　118, 121, 158, 173, 176, 294, 295,
　296, 297, 331
　―感染症　91, 300
　―結膜炎　275, 276
　―属　138

クラミジア・トラコマチス　89, 275
クラミドフィラ　185
クラミドフィラ・ニューモニエ　87,
　89, 315
クラリスロマイシン　29, 86, 104,
　153, 214, 231, 295, 308
クリアランス　44, 130
グリコペプチド系薬　81, 83, 108,
　109, 114, 133, 276, 332
グリシルサイクリン系薬　100, 146
クリプトスポリジウム　341
クリンダマイシン　29, 76, 94, 96,
　133, 180, 191, 224, 267, 283, 290,
　296, 305
クレアチニンクリアランス　28, 73,
　84, 91, 113, 144, 335
クレアチニン値　149
クレブシエラ属　59, 65, 72, 80, 147,
　148, 199, 247, 304, 342
クロストリジウム属　150
クロストリジウム・ディフィシル
　108, 110
クロトリマゾール　300
クロファジミン　153
クロラムフェニコール　133, 138,
　230, 276, 298, 330, 332
　―系薬　138
　―コハク酸エステルナトリウム
　139

け

頸管炎　298
経験的治療　41, 59, 198
憩室炎　220
痙攣　43, 44, 53, 122, 135, 164, 310
外科　91
　―感染症　245, 251
結核　205, 206, 210, 319
　―菌　120, 203, 204, 205, 206, 319
　―症　152, 203, 204
　―性髄膜炎　167, 208
結核病学会　210
血管内カテーテル感染　245, 251
血管内カテーテル由来血流感染症
　343
血球減少　43
血小板減少　130, 149
　―症　139
血清カリウム値　29
血清クレアチニン値　84
血清病　29
結石　294
　―関連腎盂腎炎　242

―症　217
血栓性静脈炎　54
結膜炎　110, 173, 177, 270, 273
血流感染　314
　　―症　142, 144
下痢原性 Escherichia coli　310
嫌気性菌性化膿性髄膜炎　139
嫌気性連鎖球菌　40
嫌酒薬（disulfiram）　32, 44
ゲンタマイシン　29, 76, 79, 144, 162,
　276, 296, 306, 332
瞼板腺炎　65, 110

こ

抗インフルエンザウイルス薬　180
抗癌剤　239
抗菌薬関連性腸炎　245, 251
口腔ケア　194, 202, 322, 342
口腔内潰瘍性病変　177
口腔内連鎖球菌　83, 116, 196, 291
好酸球性肺炎　146
好酸球増多　70, 105
抗酸菌　53, 79, 81, 118, 204, 211, 319
厚生労働省院内感染対策サーベイラ
　ンス事業（JANIS）　47
光線過敏症　105, 122, 147
好中球減少　29, 151
　　―症　82
口底炎　287
後天性免疫不全　220
喉頭結核　204
抗バイオフィルム効果　144
硬膜下膿瘍　164, 166
肛門周囲膿症　65
絞扼性イレウス　253
抗緑膿菌活性　104
抗緑膿菌作用　36, 147, 191, 305
抗緑膿菌ペニシリン　24
抗 MRSA 活性　38
誤嚥性肺炎　59, 95, 98, 116, 191, 197,
　200, 201, 202, 314
呼吸器　149
　　―感染症　28, 47, 53, 59, 68, 72, 87,
　91, 105, 113, 115, 118, 120, 121,
　128, 143, 245, 247, 251, 306, 315,
　340, 345
　　―疾患　310
呼吸抑制　53
国際がん研究機関（IARC）　151
コクサッキーウイルス　172
骨・関節感染症　144
骨関節結核　208
骨髄移植　108, 110, 111

骨髄炎　59, 82, 98, 108, 110, 231, 265,
　267, 310
骨髄抑制　54
骨盤内炎症性疾患　104, 293
骨盤内放線菌症　297
骨盤腹膜炎　72, 294
骨膜下膿瘍　287
コリスチン　76, 141, 276, 333
コレラ菌　228, 310
コロナウイルス　172

さ

細菌性咽頭炎　172, 173
細菌性角膜炎　271, 272, 277
細菌性眼内炎　271, 273
細菌性肝膿瘍　222
細菌性結膜炎　270, 272, 277
細菌性心内膜炎　166
細菌性髄膜炎（BM）　27, 39, 164, 165,
　169, 170, 302, 304
細菌性赤痢　310, 341
細菌性腟症　150, 151, 298
細菌性腸炎　227, 310
細菌性肺炎　38, 68
細菌性腹膜炎　222
細菌毒素関連感染症　279, 280, 285
サイクリング療法　339
サイクロセリン　332
最小殺菌濃度（MBC）　72, 336
再生不良性貧血　138
サイトメガロウイルス（CMV）　172
錯乱　53
ざ瘡　65
サルファ剤　330, 333
サルモネラ　138, 341
　　―属　25, 49

し

ジアフェニルスルホン　153
ジアルジア症　232
歯科　91
歯冠周囲炎　65, 287
子宮頸管炎　72, 89, 297
糸球体腎炎　173
糸球体濾過量（GFR）　84
子宮内感染　65, 72
　　―症　76
子宮内膜炎　293, 294
子宮付属器炎　65, 72, 293, 294
子宮傍結合織炎　293, 294
シクロスポリン　135
ジゴキシン　135
自己弁感染性心内膜炎　158, 162

シサプリド　135
歯周　151
　　―炎　104, 290
　　―組織炎　65, 287
　　―膿瘍　59
シスプラチン　84
ジスルフィラム　151
　　―様反応　151
シタフロキサシン　116, 185, 238,
　291, 295
市中感染型 MRSA　95, 281, 283,
　285, 342
市中感染症　91
市中肺炎（CAP）　28, 38, 39, 59, 98,
　104, 181, 185, 187, 195, 198, 306,
　315, 316, 317, 318, 319, 321
疾患修飾性抗リウマチ剤　104
シトロバクター属　49, 60, 65, 72,
　147, 148
耳鼻咽喉科感染症　72
耳鼻科領域感染症　59, 91, 118
シプロフロキサシン　76, 116, 191,
　200, 224, 236, 343
ジベカシン　79
13 価肺炎球菌結合型ワクチン（PCV13）
　185, 256, 324, 325
周術期感染予防　59
重症急性膵炎　222
重症骨髄炎　342
重症肺炎　59
手指衛生　194
手術部位感染（症）（SSI）　36, 245,
　246, 249, 251, 252, 345
出血傾向　70
出血性大腸菌　151
出血性膀胱炎　312
術後感染症　245, 246, 249, 251, 253
腫瘍　81
消化管運動機能亢進作用　92
消化器領域感染症　118, 149
小児グレイ症候群　138
ショック　53, 105, 114, 236
シロスタゾール　322
腎盂炎　294
腎盂腎炎　41, 65, 67, 72, 148, 240,
　241, 242
心外膜炎　310
腎機能低下　28, 44, 52, 53, 77, 91
真菌性眼内炎　271
腎クリアランス　113
神経因性膀胱　239
神経筋遮断薬　85
人工弁感染性心内膜炎　158, 162

351

索引

深在性皮膚感染症　65, 104, 110, 126, 147, 283
心室細動　92
心室性不整脈　135
心室頻拍　92
侵襲性肺炎球菌感染症（IPD）　324, 344
滲出性中耳炎　90
尋常性挫創　104
腎性尿崩症　105
心臓弁膜症　173
腎透析　203
心内膜炎　28, 82, 83, 151, 160, 344
腎膿瘍　237
塵肺　208
心不全　159, 161, 340
腎不全　97, 105
蕁麻疹　29

す
スイッチ療法　340
水頭症　170
髄膜炎　26, 28, 29, 43, 72, 90, 139, 149, 151, 164, 165, 306, 330, 342, 344
　　―菌　25, 29, 72, 138, 153, 165, 273
髄膜刺激徴候　164
スケドスポリウム属　340
ステロイド　239, 282, 286, 314, 341
ストレプトグラミン系薬　131, 133, 134
ストレプトマイシン　79, 207, 214
スパルフロキサシン　115, 135
スペクチノマイシン　79, 298
スルタミシリン　57, 199, 242, 291, 308
スルバクタム　56
スルファメトキサゾール　148
スルファメトキサゾール／トリメトプリム　149, 163, 230, 267, 283, 312
スルベニシリン　275

せ
性感染症　91
性器カンジダ症　299, 301
精巣上体炎　41, 65, 67
脊髄炎　164
赤痢アメーバ　82, 149, 150, 151, 220, 341
　　―症　232, 341
赤痢菌　25, 49, 138, 148, 228
切開創 SSI　245, 246, 247, 251
癤腫症　279
摂食・嚥下リハビリテーション　202

セファクロル　41, 236, 312
セファゾリン　36, 74, 224, 249, 254, 301, 311
セファマイシン系薬　32, 34, 36, 40, 55, 224, 254
セファレキシン　41
セファロスポリナーゼ　36, 57, 58, 60
セファロスポリン系薬　34, 36, 37, 55, 73, 76, 143, 200, 235, 236, 237, 242, 342, 343
セファロチン　32, 301
セファロリジン　301
セフィキシム　42
セフェピム　32, 56, 191, 200, 224, 242, 305
セフェム系薬　32, 35, 36, 38, 39, 40, 41, 42, 43, 44, 47, 53, 55, 59, 62, 64, 83, 120, 190, 191, 224, 277, 283, 284, 290, 300, 306, 312
　　―耐性　304
セフォキシチン　224
セフォジジム　298
セフォゾプラン　242, 296
セフォタキシム　39, 56, 72, 165, 230, 301, 304
セフォチアム　238, 254, 301, 312
セフォペラゾン　43
セフォペラゾン／スルバクタム　57
セフカペン　67
セフカペン ピボキシル　38, 236, 290, 308
セフジトレン ピボキシル　38, 65, 238, 258, 290, 308
セフジニル　42, 236, 290, 313
セフスロジン　301
セフタジジム　40, 56, 72, 168, 191, 224, 278, 296, 305
セフチゾキシム　301
セフテラム ピボキシル　38, 308
セフトリアキソン　32, 81, 89, 163, 167, 190, 200, 230, 238, 291, 295, 304
セフピロム　32, 200
セフポドキシム プロキセチル　42, 236, 313
セフメタゾール　36, 249, 254, 296, 301, 312, 345
セフメノキシム　276, 301
セフロキシム アキセチル　42, 290
セラチア菌　72
セラチア属　49
セロトニン作動薬　130

セロトニン症候群　130
潜在性結核感染症　153, 210
全身性炎症反応症候群（SIRS）　158, 242, 302
前立腺炎　65, 67, 72, 104
前立腺癌　239
前立腺肥大症　239

そ
造影剤　84
臓器移植　203
臓器／体腔 SSI　245, 246, 251
総胆管結石　217, 220
そう痒　135
搔痒症　77
塞栓症　161

た
第1世代セファロスポリン系薬　254
第1世代セフェム系薬　36, 40, 43, 165, 220, 224, 311
第3世代セファロスポリン系薬　55, 60, 236
第3世代セフェム系薬　36, 39, 41, 43, 67, 147, 168, 220, 222, 301, 311, 312
耐性菌出現阻止濃度（MPC）　118, 336
耐性菌選択濃度域　119
耐性プラスミド　338, 343
大腸炎　70
大腸菌　24, 25, 47, 49, 55, 58, 59, 60, 65, 72, 80, 119, 147, 148, 165, 167, 247, 253, 254, 272, 303, 340, 343, 344
第2世代セファロスポリン系薬　55, 224, 254
第2世代セフェム系薬　36, 41, 43, 165, 220, 224, 301, 311, 312
第8脳神経障害　84, 114
第4世代セフェム系薬　36, 40, 41, 43, 147, 200, 220, 311, 339
ダグラス窩膿瘍　72, 293, 294
タクロリムス　135
多剤耐性 *Klebsiella* 属　311, 312
タゾバクタム　56
タゾバクタム／ピペラシリン　24, 39, 57, 190, 200, 220, 238, 263, 304
ダプトマイシン　113, 143, 162, 265, 283, 333
胆管炎　59, 72
単純性腎盂腎炎　236
単純性尿路感染症　140

単純性膀胱炎　234, 235, 240
単純ヘルペスウイルス（HSV）　172, 173
単純ヘルペス感染症　306
単純ヘルペス脳炎（HSVE）　167
胆石　220
炭疽　341
炭疽菌　25, 101, 104
胆道系感染症　40, 59, 115, 217, 245, 251
胆道ドレナージ　219
丹毒　285
胆嚢炎　28, 59, 72, 104, 147, 150, 220, 253, 271
胆嚢・膵臓腫瘍　220

ち
チゲサイクリン　76, 100, 146, 148
智歯周囲炎　287
腟トリコモナス　150
チニダゾール　299
チフス菌　148, 226, 230
チフス性疾患　226, 228, 229, 230
中耳炎　38, 59, 65, 67, 72, 121, 173, 179
虫垂炎　220, 294, 295
中枢神経系感染症　43, 72, 128, 164
中毒性表皮壊死症　54, 70
腸炎　91
　―ビブリオ　227, 228
腸管感染症　89, 115, 226
腸管毒素原性大腸菌　341
腸管付着性大腸菌　341
腸球菌　81, 82, 83, 126, 159, 162, 271, 272, 344
　―属　59, 65, 148, 247, 253
腸チフス　148, 226, 310, 341
腸内細菌　165

つ
通風性関節炎　268
ツツガムシ　138
　―病　341
ツベルクリン反応（ツ反）　205

て
低アルブミン血症　143
テイコプラニン　108, 265, 283, 335
低ナトリウム血症　130
デキサメタゾン　169
テトラサイクリン　100
　―系薬　100, 102, 103, 105, 124, 134, 143, 146, 147, 283, 330, 332

テビペネム　47
テビペネム ピボキシル　45, 258, 308
デフィニティブ・セラピー　339
デメチルクロルテトラサイクリン　102
デラマニド　209
デング出血熱　341
デング熱　341
伝染性単核球症　29, 173, 176, 180, 261, 262
伝染性膿痂疹　279, 282, 285

と
頭蓋内圧亢進症　105
頭蓋内圧上昇　147
糖尿病　19, 59, 203, 208, 220, 239
　―性足壊疽病変　59
　―性足病変　145
ドキシサイクリン　100, 295
トキソプラズマ　149
トスフロキサシン　115, 230, 236, 258, 275, 283, 295, 308
トブラマイシン　76, 79, 276
トラコーマクラミジア　138
トランスポゾン　338
トリコスポロン属　340
トリコモナス感染症　149
トリコモナス原虫　299
トリコモナス症　150
トリコモナス腟炎　299, 301
トリパノソーマ　341
　―症　341
ドリペネム　45, 200, 242, 296, 304
トリメトプリム　148, 149
ドレナージ　222, 224, 237, 246, 248, 285, 290

な
内眼部感染症　270, 271, 272, 273
ナジフロキサシン　285
7価肺炎球菌結合型ワクチン（PCV7）　166, 256
ナリジクス酸　115
難治性膀胱炎　59
難聴　170
軟部組織　151

に
23価肺炎球菌ワクチン（PPSV23）　185, 323, 324, 325
ニトロイミタゾール　152
　―系　150, 299

日本化学療法学会　39, 112, 146, 148, 239, 256, 295, 331, 337
日本環境感染学会　146
日本感染症学会　39, 146, 239, 256, 295, 325
日本外科感染症学会　254
日本嫌気性菌感染症研究会　295
日本呼吸器学会　189, 190, 198, 315, 316, 317, 319, 325
日本集中治療医学会　194
日本鼻科学会　259
日本臨床微生物学会　146, 239, 256
日本TDM学会　112
乳酸アシドーシス　130, 158
乳腺炎　65
ニューキノロン系薬　115, 116, 119, 185, 200, 224, 230, 274, 275, 276, 283, 333, 339
ニューマクロライド系薬　89
ニューモシスチス肺炎（PCP）　148, 149
尿中レジオネラ抗原　319
尿道炎　41, 72, 297, 312
尿道留置カテーテル由来尿路感染症　343
尿崩症　54
尿路感染　68, 314
　―症　41, 53, 72, 73, 76, 91, 104, 115, 121, 135, 140, 143, 149, 245, 247, 251, 310, 314, 342, 344, 345
尿路狭窄　239
尿路系疾患　294
尿路結石　239
尿路原性敗血症　242
尿路性器感染症　47

ね
猫ひっかき病　89, 101
熱帯熱マラリア　101, 341

の
脳炎　164
膿胸　59, 95, 98, 110, 113
脳梗塞　170
脳症　227
膿腎症　237
脳脊髄液（CSF）　43
脳膿瘍　151, 164, 166, 167, 290, 342
膿皮症　279
嚢胞性肺線維症　77
ノカルジア　149
ノルフロキサシン　115, 230, 275, 310

索引

ノロウイルス　227, 228, 229, 232
　―性胃腸炎　229

は

肺炎　26, 39, 65, 67, 72, 76, 89, 104,
　108, 110, 115, 120, 121, 126, 128,
　146, 148, 149, 170, 181, 182, 187,
　188, 189, 190, 193, 194, 195, 196,
　197, 198, 201, 306, 315, 316, 319,
　322, 323, 324, 331, 340, 342, 344
肺炎桿菌　36, 49, 60, 253, 254, 272,
　343, 344
肺炎球菌　25, 26, 29, 36, 38, 39, 47,
　59, 65, 67, 87, 89, 90, 95, 115, 116,
　118, 119, 121, 138, 149, 165, 166,
　167, 168, 181, 182, 187, 190, 195,
　199, 228, 256, 259, 260, 261, 270,
　272, 275, 277, 303, 315, 316, 317,
　319, 323, 324, 331, 342, 344
　―感染症　323, 325
　―髄膜炎　168, 169
　―性急性中耳炎　258
　―性肺炎　28, 89, 324
　―ワクチン　19, 185, 201, 303, 322,
　323
肺炎クラミジア　178
肺炎クラミドフィラ　199, 200
肺炎随伴性胸水　39
肺炎マイコプラズマ　95, 178
バイオフィルム　89, 141, 267, 276,
　286, 338, 343
肺外結核　203
肺カンサシ症　212, 213, 214
肺結核　203, 204, 206, 212
敗血症　27, 29, 41, 53, 59, 60, 72, 82,
　108, 110, 112, 113, 121, 126, 151,
　158, 159, 161, 217, 236, 238, 244,
　249, 265, 267, 302, 303, 304, 305,
　306, 342, 343
肺血栓塞栓症　340
梅毒　27, 91, 101
　―トレポネーマ　25
肺膿瘍　39, 59, 65, 67, 72, 95, 110, 113,
　149, 151, 271
肺 MAC 症　212, 214, 216
肺 NTM 症　211, 212, 216
バカンピシリン　290
バクテロイデス属　58, 59, 65, 95,
　150, 247
白内障術後眼内炎　277
麦粒腫　65, 270, 271, 272, 273, 276
バシトラシン　141
播種性感染症　41

播種性血管内凝固症候群（DIC）　218,
　236, 242
播種性 MAC 症　89, 153
バズフロキサシン　119, 200, 238
白血球減少　130, 151
　―症　139, 153
発熱性好中球減少症（FN）　29, 36,
　39, 59, 108, 110, 340
パニペネム / ベタミプロン　40, 45,
　165, 190, 200, 308
パラインフルエンザウイルス　176,
　257, 259, 307
パラチフス　148, 226, 310, 341
パラチフス A 菌　226, 230
バルトネラ症　341
バルトネラ・ヘンセラ　89
バルトリン腺炎　65, 72
バルビタール製剤　105
バルプロ酸ナトリウム　54
パロモマイシン　82
晩期院内肺炎　39
汎血球減少症　54
バンコマイシン　40, 76, 84, 108, 128,
　133, 143, 163, 166, 265, 276, 283,
　291, 304, 330, 335, 336, 337, 344
　―非感性菌　129
斑状丘疹　29
ハンセン病　153

ひ

ビアペネム　45
非結核性抗酸菌（NTM）　204, 211,
　212, 213
　―症　81, 87, 89, 91, 152, 212
非定型肺炎　89
非ステロイド性抗炎症薬（NSAIDs）
　84, 122, 143
非穿孔性虫垂炎　253
非選択的・可逆的モノアミン酸化酵
　素（MAO）阻害作用　130
　―阻害薬　130
非脱分極性筋弛緩剤　85
非チフス性サルモネラ　227, 228,
　231, 310
　―症　227
ヒトメタニューモウイルス　176
泌尿器科領域感染症　118
皮膚科　91
　―領域感染症　118
皮膚感染症　68
皮膚・軟部組織　149
　―感染　59
　―感染症　28, 41, 47, 124, 126, 128,

　144, 245, 251, 279, 281, 283, 284,
　285
皮膚粘膜眼症候群　54, 70
ピペラシリン　24, 76, 254, 305
びまん性汎細気管支炎　90
ピモジド　135
百日咳　177
　―菌　65, 87
表在性皮膚感染症　65
表皮ブドウ球菌　144, 167, 168, 264,
　272, 280
ピラジナミド　206
びらん・潰瘍の二次感染　104, 147
非淋菌性尿道炎　89

ふ

ファビピラビル　232
ファロスポリン系薬　76
ファロペネム　54, 64, 235, 283, 291,
　311
フィラリア症　104
フェニトイン　105
フェノキシメチルペニシリン　22
腹腔内感染　59, 220
　―症　47, 53, 59, 72, 76, 95, 121, 135,
　151, 245, 251
腹腔内膿瘍　72, 104, 147
複雑性菌血症　144
複雑性腎盂腎炎　59, 243
複雑性尿路感染症　41, 68, 239, 240,
　242
複雑性皮膚・軟部組織感染症　147,
　342
複雑性腹腔内感染症（cIAI）　147
複雑性膀胱炎　59, 148, 242
副腎皮質ステロイド薬　169, 170, 208
副鼻腔炎　38, 59, 65, 67, 72, 166, 173,
　179
腹膜炎　28, 40, 59, 72, 104, 108, 110,
　147, 223, 224, 253, 310
フザリウム属　272, 340
フシジン酸　285
婦人科感染症　59, 72, 91
婦人科疾患　294
婦人科領域感染症　59, 118, 121
フソバクテリウム属　150
ブドウ球菌　83, 95, 115, 167, 168, 169
　―性熱傷様皮膚症候群　285
　―属　65, 120, 159, 165, 168, 247,
　249, 253, 273, 276
ブドウ膜炎　153
フラジオマイシン　79
プリューロムチリン系薬　134

354

フルオロキノロン系薬　101, 104, 115, 143, 147, 192, 344
フルコナゾール　272, 300, 305
プルリフロキサシン　116
ブレイクポイント　73, 192, 337
プレドニゾロン　341
プレボテラ属　65
フレロキサシン　116
フロセミド　70
プロテウス属　58, 59, 60, 72, 148
プロテウス・ミラビリス　65
プロトロンビン時間　30, 147
プロトンポンプ阻害薬　29, 89
プロビデンシア・レットゲリ　148
プロベネシド　29, 43
フロモキセフ　38, 249, 254, 296, 301

へ
ペスト　80, 83, 341
ペニシリナーゼ　32, 36, 41, 55, 57, 58, 60, 342
　―産生黄色ブドウ球菌　59
　―産生菌　58
　―阻害剤配合ペニシリン系薬　120
　―耐性ペニシリン　24
ペニシリン　22, 24, 36, 81, 83, 283, 290, 332, 342
　―アレルギー　77, 91
　―軽度耐性B群レンサ球菌　165
　―系薬　22, 25, 28, 29, 39, 42, 43, 55, 62, 64, 67, 76, 89, 180, 183, 185, 220, 238, 244, 254, 261, 262, 284, 311
　―結合蛋白（PBP）　24, 25, 26, 35, 38, 47, 55, 59, 64, 71, 72, 73, 332
　―阻害作用　58
　―G　330
ペネム系薬　41, 64
ペプトコッカス属　95
ペプトストレプトコッカス属　65, 95, 150
ヘリコバクター　87
ヘリコバクター・ピロリ感染　89
　―症　91
ベンジルアルコール　98
ベンジルペニシリン　22, 83, 165, 297
　―ベンザチン　23
扁桃炎　65, 89, 177, 178
扁桃周囲炎　173, 261, 262
扁桃周囲膿瘍　173, 261, 262, 263, 287

ほ
蜂窩織炎　59, 264
膀胱炎　41, 59, 65, 67, 72, 240, 241, 312
膀胱癌　239
膀胱尿管逆流　239
放線菌　25
蜂巣炎　285, 287
ホスホマイシン　41, 139, 231, 235, 283, 310, 332
　―系薬　139
発疹チフスリケッチア　138
ボツリヌス中毒　226, 227
ポビドンヨード・シュガー　286
ポリペプチド系薬　141, 333
ポリミキシンB　141, 333
ボレリア菌　58

ま
マイコバクテリウム・アビウム　89
マイコバクテリウム・イントラセルラーレ　89
マイコバクテリウム属　152
マイコプラズマ　53, 95, 101, 116, 118, 121, 158, 173, 176, 181, 183, 185, 319, 331
マイコプラズマ・ニューモニエ　87, 89, 90, 315, 316
マクロライド系薬　38, 86, 87, 90, 99, 124, 134, 180, 185, 200, 231, 276, 283, 300, 308, 309, 330, 331, 332, 340
マクロライド耐性　89
　―肺炎球菌　47
　―マイコプラズマ　118
慢性肝炎　97
慢性気道感染症の二次感染　120
慢性結膜炎　277
慢性硬化性下顎骨骨髄炎　289
慢性呼吸器疾患　19, 59, 321
慢性呼吸器疾患の二次感染　72, 110, 121, 148
慢性骨髄炎　264
慢性腎疾患　19
慢性腎不全　134
慢性膿皮症　65, 104, 110, 126, 147
慢性副鼻腔炎　90
慢性閉塞性肺疾患（COPD）　38, 340
慢性緑膿菌持続感染症　77

み
ミカファンギン　305
ミコナゾール硝酸塩　300

ミノサイクリン　100, 267, 283, 295, 309

む
無顆粒球症　54, 70
無菌性髄膜炎　164
ムーコル目　340
ムレイン架橋酵素　32, 109

め
メタニューモウイルス　307
メタロβ-ラクタマーゼ（MBL）　25, 50, 55, 58, 60, 343
　―産生　140
　―産生菌　62, 82, 240
　― Prevotella　288
メチシリン・セフェム耐性黄色ブドウ球菌　153
メチシリン耐性コアグラーゼ陰性ブドウ球菌（MRCNS）　108, 110
メトトレキサート　29
メトロニダゾール　40, 82, 104, 149, 150, 151, 191, 220, 232, 254, 291, 295, 298
メロペネム　39, 45, 165, 191, 200, 222, 238, 291, 296, 304, 345
免疫不全　143, 168, 187, 322
　―者　29
免疫抑制剤　135, 203, 208, 314

も
モキシフロキサシン　116, 199, 210, 224, 275, 283
モノバクタム系薬　55, 71, 73, 76, 77
モラクセラ・カタラーリス　58, 59, 65, 87, 89, 90, 256, 259
モラクセラ菌　181
モラクセラ属　60, 272
モルガネラ・モルガニー　148

や
薬剤出血性腸炎　232
薬剤性ループス様反応　105
薬剤耐性緑膿菌　170
薬剤熱　43
野兎病　80, 83

よ
溶血性尿毒症症候群　140, 227
溶血性貧血　54
溶連菌　81, 283, 285

355

ら

らい菌　153
ライノウイルス　172, 173, 257, 259
ライム病　104
ラタモキセフ　301
卵管炎　293, 294, 295
卵巣嚢腫茎捻転　294
卵巣卵管膿瘍　293
ランブル鞭毛虫　149, 150, 341
　―感染症　150, 151

り

リウマチ熱　173
リケッチア　53, 101, 102
　―属　138
リステリア　149, 165, 166, 167, 168
リチウム　151
リトナルビル含有製剤　151
リネゾリド　40, 113, 124, 168, 265, 283
　―耐性菌　126
リファブチン　152
リファマイシン系薬　152, 153
リファンピシン　105, 130, 144, 152, 162, 206, 214, 267, 283, 330, 333
リボソーム　87, 102, 133, 139, 146, 332
　―保護蛋白（RPPs）　102
リポ多糖（LPS）　34, 142
流行性角結膜炎　273
緑膿菌　24, 25, 28, 29, 36, 38, 39, 40, 47, 59, 60, 71, 72, 74, 76, 80, 101, 115, 116, 119, 120, 143, 147, 149, 165, 167, 168, 187, 188, 190, 191, 193, 196, 200, 223, 240, 247, 264, 265, 272, 273, 275, 304, 316, 317, 318, 340, 342, 343
　―感染症　73
　―菌血症　84
淋菌　25, 58, 59, 60, 72, 79, 81, 89, 119, 153, 173, 273, 294, 297
　―感染症　41
　―性子宮頸管炎　298
リンコサミド系薬　134
リンコマイシン　94, 96, 332
　―系薬　94, 95, 99
リンパ管・リンパ節炎　65
リンパ系フィラリア症　341

る

涙嚢炎　65, 110
ループ利尿薬　84

れ

レジオネラ　87, 89, 120, 331
レジオネラ症　185, 309
レジオネラ属　181, 182, 200
レジオネラ・ニューモフィラ　153, 319
レジオネラ肺炎　191
レスピラトリーキノロン　116, 185, 199, 200, 283
レプトスピラ　25
　―属　138
レボフロキサシン　116, 199, 209, 224, 230, 236, 275, 283, 295, 331
連鎖球菌　25, 59, 81, 83, 95, 126, 159, 165, 168, 223, 254, 288, 290, 340
　―感染症　173
　―性膿痂疹　280
　―性壊死性筋膜炎　280
　―属　65, 120, 168, 247, 253, 272, 275, 276

ろ

ロタウイルス　228, 229, 341
ロペラミド　229
ロメフロキサシン　275

わ

ワルファリン　29, 147, 151

A

A群β溶血性連鎖球菌（A群溶連菌, GABHS）　29, 89, 144, 172, 173, 176, 261, 262
　―咽頭炎　173, 180
ABK（アルベカシン）　81, 305
ABPC（アンピシリン）　25, 27, 28, 29, 40, 59, 167, 168, 290, 291, 306, 308, 309, 311, 312
ABPC/SBT（アンピシリン／スルバクタム）　28, 59, 60, 191, 291, 306, 308, 309
Acinetobacter 属　40, 104, 133
Acinetobacter baumanii　102, 143, 343
ACIP（米国予防接種諮問委員会）　324
Actinomyces 属　294
A-DROP 分類　182, 198
Ambler 分類　55, 56, 62, 288
AMK（アミカシン）　81, 243
AMPC（アモキシシリン）　25, 27, 28, 29, 57, 58, 59, 260, 290, 291, 308, 309
AmpC産生菌　62
AmpC型β-ラクタマーゼ　25, 60,
72
AMPC/CVA（アモキシシリン／クラブラン酸）　28, 58, 260
ATS（米国胸部学会）　195, 316, 331, 340
ATS/IDSA（米国胸部学会／米国感染症学会）　317
AUC（血中濃度−時間曲線下面積）　52, 67, 130, 134, 333, 334
$AUC_{0-24hour}$　128
AZM（アジスロマイシン）　86, 87, 89, 90, 91, 92, 200, 230, 231, 291, 296, 298, 308, 309
　―耐性 *Neisseria gonorrhoeae*　41
AZT（アズトレオナム）　72, 73, 74, 75, 76, 77
α溶血性レンサ球菌　261, 304

B

B群β溶血性レンサ球菌（B群溶連菌, GBS）　165, 167, 303
Bacillus anthracis　101
Bacillus cereus　228
Bacteroides 属　36, 40, 223, 305
Bacteroides fragilis　25, 37, 95, 247, 249, 254
Bacteroides fragilis group　151, 224
Bartonella 属　101, 158
BIPM（ビアペネム）　47, 52
BLNAR（β-ラクタマーゼ非産生アンピシリン耐性）　25, 38, 67, 166, 257, 259
　―インフルエンザ菌　26
　―菌　121, 166
BLNAS（β-ラクタマーゼ非産生アンピシリン感受性）　65, 257, 259
BLPAR（β-ラクタマーゼ産生アンピシリン耐性）　67, 257, 259
Brucella melitensis　101
Burkholderia cepacia　80
Burkholderia pseudomallei　101
Bush-Jacoby 分類　55, 56
β溶血性レンサ球菌　87, 90
β-ラクタマーゼ　25, 32, 35, 36, 38, 41, 47, 55, 56, 57, 58, 59, 60, 64, 140, 342, 343
　―産生　165
　―産生インフルエンザ菌　58
　―産生菌　24, 38, 95, 119, 294
　―産生腸内細菌　60
　―阻害薬　24, 38, 57, 60, 62, 95, 288
　―阻害薬配合剤　57
　―阻害薬配合ペニシリン　24
　―阻害薬配合ペニシリン系薬　25, 28, 143, 147, 199, 200, 235, 339

β-ラクタム環　22, 24, 25, 32, 55,
　64, 71, 140
β-ラクタム系薬　24, 25, 35, 38, 42,
　55, 56, 58, 71, 76, 77, 82, 83, 90,
　101, 104, 120, 141, 147, 163, 180,
　237, 274, 275, 277, 283, 285, 290,
　300, 305, 330, 332, 335, 340
　—アレルギー　291

C

CAM（クラリスロマイシン）　86, 87,
　89, 90, 91, 92, 153, 214, 309
Campylobacter 属　310
Candida 属　40, 223, 294, 306
Candida albicans　272, 299
Candida glabrata　272, 299
Candida krusei　272
Candida tropicalis　299
CAZ（セフタジジム）　43, 76, 224, 243,
　301, 311, 312
CCL（セファクロル）　42, 312
CDC（米国疾病管理対策センター）　205,
　245, 252, 254, 293, 298
CDTR-PI（セフジトレン ピボキシル）
　42, 67, 243, 308, 309, 312
centor criteria　173
CET（セファロチン）　43
CEX（セファレキシン）　42
CEZ（セファゾリン）　41, 249, 254
CFDN（セフジニル）　242
CFPM（セフェピム）　39, 40, 43, 243,
　312
CFPN-PI（セフカペン ピボキシル）
　238, 242, 243, 308, 309, 312
CFTM-PI（セフテラム ピボキシル）
　308, 309
Chlamydia 属　294
Chlamydia trachomatis　297, 307,
　308
Chlamydophila 属　307
Chlamydophila pneumoniae　307,
　308
Chlamydophila psittaci　307
Citrobacter 属　36, 104, 240
Citrobacter freundii　62, 220
CL（コリスチン）　141, 142, 143, 276
　—耐性株　143
CLDM（クリンダマイシン）　94, 95,
　96, 97, 98, 191, 284, 290, 291, 296,
　298
Clostridium difficile（CD）　29, 53,
　99, 150, 228, 229
　—腸炎　151

　—関連腸炎　29, 229
　—腸関連下痢症　170
　— infection　246
Clostridium perfringens　25, 29, 228
CLSI（米国臨床検査標準委員会）　26,
　73, 110, 111, 192, 337, 341
Cmax（最高血中濃度）　42, 52, 67,
　68, 103, 119, 128, 130, 134, 290,
　333, 334, 335
CMX（セフメノキシム）　277
CMZ（セフメタゾール）　36, 40, 249
CNS（コアグラーゼ陰性ブドウ球菌）
　126, 165, 272, 340, 304, 306
Corynebacterium jeikeium　144
Coxiella burnetii　101, 158, 160
CP（クロラムフェニコール）　139, 143,
　230, 298
　—感受性インフルエンザ菌性化膿
　性髄膜炎　139
CPDX-PR（セフポドキシム プロキセチル）
　238, 242, 243
CPFX（シプロフロキサシン）　116, 119,
　120, 200, 238, 242, 243
CPZ（セフォペラゾン）　59
CPZ/SBT（セフォペラゾン / スルバクタム）
　59, 60
CRE（カルバペネム耐性腸内細菌科細菌）
　47, 49, 344, 345
　—感染症　344
CTRX（セフトリアキソン）　39, 40, 41,
　43, 167, 200, 230, 238, 243, 291,
　297, 298, 301, 308, 309, 310, 312
CTX（セフォタキシム）　39, 40, 43,
　167, 306, 308, 309, 311, 312
CTX-M 型　41
CVA（クラブラン酸）　57, 58, 60

D

DAP（ダプトマイシン）　113, 144, 146,
　163, 265, 267, 283, 284
DBECPCG（ベンジルペニシリンベンザチ
　ン）　25
debridement　285, 286
de-escalation　76, 190, 192, 220, 242,
　243, 249, 302, 304, 311, 331, 339
definitive therapy　238, 243, 265
DLM（デラマニド）　209
DMCTC（デメチルクロルテトラサイクリ
　ン）　105
DOXY（ドキシサイクリン）　100, 101,
　102, 103, 104, 105, 296, 297, 298
DPR（ダルフォプリスチン）　132, 133,
　134, 135

DRPM（ドリペネム）　47, 50, 52, 243,
　305, 312
Drug lag　331
Duke Criteria　160, 161

E

EB（エタンブトール）　207, 209, 210,
　214
EB ウイルス　29, 172, 173, 261
EHEC（腸管出血性大腸菌）　140, 228,
　231, 232
　—感染症　227, 232, 310
EM（エリスロマイシン）　86, 90, 92
empiric therapy　142, 235, 238,
　242, 243, 249, 265, 283, 284, 285,
　304, 310, 311
Enterobacter 属　36, 40, 104, 240
Enterobacter cloacae　25, 60, 62,
　220, 343
Enterococcus 属　40, 218, 219, 224,
　240, 306
Enterococcus faecalis　25, 29, 133,
　141, 144, 237, 247, 311, 312, 344
Enterococcus faecium　53, 131, 133,
　144, 312, 344
ESBL（基質特異性拡張型 β-ラクタマーゼ）
　36, 55, 58, 72, 140, 147, 291, 342,
　343
　—産生　140
　—産生株　147, 168, 235, 311
　—産生菌　38, 39, 40, 41, 60, 82,
　119, 140, 223, 234, 236, 237, 240,
　343
　—産生菌感染症　305, 342
　—産生グラム陰性桿菌　312
　—産生大腸菌　140
　—産生腸内細菌　60
　—産生 *Escherichia coli*　40, 41
　—非産生クレブシエラ　58
escalation　190
Escherichia coli　40, 41, 101, 102,
　104, 140, 168, 218, 220, 223, 234,
　235, 237, 238, 240, 241, 243, 305,
　306, 311, 312
EUCAST（欧州薬剤感受性検査協会）
　110, 111, 337
EVM（エンビオマイシン）　209

F

FDA（米国食品医薬品局）　29, 44, 84, 92
Finegoldia 属　288
FLCZ（フルコナゾール）　306
FMOX（フロモキセフ）　40, 249

索引

FOM（ホスホマイシン）　140, 141, 232, 236, 311
Francisella tularensis　80
FRPM（ファロペネム）　65, 236
Fusobacterium 属　262, 288

G
GAIN 法　19
Gardnerella vaginalis　150
GFLX（ガチフロキサシン）　277
GM（ゲンタマイシン）　83, 162, 163, 311, 313
GRNX（ガレノキサシン）　116, 118, 119, 120
Group A *streptococci*　304
Group B *streptococci*　306
Guillain-barré 症候群　227

H
Haemophilus influenzae　101, 133, 268, 304, 307
Helicobacter phylori　104, 149, 150, 151, 152
　―感染症　27, 29, 150
HIV（ヒト免疫不全ウイルス）　149, 153, 173
　―感染　208
HUS（溶血性尿毒症症候群）　140, 227, 232

I
IDSA（米国感染症学会）　19, 195, 267, 283, 316, 331
IgA 腎症　173
IMP 型　50, 62, 345
INH（イソニアジド）　207, 209, 210
　―耐性　209
IPM（イミペネム）　47
IPM/CS（イミペネム / シラスタチン）　50, 52, 54, 224, 243
I-ROAD 分類　198

J
Janeway 病変　159

K
Klebsiella 属　36, 104, 168, 240, 305, 306, 311
Klebsiella pneumoniae　25, 40, 101, 102, 140, 218, 220, 222, 223, 237, 311
KPC 型　41, 50, 60, 62, 345

L
Lactobacillus 属　298
L-AMB（アムホテリシン B リポソーム製剤）　306
LCM（リンコマイシン）　94, 95
Legionella 属　133
Legionella pneumophila　53
Leptospira interrogans　101
Listeria monocytogenes　25, 29, 101, 306
LMOX（ラタモキセフ）　40
LVFX（レボフロキサシン）　116, 119, 121, 199, 200, 209, 238, 242, 243, 275, 277, 295, 331
LZD（リネゾリド）　113, 124, 125, 126, 128, 130, 265, 267, 283, 284

M
MDRA（多剤耐性アシネトバクター）　20, 101, 343
　―感染症　146, 343
MDRP（多剤耐性緑膿菌）　47, 76, 141, 143, 340, 343
　―感染症　76
MEPM（メロペネム）　40, 47, 50, 52, 166, 167, 168, 224, 242, 243, 305, 306, 312, 309
MFLX（モキシフロキサシン）　116, 119, 120, 210
MIC（最小発育阻止濃度）　25, 28, 35, 38, 60, 67, 72, 74, 83, 110, 111, 113, 116, 118, 119, 126, 166, 192, 210, 230, 256, 275, 333, 334, 335, 336, 337, 341, 344
　―値　26, 29, 42, 90, 336, 337, 344
　― creep　336, 337
　―50 値　336
　―90　39, 65, 74, 288
MINO（ミノサイクリン）　100, 101, 102, 103, 104, 105, 267, 296, 297, 309
MNZ（メトロニダゾール）　82, 150, 151, 152, 222, 224, 291, 298, 299
Moraxella catarrhalis　25, 38, 133, 149, 307
MRSA（メチシリン耐性黄色ブドウ球菌）　25, 26, 36, 38, 53, 58, 79, 81, 90, 101, 109, 110, 118, 124, 126, 133, 139, 141, 144, 146, 159, 162, 163, 165, 167, 168, 170, 182, 187, 188, 190, 192, 196, 200, 223, 228, 240, 247, 249, 252, 253, 254, 264, 265, 267, 268, 272, 275, 276, 277, 281, 282, 283, 285, 286, 294, 304, 305, 306, 316, 317, 318, 321, 336, 337, 342
　―株　111
　―感染症　108, 113, 128, 281, 283, 284, 285, 342
　―骨髄炎　265, 267
　―縦隔洞炎　253
MRSE（メチシリン耐性表皮ブドウ球菌）　110, 276, 306
MSSA（メチシリン感受性黄色ブドウ球菌）　25, 87, 90, 144, 264, 265, 268, 285
mutant selection window（MSW）　336
Mycobacterium 属　204
Mycobacterium abscessus　81
Mycobacterium africanum　204
Mycobacterium avium　211
Mycobacterium avium complex　211
　―症　152, 211
Mycobacterium bovis　204
Mycobacterium chelonae　81
Mycobacterium fortuitum　81
Mycobacterium intracellulare　211
Mycobacterium kansasii　213
Mycobacterium marinum　101
Mycobacterium microti　204
Mycobacterium tuberculosis　204
Mycoplasma 属　294, 297
Mycoplasma pneumoniae　307, 308

N
NDM 型　50, 62, 345
NDM-1 産生腸内細菌　20
Neisseria 属　25, 133
Neisseria gonorrhoeae　268, 294, 297
Neisseria meningitidis　304
Neurological Emergency　164
NFLX（ノルフロキサシン）　115, 121
Nocardia spp　101
non-*albicans Candida*　272

O
OFLX（オフロキサシン）　275, 277
oral streptococcus　288
Osler 結節　159
OXA 型　50
　―産生菌　62
OXA-48 型　345

P
PAPM（パニペネム）　47
PAPM/BP（パニペネム / ベタミプロン）

358

52, 166, 167, 168, 309
PCG（ベンジルペニシリン）　23, 25, 27, 28, 29
Peptostreptococcus 属　259, 262, 288
PIPC（ピペラシリン）　25, 27, 28, 29, 59, 60, 308, 309
PISP（ペニシリン低感受性肺炎球菌）　65, 166, 256, 259
PK-PD　192, 333
　—パラメータ　42
　—理論　111, 119, 249, 334
PL-B（ポリミキシン B）　141
Pneumocystis jirovecii　148, 149
Porphyromonas 属　288
post -antibiotic effect　42, 133, 144
Prevotella 属　259, 262, 288, 291
Prevotella buccae　288
Prevotella intermedia　288
Prevotella melaninogenica　288
Propionibacterium acnes　104, 280
Proteus 属　101, 220, 240, 311
Proteus mirabilis　25, 119, 237, 311, 343
PRSP（ペニシリン耐性肺炎球菌）　25, 26, 39, 47, 65, 108, 110, 115, 121, 126, 165, 166, 256, 257, 259, 344
　—感染症　344
Pseudomonas aeruginosa　133, 305, 306, 311, 312
PSSP（ペニシリン感受性肺炎球菌）　65, 166, 256, 257, 259
PZA（ピラジナミド）　209
PZFX（パズフロキサシン）　119, 120, 121, 200, 243

Q

Q 熱　89, 101, 160
QPR（キヌプリスチン）　132, 133, 134, 135
QPR/DPR（キヌプリスチン / ダルフォプリスチン）　132, 133, 134, 135
QT 間隔延長　92, 122, 135, 209

R

RBT（リファブチン）　152, 153
Red neck 症候群　114
RFP（リファンピシン）　152, 153, 163,

207, 209, 210, 214, 267
RS ウイルス　176, 257, 307

S

Salmonella 属　310
SBT（スルバクタム）　57, 58, 59, 60
SBTPC（スルタミシリン）　309
Serratia 属　40, 240, 306
Serratia marcescens　343
Shigella 属　310
SHV 型　41
SIS（米国外科感染症学会）　253
SIS/IDSA（米国外科感染症学会 / 米国感染症学会）　220, 224
SM（ストレプトマイシン）　81, 83, 207, 209
SPCM（スペクチノマイシン）　81
SPFX（スパルフロキサシン）　116, 120
ST（スルファメトキサゾール / トリメトプリム）　230, 267, 312, 313
Staphylococcus 属　240, 259
Staphylococcus aureus　101, 102, 109, 110, 131, 140, 141, 220, 223, 247, 304, 305, 306
Staphylococcus epidermidis　306
Staphylococcus saprophyticus　234, 237
Stenotrophomonas maltophilia　53, 81, 101, 170
Stevens-Johnson 症候群　149
STFX（シタフロキサシン）　116, 118, 119, 240, 242, 243, 295
Streptococcus 属　262, 268
Streptococcus anginosus group　288
Streptococcus bovis　159
Streptococcus milleri　220
Streptococcus mitis group　288
Streptococcus pneumoniae　101, 102, 304, 305, 306, 307
Streptococcus pyogenes　101, 102, 173

T

TAZ（タゾバクタム）　57, 58, 60
TAZ/PIPC（タゾバクタム / ピペラシリン）　27, 29, 59, 60, 191, 220, 222, 224, 242, 243, 305, 306, 309, 312

TBPM-PI（テビペネム ピボキシル）　260
TC（テトラサイクリン）　101, 102, 104
TDM　112, 113, 192, 265, 304, 334, 335
tedizolid　124, 126, 128
TEIC（テイコプラニン）　108, 109, 110, 111, 112, 113, 114, 265, 267, 283
TEM 型　41
TFLX（トスフロキサシン）　116, 120, 121, 238, 242, 243, 260
TGC（チゲサイクリン）　101, 103, 104, 105, 148
Time above MIC（% T＞MIC, % TAM）　28, 42, 62, 333, 335, 336
toxic shock syndrome　279, 285
tree-in-bud　204

U

Ureaplasma 属　294, 297

V

VAP（人工呼吸器関連肺炎）　187, 188, 192, 194, 314, 315, 342, 343
VCM（バンコマイシン）　108, 109, 110, 111, 112, 113, 114, 144, 163, 167, 168, 265, 267, 276, 278, 284, 304, 305, 306, 312
Vibrio vulnificans　101
VIM 型　50, 62, 345
Viridans group streptococci（VGS）　29, 158, 159, 161, 162
viridans streptococcus　288
VISA（バンコマイシン中間）　110
　—株　111
VRE（バンコマイシン耐性腸球菌）　101, 124, 126, 144, 146, 344
　—感染症　344
VREF（バンコマイシン耐性 *Enterococcus faecium*）　126, 131, 133, 135
　—感染症　134
VRSA（バンコマイシン耐性黄色ブドウ球菌）　110

Y

Yersinia 属　310
Yersinia pestis　101

359

抗菌薬パーフェクトガイド ～基礎から臨床まで～　　　定価（本体5,500円＋税）

2016年4月15日　初版発行

編　者　渡辺　彰
発行者　伊藤秀夫

発行所　株式会社 ヴァン メディカル

〒101-0051　東京都千代田区神田神保町 2-40-7 友輪ビル
TEL 03-5276-6521　　FAX 03-5276-6525
振替　00190-2-170643

ⓒ 2016 Printed in Japan
ISBN978-4-86092-122-4 C3047

印刷・製本　亜細亜印刷株式会社
乱丁・落丁の場合はおとりかえします。

・本書に掲載する著作物の複製権・翻訳権・上映権・譲渡権・公衆送信権（送信可能化権を含む）は株式会社 ヴァン メディカルが保有します。
・ JCOPY ＜（社）出版者著作権管理機構 委託出版物＞
・本書の無断複製は著作権法上での例外を除き禁じられています。複製される場合は，そのつど事前に，（社）出版者著作権管理機構（電話 03-3513-6969，FAX 03-3513-6979，e-mail：info@jcopy.or.jp）の許諾を得てください。